インプラント歯学の実際　診断、外科、補綴、技工の審美と機能のハーモニー

PRACTICAL IMPLANT DENTISTRY
Diagnostic, Surgical, Restorative and Technical Aspects of Aesthetic and Functional Harmony

インプラント歯学の実際
診断、外科、補綴、技工の
審美と機能のハーモニー

PRACTICAL IMPLANT DENTISTRY

Diagnostic, Surgical, Restorative and Technical Aspects of Aesthetic and Functional Harmony

Ashok Sethi / Thomas Kaus　著

瀬戸皖一 / 佐藤淳一　監訳

クインテッセンス出版株式会社　2006

Tokyo, Berlin, Chicago, London, Paris, Barcelona, Istanbul, Milano, São Paulo, Moscow, Prague, Warsaw, New Delhi, Beijing, and Bukarest

© 2005 Quintessence Publishing Co. Ltd

Quintessence Publishing Co. Ltd
Grafton Road
New Malden
Surrey KT3 3AB
United Kingdom
www.quintpub.co.uk

All rights reserved. This book or any part thereof may not be reproduced, stored in a retrieval system, or transmitted in any form or by any means, electronic, mechanical, photocopying, or otherwise, without prior written permission of the publisher.

この書を友人と家族に捧げる──過去、現在、未来にわたって。
これまでわれわれを育み、支えてくれた人々に感謝をこめて、そして遭遇する道筋の人々に期待をこめて。

Forewords

Prof Dr H. Weber
Chairman/Medical Director, Clinic for Dental, Oral and Maxillary Medicine, Tübingen, Germany

　歯科界のさまざまな分野の科学的、臨床的進歩、そしてわれわれの患者が享受する利益を眺望してみると、飛び抜けてめざましい発展を遂げてきているのはインプラント歯学である。50数年前、歯科界に骨内インプラントが新たに導入されて以来、科学的活動は実用的・臨床的現実と密接な関係を保ちつづけている。この関係が多くの成果を生み、根拠に基づいた良質な医療をもたらしただけでなく、インプラント歯学の信じがたいほどの世界的な広がりをみることとなった。顎顔面領域や耳鼻咽喉科を含む最新のインプラント歯学では、他分野の、あるいは多分野にまたがった補綴処置が治療として必須である。インプラントの適用はWHOの定義する「健康」を規準とするだけでなく、予防も考慮して行われる。その一方、こうしたインプラント歯学の様相が事実として知られるようになり、人々はメディアにより多くの情報を得、インプラントに対して一段と興味を抱くようになっている。少なくとも歯科界では、インプラント歯学についての知識と、情報を得た患者が生まれたことで、歯科界に対する要求は平均以上のものとなっている。インプラント歯学が急速に発展し、またそこでは独特の外科、補綴の処置方法が行われることから、理論的、実践的な教育プログラムが欠けている状態である。これを補うために、歯科医師は研修に参加し、参考書を熟読し、適切な職場環境の中で助言を得なければならない。上に挙げた研鑽の方法の中でも、読書は合理的で確実な知識を得るにはもっとも一般的である。卒後教育や継続的な教育を目的とし書を著すならば、日常臨床に深く通じており、かつ関連した科学的知識を持ちあわせた者がペンを執るべきである。

　筆者のDr SethiとDr Kausは、インプラント治療を日常的に行う独特の臨床家を代表する人物である。治療の際、チームメンバーはつねに再現性のある確固たる根拠のもと、患者の期待と倫理的、経済的な要求に沿ってきた。このような経験をした者だけが、本書のような書を著すにあたり重要な素養を備えているのであろう。しかし、これに加えてDr SethiとDr Kausは長年にわたりインプラント治療の分野で教鞭を執り、講演を行ってきた。学生でも、インプラントについての知識をもっている、またはもたない臨床家、あるいはこれについての適切で確実な最新情報を求めている専門家にとって、本書はインプラントに関する文献の中でも必読書である。

　本書には数ある参考書の中でもとくに重要であるばかりでなく、歯科学生、卒後教育プログラムのために必要な情報源となるよう作られている。インプラント治療においての、患者選択から診断、評価、最終補綴などのあらゆる情報が、正確な外科術式と補綴プロトコールとともに盛り込まれている。治療の限界をどう決定するか、また治療を単独で行うかチームで行ったほうが適切かどうかを決めるのは各患者の状態と治療チームの技術による。

約25年にわたりインプラント外科・修復治療を行ってきた自分自身の経験をふまえて申し上げるが、われわれのようなインプラント歯学に関わる者すべてが本書を携えてしかるべきであり、また本書を著すにあたっての筆者の多大な尽力に専門家として御礼申し上げたい。

Raj K RajaRayan OBE MSc FFGDP FDS MGDS MRD DRD
Immediate past Dean, Faculty of General Dental Practitioners, The Royal College of Surgeons of England, London, England

Holland[1]は、職業的興味は医業においておおまかに次の6のタイプに分けられるとしている（RIASECモデル）：外科（現実的）、病院での医療（探求的）、精神医学（技芸的）、公衆衛生（社会的）、管理医療（企業的）、臨床検査医学（慣習的）。

2000年初頭、治療に関して大幅な技術革新がされ、歯科界においてもっとも成長著しい分野はインプラント歯学である。この分野に取り組もうとする歯科医師は、前述した6のモデルをすべてカバーすることになる。インプラント治療を行う歯科医師は、完全なる臨床家なのである。科学（サイエンス）としての臨床家（探求的）モデルが、現在歯科での治療計画立案において重要な役割を果たしている。クリニカルパスに関連し、評価体制と臨床監査を基盤とした根拠に基づいた健康管理を行ううえで、専門家は社会に対して責任を負っている。予期せぬ結果を最小限にとどめるには、治療の質は保証されなければならない。それゆえに公衆衛生（社会的）と管理医療（企業的）が台頭してきた。インプラント歯学に従事しようとするのは、歯科におけるいわば技術者で、高レベルの機械的・技術的専門性でもって問題を解決し、臨床スキルの向上に努め、速やかに効果的な結果をもたらすための修練を怠らない者である（現実的）。インプラント歯学は複雑な外科手術と高度な補綴処置を含めた、臨床歯学におけるほぼすべての分野と関連がある。インプラント治療を行う臨床家はまた、患者に対して技芸的にアプローチする必要がある。患者をよく観察し、症状を理解し、患者の期待に沿うよう創造性をもって歯科、医科、社会、倫理その他の一連の問題に対応しなければならない。根拠に基づく医療は、患者それぞれに施す治療とバランスがとれていなければならない（技芸的）。精密な技術を有することと、歯科技工所においてどのような小さなことにも注意を払うことが良好な結果をもたらすのである（慣習的）。

筆者は完全なる臨床家となるためのすべての要件を詳述しており、彼らの一般歯科臨床への深い造詣と幅広い教育経験とが、よく練られ構成された方法論となっている。本書を紐解くことがインプラント歯学への実践的、実用的なアプローチとなるだろう。また、本書は平易な文体で書かれており、秀麗な図版とあいまって、無数の選択肢から臨床家を導く一助となるだろう。インプラント歯学の近代的アプローチを学ぶ際の基準となる書である。

---

1. Holland JL. Making vocational choices: A theory of careers. New York: Prentice Hall, 1973.

Preface

　欠損歯をインプラントに置き換えるという治療法は、次のような理由から患者の利益につながると考えられる。

・他のどのような修復法よりも機能的・審美的にすぐれている
・喪失した天然歯にきわめて似た形で補綴できる
・隣在歯と連結しない、インプラント支持の修復が可能である
・骨を刺激し、機能荷重により周囲骨密度を増大させる治療上の利点がある

　本書ではインプラント歯学の実践的なアプローチを、各治療段階における予知性の高いプロトコールを概説しながら紹介する。そして、治療方針決定の際臨床家の一助となるようなガイドラインを示していきたい。臨床術式への理解を深めることを意図し図解を組み入れ、また治療におけるさまざまな選択肢を状況により判断しやすくするためのフローチャートを示した。次の段階に移る前には、処置時に考慮しておかなければならない要件を満たしているか否かをチェックするリストを用意した。
　インプラント歯学のアートと科学を考え合わせ、本書ではインプラント歯学の理論・概念上の問題を除き、臨床家の治療可能なところまで予知性の向上を図る。プロトコールについては臨床上の経験を基に、インプラント治療の外科的・補綴的な処置においてフルに活用できるように述べられている。そこでは、臨床家の行う手技を逐一追うことはせず、根拠に基づいた、時間の無駄のない、また機能性と審美性を備えた成功率の高い処置のみ言及する。本書に述べたプロトコールをなぞり、記された概念を完璧に習得した臨床家は、患者に有益な治療を行うことができるとわれわれは確信する。
　インプラント治療によって機能的にも審美的にも天然歯にきわめて近い補綴修復を行うことは、患者にとって大きな喜びである。健康で機能的な状態を獲得することで、喪失によってもたらされる障害を抑止することができる。また審美性を獲得することを忘れてはいけない。結局のところ、口というのはコミュニケーションにおいてもっとも重要であり、われわれが他者にはたらきかけるに必須のものなのである。
　本書はインプラント歯学に関わるあらゆる分野を包含するよう作られている。本書は生理学や解剖学、薬理学のような科学における基本的知識について教えることが目的ではない。そうした基礎と同様に、外科、補綴の面からインプラント歯学に精通していただくことが、ここでのわれわれの務めである。また、インプラント治療に習熟したいと望むなら、外科・補綴だけでなく患者管理についても理解しておかなければならない。患者の心身の健康と幸福のために、彼らがこうありたいとする要望、期待を把握しておくことは、治療を成功させるうえで根本と

なる。十分な鍛錬を積んでこそ、インプラント治療を施すことができるのである。

「医学教育は医科大学で完成されるものではない。それはスタートである。」
（William H. Welch, MD（1850-1934））

Ashok Sethi, Thomas Kaus
London, Tübingen

Acknowledgements

　本書は、このように興味のつきない分野に、その基礎を築きあげた人々の貢献があってこそ成り立ったものと深甚なる敬意をここに表する。

　Hilt Tatum Jr.は技術開発によりインプラント歯学に大きく貢献し、より多くの患者への治療を可能とした。

　Per Ingvar Brånemarkはインプラント歯学の分野に方法論と彼のプロトコールをもたらした。これは定説として知られ、患者の治療結果の予測を可能とした。Manuel Chanavazは、患者の治療にあたっては解剖学と生理学の分野による要素が大きいことから、薬学をインプラント治療へ取り入れた。

- われわれはマスターテクニシャンであるPeter Sochorの貢献に感謝する。この本にみられるすべての技工作業はPeterによるものである。彼はインプラント歯学に関わる多くの技術やプロトコールの案出の責任を果たしてきた。彼の創造的な意見、問題解決能力、歯科技工分野における幅広い技術の知識は、患者のQOLを向上させる治療を可能とさせた。
- John Cawoodは本書にある症例に加え、多くの患者の治療に貢献した。彼の多大なるサポートと、われわれの多くの患者への治療に発揮された理論的根拠に感謝する。外科医としての彼の技量は誰にも劣らない。これは彼の歯科補綴学、顔面形態に対する理解力、そして患者のニーズと期待により促進されたものである。
- 術前に麻酔の必要性を診断した主任麻酔医であるMichael Boscoeにも感謝する。
- すばらしい技術と経験により、口腔外（extra-oral sources）から骨移植を必要とする治療を遂行させるために多くの時間を費やした主任整形外科医であるHarbajan Plahaに感謝する。
- すべての臨床における作業は高度なチームのサポートによるものである。われわれは患者への治療を可能とさせた彼らのサポートに感謝する。管理者、術前管理、術後管理、患者管理はロンドンのSubir Banerji、Christine Sethi、Siby Boyd、Sarah Jelly、Juliet Teale、Kirstie Swift、Karen o'Shaughnessy、Jo Taylor、Gill CarlawそしてドイツのGabi Aβmuβ、Jochen Diehl、Jürgen Braunwarth、Eberhard Koberによるものである。
- 最後に、図表の製作に尽力されたDee McLeanに感謝する。

Contents

第1部　イントロダクションならびにアセスメント　　17
- 第1章. イントロダクション　　21
- 第2章. 患者選択および治療原則　　23
- 第3章. 患者アセスメント　　25
- 第4章. 病歴　　31
- 第5章. その他の診断法　　33
- 第6章. 解剖学的変異に対する対処　　43

第2部　インプラント埋入：外科手術と補綴処置　　55
- 第7章. 即時埋入　　59
- 第8章. 成熟歯槽堤を有する適切な骨への遅延埋入　　87
- 第9章. 遅延荷重インプラントの二次手術　　129
- 第10章. 修復段階：補綴の手順　　143

第3部　造成：硬組織と軟組織の修正操作　　175
- 概要　　179
- 第11章. 骨拡幅　　183
- 第12章. 局所的なオンレーグラフト（骨移植）　　201
- 第13章. 広範な骨移植　　223
- 第14章. 上顎骨後方　　235
- 第15章. 下顎骨後方　　261
- 第16章. 軟組織修正外科手術　　281

- 参考文献　　302
- 用語集　　310
- 索引　　312

訳者一覧

[監訳]

瀬戸晥一（鶴見大学歯学部口腔外科学第一講座・教授）

佐藤淳一（鶴見大学歯学部附属病院・口腔顎顔面インプラント科・科長）

[訳]（50音順、敬称略）

井上　孝（東京歯科大学臨床検査学研究室・教授）

佐藤淳一（鶴見大学歯学部附属病院・口腔顎顔面インプラント科・科長）

申　基喆（明海大学歯学部口腔生物再生医工学講座歯周病学分野・教授）

瀬戸晥一（鶴見大学歯学部口腔外科学第一講座・教授）

高橋　哲（九州歯科大学形態機能再建学分野・教授）

萩原芳幸（日本大学歯学部付属歯科病院特殊診療部歯科インプラント科・科長）

松浦正朗（福岡歯科大学咬合修復学講座口腔インプラント学分野・教授）

松坂賢一（東京歯科大学臨床検査学研究室・助教授）

渡邉文彦（日本歯科大学新潟生命歯学部総合診療科・口腔インプラントセンター・教授）

第1部

イントロダクション ならびにアセスメント

'Health is a state of complete physical, mental and social well-being and not merely the absence of disease or infirmity'
(WHO, 1948年)

'I will follow that system of regimen which, according to my ability and judgment, I consider for the benefit of my patients, and abstain from whatever is deleterious and mischievous... While I continue to keep this oath unviolated, may it be granted to me to enjoy life and the practice of the art, respected by all men, in all times'
(ヒポクラテスの誓い、抜粋；ヒポクラテス、BC460年〜BC377年)

'To acquire knowledge, one must study; but to acquire wisdom, one must observe'
(Marilyn vos Savant)

第1章
イントロダクション

訳／瀬戸晥一[*1]、佐藤淳一[*2]
鶴見大学歯学部口腔外科学第一講座・教授[*1]
鶴見大学歯学部附属病院・口腔顎顔面インプラント科・科長[*2]

　インプラント歯学の主な関心事は、オッセオインテグレーションを達成することではもはやなくなった。オッセオインテグレーションが確実に達成できるようになってきているからであり[1-8]、現在の関心は、歯に代わる審美性にすぐれたインプラント支持の補綴物をいかにして製作するかに移ってきている。この目標を達成するため、さまざまな補助治療手段が工夫されてきた。これらの手技の多くは、精度の高い予知性を報告した研究によって裏づけられている。しかし、中には、主に症例研究に基づくもので、長期臨床経過をまったく行っていない手技もある。

　臨床医はしたがって、これらの手技の中から、患者に利益をもたらし、失敗するリスクが少ない手技を選び分けることができなければならない。さらに、解決しなければならない問題に直面したら、明確な対処法を示すことのできる枠組みの中で臨床を行う必要がある。したがって、患者アセスメントはきわめて重要であり、問題を正確に規定し、理想的な治療法を明らかにしなければならない。

　治療の究極の目標は、審美的にも機能的にも受け入れられるような歯を作ることである。そのため、治療計画は、まず望ましい歯の位置を決定することから始めるのが適切である。続いて、インプラントを支持する硬組織と軟組織のアセスメントを論理的に行うべきである。最終的にあらかじめ決定しておいた歯の位置と支持組織との関係を調べ、支持組織の造成あるいは操作を行う必要があるかどうかについてアセスメントする。これまでに開発されてきた治療フォーマットには、詳しく定義されたステージがいくつかあり、あるステージから次のステージに情報を伝達できるようになっている：

・歯のサイズ、形状、位置については、診断用プレビューで決定できる。これは、暫間補綴物を製作して患者に機能的にアセスメントしてもらうことが可能である。

・硬組織と軟組織はさまざまな画像診断法を用いて量的にも質的にもアセスメントすることができ、支持組織の造成あるいは操作を行う必要があるかどうか判断することができる。診断用プレビューで求めた歯の位置は造成が必要か否かの判断に重要な役割を果たすことになろう。

・インプラントは、外科学や生物学の原則を侵すことなく既存の骨内の正しい解剖学的

位置に埋入しなければならない。インプラントとアバットメントの位置は、診断用プレビューに基づくテンプレートを用いて決定される。
・次のステージは、即時荷重にするか遅延荷重にするか判断することである。
・治療の最初の段階で決定した歯のサイズや形状、位置を再現し、その後の治療過程で確認しつつ、修復が完成する。

これらの原則を理解し、実践することで、良好な結果が予測できる治療の枠組みを確立することができるであろう。

第2章
患者選択および治療原則

訳／瀬戸晥一[*1]、佐藤淳一[*2]
鶴見大学歯学部口腔外科学第一講座・教授[*1]
鶴見大学歯学部附属病院・口腔顎顔面インプラント科・科長[*2]

　インプラント歯学の分野で利用できる治療法は、短期間で実施する単純な即時単独歯欠損補綴から、固定性のインプラント支持による修復と硬組織と軟組織の大規模な造成を行うというものまで多岐にわたっている。したがって、患者選択にあたっては、患者に実施しようとしている治療の規模と侵襲の程度に対し、その治療によって患者が受けるベネフィットをアセスメントする際に、いくつかの要素を考慮に入れなければならない。

　考慮しなければならない要素は多数あり、対処法を決定する際には、いずれの要素も見過ごしてはならない。実施する治療が、患者の健康状態を悪くするものであってはならないことは明らかである。また、患者の年齢が重要である。高齢になるほど治癒に時間がかかるからである。したがって、患者の身体的および精神的状態について、生活年齢も加味して考慮、検討する必要がある。

　クオリティーオブライフの改善は、治療を行わなかった場合に患者が受けると思われる不快感などの観点から評価しなければならないので、患者の寿命の点でのベネフィットに関しては、判断するのが困難である。これは、がんの治療のために切除手術を受けなければならない患者に、とくにあてはまることである[9-13]。

経済的検討

　治療費も考慮にいれなければならない。治療法の決定過程に患者が直接関与するからである。患者が治療費を直接支払う場合には、費用対効果のアセスメントを臨床医が行うのは容易である。米国では州（行政機関）や医療保険会社による第三者支払いの場合には、この費用対効果の関係に他の要因が加わる。とりわけ長期的効果を考慮する際にそうである。したがって、臨床医は、インプラント治療のベネフィットについて、インプラント治療を行わずに別の修復法や義歯等による補綴療法を行った場合に必要とされる将来の出費と関連させて理解しておかなければならない。

患者の期待

　治療法の選択とアセスメントの初期の段階で、患者の期待をきわめて明確にしておかなければならない。歯を欠損すると、患者に心理的な影響を及ぼすことがよく知られている

[14-16]。しかし、歯の欠損が、さまざまな無関係な心理的問題の原因になると誤解してはならない。診断用プレビューもしくは暫間補綴物を用いて、どのようなことが達成できるか実際的な説明とともに視覚的に表現することで、治療の初期段階で審美的効果に関する患者の期待に対応しなければならない。

インフォームドコンセント

治療の成功率、合併症、リスク、コスト、メインテナンスに関することや代替治療法、治療を受けないことによる結果について、患者に現実的な説明をしなければならない。提案した治療法について患者が理解し、正式にそれに同意することが不可欠である。

ベネフィットアセスメント

患者のベネフィットは、咀嚼能力の改善、およびそれにともない十分な栄養補給が得られるという点だけでなく、患者のクオリティーオブライフの改善の点でも調べる必要がある[17-21]。安定で審美性にすぐれた歯列で、適切なコミュニケーションを患者が行えることができるということは、計り知れないベネフィットである。対人関係や、仕事の業績にも強い影響を及ぼすからである。疾病を患っていないだけでなく、健康状態にあるこのような人々が社会に及ぼすベネフィットも軽視してはならない。

第3章
患者アセスメント

訳／佐藤淳一[*1]、瀬戸晥一[*2]
鶴見大学歯学部附属病院・口腔顎顔面インプラント科・科長[*1]
鶴見大学歯学部口腔外科学第一講座・教授[*2]

　インプラント歯科治療を受ける患者は、口腔外科手術に耐えられる健康状態でなければならない。軟組織と硬組織の治癒が進み、オッセオインテグレーションが生じることができる程度の治癒能力がなければならない。また、インプラント周囲の健康を引き続き維持できるような全身状態が必要である。機能的負荷に対して、インプラント周囲の骨密度が増すような骨代謝の状態でなければならない。軟組織の反応は、十分な粘膜周囲の健康が維持されるかどうかで判断しなければならない。すべての患者で適切な術前アセスメントを実施し、インプラント治療を行う前に、以下の要件について検討しなければならない。

全身の健康状態

　インプラント療法では選定的治療であるので、患者にリスクを負わせてはならない。全身の健康状態のアセスメントを慎重に行わなければならない[22-24]。詳細な既往歴質問票に患者が記入し、その後問診で確認する。
　米国麻酔学会（ASA）は、患者の医学的状態が抱えるリスクで患者を分類している（表3-1）。これを以下のように解釈し、ガイドラインとして推奨する：

表3-1　米国麻酔学会（ASA）―分類

ASA 1	全身疾患がなく健康
ASA 2	軽度の全身疾患があり、治療により改善される
ASA 3	中等度の全身疾患があり、治療により部分的に改善される
ASA 4	重度の全身疾患があり、患者の生命が危険に曝されている
ASA 5	病的状態

・ASA 1：全身疾患がない―外科術式に対応できるような適切なケアを行えば、患者の治療が可能である。
・ASA 2：軽度の全身疾患―患者の担当医あるいは専門医と相談しながら患者を治療する。
・ASA3-4：中等度もしくは重症の全身疾患―中等度ないし重度の麻酔リスクがあると判断された患者には、選定的治療は一般に推奨できない。

　必要があれば、さらに精密検査を実施しな

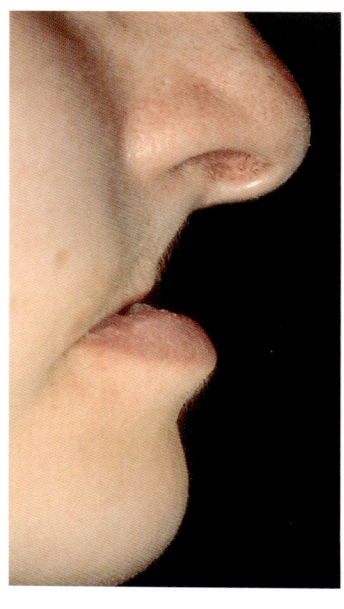

図3-1 歯の欠損により高度な上顎萎縮が生じた患者の側方写真。上唇の支持が完全に喪失している。

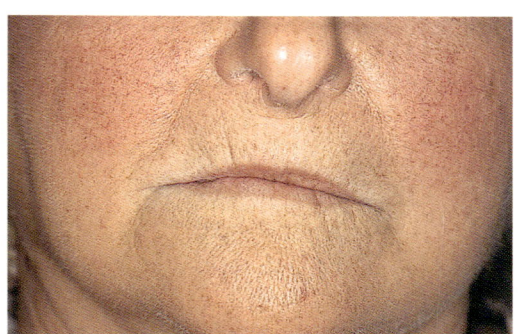

図3-2 顔面下部の正面像。口唇と下顎が非対称になっていることを示す。下顎角部が対称でないことがわかる、右顎角部のほうがより強く突出し、上方に位置している。

ければならない。歯科医が実施するか、内科医に依頼して行う。

口腔内／口腔外検査

臨床評価時には、標準的な方法に従い、見過ごす点がないようにする。

骨格パターン

骨格パターンを観察し、Angleの不正咬合の分類に従って記録する。上下顎歯列弓の（近遠心的）関係が正常であれば第Ⅰ級とし、上顎歯列が突出しているものを第Ⅱ級、下顎が突出しているものを第Ⅲ級に分類する。

側貌

無歯顎患者や多数の歯が欠損している患者では、義歯を装着した場合と装着していない場合の両方で側貌を観察する。このようにすることで、どの程度萎縮が進んでいるかを示す指標が得られる。鼻唇角（naso-labial angle）、唇の厚さ（fullness of the lips）ならびに下顎の突出の程度が、口腔周囲の筋肉や皮膚組織および粘膜組織による支持の喪失の程度を示している（図3-1）[25]。顔面の対称性や比率についても、特定のランドマーク（例えば、瞳孔）を基準点に用いて調べる必要がある（図3-2）。適切であれば、診療記録に図を描いて記録する（図3-3）。

咀嚼筋

咀嚼筋（咬筋、外側翼突筋、内側翼突筋、側頭筋）の大きさと活動を調べるための触診を行って、咀嚼力の指標を求め、また、クレンチングやグラインディング、筋の機能外運動などが存在しないか評価する[26,27]。

咬筋と側頭筋については目視観察し、触診でサイズと活動について評価する。外側翼突

患者アセスメント

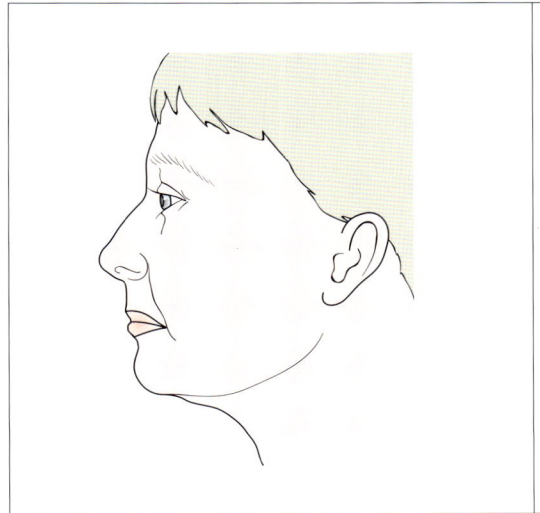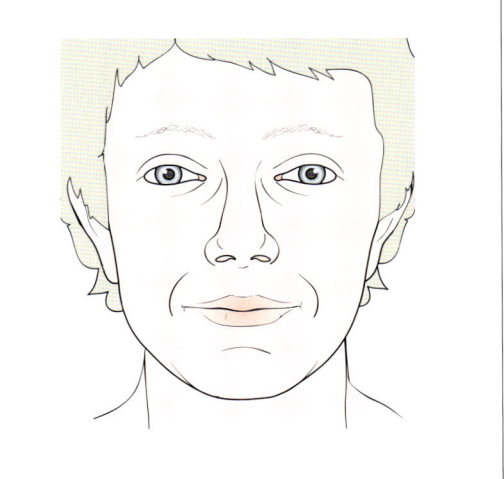

図3-3　側貌を用いて、鼻唇角（naso-labial angle）の増加（上顎顎堤の喪失を示す）あるいはオトガイの突出（垂直方向の寸法の喪失を示す）などの萎縮を示す指標を記録する。顔面の比率のずれを記録するのにも使用できる。正面像は顔面の非対称や顔面中心部での比率の不一致を記録するのに使用できる。

表3-2　筋肉の圧痛

右	筋肉	左
	内側翼突筋	
	外側翼突筋	
	側頭筋	
	肩甲舌骨筋	

表3-3　顎関節（TMJ）─症状

右	TMJ	左
	疼痛	
	クリッキング（開口時／閉口時）	
	摩擦音（開口時／閉口時）	

表3-4　下顎偏位

右	左

筋と内側翼突筋、その他の筋肉については、触診で圧痛がないか調べ、筋の機能外運動など存在しないか調べる（表3-2）。

顎関節と咬合

　顎関節を触診して痛みがないか調べ、開口運動、閉口運動の際にクリック音や摩擦音がしないか調べる。外耳道に示指を挿入し、顎の開閉時の関節窩内の関節頭の動きを調べる（表3-3）。

　下顎の矢状面からの偏位や、閉口時に早期咬合接触があればそれも記録する（表3-4）。

　上下顎の切歯間の最大開口域を記録し、手術時にどの程度のアクセスが可能かの指標と

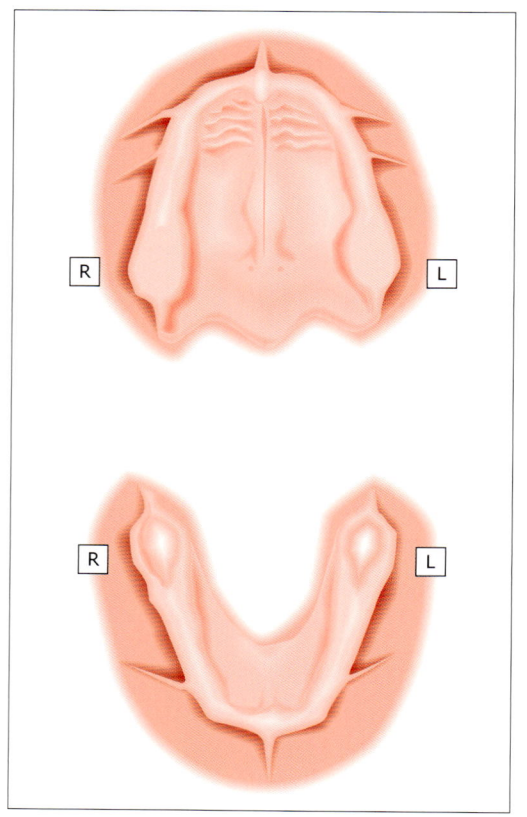

図3-4 付着角化組織の量をmm単位で測定し記録する。小帯が存在するか否かを確認し、存在する場合はその位置も記録する。

する。可能なかぎり咬合パターンを、以下のカテゴリーに従って記録する：

・犬歯／前歯部ガイダンス
・グループファンクション
・前歯部オープンバイト／臼歯部ガイダンス
・非作業側の接触と干渉

歯

以下の項目を含めた、歯に関する詳細な記録をとる：

・欠損歯
・う蝕
・歯根の状態、修復物の存在の有無とサイズ、ポストの存在を含めた歯の構造

これらの診断結果は、初回検査時に撮影したX線写真からの情報で確認することができ、治療の過程で変化が認められれば更新するべきである。

患者アセスメント

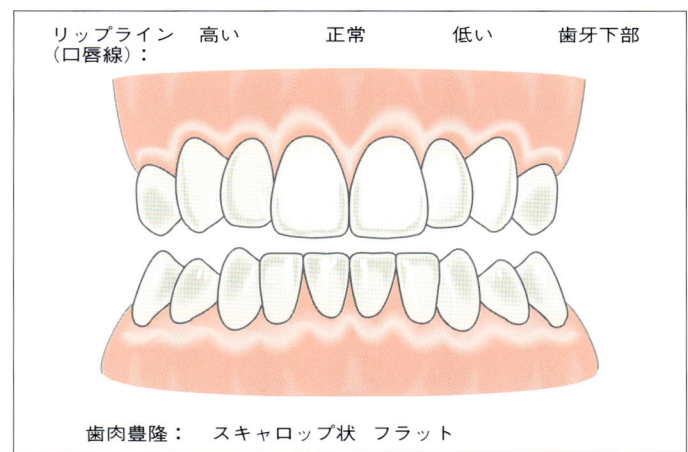

図3-5 リップライン(口唇線)の描写や、歯の長さと幅、歯隙、歯肉形態などの詳細な関連データを描いたスケッチがあると、観察結果の良い記録になる。

歯の磨耗

磨耗の4成分(咬耗、摩耗、アブフラクション、酸蝕)を用いて、機能外の程度を示す指標とし、また、患者が通常かけている典型的な不正咬合や咬合負荷の大きさを示す指標にもする[28-30]。

歯周組織

すべての症例でプロービングデプスを記録する。すべての歯の2点記録(近心側、遠心側)を行う。歯周病の兆候(プロービングデプスが6mmを超え、出血をともなう)の認められる患者については、6点記録を行うことが望ましい。出血の生じた部位を活動性歯周病の可能性を示すものとして記録する。

歯周組織に問題のある患者はすべてアセスメントを行い、歯周病の治療を行ってからインプラント治療を開始する。歯周病治療中および術後にアセスメントを繰り返す。

軟組織

角化歯肉組織が存在すれば記録する、とりわけ筋付着部について詳しく調べて記録する。小帯の付着の位置や、可動粘膜の存在も重要である(図3-4)。軟組織に病変がないかどうか必ず調べる。リンパ節も触診で検査する。

残存顎堤

残存顎堤の高さと幅について調べ、予定している人工歯の配列位置に対して予備印象を採得する。現在使用している義歯や隣接歯の配列の所見、ならびに顎間距離の測定は、予定している人工歯の配列を決定するのに有用である。

歯根周囲の歯槽骨の厚さと豊隆を観察して、骨が今後再吸収されるかどうか予測することができる。唇側の歯槽骨がきわめて薄いことにより歯根の前庭部の豊隆が触診できる患者では、頬側骨の再吸収量が多くなっている。さらに、複数の隣接歯を抜去する場合には、歯槽骨の高さと幅の喪失がより大きくなり、付着角化組織の喪失の可能性も予測される。

リップライン(口唇線)

患者が自然に微笑んでいるときや発話中のリップライン(口唇線)を図に記す(図3-5)。

歯の幅と長さを測定し、歯間隙が存在するかどうかを記録し、補綴する必要のある歯に利用可能な歯間離開の幅も記録する。スキャロップ状の輪郭を再現性高く示すことが困難であるので、歯肉豊隆はフラットかスキャロップ状であるかのいずれかとして評価する。歯肉豊隆が調和のとれたものでなければならないので、微笑みの際の歯肉組織の露出の程度は重要である。

第 4 章
病歴

訳／佐藤淳一[*1]、瀬戸晥一[*2]
鶴見大学歯学部附属病院・口腔顎顔面インプラント科・科長[*1]
鶴見大学歯学部口腔外科学第一講座・教授[*2]

　インプラント歯学は患者の状態を向上させるために行う選定的処置である。救命処置ではない。そのため、患者を必要のないリスクに曝してはならない。患者は病歴記録用紙に記入し、臨床医と詳細にわたって話し合って、患者の健康に関するすべての側面をカバーするようにする。このようにすることで、病歴記録用紙では直接カバーできなかった状態についても知る機会が得られる。病歴記録用紙の書式は、患者にとって記入しやすく、かつ臨床医にとってはアセスメントしやすいものでなければならない。さまざまな病歴記録用紙が用いられている。含める必要のある主な項目を以下に示す：

・現在および過去の診療歴（現在処方されている薬剤を含む）
・現在の疾病および既往歴（例えば、心臓血管疾患、呼吸器疾患、消化器疾患、内分泌疾患、腎疾患、肝臓疾患、あるいは造血障害）
・心理的背景
・感染症
・アレルギー
・社会的背景（例えば、喫煙、飲酒）

精密検査

　より複雑な処置が必要な場合、とりわけ、全身麻酔を必要とする場合や、患者が自分自身の健康状態についてよくわかっていない場合には、追加の検査を実施する。そのような検査には、血液検査を含めて血液細胞についての情報や生化学検査項目についての情報を得るようにする。精密検査が必要となるような異常が認められれば、専門医に受診させる必要がある。

専門医への紹介

　精神状態や身体の健康状態に何らかの疑念がある場合には、専門医に紹介することを検討する。そのような紹介を検討すべき患者は以下のとおりである：

・すでに医療専門家の治療を受けている
・病歴に異常がある
・検査で異常な結果が得られた

　紹介状には、実施予定の処置を記述しておかなければならない。予定している外科処置

に要する時間の長さ、必要となる薬剤、および麻酔のタイプ(局所麻酔、全身麻酔、静脈内鎮静)、観血的処置既応の有無等についての詳細を記述する。術後に処方する可能性のある薬剤についても情報を伝え、専門医が処置の適切さについて助言でき、他の薬剤処方があれば推奨してもらうようにする。

第5章
その他の診断法

訳／佐藤淳一[*1]、瀬戸皖一[*2]
鶴見大学歯学部附属病院・口腔顎顔面インプラント科・科長[*1]
鶴見大学歯学部口腔外科学第一講座・教授[*2]

画像診断

病変の検出、硬組織のアセスメント、および治療計画の立案の支援として、治療方針に適したX線検査を実施する[31,32]。

パノラマX線像(オルソパントモグラフ：OPT/OPG)および歯科用パノラマX線断層像(DPT)

良質なパノラマX線像（OPT/OPG）—歯科用パノラマX線断層像（DPT）とも呼ばれている—があれば、臨床医は簡単に患者の口腔内の概観を得ることができる。

1枚のイメージから歯の存在、病変ならびに関連する解剖学的構造や、骨の高さを調べることができるため、治療計画を支援するきわめて貴重な手段となっている。各セクションの拡大率を慎重に測定すれば、インプラント埋入に対応できる骨高径を十分正確にアセスメントすることができる。それは、インプラント治療が必要な患者にはスクリーニングと治療計画のために必要である。

デンタルX線像（根尖投影像）

デンタルX線像を用いることで検査する領域の詳細な情報が得られる。歯の構造、歯周および歯根の状態を明らかにすることができる。無歯顎堤の骨の高さ、および隣接歯の付

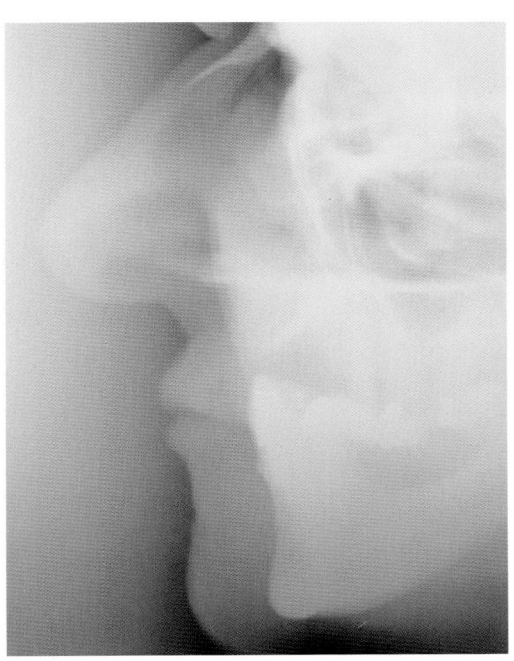

図5-1　治療前に撮影した軟組織補正フィルターを用いた側方頭部X線規格像。患者の下顎とともに、上顎義歯を装着していないため、口唇部軟組織の輪郭は唇を過剰に閉じた状態に見える。

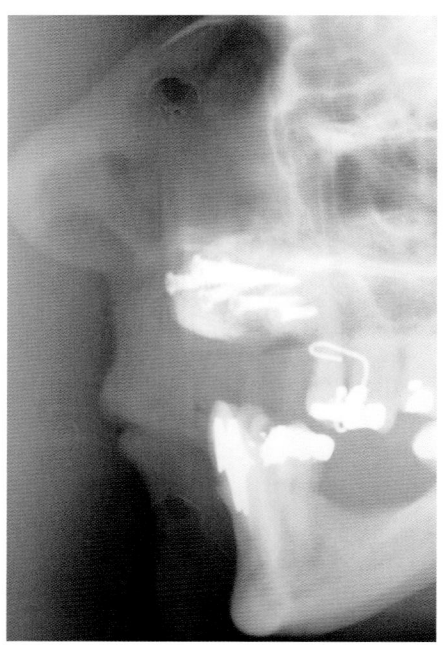

図5-2 骨造成実施後の側方頭部X線規格像(図5-1と同じ患者)。オンレーグラフトが見え、リップサポートの効果が得られていることがわかる。

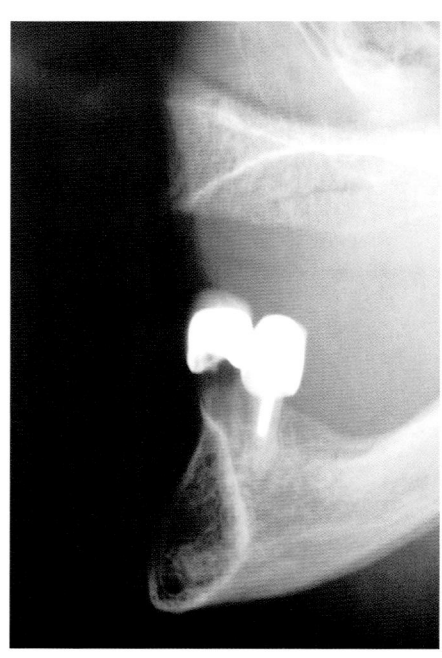

図5-3 上顎および下顎の正中線上で使える骨の量についての情報を得るのに側方頭部X線規格像が利用できる場合がある。顎間関係についても情報も得られる。

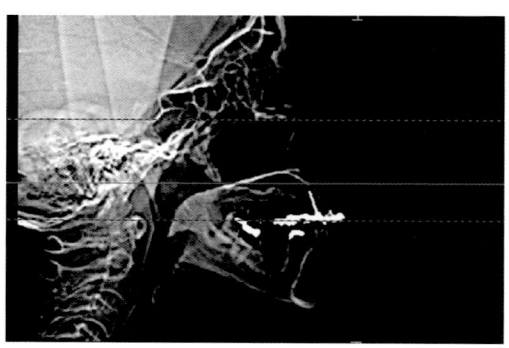

図5-4 CT画像—スカウト像(位置決め用画像、頭蓋の側方像)。スキャンする領域(赤い線の間)を決定するのに用いる。

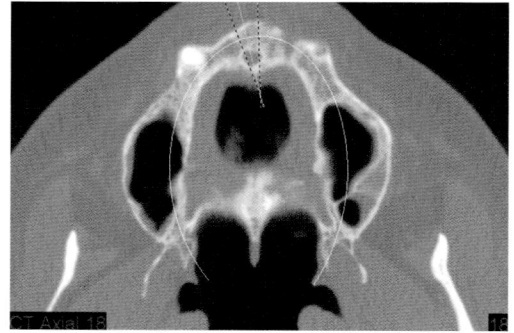

図5-5 軸位断CT画像。犬歯を通る上顎像で上顎洞を描いている。下顎枝と翼状突起板ならびに周囲の軟組織が見える。筋肉の密度が高いことが判別できる。黄色のラインは、平行断面(図5-7)の位置を示し、青色のラインは歯槽堤の横断面再構築の位置を示す(図5-6)。

その他の診断法

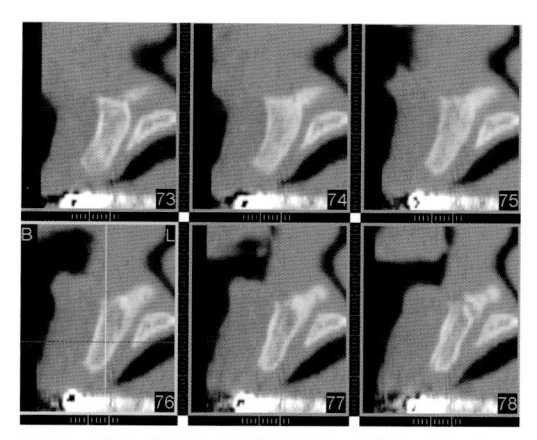

図5-6　正中線での上顎横断像。顎堤の幅、密度、傾斜を示している。鼻口蓋孔および鼻口蓋骨管が見える。それぞれの断面は、頬側を左に、口蓋側を右に示してある。それぞれのイメージの下部にある放射線不透過像は、プロビジョナルブリッジのメタルフレームワークによるものである。

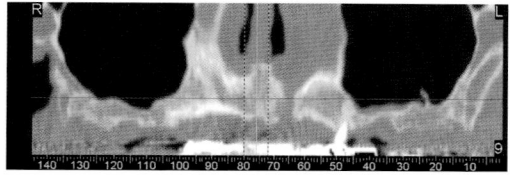

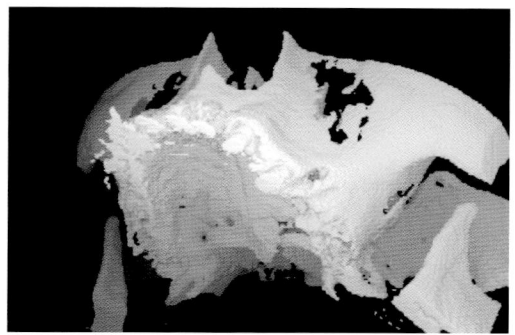

図5-7（上）　上顎の平行断像。この領域の構造を描出している。歯根部が左に見え、両側の上顎洞、および左上顎洞に隔壁も見える。左側切歯部領域に骨欠損を認める。

図5-8（下）　左下面から斜めに見た上顎の三次元骨構造。上顎骨頬骨突起、前鼻棘、左側の歯根部ならびに、左側切歯領域の欠損部が見える。上顎洞の骨壁が欠損しているように見える―三次元再構築にアルゴリズムのような現象が生じている。

着組織の高さを正確に測定することができ、残存歯根や顎堤内の病変について詳細に観察できる。

側方頭部X線規格像

側方頭部X線規格像を撮影することで、側貌（軟組織フィルターを用いる；図5-1、2）や、上下顎の関係、および、正中の骨の幅についての指標（図5-3）に関してきわめてすぐれた情報が得られる。

X線断層像

従来のX線断層像を用いることで、横断面の情報が得られる。しかし、使用には注意が必要である。拡大率や近遠心の位置が正確ではなく[33]、何度もX線を照射するため、照射線量が相当多くなるからである。

CT画像

コンピュータ断層（以下CT）画像を用いることで、かなり多くの貴重な情報が得られる（図5-4〜8）。正確な測定を行うことが可能であり、これは下顎臼歯部で作業をする際にと

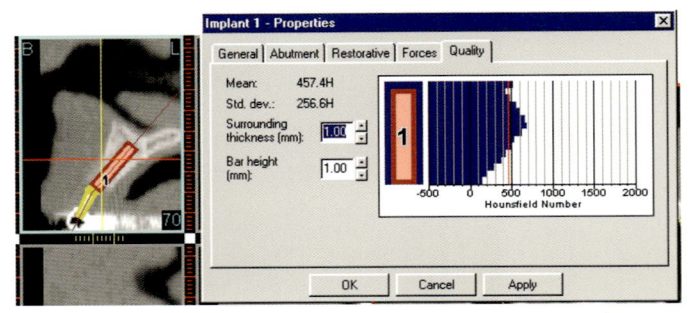

図5-9 インプラントを皮質骨（赤）に埋入した上顎堤の断面イメージ。アバットメントが取り付けられており、角度をつけてインプラントと連絡し、プロビジョナルレストレーションの歯の位置を再現している。インプラント周囲の骨密度を右側の棒グラフで示しており、インプラントの長さ方向に沿って、ハンスフィールド単位（HU）にばらつきがあることを示している。平均骨密度は457HUである（SIM/Plant, Columbia Scientific Inc., Columbia, MD, 米国）。

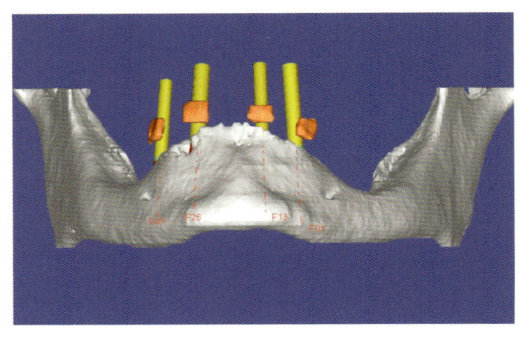

図5-10 前方から見た下顎の三次元画像。4本のインプラントをオトガイ孔間領域にinteractiveに（コンピュータ上でインプラントを操作することで）平行に埋入した（黄色のバー）。放射線不透過マーカー（赤）を患者の義歯の側切歯と第一小臼歯領域に設置した。ここで得られた情報をサージカルガイド（SurgiCase Planner, Materialise N.V., Leuven, ベルギー）に反映している。

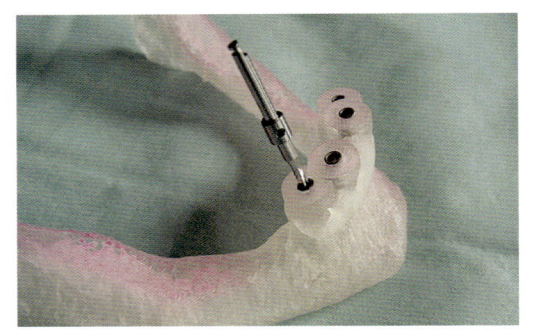

図5-11 顎の三次元モデルとCT画像データに基づき、立体造形法で製作した外科用テンプレート。コンピュータ上で作成した治療計画で設置したチタンチューブがパイロットバーをガイドしている（図5-10と同じ患者）。

くに重要な点である。

顎堤の皮質骨ならびに海綿骨の密度に関する情報がCT画像により得られる（図5-9）。骨密度はハンスフィールド単位（以下HU）を使って測定する。HUは、CT画像中のボクセル（三次元イメージでの画素の単位）内のX線の減衰係数（密度）のことである。

通常、ボクセルは12ビットの数値で表現する。したがって、最大4,096段階の階調をとり得る。この値は、-1,024HUから+3,071HUのスケールで示され、空気による減衰を-1,024HU、水による減衰を0 HUとする。

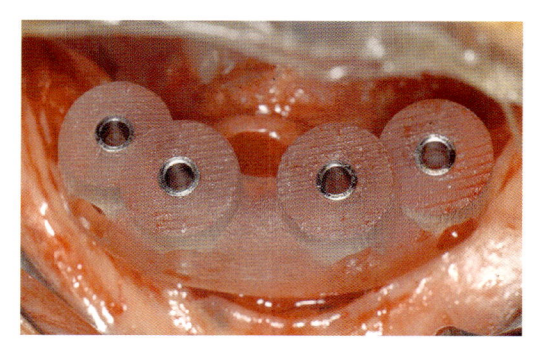

図5-12 治療計画を基に製作した外科用テンプレートが顎堤上に正確に置かれており、予定通りにインプラントを埋入可能である（図5-10と同じ患者）。

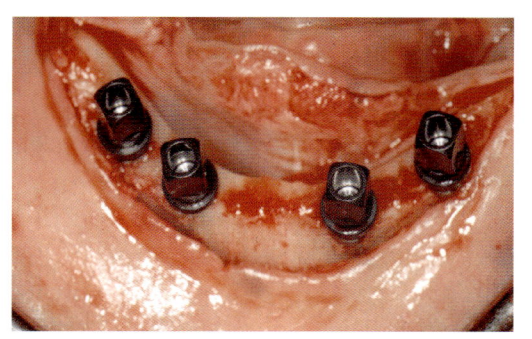

図5-13 埋入後のインプラント。CT画像データを基にした手術用テンプレートを用いたもの（図5-10と同じ患者）。

　海綿骨は200〜700HUの範囲であり、海綿骨の骨小柱の密度により異なるが、骨の質や脂肪の量によっては、これよりも低い値をとることがある[34]。脂肪組織はおよそ-100HUから-20HUの範囲にあり、筋肉などの水分の多い軟組織では+20HUから+80HUである。皮質骨はおよそ1,000HUであるが、補綴装置に金属を用いている場合には密度はきわめて高くなり、一般には2,000HUを超え、そのためアーチファクトが生じ、でき上がった画像の判読が困難になる場合がある。

　CGシミュレーションを使って、治療計画の立案を対話法で行えるため、外科処置は容易になる（図5-9）。コンピュータ上で治療のシミュレーションを行った後、現在ではそのデータを基に製作したテンプレートを実際の手術に使うことができる（図5-10、11）[35,36]。このようなテンプレートを用いることで、インプラントを正確な位置に埋入することができる（図5-12、13）。放射線不透過マーカーを使うことで、歯の位置と骨との関係を明らかにすることができる（図5-14）[37]。

　三次元視覚化に合わせてinteractiveな計画システムが開発されたことで、治療計画がさ

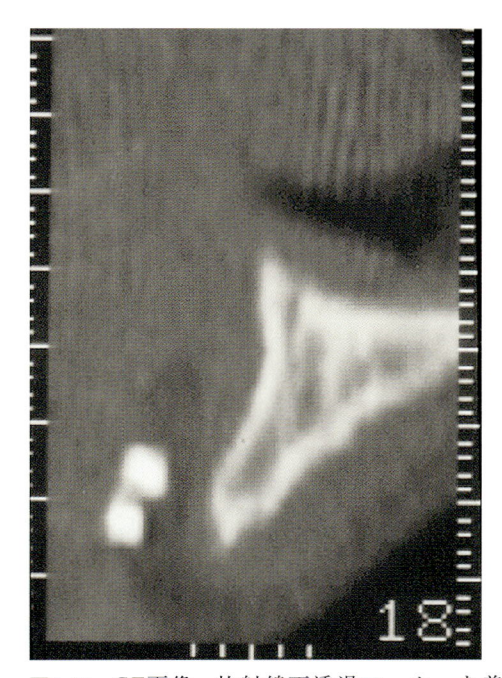

図5-14 CT画像。放射線不透過マーカーを義歯のフランジ部に設置して歯の位置を示す。細い顎堤に隣接した2個のマーカーは、側切歯の位置を示している。

らに精緻なものになった。とりわけ、歯の位置を、インプラント-アバットメント複合体や造成する必要のある残存骨と関係づけるこ

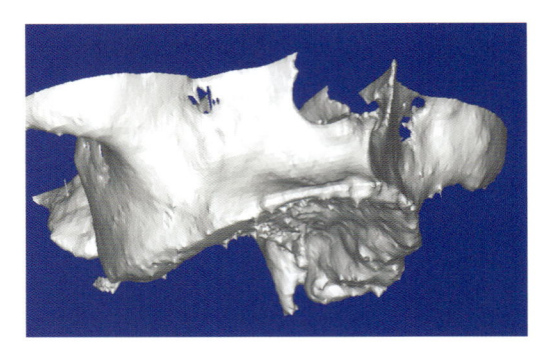

図5-15　上顎の術前の三次元再構築像。上顎前歯部の著明な吸収を認める。

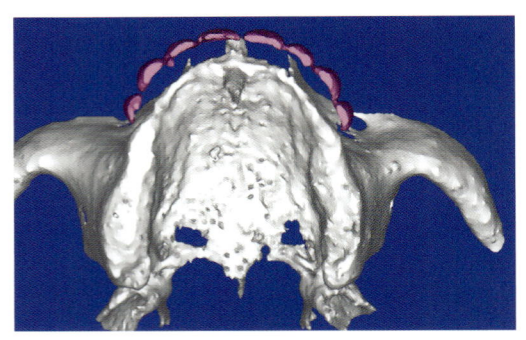

図5-16　前述の三次元再構築を咬合平面から見た像。放射線不透過マーカーは予定した歯の唇側表面を示している。頬・舌方向の不一致が明らかで、唇側の吸収を明確に示している。

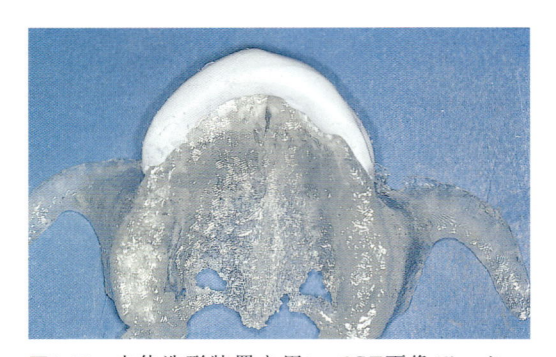

図5-17　立体造形装置を用いてCT画像データから構築した樹脂模型に、シリコーンテンプレートを取り付けたもの。これは、予定した歯の位置にインプラント埋入を可能にするために必要な、移植骨のサイズと形状を示したものである。

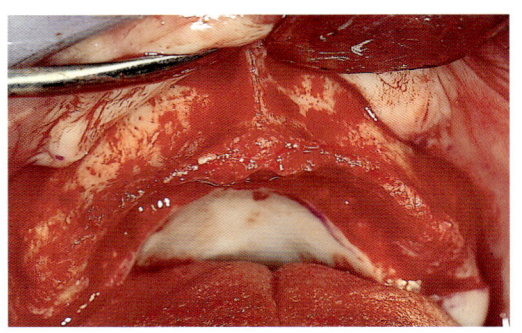

図5-18　骨造成実施時に移植した顎堤を示す臨床像。術前三次元再構築（図5-15）と合致している。

とが可能になった。このシステムのソフトウェアはきわめて高度なもので、移植骨と既存骨を判別することが可能であり、また放射線不透過マーカーを判別することも可能である（図5-15〜25）。

　治療結果をアセスメントし、顔面軟組織の豊隆の治療法を計画するソフトウェアが開発されており、さらに改良が加えられている。

MRI（磁気共鳴画像）

　MRI（磁気共鳴画像）は軟組織を描出するのに有用であるが、インプラント治療のための診断としては選択されていない。このイメージング法では硬組織のアセスメントが困難であるからである[38,39]。今後MRIが改良され、ソフトウェアが開発されれば、このイメージング法も有望である。

その他の診断法

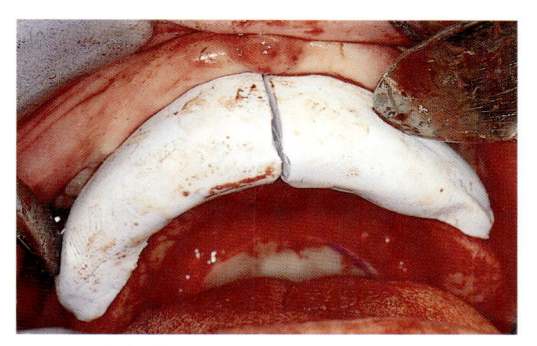

図5-19 軟組織閉鎖のためのシリコーンテンプレートを試適させた臨床像。

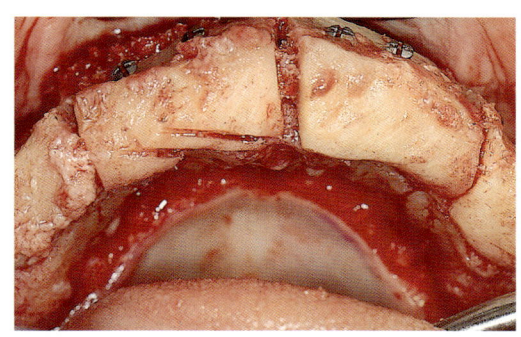

図5-20 腸骨稜から採取した移植骨をあらかじめ決めておいた寸法と高さでスクリューを用いて固定し、顎堤を再構築している。

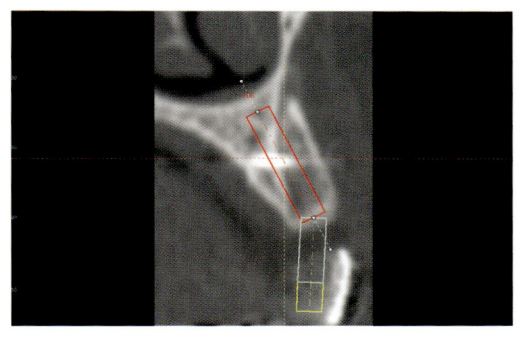

図5-21 インプラント埋入前に撮影したCT画像を基に骨造成させた顎堤の横断面上で、治療計画を作成しているところ。移植した骨が見え、元の顎堤と判別できる。固定スクリューが一部見え、スキャン時に装着した義歯の唇側輪郭も、放射線不透過マーカーでテンプレート上に見える。インプラントの埋入予定位置に移植骨と上顎堤を固定できるように、インプラントの輪郭を赤のラインで示している。同時に角度付アバットメント（37.5°）を選択して、義歯の輪郭内にフィットするようにする。デンチャースペースが見える（黄色）。

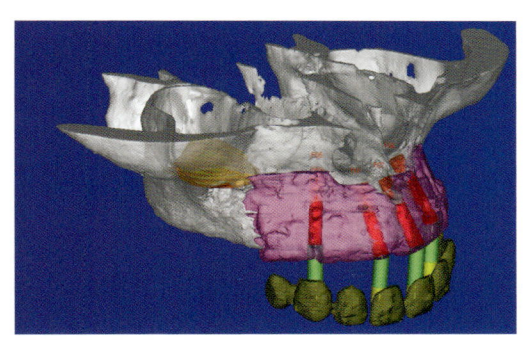

図5-22 中切歯および犬歯領域に埋入を予定したインプラントが、斜方三次元再構築像の中に見える。義歯輪郭（茶色）中のアバットメントのアライメント（緑）が見える。造成させた骨（紫）を半透明にレンダリングし、予定するインプラントの位置と方向が三次元的に見えるようにしている（赤）。

顎堤マッピング

顎堤マッピングは軟組織を通じて顎堤を直接測定する方法である[40]。局所麻酔下で、先端が鋭く尖った目盛り付のノギスを用いて実施する（図5-26）。インプラントの埋入を予定している各部位の顎堤に沿って数ヵ所で測定を行う。最初の測定は軟組織頂部から3mm入った地点で行う。これは、歯槽骨頂にあたることが多い。そこから約3mmの間隔で測

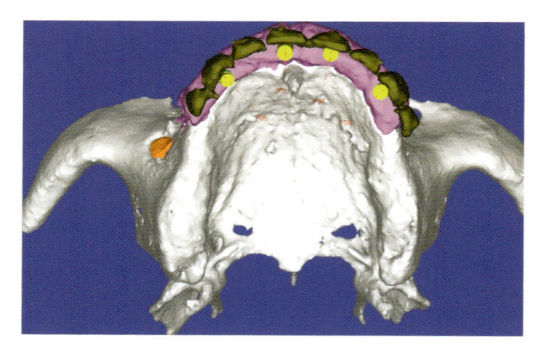

図5-23　三次元のプランニングイメージを咬合平面から見た像。義歯の概形像(茶色)中の頬側面内にアバットメント(黄色)が見える。

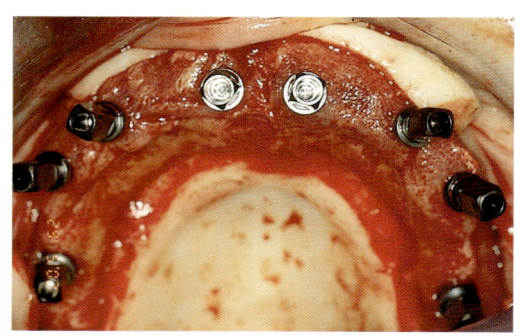

図5-24　テンプレートで決定した位置に挿入したインプラント(まだキャリアが装着されている)を咬合平面から見たもの。予定した部位に従ってインプラントが埋入していることがわかる。

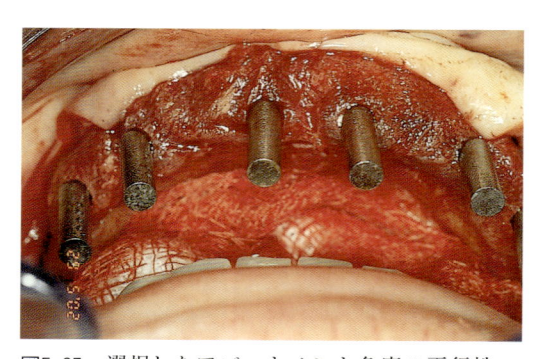

図5-25　選択したアバットメント角度の平行性をinteractiveに確認するために用いた方向インジケータ。わかりやすくするためにここでは示していないが、その他のインプラントの埋入も計画しており、アバットメントの調整がとれていることがわかる。

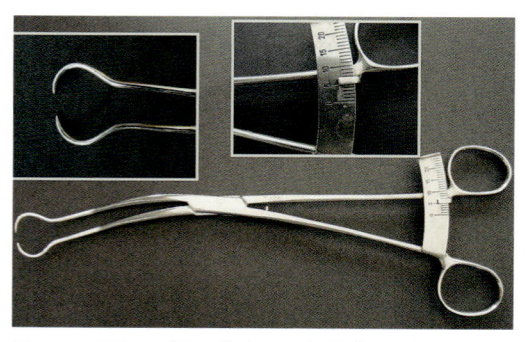

図5-26　Wilsonがデザインした独自の顎堤マッピング用ノギス。

定を数回行い、顎堤の横断面に関する情報を得る(図5-27)。ノギスを用いたこのテクニックでは顎堤の幅が得られるだけなので、歯の位置との関係で臨床判断を行う必要がある。別の方法として、ラバーストップのついた鋭い探針を顎堤マッピングに使うことができる。測定結果を顎堤の断面模型に再現することで、顎堤内での埋入位置を示す骨の概形を描くことができる(図5-28～32)。

スタディモデルと診断用プレビュー

　アルギン酸を用いて顎の印象を採得し、石膏を流し込みスタディモデルを作る。得られた石膏模型は、上顎と顎関節の関係を再現するために、フェイスボウを使用して、半調節性咬合器に装着しなければならない。上下顎の関係を記録するには、インプレッションペ

その他の診断法

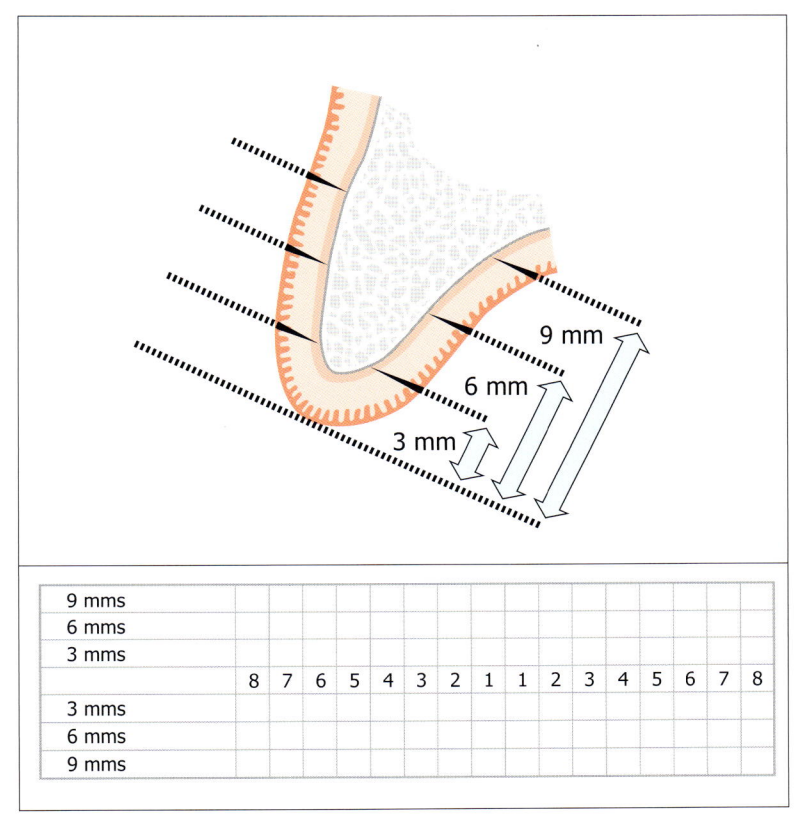

9 mms																
6 mms																
3 mms																
	8	7	6	5	4	3	2	1	1	2	3	4	5	6	7	8
3 mms																
6 mms																
9 mms																

図5-27　顎堤の輪郭を明らかにできるよう、顎堤の何点かで顎堤マッピングを行う。インプラントを埋入するよう選択したそれぞれの部位でこのマッピングを行う。マッピング結果を記録するのによく使われているチャートを示す。顎堤頂部から12mm、あるいは15mmの位置での測定が必要な場合もときおりある。

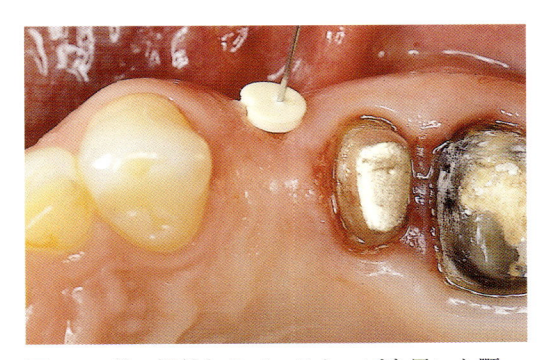

図5-28　鋭い探針とラバーストップを用いた顎堤マッピング。骨に接触するまで探針を挿入し、組織の深さを測定した結果を模型に再現する。

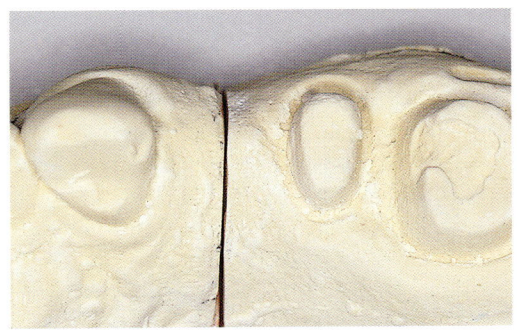

図5-29　測定を行った関心領域で石膏模型を切り出す。

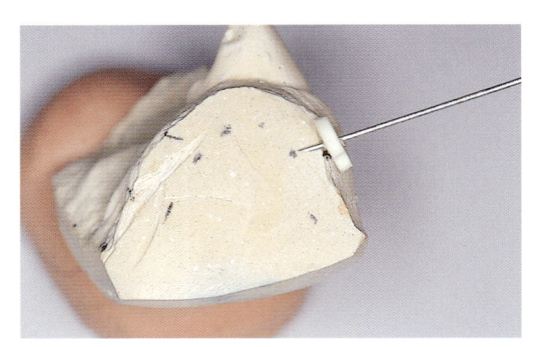

図5-30 顎堤から同じ距離で、測定結果をモデルに再現する。

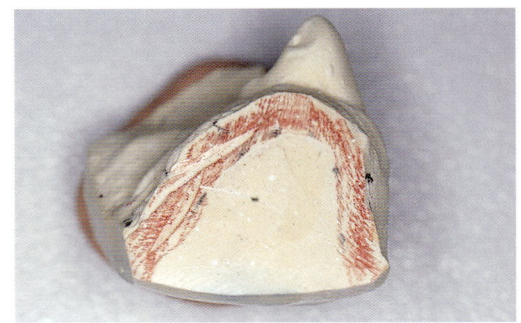

図5-31 顎堤マッピングで同定した顎堤を示す断面模型。軟組織を赤色で示してある。

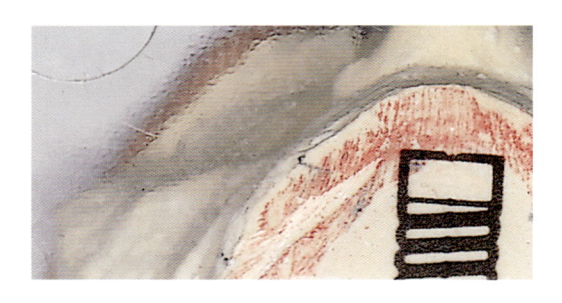

図5-32 製作した模型を用いて、適切な太さのインプラントを選択する。インプラントの角度も予測できる。

ーストを用いるか、安定した咬合の患者ではバイトワックスを用いる。無歯顎患者や、咬合位の修正が必要な患者では、基礎床上に製作した蝋堤を用いる。

このようにして咬合させたスタディモデルから、顎の静的および動的位置についての情報が得られる。人工歯を蝋堤中の理想的な位置に配列することで診断用プレビューを行うことができる。口腔機能の可能性を確立することができ、診断用プレビューを口腔内に試適することで、人工歯配列の審美性を患者が視覚的に確認することができる。診断用プレビューのデータを患者の口腔内に再現するプロビジョナルレストレーションを用いることで、さらに審美性と機能性を確認することが可能である。

第 6 章
解剖学的変異に対する対処

訳／佐藤淳一[*1]、瀬戸晥一[*2]
鶴見大学歯学部附属病院・口腔顎顔面インプラント科・科長[*1]
鶴見大学歯学部口腔外科学第一講座・教授[*2]

　顎の形状あるいは機能を変えようとする外科的処置を行うには、審美性および機能性の観点から既存の構造を定量評価する必要がある。機能的負荷や機能外運動による負荷に耐えられるだけの十分な支持を得るには、十分な骨質・骨量が必要である。さらに、骨の位置は、対合顎とともに正常な機能を発揮できる位置にインプラントを埋入可能な状態にするべきである。

　このようにすれば、顔貌とエマージェンスプロファイルの両方の点で審美性のニーズを満たし、一方で、患者が良好な口腔衛生を維持することができるように義歯を設計することが可能になるはずである。

顎堤萎縮

　病理的歯牙欠損顎堤は、病変や機能障害、あるいは廃用性萎縮から生じる。観察および定量測定あるいは治療の可能性を基に多くの研究者がさまざまな分類を行ってきた[41-45]。このセクションの目的は、これらの点について詳しく述べることではなく、口内の位置によって、骨の萎縮に違いが生じることについて検討することである。

骨質

　骨質については、多数の研究者が論じてきた。LekholmとZarb[41]は、皮質骨と海綿骨の割合に基づいて骨密度を四つのクラスに分類した。Mischはドリリングに対する抵抗性に基づいた四段階の骨質について記述した[46, 47]。

　前述の研究者が記述した四つの分類のうち、中間の二つのグレードの骨を臨床的に判別することはしばしば困難であり、実際の臨床で意味があるか疑問である。多くの研究者がこの点について検討し、彼らは、臨床所見とX線所見の両方に基づいて結論を出している。

　骨密度の臨床的判定は、手用器具を用いることで正確に行えると考えられている[48]。骨密度の臨床分類を組織形態分析と比較したところ、二つの分類の間には有意差が認められなかった[48]。最新の画像診断法（interactive CT画像）を用いて骨密度を分析しても、中間の2グレードを判別することは困難であることがわかった[34]。

　他の臨床医は、骨質に基づいて臨床アプローチを調整してきた。Nentwigは、三つの異なる骨質、すなわち硬い骨、中等度の骨、軟らかい骨での外科的および補綴的管理に関連

第1部 第6章

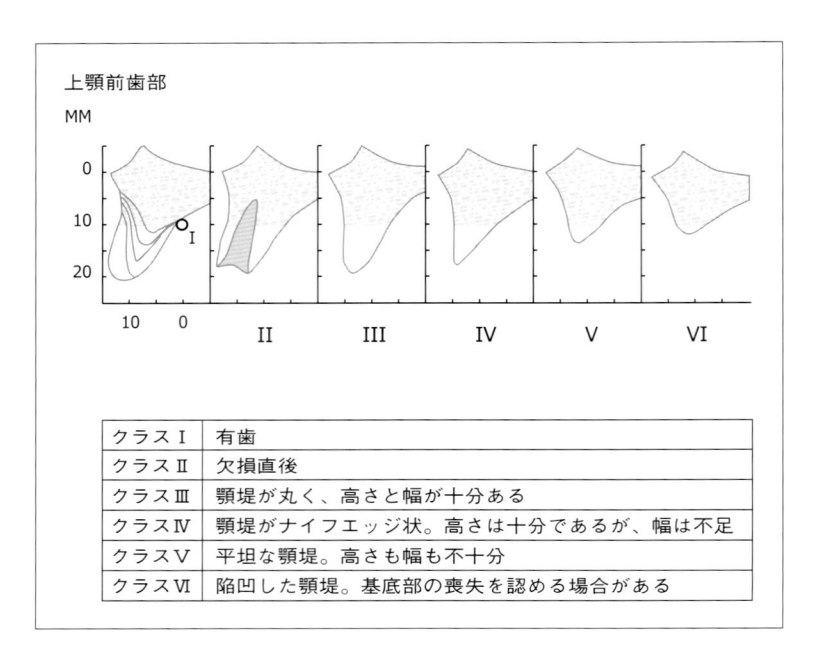

クラスⅠ	有歯
クラスⅡ	欠損直後
クラスⅢ	顎堤が丸く、高さと幅が十分ある
クラスⅣ	顎堤がナイフエッジ状。高さは十分であるが、幅は不足
クラスⅤ	平坦な顎堤。高さも幅も不十分
クラスⅥ	陥凹した顎堤。基底部の喪失を認める場合がある

図6-1 上顎前歯部のCawoodとHowellの分類[45]。クラスⅣがもっとも多く認められる顎堤である。皮質骨の間に海綿骨が介在していることが多い（Ⅳa）。しかし、ときに二つの皮質骨が癒合していることもある（Ⅳb）。

づけたプロトコールを構築した。骨質に関する彼のアセスメントは臨床的に行うもので、究極的にはインプラント埋入窩の形成やボーンタッピングに必要な手用器具のタイプによって決めるものである[49]。

遭遇した骨密度の程度により、インプラントの機能の方法を変化させる。これは、Mischが導入した漸増的負荷の概念に基づく[46,47]。

上顎前歯部

この領域で重要な要素の概要を以下に示す。

骨量

歯を欠損すると、顎堤の幅の減少が生じる。この減少の程度には個人差があり、さまざまな因子に左右される。典型的には、唇側の骨が失われる。高さの減少も観察される。歯を欠損してから1年以内に、骨の高さを維持できる隣接歯が存在しない場合には、およそ3〜4mm高さが失われる[50]。スマイルラインの高い患者では、当然、このことが審美的結果に重大な影響をもたらす。上顎前歯部の吸収パターンを図6-1に示す。

骨質

上顎前歯部の歯槽堤は、一般的に、薄くて弾性のある唇側の皮質骨と、密度が高く厚い口蓋側の皮質骨から成る。この間に、さまざまな密度の海綿骨が介在することがしばしばある（CawoodとHowellの分類Ⅳa）。上顎前歯部にもっとも多い骨質は、中等度の密度であり、下顎前歯部の高密度の皮質骨と、上顎骨後方の、骨梁が粗に分布している海綿骨の中間に相当する。

顎堤のオリエンテーション

顎堤は多くの場合唇側に広がっており、基

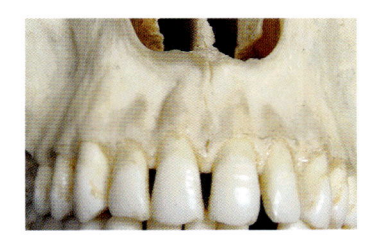

解剖学的変異に対する対処

図6-2 上顎の前突と拡大を認める、有歯頭蓋骨を唇側から見たもの。歯根部を覆っている皮質骨が薄いことに注意。歯が欠損すると吸収されやすい。

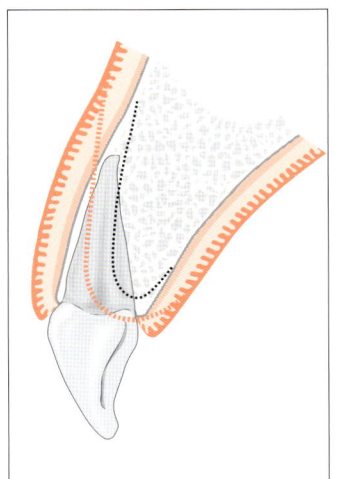

図6-3 上顎切歯の模式断面図。窩の頬側が薄いことを示している。予想される吸収パターンを破線で示している。

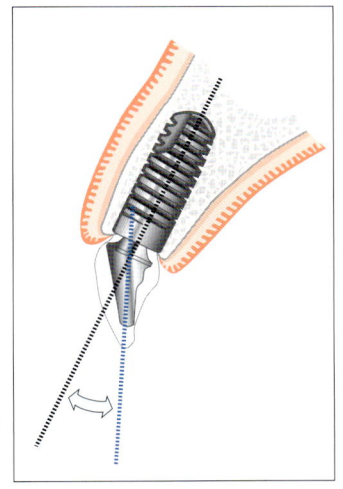

図6-4 顎堤リモデリング後に皮質骨の間に設置したインプラント。インプラントとクラウンの長軸の間に角度が付いていることを示している。

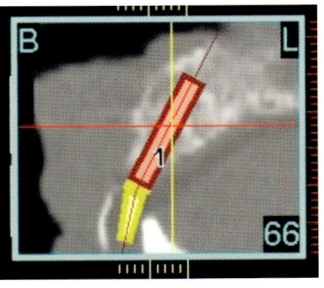

図6-5 埋入予定のインプラントの位置により決定したアバットメントと、残存骨内にインプラントを理想的に設置することにより生じた角度を示すCT像。予定する修復物の頬側面を放射線不透過マーカーで示してある。頬側面は、下顎切歯の位置で示されている。

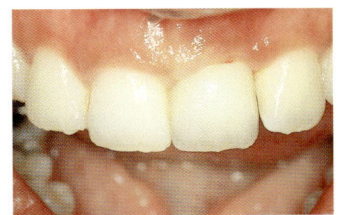

図6-6 歯肉縁が平坦で歯間乳頭が低い患者。

底部より稜部の周長のほうが大きい（図6-2）。これは、インプラントの埋入の際に重要な意味を持つ。インプラントは、目的とする補綴物の長軸に対して角度を付け、皮質骨の間に適切な外科的原則に従ってインプラントが埋入できるようにしなければならない。その結果、冠部は頬側に傾くため、しばしばアバットメントをインプラントに対して舌側に傾けるという角度の補正が必要である（図6-3～5）。

臨床でとくに配慮すべき点

審美性がきわめて重要である。とりわけスマイルラインの高い患者ではそうである。エマージェンスプロファイルや歯肉縁および歯間乳頭がきわめて重要になる。歯肉-顎堤複合体の適切なアセスメントがきわめて重要である。歯槽堤が厚く、歯根が触診できず突出もしていない患者では、治療するのはそれほど困難ではない。歯を欠損後に頬側皮質骨が崩壊する可能性が低いからである。歯肉縁は

45

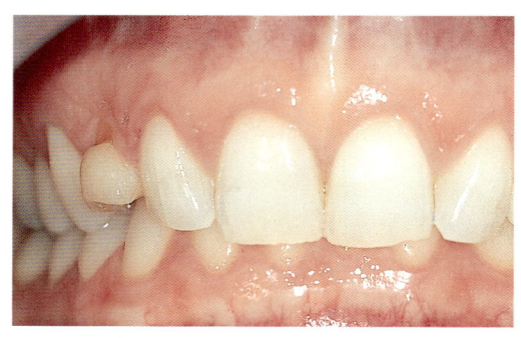

図6-7　歯肉縁がスキャロップ状になり歯間乳頭が高い患者。

平坦で厚いことが多い（図6-6）。

　歯根部が豊隆し、歯根間陥凹部から突出して触診可能な患者はこれとは対照的である。歯根の前庭部を取り巻く皮質骨は薄く、あるいは存在しておらず、歯を欠損すると急速に槽間中隔のレベルまで吸収される。このような患者では治療が困難である。何らかの再構築がしばしば必要となるからである。再吸収のリスクがあるため、即時荷重インプラントを検討する際には慎重に行うべきである。歯根部が突出しているこのタイプの患者では歯肉縁がスキャロップ状となっており、骨の歯間レベルが高く、前庭部の骨が後退していることを示す（図6-2、7）。

　複数歯の補綴が必要な場合には、上唇の支持についても検討しなければならない。中切歯を補綴する場合には、鼻口蓋管の位置が重要になる。唇側皮質骨が喪失したことにより顎堤が狭くなった部分にインプラントの埋入設置を可能にし、エマージェンスプロファイルの観点から審美性にすぐれた顎堤を再建すべく唇側皮質骨の再豊隆処置を行うため、骨拡幅がもっとも多く実施される部位である。自家骨でのオンレーグラフトが広く用いられており、機能的支持を達成するのに十分な骨が存在している状況でも、審美性が適応の第一の理由である。

上顎骨後方

　この領域（犬歯より後部と定義）に重要な要素の概要を以下に示す。

骨量

　唇側皮質骨と顎堤の高さが失われることで骨量が減少する。しかし一般にこの領域では審美性が重要視されないので、このことは必ずしも重大ではない。上顎骨後方の吸収パターンを図6-8に示す。歯周組織の広範な破壊が生じていないかぎり、修復に使える骨の高さが問題となるような歯槽骨の喪失が生じることはほとんどない。骨量が少ないことの原因としてもっとも大きな要素は上顎洞の拡大である。上顎洞の含気化の程度はさまざまで、第一大臼歯部の高さが減少することが一番多いが、翼状突起板から近心方向に、中切歯の領域まで及ぶ場合もあり、このとき上顎洞底と側壁は薄い皮質骨のみにまで減少する。

骨質

　きわめて薄い皮質骨と、骨梁が粗に分布した海綿骨が上顎骨後方の特徴であり、小臼歯部の中等度の骨密度から後方にいくに従って、骨質は低下していく（図6-9）。

臨床でとくに配慮すべき点

　頰側皮質骨が喪失することによる中心性の骨吸収が生じる結果、インプラントは口蓋側へ向かって埋入せざるを得ない。このことは、上下顎間の関係や構音に影響を及ぼす可能性がある。上顎骨後方へのアクセスは頰側近心面から容易に行える。上顎洞を避けるため、

解剖学的変異に対する対処

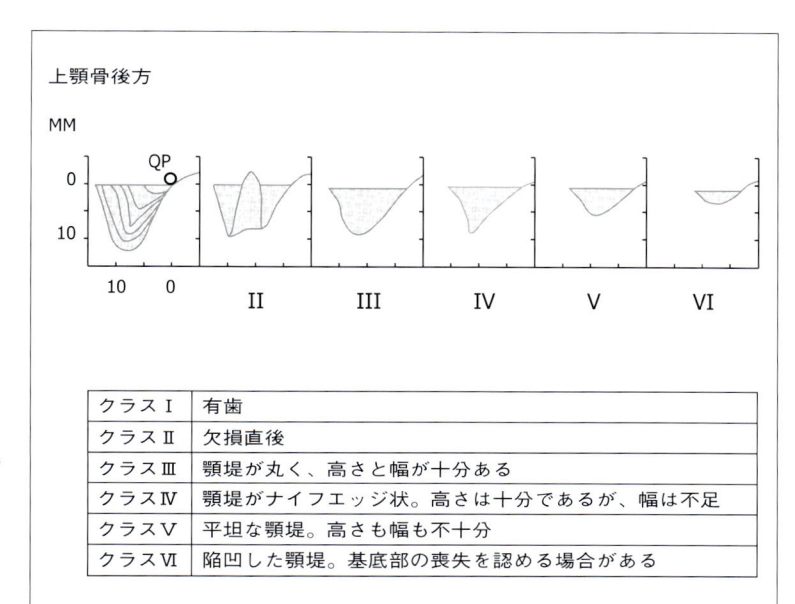

図6-8　上顎骨後方のCawoodとHowellの分類[45]。利用可能な骨量にもっとも大きく影響を及ぼす因子は、上顎洞の拡大である。

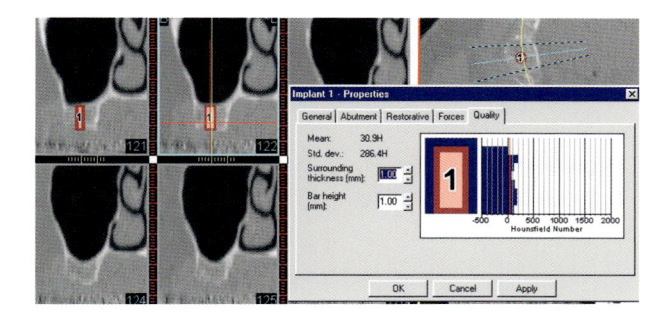

クラスⅠ	有歯
クラスⅡ	欠損直後
クラスⅢ	顎堤が丸く、高さと幅が十分ある
クラスⅣ	顎堤がナイフエッジ状。高さは十分であるが、幅は不足
クラスⅤ	平坦な顎堤。高さも幅も不十分
クラスⅥ	陥凹した顎堤。基底部の喪失を認める場合がある

図6-9　上顎骨後方の骨密度はきわめて低く、0ハンスフィールド単位の水よりもわずかに上を示すのみである。

角度を付けてインプラントを埋入する必要が生じる場合がある。上顎洞に対処するため翼状突起および頬骨へ埋入するインプラントが開発されている。

利用可能な骨の高さを高くすることが、インプラント埋入に重要になってくる。初期固定を獲得するのに十分な骨が存在していれば（7mm以上）、インプラントを埋入する時点で上顎洞底を処置することでより長いインプラントを使うことができる。骨量が少ない場合には、サイナスリフトを実施することで上顎骨後方の治療の適応の拡大が高まり、骨質が通常は貧弱で咬合負荷が高いこの領域により長いインプラントが埋入できるようになった。重篤な歯槽部破壊がある部位はしばしばオンレーグラフトの適応となるが、上下顎間の距離の問題があるので、オンレーグラフトにより達成できる骨の高さには限界がある。さらに、オンレーグラフトを使用することはまれである。この領域では審美性は重要ではないからである。さらに、サイナスリフトを行うことで、生体力学的規準を満たすことが

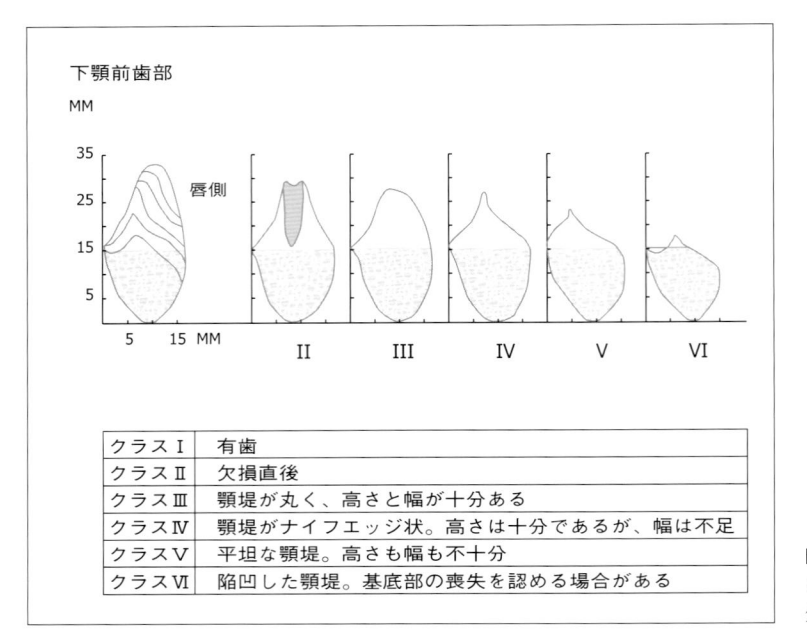

クラス I	有歯
クラス II	欠損直後
クラス III	顎堤が丸く、高さと幅が十分ある
クラス IV	顎堤がナイフエッジ状。高さは十分であるが、幅は不足
クラス V	平坦な顎堤。高さも幅も不十分
クラス VI	陥凹した顎堤。基底部の喪失を認める場合がある

図6-10　下顎前歯部におけるCawoodとHowellの分類[45]。

できる。サイナスリフトは、確実に相当量骨を増大させることが可能である。

下顎前歯部

この領域はオトガイ孔より前方と定義される。この領域に重要な要素を、以下のセクションに示す。

骨量

下顎前歯部で利用可能な骨量は、インプラント埋入には、ほぼすべての場合に不足はない。しかし、吸収パターンにより、残存する基底骨を活用するためには歯槽骨の高さを減らす必要を招く場合がしばしばあることを念頭に置いておく必要がある。歯が欠損すると、唇側皮質骨が失われることとで骨吸収が生じる。唇側皮質骨は舌側皮質骨よりも薄い。その後に高さが次第に失われていく。典型的な吸収パターンを図6-10に示す。高さが失われるにつれて、下顎弓が増幅していく（図6-11）。

骨質

下顎前歯部は歯槽骨と基底骨の二つの異なった領域から成る。骨密度の不均一な海綿骨が介在している。唇側皮質骨は舌側皮質骨よりも薄く、一般に展性が少ない。そのため操作が困難である。皮質骨の密度と幅には相当なばらつきがある。まれに、皮質骨が肥厚し、海綿骨がほとんど残存していない状態になる場合がある（図6-12）。

歯槽骨と基底骨の傾斜

歯槽突起は通常唇側に傾斜しており、歯槽骨径は基底部よりも大きい。基底骨も唇側に傾斜しており、下縁に沿った下顎径は、歯槽骨径よりも大きい（図6-13）。このように傾斜しているため、歯槽骨内で骨切り術を行う際

解剖学的変異に対する対処

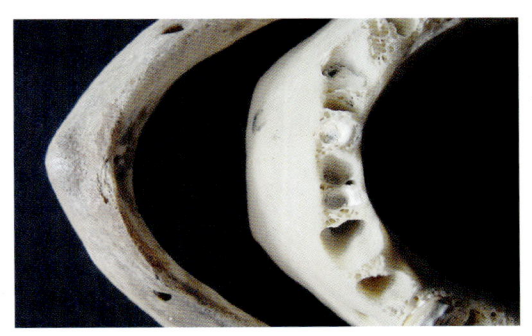

図6-11　抜歯直後の下顎堤（右）と萎縮後の下顎堤。歯槽骨の高さが失われると、下顎の周長が多くなる。これは、顎頂が頬側方向に移動することにより生じるものである。

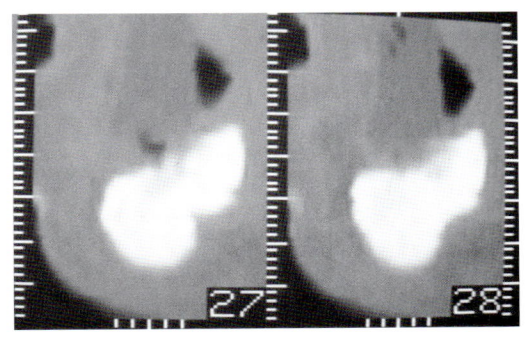

図6-12　強い萎縮を示す下顎前歯部のCT画像。骨密度が高いことが明らかである。画像の左側に唇側にあたり、右上に認められるピークはオトガイ棘であり、歯槽堤よりも上にある。

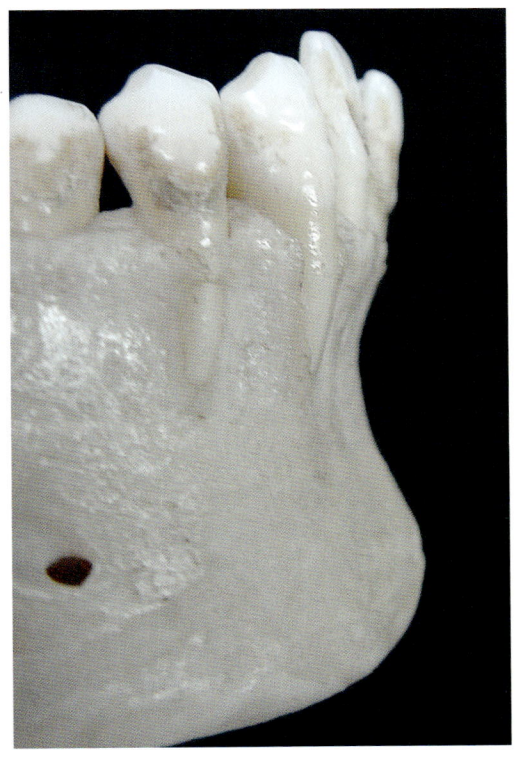

図6-13　下顎の側方像。歯槽骨と基底骨が傾斜している。歯の位置と傾斜が明らかである。

には、細心の注意が必要である。歯槽堤が完全に吸収されても、インプラントを埋入するのに十分な骨の幅と高さが確保できる場合が多い。基底骨でインプラント埋入窩を形成する場合には、バーを傾斜させ、先端部をオトガイに向かって傾ける。

臨床でとくに配慮すべき点

　基底骨内にインプラントを埋入する場合には、インプラントの先端を頬側に傾斜させる必要がしばしばある。インプラントは予定する補綴装置の長軸に対して角度が付いていることが多い。したがって、アバットメントは唇側に傾ける必要がある（図6-14）。歯槽骨にインプラントを埋入する場合は、舌側皮質骨に穿孔を生じないよう注意する必要がある。

　無歯患者では、細い歯槽堤の高さを減らすことが可能である。しかし、前歯部に歯が残存している患者では、インプラントクラウンのエマージェンスプロファイルが隣接歯と同じレベルになるように、骨造成術を用いて骨を増大させるほうが適しているであろう（図

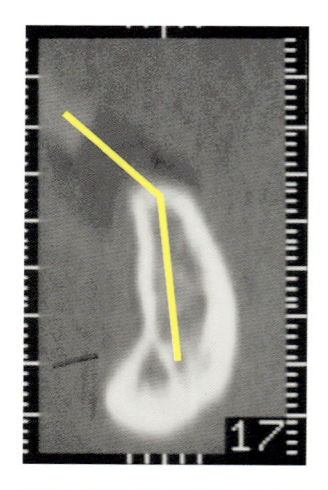

図6-14 至適なインプラントとアバットメントの角度を示すCT画像。画像の左側の放射線不透過マーカーで示される歯は、理想的なリップサポートが行える位置に位置づけられている。

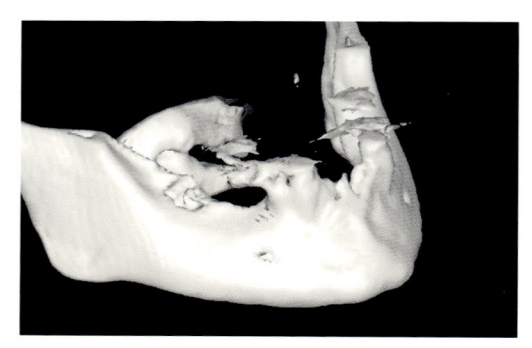

図6-15 下顎前歯部の骨喪失を示す三次元再構築像。歯槽堤が細くなっている。歯に対して下顎が傾斜していることもわかる。

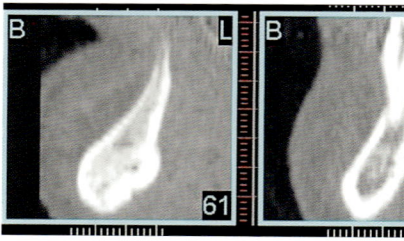

図6-16 前歯部の斜断像。顎堤が減少すると高さが相当に低下する。失われた骨の唇側に骨造成術を実施することで、インプラント埋入に理想的な顎堤が得られるであろう。右の画像は、隣接歯部から見たものである（図6-15と同じ患者）。

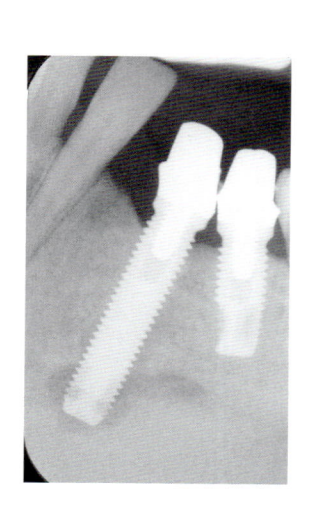

図6-18 インプラント埋入の際に、骨が過熱したため、先端部の骨にX線透過性の高い部分が生じていることを示すX線像。この場合の骨切りバーは外部冷却されており、そのため過熱が生じるリスクが増える。

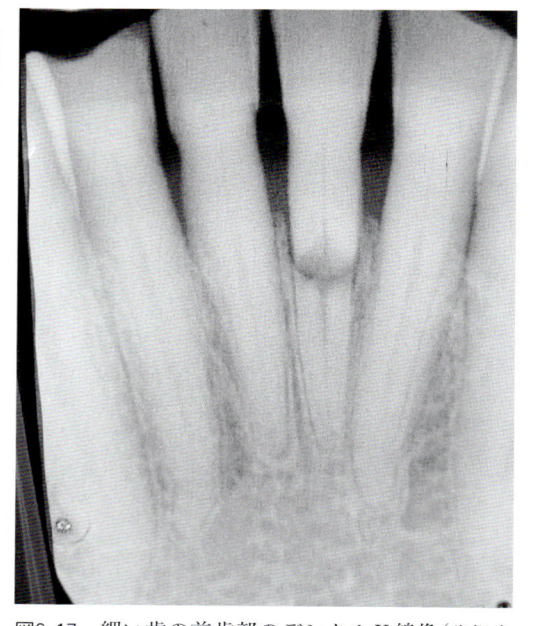

図6-17 細い歯の前歯部のデンタルX線像（歯根尖端X線像）。歯根間の空間が狭いため、インプラントの埋入が制限される。

6-15、16）。

切歯は細い。そのため、隣接歯を損傷せずにインプラントが必要とされる歯の位置に埋入されるように注意が必要である（図6-17）。しかし、関心事は、オトガイ神経に損傷を与

解剖学的変異に対する対処

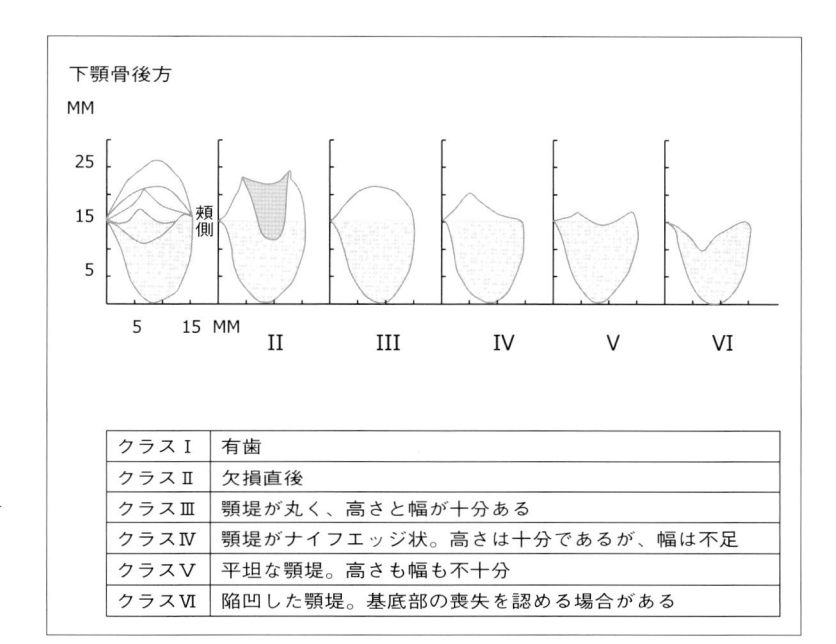

クラス I	有歯
クラス II	欠損直後
クラス III	顎堤が丸く、高さと幅が十分ある
クラス IV	顎堤がナイフエッジ状。高さは十分であるが、幅は不足
クラス V	平坦な顎堤。高さも幅も不十分
クラス VI	陥凹した顎堤。基底部の喪失を認める場合がある

図6-19　下顎骨後方のCawoodとHowellの分類[45]。インプラントを埋入する際にもっとも大きな制限となるのは下歯槽神経である。

えずに、このオトガイ孔間領域にできるだけ多くのインプラントを埋入することにある。

この領域の骨は密度が高いため、ドリリングを行う際には細心の注意が必要であり、過熱を防ぐため内部注水システムを用いる（図6-18）。インプラント埋入窩にネジ山を形成する。このようにすることで、インプラントを埋入する際に過剰な力が加わらずにすむ。

下顎骨後方

下顎骨後方はオトガイ孔より遠心側に位置している。

骨量

インプラント埋入に利用できる骨の高さは、歯槽部の神経血管束の位置による制限を受ける。歯が欠損すると、歯槽骨の高さが失われる。吸収パターンは、吸収は頬側歯槽骨の喪失で始まり、その結果顎堤が狭くなり、その後に高さが低下する（図6-19）。このように高さが減少すると、歯槽頂の中央部に沿って測定した下顎弓が大きくなり、頬側が吸収していることを反映している。歯槽骨と基底骨の接合部は、頬筋の起始部と任意に定める。この位置は、下顎管の位置と一致することになろう[45, 51]。

局所的な解剖構造には、個人差が大きい。この部位の解剖構造が破壊された結果は、すべての解剖構造の所在部位がすべて変化してしまうほどであり、他の領域よりもそれぞれの患者にとって重大なものとなる。

骨質

下顎骨後方は、皮質骨の骨密度が高く、厚さには個人差があり、海綿骨の骨梁の密度も個人差がきわめて大きいという特徴がある（図6-20、21）。

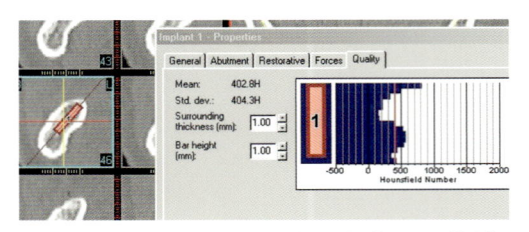

図6-20 狭いインプラント埋入部位のCT横断像。下顎骨後方の海綿骨の密度（ハンスフィールド単位）を示している。

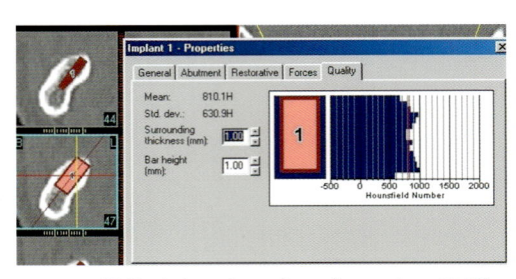

図6-21 埋入予定の太いインプラントのCT画像（図6-20と同じ断面）。頬側および舌側皮質骨と接触することにより、骨密度が高くなることに注意。

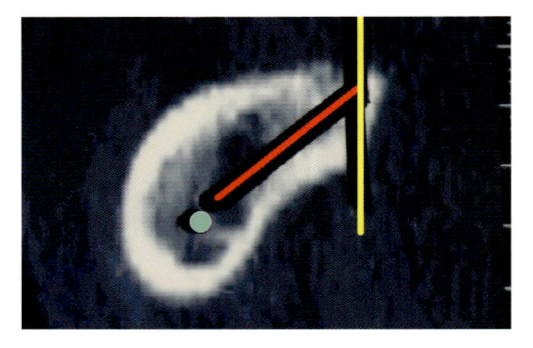

図6-22 下顎骨後方の横断CT画像。アバットメントの長軸とインプラントの間に角度が付いていることを示す。顎下腺窩が顎舌骨筋線より下にあることから、下顎臼歯部の傾斜が大きくなっている。

図6-23 下顎骨後方の横断CT画像。下顎管より上の骨の高さが少なくても、骨密度は良好で、幅が十分であることを示している。顎下腺窩の輪郭に注意。

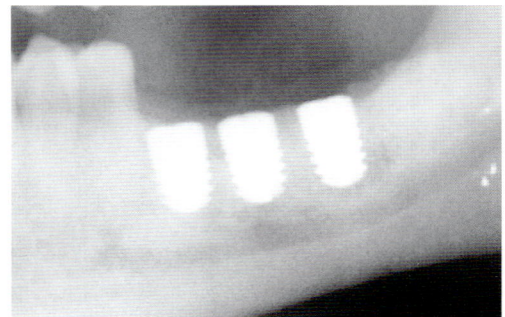

図6-24 術後OPT（図6-23と同じ患者）。短く（9.5mm）太い（5.5mm）Ankylosインプラントを3本埋入し、IDNとのクリアランスが十分ある。

残存顎堤の傾斜

歯槽堤は、咬合の際にSpeeの湾曲とWilson湾曲に沿って上顎と咬合する臼歯を支えることから、舌側に傾いている。顎堤の傾斜は、第二大臼歯領域よりも小臼歯領域で緩い。第二大臼歯領域では傾斜が大きい。これは、顎

解剖学的変異に対する対処

舌骨筋線より下にある顎下腺窩の影響を受けている（図6-22）。

臨床でとくに配慮すべき点

この領域でインプラント治療を安全に行うには、下歯槽神経の正確な位置を把握する必要がある。顎堤の下の下顎管の高さおよび、神経血管束の頰-舌的位置を正確に突き止めなければならない。画像を拡大して観察する必要がある。インプラントの近遠心的位置を正確に選択する必要がある。それは神経血管束の位置は、近遠心方向で高さが変化するからである。神経血管が通過する管よりも2mmのクリアランスをとることで、神経に損傷を及ぼすリスクを最小限にとどめることができる。知覚異常のリスクがあるため、下歯槽神経を移動することを検討するべきではない[52]。

インプラントはしばしば角度を付けて埋入する必要があり、ドリルを上顎歯より口蓋側に傾ける。これによって、この領域のアクセス不良が補える。

顎堤の幅が喪失すると、骨量が十分に得られなくなる。自家骨でのオンレーグラフトを用いることで造成させることができる。しかし、この方法で高さの減少を操作することは困難である。修復に利用できる上下顎間距離に限界があるからである。したがって、この場合にはベネフィットとリスクを考慮に入れて、下歯槽神経の移動を検討する必要がある。

この領域での咬合負荷は前歯部よりも大きいうえ、利用できる骨の量が限られていることが多い。太く短いインプラントを多数埋入することで、生体力学的条件が改善されることが多い（図6-23、24）。

第 2 部

インプラント埋入：
外科手術と補綴処置

> 'To overturn orthodoxy is no easier in science than in philosophy, religion, economics, or any of the other disciplines through which we try to comprehend the world and the society in which we live.'
> (American biolojist Ruth Hubbard)

　インプラント埋入の計画は、天然歯が存在しているか、失われているかにより左右される。異なるクライテリアが、処置の査定と計画のために要求されるが、それは患者の状態による。フローチャートは、要求されるべき診断と処置のステップの順序が目で見られる方法として用意されている。一般的なものは主たるフローチャート2-1に用意されており、それは治癒した歯槽堤の喪失歯かまたは脱落した歯牙の処置を示しているチャートである。このフローチャートは、診断から修復にいたるすべてのポイントを示している。より詳細なフローチャートは、各々の処置様式で補われ、そして適切な章で言及されている。

　このセクションでは、骨造成を必要としない部位の症例について、決定方法と臨床的処置の順序を示す。診断、外科そして修復の観点からである。

第7章
即時埋入

訳／井上　孝[*1]、松坂賢一[*2]
東京歯科大学臨床検査学研究室・教授[*1]、助教授[*2]

はじめに

　悪化している歯を除去し、代わりに機能させるようにするという考え方には大きな魅力がある。即時埋入したインプラントの遅延荷重は十分に確立された手法であり、その成功率は高い[4,5,53,54]。患者にとって、この方法によってもたらされるもっともわかりやすい利点とは、従来のインプラント治療に比べて治療期間が短縮され、また利便性にかなり優れていることである。即時埋入の長所としては、その他にも骨の保存性が報告されている。治癒部位に埋入したインプラントの即時荷重についても十分に確立されており、治癒段階における微細な動揺が生じないかどうか（初期安定性）に成否がかかっている[55-57]。即時荷重インプラントの周囲骨の治癒により、骨密度が増大することが最近報告されている[58-60]。この技法は侵襲も最小限に抑えられ、ソケットをインプラントに使用できるようになる。この技法は、インプラントのアセスメントが正確に実施されている限りは、予測可能な方法である。このような術式の利点と欠点を評価する際には、術者は万一何らかの合併症が生じた場合に、状況を改善するのに必要となる救済方法を念頭においておく必要がある。フローチャート7-1には、悪化している歯のアセスメントの際に検討が必要な要因を示す。これを用いれば、術者は予定している治療のための方針を決定し、論理的根拠を得ることができる。

アセスメント

臨床面のアセスメント
病変がないこと
　歯周組織や根尖周囲部分に急性の病変がないこと（図7-1、2）。症状の兆候があってはならないが、十分に安定した慢性病変があるような場合には、慎重に進めていけばよい場合もある[61,62]。ポストクラウンを用いて修復されている歯の歯根部垂直破折は、注意してアセスメントし、唇側皮質骨に損傷が及んでいないことを確かめる必要がある（図7-3〜6）。

軟組織の健康および審美的状態
　抜歯する歯の歯周部軟組織の状態は、目的とされる補綴部分の周りで認容できるものであること。予知性の低下や治療の簡素化のためのデザインの目的を損なうような状況での

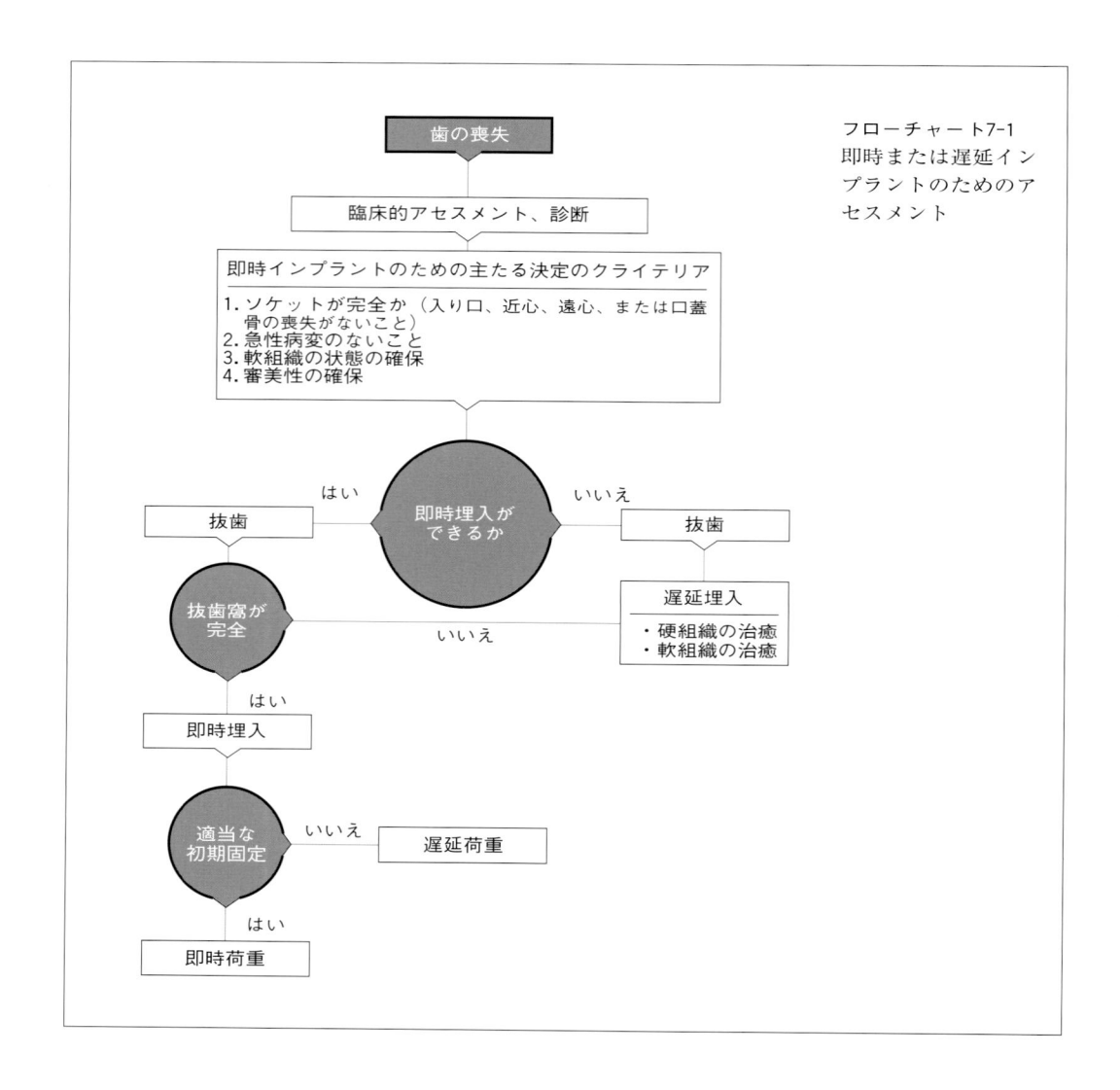

フローチャート7-1
即時または遅延インプラントのためのアセスメント

```
歯の喪失
  ↓
臨床的アセスメント、診断
  ↓
即時インプラントのための主たる決定のクライテリア
1. ソケットが完全か（入り口、近心、遠心、または口蓋骨の喪失がないこと）
2. 急性病変のないこと
3. 軟組織の状態の確保
4. 審美性の確保
  ↓
即時埋入ができるか
  ├─はい→ 抜歯 → 抜歯窩が完全
  │                ├─はい→ 即時埋入 → 適当な初期固定
  │                │                      ├─はい→ 即時荷重
  │                │                      └─いいえ→ 遅延荷重
  │                └─いいえ→ 遅延埋入
  └─いいえ→ 抜歯 → 遅延埋入
                      ・硬組織の治癒
                      ・軟組織の治癒
```

硬組織・軟組織の修復は複雑であることを念頭におく必要がある（図7-7）。さらに、軟組織をサポートする硬組織が存在する限り、軟組織は安定的に維持されることも覚えておく必要がある。

ソケットが完全であること

　ソケットが完全であることは有利である[54]。このことは、術前に歯周のプロービングによって検査すれば確認できる（図7-8）。再植歯の周囲の骨が不足していると、骨の治癒程度が予測可能なレベルまで至らない場合もある。隣在歯とのコンタクト部分に存在している骨

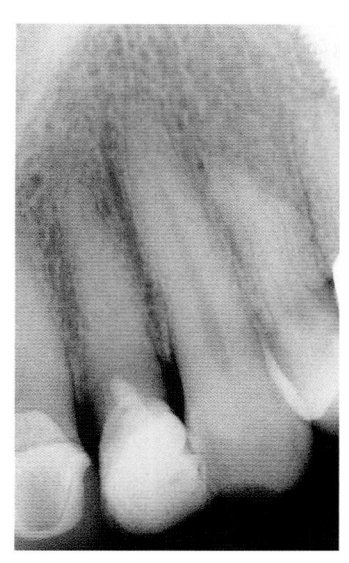

図7-1　根管が見えず、かつ歯冠部のほとんどが崩壊した側切歯の口内法X線像。病的所見は明らかでなく、歯牙の置換が修復の理由となる。

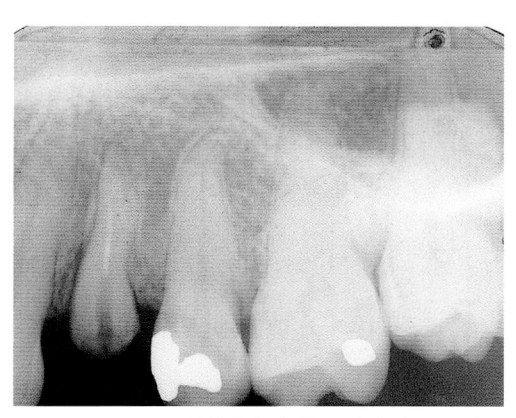

図7-2　ポストの脱離を伴う第一小臼歯の口内法X線像。臨床的な急性病変の徴候のない明瞭な歯牙垂直破折。インプラントの即時埋入が考えられる。

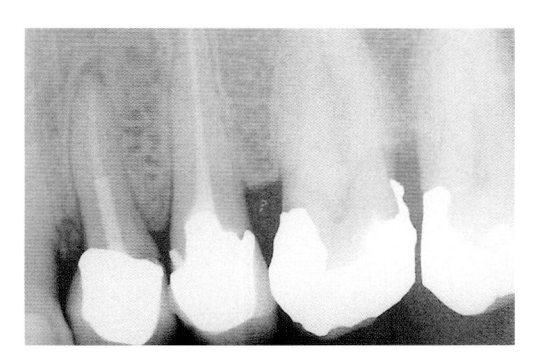

図7-3　ポスト上の全部被覆冠の修復を伴う第一小臼歯の口内法X線像。よく被包された慢性根尖病巣を持つ歯牙の垂直破折で、インプラントの即時埋入が考えられる。

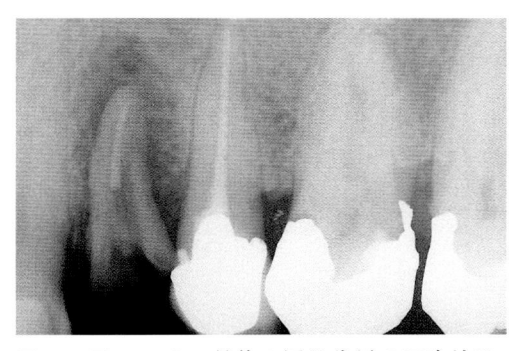

図7-4　図7-3の3ヵ月後の同じ歯牙の口内法X線像。処置の遅れが、炎症の過程の中で垂直破折と広範な骨欠損の拡大を導き出している。このような活動性病変は即時インプラントの処置をするには十分な条件ではない。

のレベルは、歯間乳頭の高さが維持されるかどうかに影響することになるため、重要である（図7-1〜3）。

歯には解剖学的にさまざまな違いがあり、インプラント即時埋入がしやすい歯もある。多くの場合、中切歯および犬歯のほうが歯根

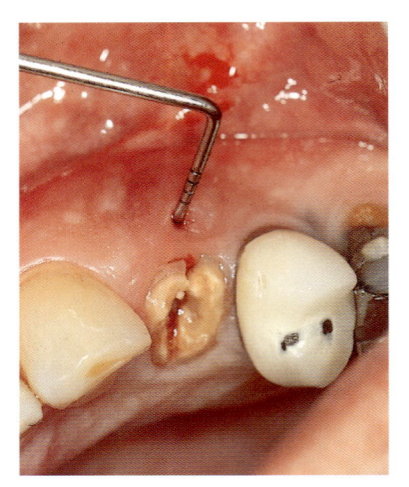

図7-5　同じ歯（図7-4）の臨床的所見。頰側の瘻孔は頰側骨の喪失を意味する。

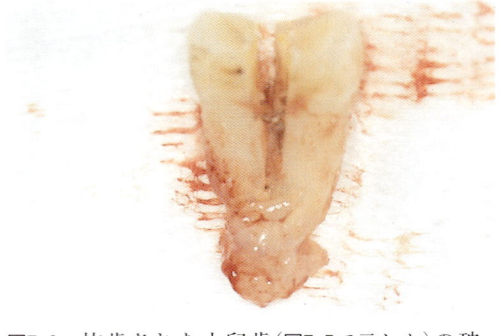

図7-6　抜歯された小臼歯（図7-5で示した）の破折歯根で根尖病巣を伴っている。これは根尖部の骨喪失と、頰側骨全体の破壊の結果である。

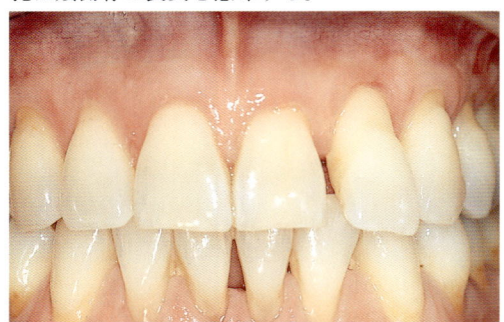

図7-7　スマイルラインの高い患者の頰側歯肉の後退を伴う歯牙。移植による造成過程なくして簡単に十分な審美要求を確立することはできない。

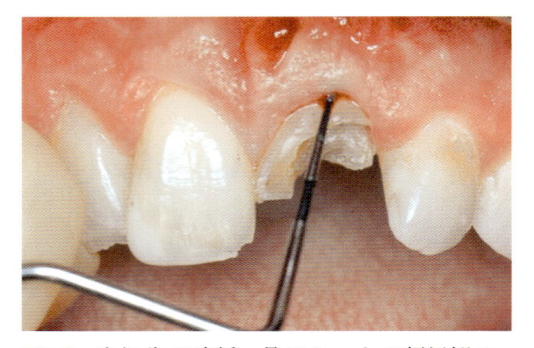

図7-8　中切歯の破折。骨ソケットの頰側観の適当なレベルを歯周プローブが示しており、即時埋入を期待できる。

の裂開がある可能性が高い（図7-9）のに対し、側切歯のほうがより口蓋側に位置している（図7-10）。

X線像によるアセスメント
口内法X線像

　口内法X線像は、根尖周囲に病的所見があった場合、それを明らかにし、また歯間の骨量を測定するうえで貴重である。さらに、根尖の先の利用可能な骨のレベルや、歯根の近遠心サイズ、ならびに隣在歯根間の利用可能な空間に関する情報がもたらされる。また、歯根の近遠心的方向も示される（第8章および図7-1〜4参照）。

パノラマX線像（オルソパントモグラフ：OPG／パノラマ撮影装置：DPT）

　パノラマX線像からは顎部の鮮明な全体像が得られ、特に根尖の先の骨が利用可能かどうかについて、口内法X線像により得られた

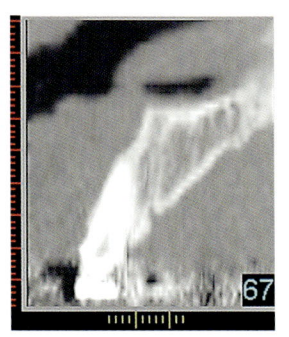

図7-9 歯根の傾斜が見られる中切歯の横断面CT画像。適切な寸法のインプラントの初期固定を得るための薄い唇側の皮質骨と十分な口蓋側骨がある。歯根の方向にインプラントを埋入することは、使われるインプラントの形状により、明らかに唇側への裂開へ導くことを示している。

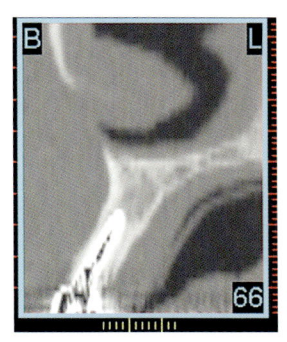

図7-10 歯根の傾斜が見られる側切歯の横断面CT画像。その根は頬側板の裂開のリスクを減らすことでインプラントの埋入に好都合である。インプラント埋入部位の選択は、処置計画の中で選ばれるインプラントの直径によっては、抜歯窩の先端の口蓋側の骨に視点をあてる必要がある。

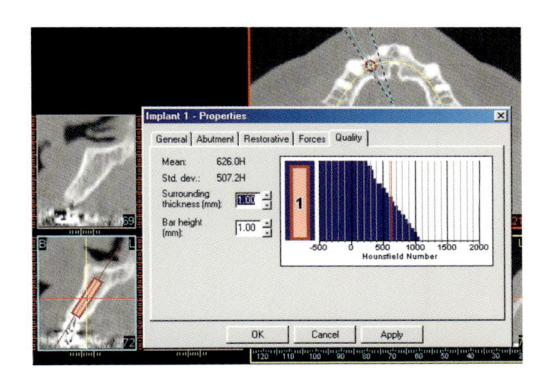

図7-11 処置計画との関連性は、インプラント埋入部位のCT値(Hounsfield unit)で骨の密度を示している。高い密度は、歯牙歯根が無視されるべきであることを意味している。インプラント尖端部位周囲の骨密度のCT値(500 Hounsfield unit以下)は、骨の緻密化が、即時荷重のために、また初期安定性のために必要であるかもしれないことを意味している。

情報の裏づけとなる。

CT画像

CT画像により、歯槽堤に対する歯根の空間的位置に関する有用な三次元情報が得られる。

頬舌面における歯根の向きがわかれば、予定しているインプラント埋入窩形成部の方向を正確に決定できるようになる。断面像により、舌側皮質骨および唇側皮質骨の完全性に関する貴重な情報が得られる(図7-9、10)。骨密度をCT値(Hounsfield unit)として測定する方法が使用できるのも、CT画像独自の長所である。ただし、歯根の高密度部分は除外するよう注意を払うことが必要である。これによって、即時荷重に関する判断を術前にできるようになる。さらに骨密度増加によってインプラントの初期安定化が確保されるために、利用可能な一連の手段をどの程度使用できるかが特定される(図7-11)。

第2部　第7章

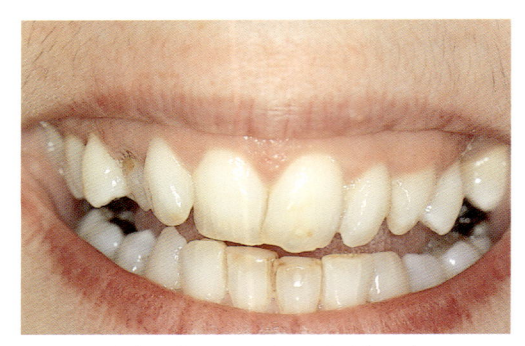

図7-12　患者が笑ったときの正面像。高いリップラインと歯列内で小さい乳犬歯を示している。

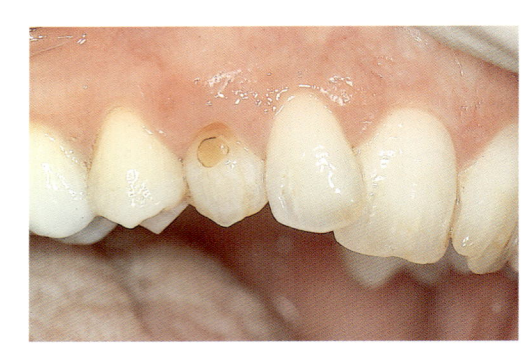

図7-13　乳犬歯の頬側面観は軟組織のレベルと歯の外見が不適切である。

表7-1　インプラント埋入と荷重前に喪失した歯の部位を使うためのチェックリスト

インプラント埋入のチェックリスト
症候
病変
審美
抜歯窩の適合
プロービング
瘻孔
穿孔
骨レベル
近心
遠心
頬側
口蓋側
根尖周囲を超えた骨
密度
歯根の解剖学
歯根の傾斜
歯牙内スペース
根の幅

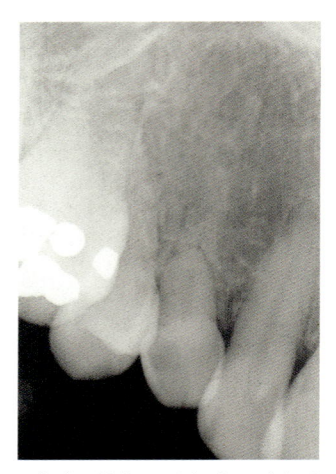

図7-14　口内法X線像は吸収する歯根を示している。根尖を超えて多くの骨が見られるが、その放射線透過性は、薄い歯槽堤であるからではなく、すう疎な梁状骨だからである。歯槽堤の幅の計測は、十分に適当な幅であるかを検討するために行われる。

治療の流れ

　抜歯後のインプラントの即時埋入の前に行うアセスメント（図7-12〜14）は、表7-1に示すチェックリストを用いて行える。抜歯直後にインプラントを埋入して機能させるようにすると決定したならば、ただちに臨床および検査段階の流れを計画する必要がある。これらについては、フローチャート7-2に概略を示す。

即時埋入

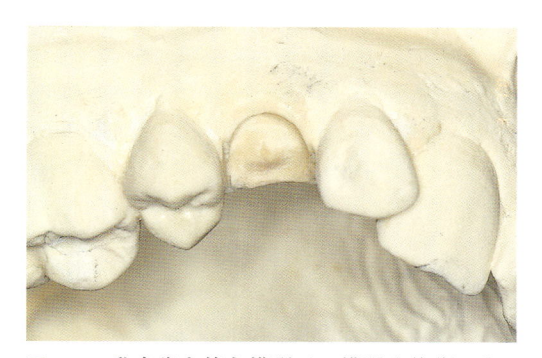

図7-15　乳犬歯を伴う模型は、模型上修復のために、除去され2mmの深さのソケットを作った。そしてそれは抜歯する歯牙の抜歯窩に合うようにする。

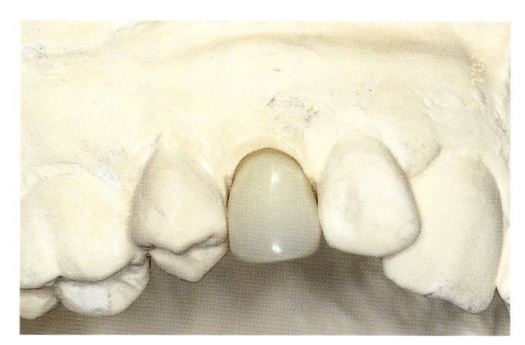

図7-16　模型上でトランジショナルレストレーションがアクリルレジンで作られ、それは、インプラント埋入の間に、補綴的被覆を明瞭にし、アバットメントを選択するためにも使う。

術前の段階

トランジショナルレストレーションの製作のための術前印象を採得する（図7-15、16）。最大咬合状態での顎間関係の記録に加えて、上下顎のアルジネート印象を採得する。必要であれば、フェイスボウ記録により関節顆の位置および関節顆と歯のガイダンスに関する情報を記載しておくことが望ましい。

抜歯

抜歯の際には、ソケットの完全性を維持しなくてはならない。ヘーベルに加えて先の細い抜歯鉗子を使用する場合もある。ただし、これらはペリオトームと組み合わせて用いて、ペリオトームの細い刃で歯周靭帯を切断し、ソケットから歯を脱臼させることが多い[53]。唇側皮質骨は前顎領域ではもっとも壊れやすいため、損わないように常に注意が必要である（図7-17）。単独歯が除去困難な歯根形態、例えば先端が球根状や曲線している場合は、歯根を縦面上で近遠心方向に、または唇側皮質骨への損傷を防止できるのであれば、頬舌方向に切断し除去しなくてはならない場合も

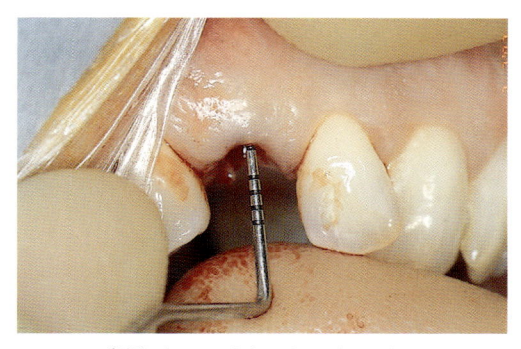

図7-17　歯周プローブはソケットのチェックのために使う。

ある。切断後の歯根をヘーベルで持ち上げる際には、ソケットまたは槽間中隔を損わないよう注意を払わなければならない。複数の歯根のある歯は分断し、それぞれを別々に、上記に概略を示した方法で除去する必要がある。

インプラント埋入

位置の選択

インプラント位置は、インプラントの最終的な位置として求められるポイントを予想し

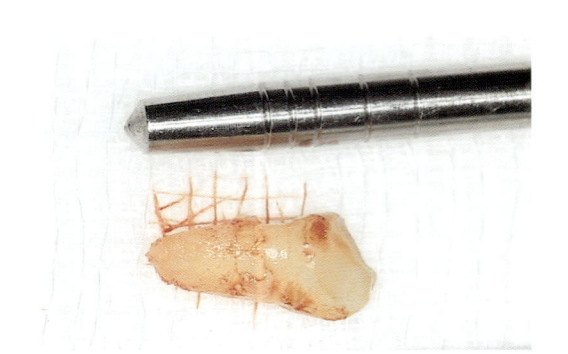

図7-18 要求されるインプラントの直径を決定するために抜歯歯牙に沿って置かれる。インプラントの直径は、皮質板の穿孔を防ぎ、ソケットの中で可能な限り十分なスペースを要求できるものであるべきである。

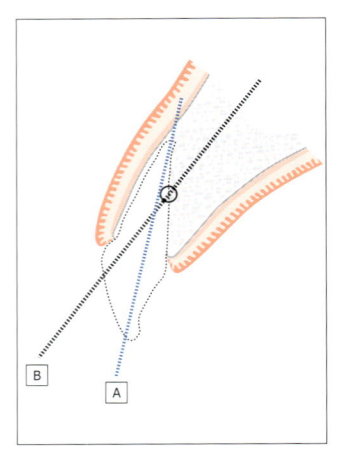

図7-19 中切歯抜歯後の即時インプラント埋入。図は、抜歯窩の中で埋入ポイントの理想的な、根尖から1／2〜1／3の点を描写している。B線の方向はインプラント埋入窩の方向を描写している。A線はインプラント埋入窩が根尖を通る方向に行くと頬側板を穿孔することを示している。

て選択しなければならない。唇側皮質骨や舌側皮質骨に裂開することなく、また隣在歯をまったく損なうことなく、インプラントを用いてソケットの痕跡をできるだけなくすことが目的である（図7-18）。多くの場合、上顎前歯部では、インプラント部位はソケットの口蓋側の壁に沿って根尖部からほぼ1／3の位置とされる（図7-19）。こうすることで、裂開を伴うことなくインプラント埋入窩形成部を調整できる。インプラント埋入窩形成部の方向は、隣在歯および歯槽骨皮質骨を方向決定ガイドとして用いて決定する必要がある。

インプラント埋入窩形成部の調整

術式の開始時には小型の丸いバーまたは位置決めマーカーを用いて、インプラント埋入窩形成部の中心部を決定する（図7-20）。さらにポジションマーカーを用いて、X線像上の測定に基づいてあらかじめ決定した深さまで

インプラント埋入窩形成部を拡張する。または、パイロットバー（リンデマンバー）を用いてもよい。こうすることで、骨密度がどの程度かがわかるか、またはすでに実施したCT画像の結果がさらに裏付けられる。次に、インプラント埋入窩形成部の直径を、インプラントのコア部分の直径に合うまで拡大する。上顎における低密度骨では、ボーンコンデンサーを用いて唇側や舌側の皮質骨に裂開する危険性を最小限に抑えつつインプラント埋入窩形成術を行えるようにすることが望ましい（図7-21、22）。さらに、ボーンコンデンサーを使用すれば、安定化と過剰なマイクロムーブメントの防止が重要である早期治癒段階において、骨密度および骨とインプラントの接触が改善される[63]。ボーンコンデンサーは、下顎には推奨できない。ただし、ボーンスプレッダーを同様の目的に使用してもよい。インプラント埋入窩形成部調整の初期段階に抵

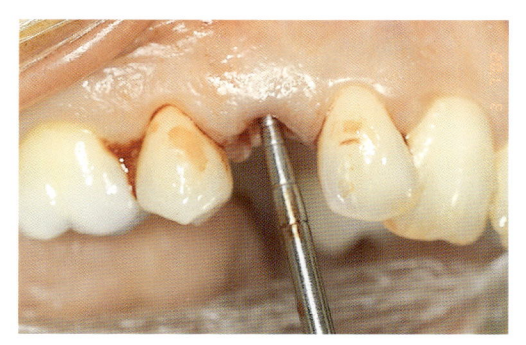

即時埋入

図7-20 部位マーカーはインプラントの方向と埋入部位を選ぶために使われる。

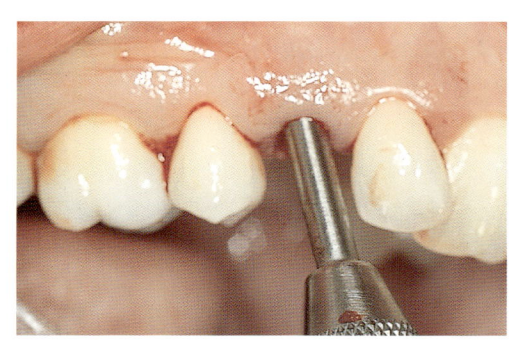

図7-21 パイロットボーンコンデンサーは徐々に拡大し、インプラント埋入窩の深さを確立し、そして使われるインプラントの長さを決める。

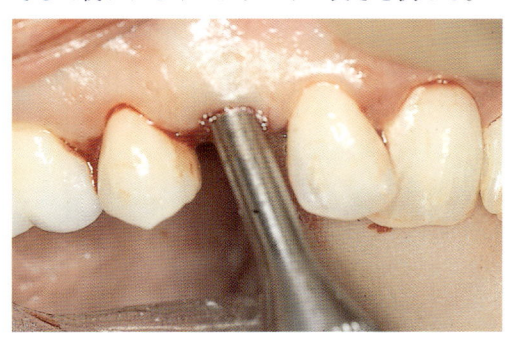

図7-22 17mmのマークがある最終的骨コンデンサー（A-インプラント）は、インプラントが埋入される深さを決定するために歯肉縁から3mm下に埋入される。

抗が認められた場合には、埋入窩形成バーを使用することが望ましい。頬側および口蓋側組織を触診すれば、埋入窩形成バーの方向を誤った場合の不慮の開窓を早期に検出できる。インプラント埋入窩形成部は、選択したインプラントを設置した場合に、歯槽ソケットの唇側の壁の高さより約1.5mm低くなるように調整する（図7-23）。

低密度骨

低密度骨では、インプラント埋入窩形成部をそれ以上拡大することなくインプラントを埋入してもよい。インプラント埋入時に過剰な抵抗が認められた場合には、インプラントを取り外してから、ネジ山を部分的にタッピングしてから埋入する必要がある。

高密度骨

高密度骨では、インプラント床を完璧に形成しなければならない。この場合、使用しているインプラントシステムによって必要とされる何らかのハンドリーマーやタップを使用する場合もある。

中密度骨

中密度骨の場合には、インプラントの埋入前にハンドリーマーを用いて、およびタップでインプラント埋入窩形成部に部分的にネジ山を切っておいてもよい。このようにインプラント埋入窩形成部をさまざまな方法で調整することにより、インプラントの即時荷重が達成できるようにするための、適切な初期安定性が確保されるようになる。

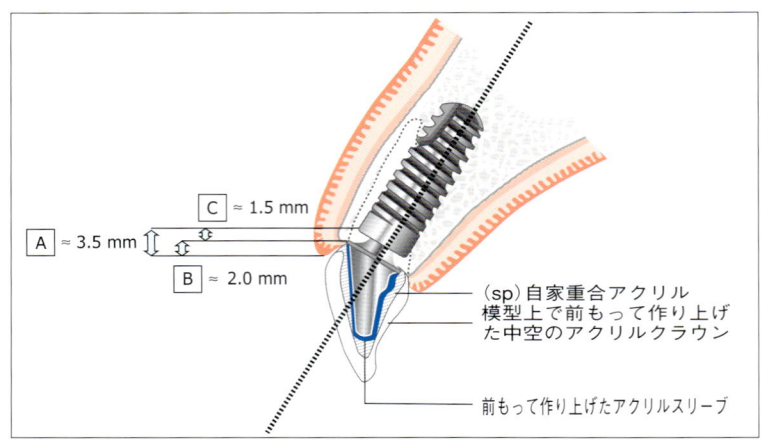

図7-23 インプラントの埋入位置の例。唇側マージン下のインプラント埋入の深さ（A＝3〜5mm）はB（プロービング深さにより決定された歯肉の厚さ）とC（骨窩洞の頬側骨頂の下のインプラント埋入の深さ）を足したものである。

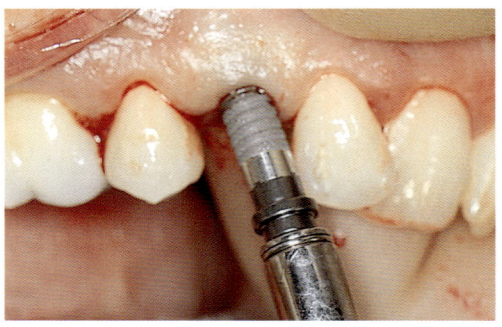

図7-24 ボーンコンデンサーの使用後に17mmインプラントを埋入している。正確にフィットするセルフタッピングインプラントは即時荷重のため高い初期安定性が備わっている。

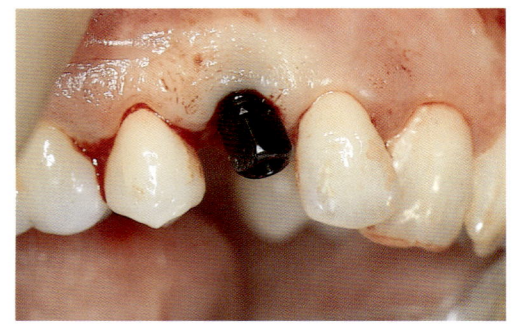

図7-25 インプラントが埋入された図。設置された深さはインプラントキャリアの構造から見ることができる。角度も明らかである。

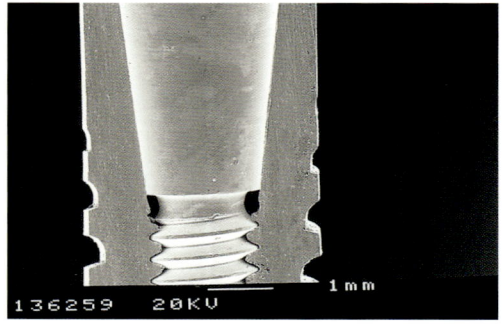

図7-26 アバットメントと高度精密な構成部分を要するインプラントの間の封鎖を示す走査型電子顕微鏡。この封鎖は、微生物の微小漏洩を防ぎ、それは骨のレベルの下の接合に位置している（Ankylosインプラント）。

インプラントの埋入

インプラントは術者の臨床経験と判断を駆使して埋入し、インプラントや骨、埋入用器具のいずれもが過剰な力によって損なわれることなく、またインプラントが即時荷重に耐えられるよう確実に保持されるようにする（図7-24）。このことは、システムによって異なってくる。インプラントを埋入すべき深度

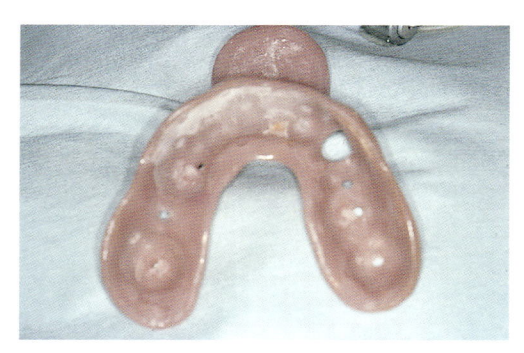

図7-27 オープントレー技術のために作られた印象トレー。

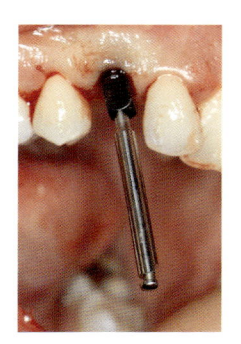

図7-28 六角ドライバーが、印象の前にインプラントキャリアに挿入された。キャリアのデザインはオープントレー技術を使うインプラントポジションを再現するのに適切である。

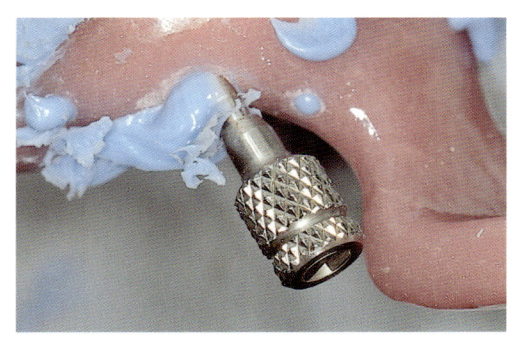

図7-29 インプラントキャリアの結合前にハンドルが六角ドライバーに接合された印象トレー。

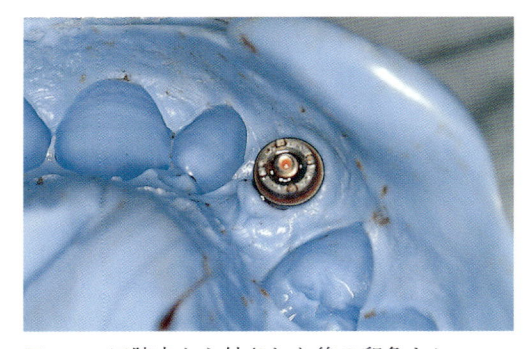

図7-30 口腔内から外された後の印象トレー。インプラントキャリアが印象材の中にあるのは再挿入による位置不正確を避けるためである。

は、審美的に認容可能なエマージェンスプロファイルを形成するのに十分な程度とする必要がある（図7-25）。唇側歯肉縁から骨の高さまでの厚さを測定し、これを骨頂の下のインプラントを埋入すべき深度（1.5mm）に加えることにより、必要な深さを推定できる。Ankylosインプラントシステム（Dentsply Friadent, Mannheim, ドイツ）を用いる場合には、インプラントキャリアの円周リングおよびその他の特徴をゲージとして、インプラント埋入深度を推定できる。

局所的および全身的要因にもよるが、バクテリアが炎症性の骨量低下を誘発する可能性があることはよく知られている[64-69]。インプラントを骨の高さより下部に埋入するならば、インプラントとアバットメント間の接続を十分に堅固にして、微生物によるエンドトキシンやその他の毒性因子が漏れないようにする必要があると筆者らは考えている。既知のインプラントとアバットメント間のほとんどの接触面に微生物の漏出リスクがあり、これが炎症性の骨量低下に関与する一つの要因だと考えられる[70-74]。

シリコーン製シールまたはセメントを使用することで漏出を防止または最小限に抑えることが可能である。ただしこれらは、劣化ま

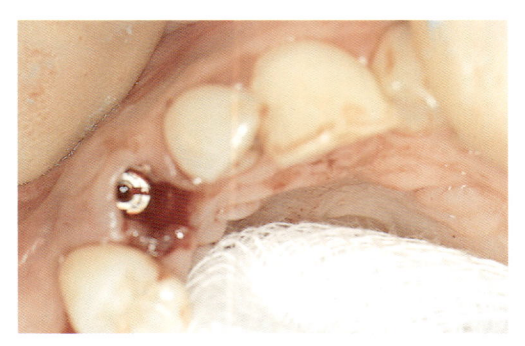

図7-31 インプラントキャリアを除去した後のソケットの中にインプラントが見られる。挿入前のカバースクリューがいまだインプラントに装着されている。

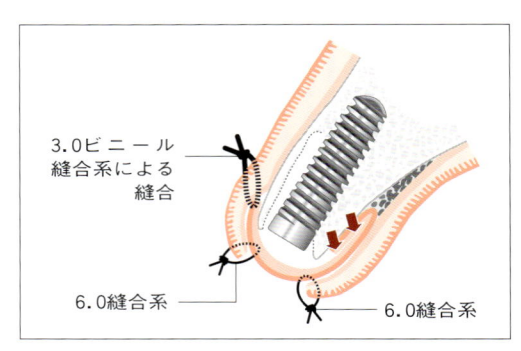

図7-32 口蓋からのフラップは、ソケットを超えて近接して使われるかもしれない（第16章参照）。

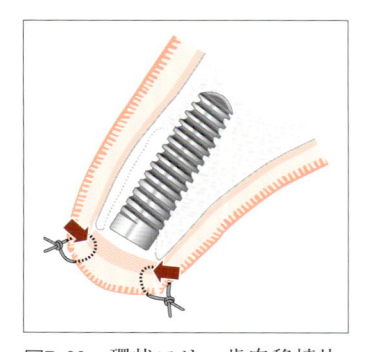

図7-33 環状フリー歯肉移植片は、ソケットの軟組織縁と縫合される。血液供給の再構築の源は矢印で示されている。

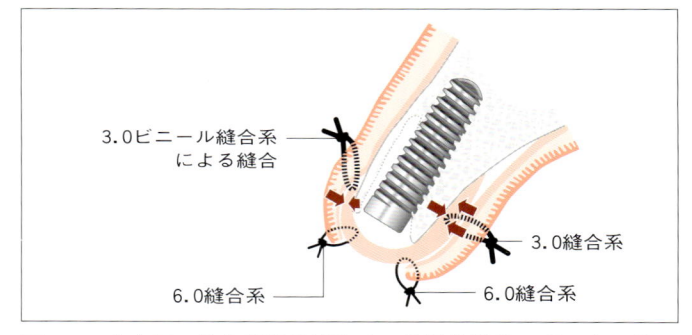

図7-34 上皮下の結合組織移植片は、軟組織外科の章の中で述べられているものを使用できるかもしれない。血液供給の再構築は矢印で示されている接触域による。吸収性の膜（たとえばTefGen）も同じ方法でまた用いられるかもしれない。

たは溶解する場合もある[75,76]。その代わりとして、高精度モーステーパーコネクション（図7-26）は堅固な密封状態が得られ、微生物漏出を防げる[77]。これは機能的荷重条件下でもメインテナンスが可能であり、審美的に重要な部分の骨量低下を防止できるはずである[78]。

一次手術時の印象採得

一次手術時の印象はこの段階で採得し、インプラントの位置を歯科技工所に送り補綴物製作に使用する（図7-27〜30）。この技法の臨床および歯科技工所での詳しい手順については、それぞれの項目で扱う。この印象はまた、一次手術来院時に術中に取り付けるトランジショナルレストレーションの製作にも用いることができる。ただしこれには時間がかかり、一般的には望まれる方法ではない。

遅延荷重：臨床面の管理について

インプラントを即時荷重するには初期安定

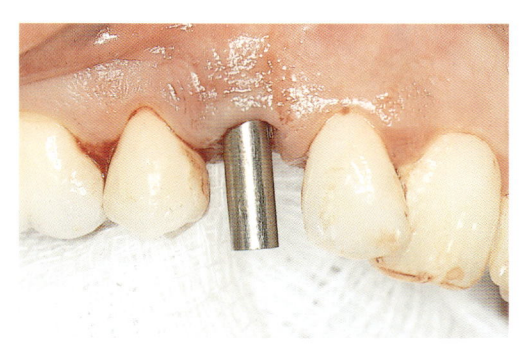

図7-35 プロトタイプの方向指示がアバットメントの選択で使われる。

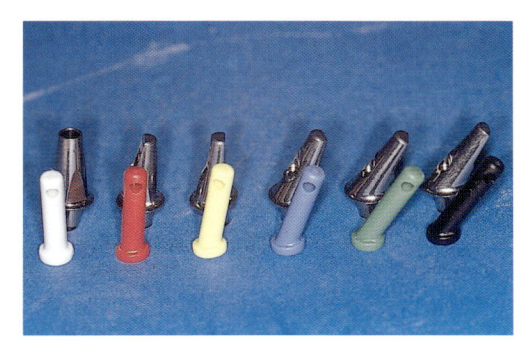

図7-36 適応するアバットメントの方向指示の範囲。これらは徐々に7.5°の増加があり、アバットメントに対して色でコードされている。

性が十分ではないと考えられた場合には、脱落または合併症の危険性を最小限に抑えるための、何らかの手段を講じなければならない。

創の閉鎖

即時埋入したインプラント上部の創の閉鎖には、何種類かの方法が利用できる。これらについて以下の項目で説明する。

有茎弁移動術

こうした皮弁には血液供給が保持されている事実により、脱落する可能性はかなり低い。
・Palatal pedicled flap（口蓋有茎弁）：これは上顎前歯即時埋入インプラント部位の閉鎖に最適な術式である。血流が確保されているという特性によって、予測性はきわめて高い。さらに付着した角化歯肉の量や質感および色を損なうことなく、この部分に軟組織体の量を増加させるのにも使用できる（図7-32）。
・Labial coronally advanced flap：この術式には、頬側に付着した歯肉が拡大して創を閉鎖し、インプラント周囲に付着した角化歯肉が減少してしまうという欠点がある。

血管柄のない遊離歯肉移植

これらの移植片は血流が確保されていないため、予測性に劣り、脱落の可能性も高い。
・複合移植：歯肉および結合組織を含む複合移植片は、インプラントを覆うプラグとして使用できる。これらは歯槽ソケットに正確にはまりこんで、血液供給をソケット縁から導くよう設計されている。歯肉縁の上皮組織の色や質感を保つ（図7-33）。
・結合組織移植：結合組織移植片には上皮部分がなく、一般的には周囲の軟組織を部分的に剝離した下面に植えられ、そこから血液供給が行われる（図7-34）。

閉鎖膜

これらは非透過性の膜であり、ソケット上にかぶせてソケット辺縁下に折り込まれる。結合組織が膜の下に形成されるようにする。約4週間後には除去され、下に形成された結合組織に表皮が形成できるようにする。

即時荷重：臨床管理について

初期安定性のアセスメントに関する具体的

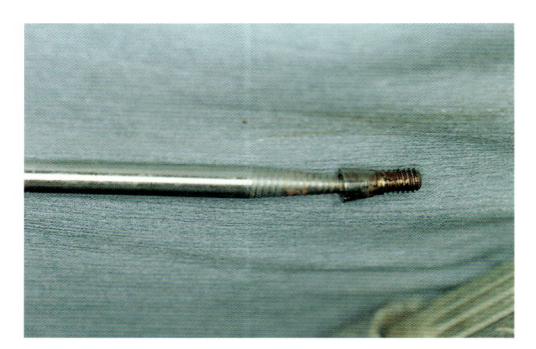

図7-37 逆溝を持つカバースクリュー除去器が、アバットメントセット前にカバースクリューを除去するために使われる。カバースクリューと器具が連結されているのをみることができる。

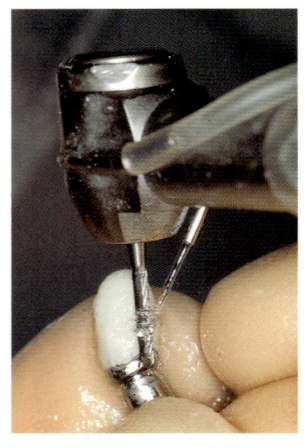

図7-38 アバットメントは試適され、アバットメントに必要な修正が、2つの構造物の間にアクリルスリーブが装着されて行われる。

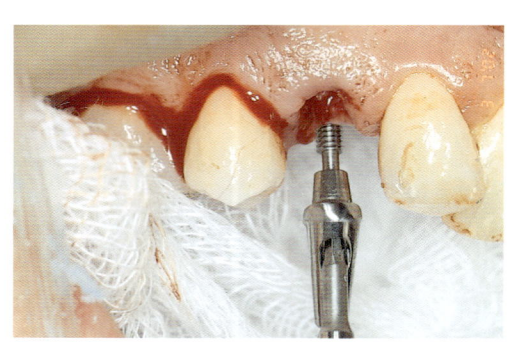

図7-39 修正されたアバットメントがインプラントに連結され、エアーウエイが保護される。

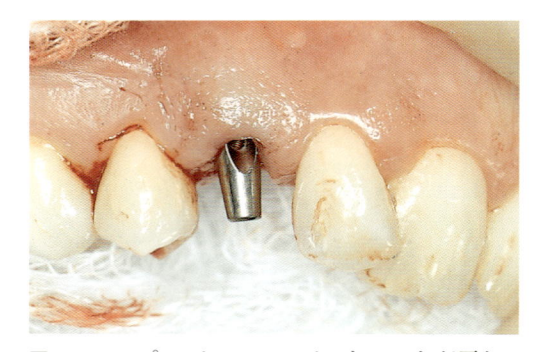

図7-40 22.5°のバランスアバットメントが正しい方向に置かれたのが見える。指で結合されたモーステーパーが、軟・硬組織に問題なく置かれることを確認する。スクリューはその後、カウンタートルクの必要なしに15Ncmで締め付けられる。モーステーパーは精密度十分な安定性を備え、2つの構造物の封鎖を行う。

な方法を示すことは目的ではない。即時荷重を実施するかどうかの決定は、臨床医の臨床上の判断、見識および経験によって異なる。考慮に加えるべき要素については「即時荷重：初期安定性」の部で論じる。

アバットメントの選択および取り付け

インプラントキャリアを外した後には、方向指示棒を中空のトランジショナルレストレーションと組み合わせて使用して、必要なアバットメントの正確な角度とインプラントの

即時埋入

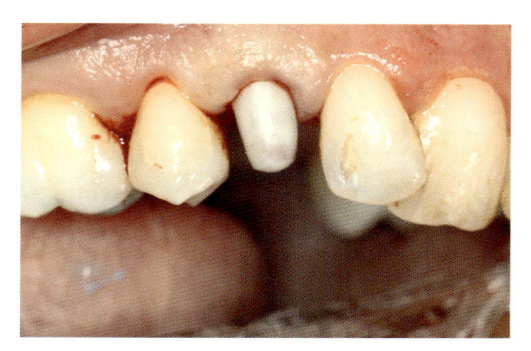

図7-41 トランジショナルレストレーションの結合の前にアクリルスリーブが正確に連結される。スリーブは、重合レジンがソケット内に入り込むのを防いでいる。

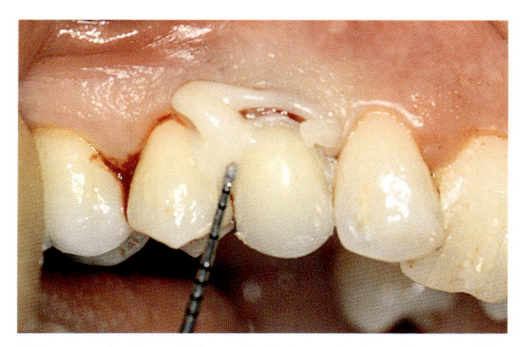

図7-42 トランジショナルレストレーションが置かれたのが見られ、超流動性レジンは、トリミングと研磨のためにトランジショナルクラウンを除去する前に除去される。

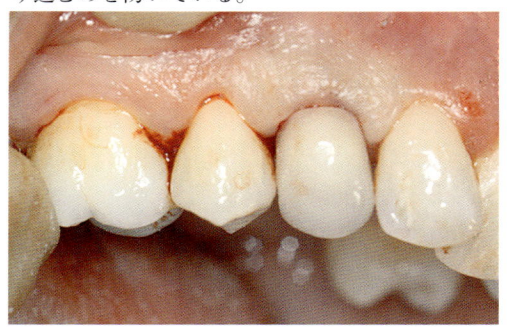

図7-43 トランジショナルレストレーションの口腔所見。セメントが入らないように、最小限の仮着用セメントによりセメンティングされる。

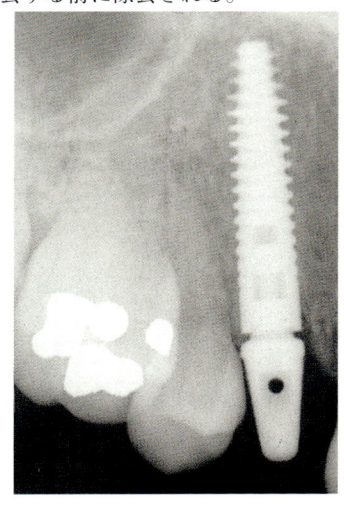

図7-44 術後のトランジショナルレストレーション装着後の口内法X線像でインプラントとソケットの間の関係が示されている。

適切な深度を確認することで、アバットメントを選択できる（図7-35、36）。こうして適切なアバットメントを選択したら、カバースクリューを外し（Ankylosシステム）、推奨されるトルクを採用してアバットメントをインプラントに装着する（図7-37〜40）。

トランジショナルレストレーション：臨床適応

あらかじめ製作されたアクリル製スリーブをアバットメントに取り付け、中空のトランジショナルレストレーションを試適して機能面および審美面の状況を確認する（図7-41）。トランジショナルレストレーションは、ソケット縁周囲の軟組織とのコンタクトが得られ

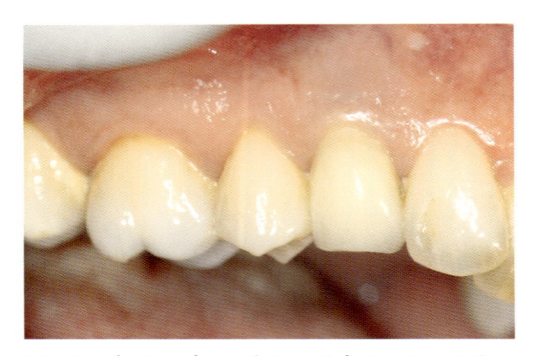

図7-45 トランジショナルレストレーションによるを伴う創傷治癒部は歯肉縁の治癒を示している。クラウンの長さは側方接触を防ぐために短くなっている。

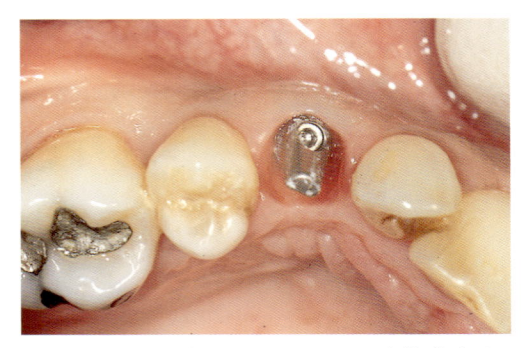

図7-46 トランジショナルクラウンを除去すると、炎症の徴候を伴わないトランジショナルレストレーションによる成熟した軟組織の輪郭が見られる。

るまで、過剰な圧を避けて装着する。次に中空のトランジショナルレストレーションを、重合型樹脂を用いてアクリル性スリーブに装着する（図7-42）。患者を咬合位として、ガーゼ片をスペーサーとして用いれば、十分なクリアランスを供給できる。

樹脂材がアバットメントを越えて広がらないように、正しい濃度の樹脂を用いるよう注意を払わなければならない。トランジショナルレストレーションを外し、硬くなるまで重合させ、欠損があれば補正してからトリミングする。次に補綴物を研磨し、最少量の仮着用セメントで接着する（図7-43）。咬合クリアランスを確認し、滑走運動中に接触のないよう補綴物を調整する。

術後にX線撮影を行い、過剰なセメントが残っていないことを確認し、インプラントに対する骨レベルのベースライン記録とする（図7-44）。

補綴段階

約3ヵ月間の治癒期間を置いた後、軟組織レベルが安定したことを条件として補綴段階を開始する（図7-45、46）。これを確認するにはトランジショナルレストレーションを基準として用いて歯肉縁と乳頭の高さを比較する。軟組織内が引き続き変化している状態が認められるようであれば、修復段階を遅らせる必要があることを意味している。

印象採得のために報告されているいずれかの手法を用いて、情報をラボに送り、最終的な補綴物を製作する。印象採得法を以下に示す。

・一次手術時の印象採得後のピックアップ印象（図7-47〜58）
・従来型印象（図7-59、60）
・インプラントのトランスファー（オープントレー法またはクローズドトレー法）
・アバットメントのトランスファー

即時埋入：臨床上の変動

インプラントの即時埋入のための理想的な状況とは、歯根の形態が、ソケットの痕跡をインプラントによってほぼ完全になくせるような状態となっていることである（図7-61〜

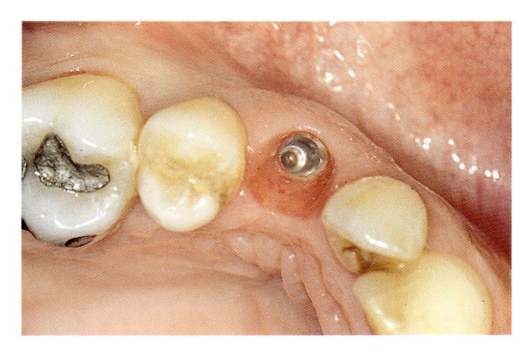

図7-47　最初の段階での手術時に採取された印象を基本に歯科技工士により作られた最終アバットメント挿入前にアバットメントを除去する。この症例では2つのアバットメントがアバットメントの修正のために使用された。修正の必要のない場合では、2つのアバットメントの必要を避けるために修復物の製作がアバットメントのアナログ上において技工操作を行う。

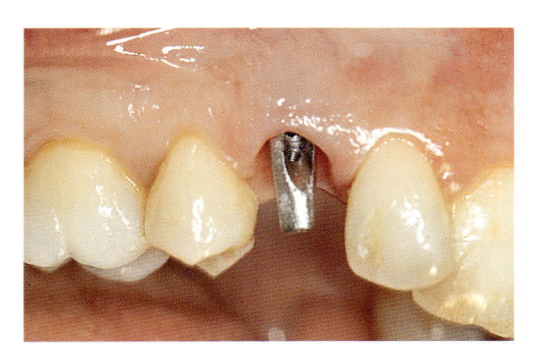

図7-48　新しいアバットメントが装着された。このアバットメントは、歯科技工室において修正され、そして新たなトランジショナルクラウンとメタルワークがこの特別なアバットメントの上に直接作られることになり、このようにしてトランジショナルレストレーションとメタルワークの適合が起こる。

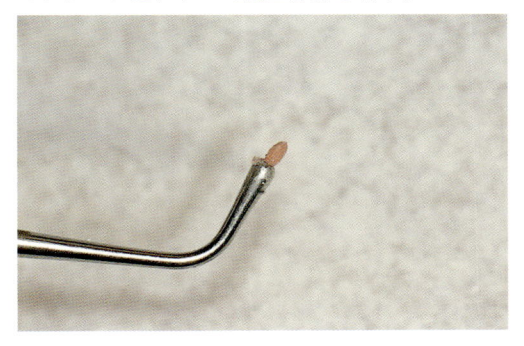

図7-49　ソフトワックスが次の操作までアバットメントスクリューの穴を埋めるのに使われる。

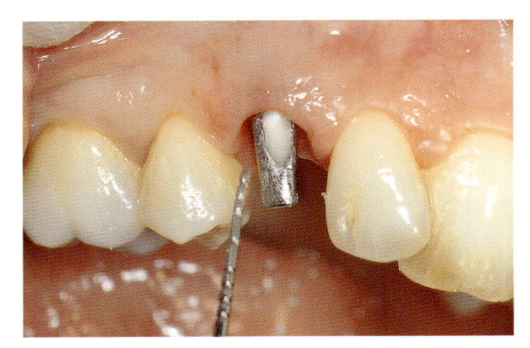

図7-50　スクリューの穴はグラスアイオノマーセメントにより封鎖され、過剰充填されることなくメタルワークが精密に行われる。

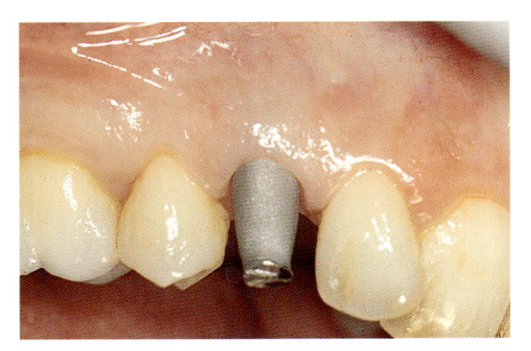

図7-51　ピックアップ印象前に口腔内のメタルワークを見ることができる。これにより、軟組織の形成を歯科技工所でのポーセレンワークに持ちこむことができる。

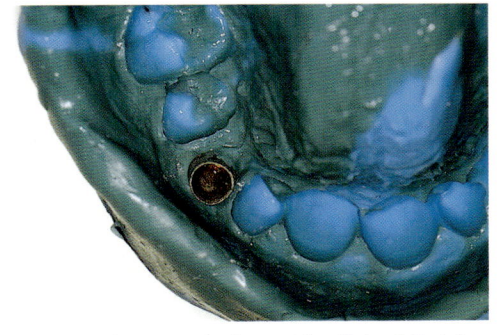

図7-52　メタルワークはヘービーそしてライトボディの印象材によりピックアップする。

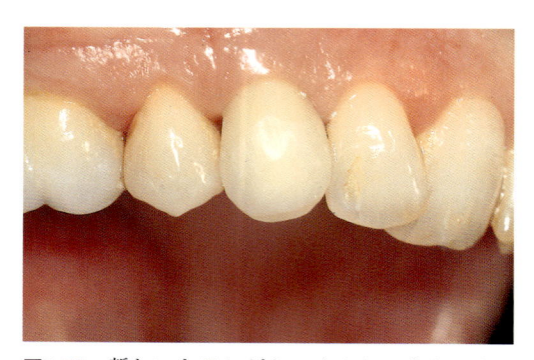

図7-53 新しいトランジショナルレストレーションが装着されたのが見られる。歯牙の形態は、逸出路を設けるために修正されている。このステージにおいては、患者の要求を確実にするために審美より適合が優先される。

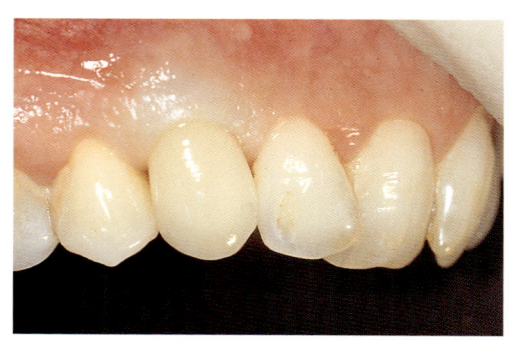

図7-54 最終的決定されたクラウンが試適された。過度の白さは歯肉の短縮を導くであろう。

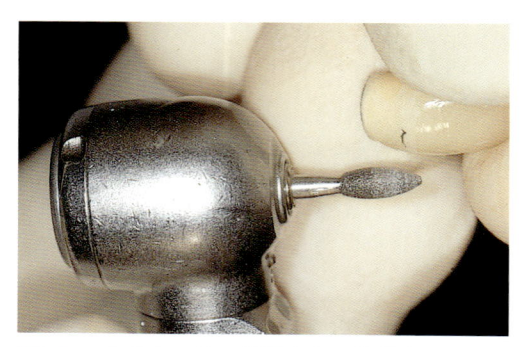

図7-55 クラウンは、修正され、装着されたときの唇側に過剰な圧がかからないような形状を作り上げるために研磨する。

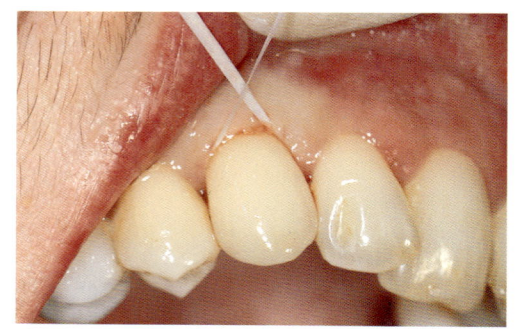

図7-56 クラウンを最小限の仮着用セメントで装着する。それは過剰の材料が歯肉縁下への逸脱するのを防ぐためである。

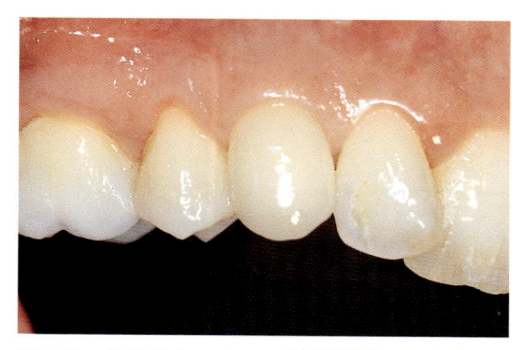

図7-57 最終的クラウンの唇側面観は、歯肉の色が適正であると同様に、歯牙形態と色が自然観を示している。

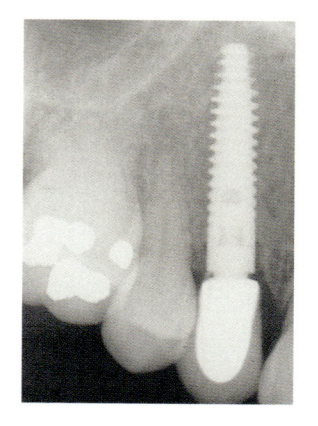

図7-58 （右側）装着後の口内法X線像。

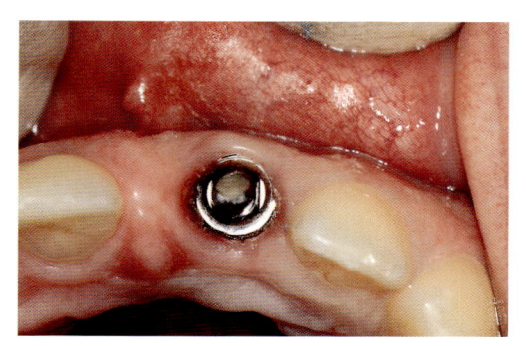

即時埋入

図7-59 完全に治癒したシングルアバットメントの咬合面観。上部アバットメントの肩にみられるようにトランジショナルレストレーションによる軟組織の熟成が見られる。

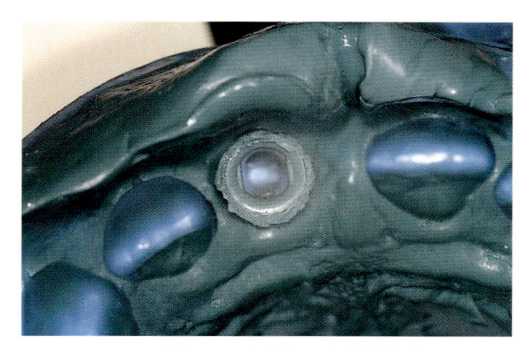

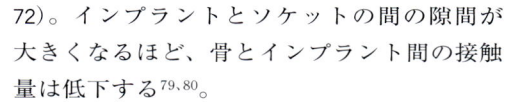

図7-60 アバットメント縁の正確な決定のために圧排された後に取られた通常の印象(図7-59と同じ症例)。アバットメントは、インプラント埋入時に適合し、軟組織の輪郭とショルダーへの到達を維持するために使われたアクリルのスリーブが使われている。

72)。インプラントとソケットの間の隙間が大きくなるほど、骨とインプラント間の接触量は低下する[79,80]。

それでも、インプラントの即時埋入が有益であるような状況であっても、局所の形態学的特性から、または悪化している歯が複数あるために、条件が理想的であると思われても裏付けられない状況もある。単独歯を抜歯してインプラントを即時埋入する必要があるような状況では、隣在歯が骨レベルを維持できるかどうかによって成否が分かれる。複数の歯を抜歯しなければならないような場合、骨レベルを維持できるかどうかに関する懸念が生じることは当然である。インプラント間の骨の消失が歯間乳頭の消失の原因となる場合もある[81,82]。したがって、治療の計画と実施には注意が必要である。

CT画像からは、歯根の形態およびその周囲の歯槽骨に関する術前情報が得られる(図7-9、7-10)。図7-73〜7-81に示した症例は、3ヵ所の部位におけるインプラント即時埋入により、中切歯(複数)および右手側の側切歯1本を置き換えた例を示す。

さらに考えられる問題は、歯根形態、特に上下両顎の小臼歯および大臼歯の部分に関係している。

上顎後部では、上顎洞が利用可能な骨量を制限する場合もある(図7-82)。したがって、ソケット壁および唇側と頬側の皮質骨からの初期固定を獲得することが必要となってくる。この部分の骨質は、一般的に不足していることを考慮し、骨をボーンコンデンサーで処理することが必要となる。ボーンコンデンサーは、上顎洞底の処理によって骨密度や骨の幅を増加したり、あるいは可能性として骨の高さも増加するのにも用いられている(図7-83〜87)。

下顎後部では、大臼歯のインプラントにはいくつかの困難が生じる(図7-88)。これらは下顎管によりもたらされる制限に関連している。多くの場合、初期固定に利用できるソケットの先の骨量が制限されるようになる。したがって、ソケット壁から初期固定を確立することが必要となる。大臼歯の歯根の形態は

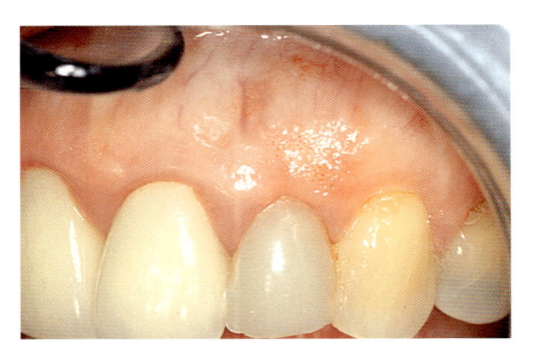

図7-61 コンポジットレジン修復の術前観(図7-1と同じ患者)は適切な軟組織の状態を示し、歯根が突き出ることなく粘膜を通しても綺麗にみえる。

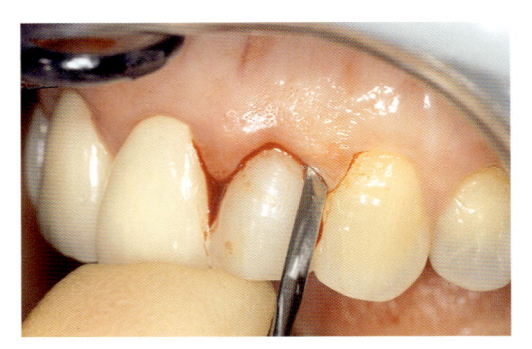

図7-62 ペリオトームが歯牙の外傷的除去のために歯根膜に切り込まれて使われる。

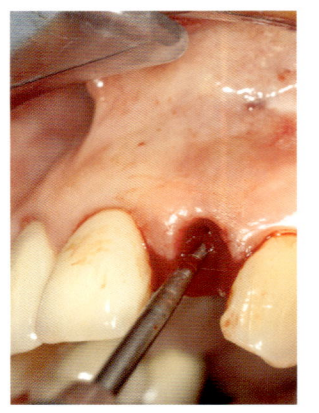

図7-63 鋭い先端の骨コンデンサー(位置作り)がその部位に使われるために選ばれ、窩洞の先端の口蓋部にインプラント埋入窩形成の方向を決める。

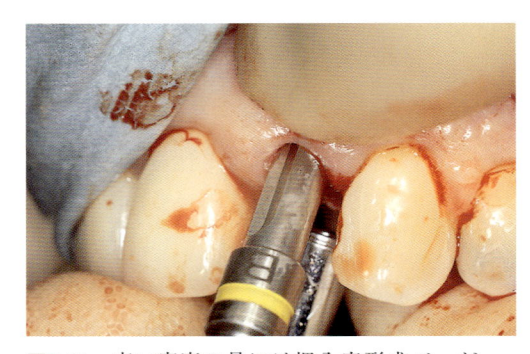

図7-64 高い密度の骨には埋入窩形成バーが、インプラント埋入部位を準備するために骨コンデンサーに続いて使われる。

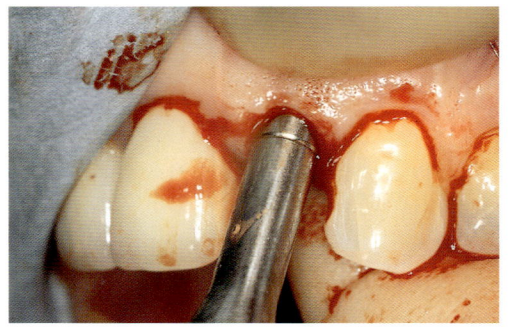

図7-65 骨コンデンサーは骨をタッピングすることなくインプラントを埋入する前に、インプラント埋入窩の最終の大きさを決めるために使う。

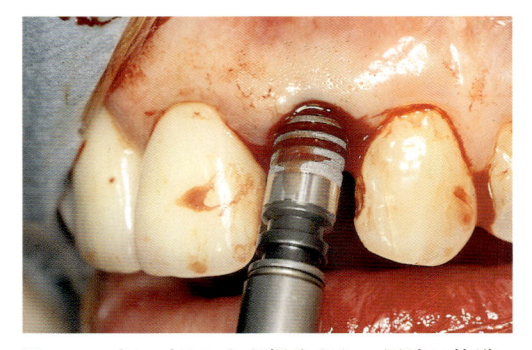

図7-66 インプラントが埋入され、同時に筋道を叩くために使われる。この結果として適切な初期安定性が起こる。もし過剰な力が要求されるとしたら、骨タップが埋入器具のダメージを防ぐために使われなくてはならない。

即時埋入

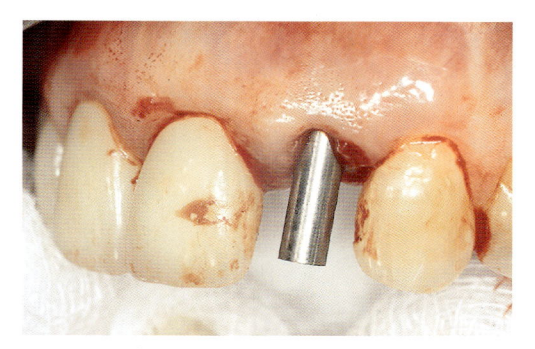

図7-67 方向指示棒(プロトタイプ)が、即時連結のために選択されるアバットメントを決めるために使われた。

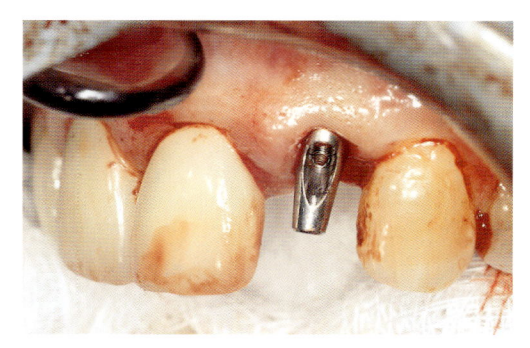

図7-68 カバースクリューを除去した後に選択されたアバットメントの口腔内像。修復のために配置されたスペースの中に、アバットメントの位置づけを確かめるために試入されている。

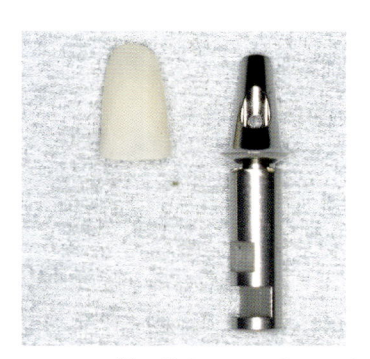

図7-69 アクリル製の袖がアバットメントの上にフィットするために作られ、それがインプラントの上にマウントされていることを見ることができる。

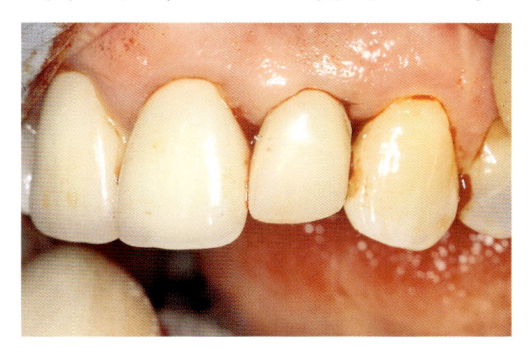

図7-70 プロビジョナルクラウンはそのスリーブに接合し、そして軟組織に貧血帯になるような力が加わらない。それは軟組織の輪郭を示すアバットメントの上にセメンティングされる。トランジショナルレストレーションの高さの減少は側面通路への接触を防止する。

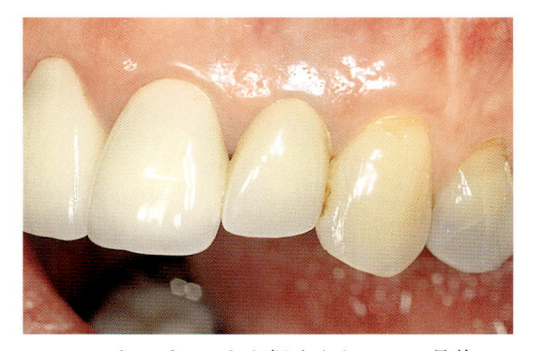

図7-71 インプラントが埋入されて1ヵ月後、トランジショナルクラウンの周りで軟組織が治癒する。

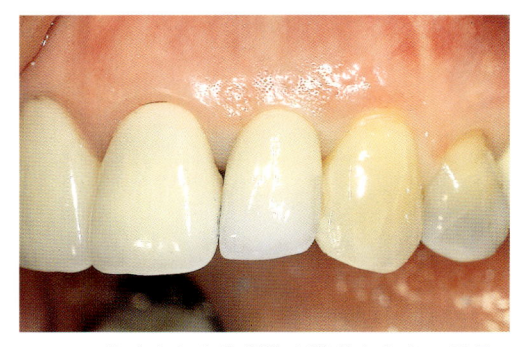

図7-72 決定された修復物が装着された1日目。乳頭の白さが見られる。これは乳頭の維持が確保できる。

79

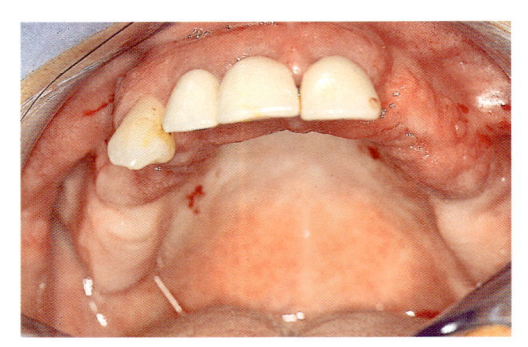

図7-73 切歯がインプラントによる即時置換に選ばれた患者の咬合面観。上顎の後方部分は、上顎歯槽堤拡大の章で示された遅延荷重のために上顎を拡大する方法を用いてインプラントを入れる方法を使い処理された。

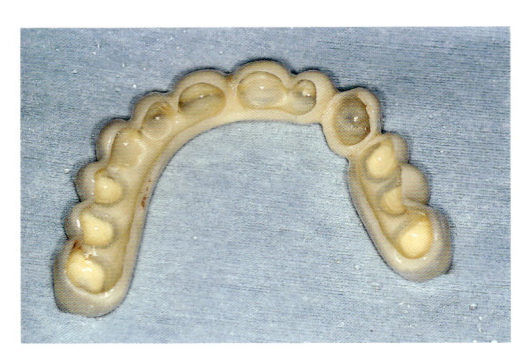

図7-74 アクリル製のスプリントブリッジがトランジショナルレストレーションのために使用される。それは、後方部のインプラントを使う時と前方部の即時荷重のために使われる。

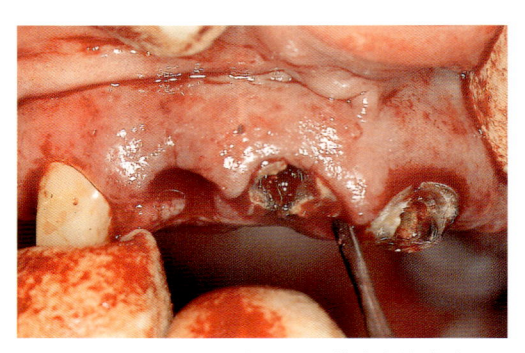

図7-75 ペリオトームを用いて前歯を除去する。

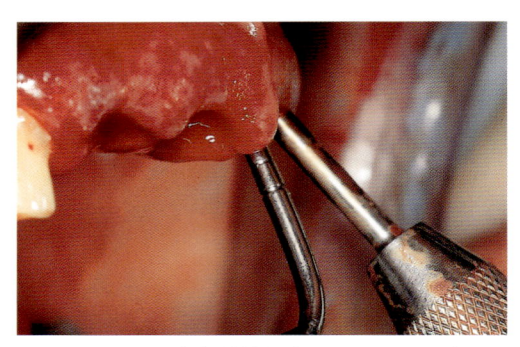

図7-76 上顎の臨床所見と右側はソケットと関連するポジションマーカーの角度を示している。

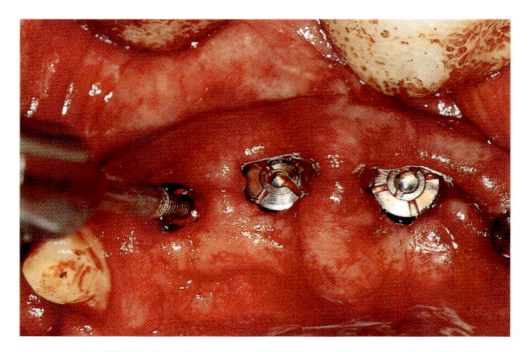

図7-77 抜歯即時に埋入された3つのインプラントが見られる。

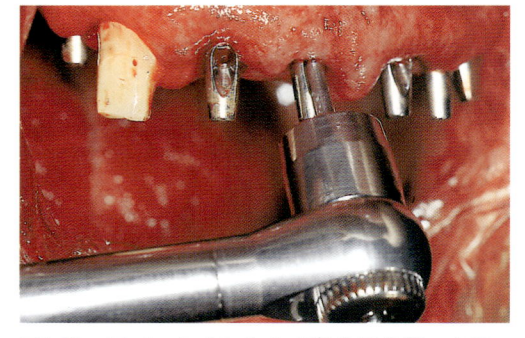

図7-78 アバットメントの方向指示を使ったアバットの選択の次は、15Ncmによる締め付けである。

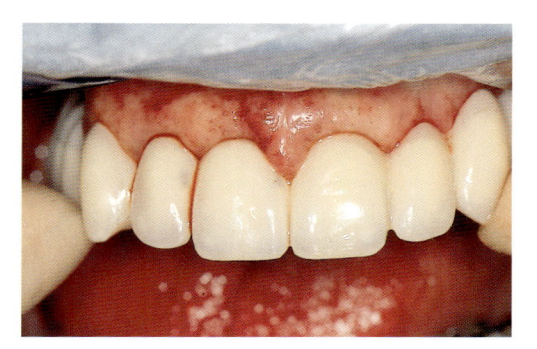

図7-79 アクリル製のトランジショナルブリッジが再配列され、インプラントに結合される。

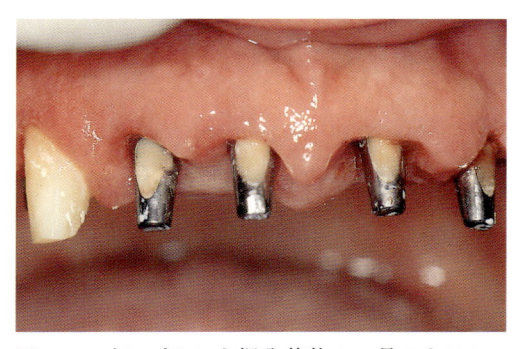

図7-80 インプラント埋入後約3ヵ月のトランジショナルブリッジを除去したアバットメントの唇側面観。トランジショナルブリッジにより作られた輪郭が確立されているのが見られる。

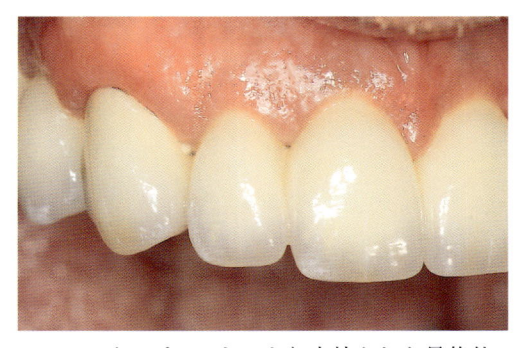

図7-81 インプラントにより支持された最終的金属セラミックブリッジの唇側面観。後方部のユニットは、上顎の拡大を使い埋入されたインプラントにより支持され、それは6ヵ月後の治癒期間を得た後の荷重である。中切歯部のインプラント埋入と右側の側切歯は天然歯抜歯即時に埋入され、即時に荷重されている。

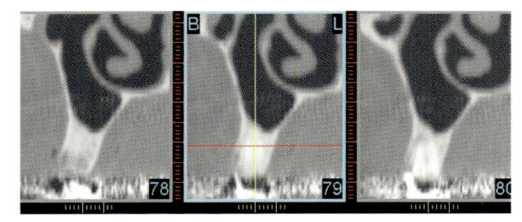

図7-82 抜歯が必要とされる小臼歯の横断面CT画像。歯牙は上顎洞に近接している関係が見られる。それゆえ、初期固定がソケット壁から得られなくてはならない。上顎洞底の操作により高さを追加することができる。

複雑であり、また抜歯後にはソケットがかなり大きくなることを考慮すると、インプラントの直径をさらに大きくする必要がある。さらに下顎の形態については、幅と角度測定に関するさらに正確な構想がより重要となる。したがって当然CT画像が必要となる場合もある（図7-89）。下顎の皮質骨は高密度であるため、ロータリー機器を用いて、注意を払ってインプラント埋入窩形成部を調整することが必要となる場合が多い。正確なフィットと適切な初期安定性を確保するためには、ボンタッピング器具の使用に細心の注意を払わなければならない（図90〜100）。

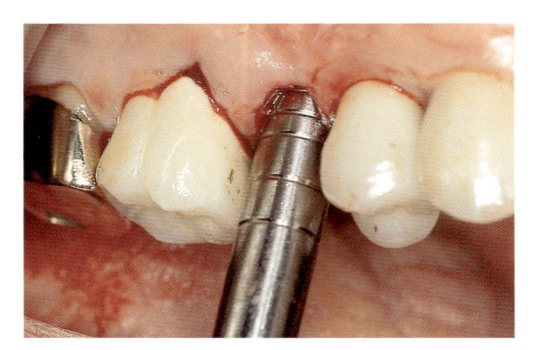

図7-83 抜歯後に骨コンデンサーがソケットに8 mm挿入されているのが見られる。

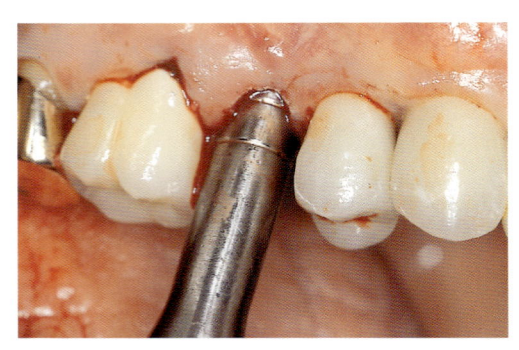

図7-84 ボーンコンデンサーが14mm挿入されている唇側面観。さらなる長さは上顎洞底の操作により得られている。

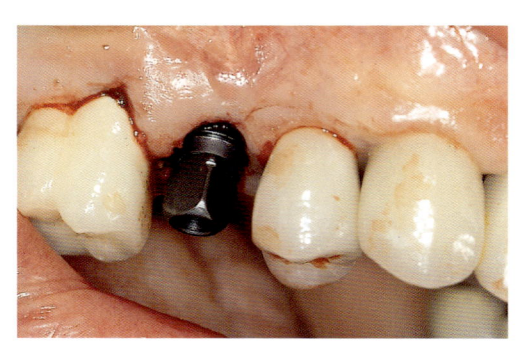

図7-85 ソケットの中に選択されたインプラントが埋入されているのが見られる。11mmのインプラントが挿入され、唇側歯肉縁のレベルの下3 mmに位置し、1.5mm骨ソケットの下に位置している。

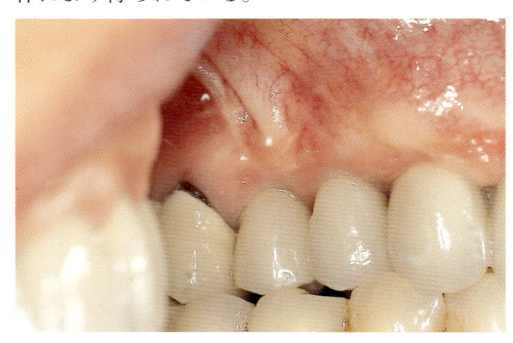

図7-86 第二小臼歯に完成した修復物が装着された唇側面観。

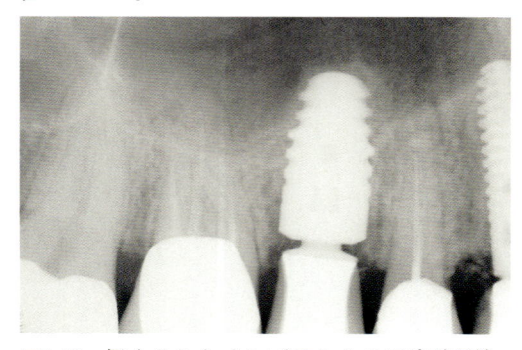

図7-87 埋入されたインプラントの口内法X線像。さらなる高さが得られた多くの骨が見られ、ソケット壁に近接して適合し、結合した安定したインプラントが見られる。

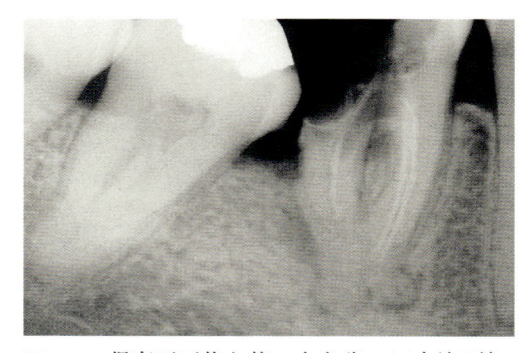

図7-88 保存不可能な第一大臼歯の口内法X線像。歯根の形態と骨の密度が明確に見える。症状がないので、病的所見としては急性とは考えない。

即時埋入

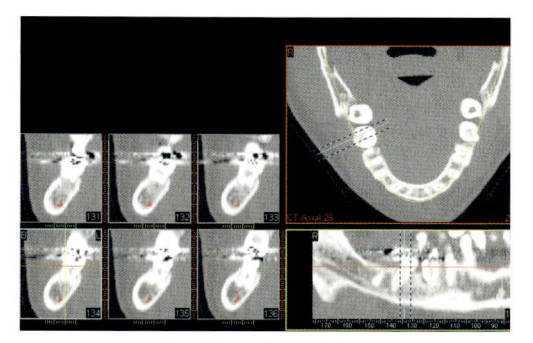

図7-89 臼歯部の横断面CT画像は、骨の密度と使用可能な骨の幅を示している。下歯槽神経の位置が示され、そしていかなる一つの断面でもX線透過領域が重なることなく明らかに見ることができる。

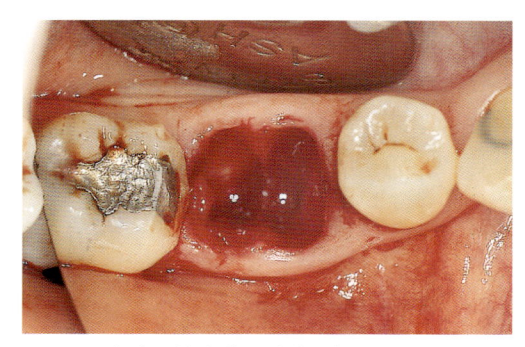

図7-90 臼歯の抜歯後の咬合面観。

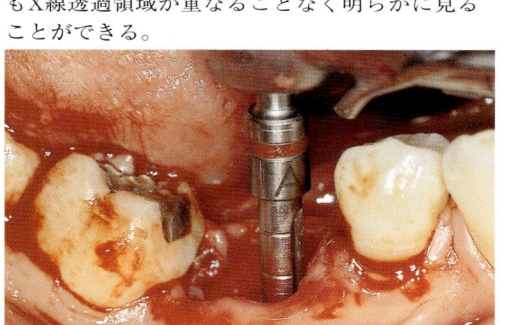

図7-91 埋入窩形成バーがソケットの近心部のインプラント埋入窩の確立のために使われる。埋入窩形成バーは方向を確立するために使われそしてインプラント埋入窩が用意される深さを正確にする。

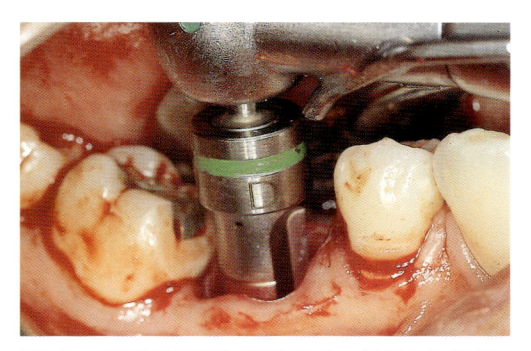

図7-92 最終的に埋入窩形成バーが使われ直径7mmで長さ11mmのインプラントが受け入れられるよう拡大される。インプラント埋入窩拡大で14mmの頬側歯肉縁下が歯肉縁レベルの下3mmにインプラントが位置されるようになる。

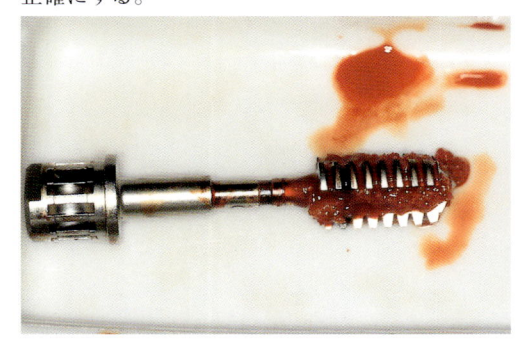

図7-93 ボーンタップがソケット周囲の密度の高い骨の中でスレッドを作るために使われる。これはインプラントが正確に位置されることを可能にする。

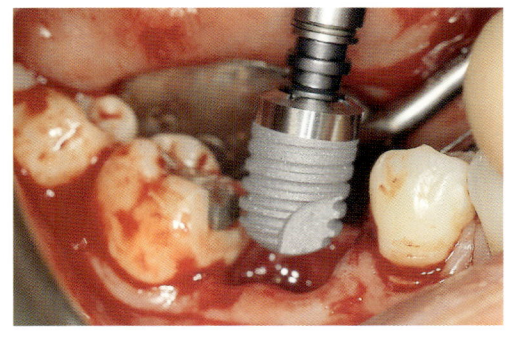

図7-94 7mm直径のインプラントが埋入される。

83

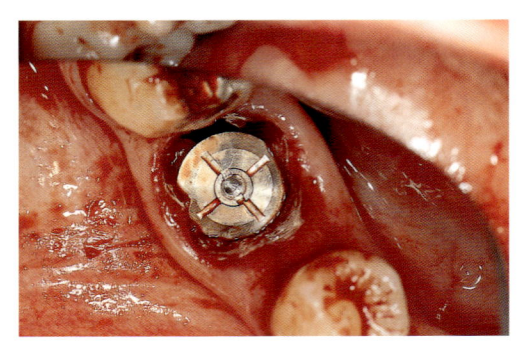

図7-95　インプラントの咬合面観は、大きな直径のインプラントによりソケットが見えなくなっている。

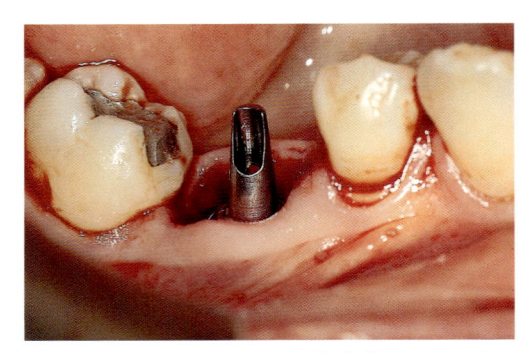

図7-96　カバースクリューの除去後のアバットメント（75°）が計測され、インプラントへ装着される。

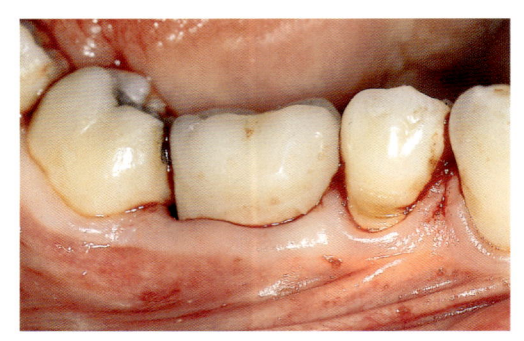

図7-97　アバットメントの上にトランジショナルレストレーションを装着した。

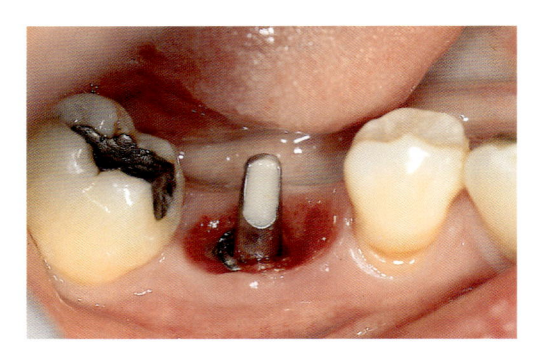

図7-98　創傷治癒後のアバットメントの唇側面観。軟組織の輪郭はトランジショナルレストレーションにより形成されているのが見られる。

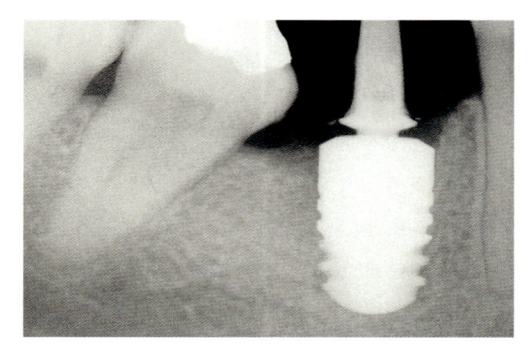

図7-99　インプラントとアバットメントを示している口内法X線像。

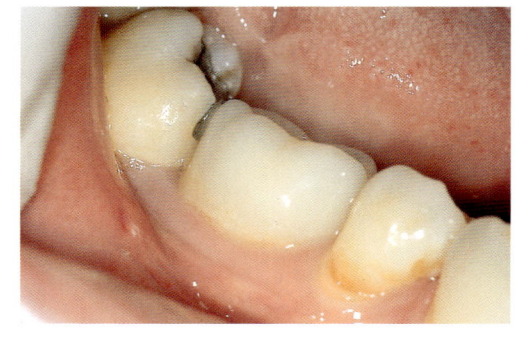

図7-100　創傷治癒後のトランジショナルレストレーションの頬側面観。

即時荷重：初期安定性

インプラントのインテグレーションのためには、治癒期間中にインプラントと骨の間に過剰な動揺があってはならない[56,57]。埋入時にインプラントの初期安定性が獲得できるかどうかは、いくつかの要因、たとえば既存骨の質と量、インプラント設計、およびトランジショナルレストレーションにかかる咬合時荷重などによって異なる[83]。

咬合荷重

インプラントへの過重の強さは、患者がかけることが可能であり、またかけると思われる力の程度によって異なる。したがって、治療する歯が安定した咬合にある単独歯かどうか、あるいは無歯顎かどうかによって影響される。対合歯の状態もまた影響する。咬合荷重の軽減には以下のような方法がある。

・仮封冠が咬合に関与しないようにしておき、滑走運動中には妨害がないよう確保すること。審美的外観が重要ではないような症例では、インプラントにアバットメントを装着し、補綴物は用いないままにしておいてもよい。このためこれは、粘膜貫通的な治癒であると見なしてよい。

・インプラントが複数の場合、パッシブフィット式の硬いトランジショナルレストレーションを用いて固定する。

骨質

骨質は、インプラント埋入窩形成部の調整方法を変えたり、そのための器具を慎重に選択することでコントロール可能である。

・ボーンコンデンサーの使用：使用するオステオトームの直径を段階的に大きくして、インプラント埋入窩形成部周囲の骨密度を増加させることにより、海綿骨の骨梁を圧縮できる[63]。

・ボーンタップの使用：ボーンタップの使用を部分的または全体的に省略して、インプラントがそれ自体のネジ山をタップするようにすれば、インプラントがより良く適合して初期安定性が向上されることもある。

・皮質骨との嵌合：インプラントの直径を大きくするか、または長くして皮質骨と嵌合するようにすれば、確実により安定的なインプラントとなる。

インプラント設計

インプラントおよびその表面の形状は初期安定性に、ひいてはオッセオインテグレーションの前提条件に大きく影響する[84-86]。

・マクロデザイン：ネジ山が大きく深く刻んであるスクリュー型インプラントのほうが、テーパー付きの押し込んでフィットさせるインプラントよりも良好な安定性が得られる。これは、表面積が大きくまたネジ山の立体構造特性があることで、多方向の力によって生じる動揺に耐える固定強度がもたらされるためである。ネジ山のない円筒形のインプラントを即時埋入や即時荷重に用いた場合に報告されている成功率は低い[87]。

・インプラント埋入窩形成術の精度：スクリュー形態とすることで、根尖と各ネジ山の基部も含めて、生体骨がインプラント全表面と直に接触するようにできる。これは、骨がフィンの端としか接触しないフィン付きのインプラントとは対照的である。

・表面：表面が粗いほうが滑らかな表面よりも動揺に対して摩擦抵抗が大きいことも明らかである。したがって、コーティング済みインプラントをめぐる論争を考慮すれば、ブラスト処理した表面のほうが望ましい。

アバットメントの接続

インプラントは、ソケット縁で想定される骨吸収を補えるように歯槽骨頂より低く埋入されることが多いため、バクテリアの漏れを防止するほどきっちりとしたモーステーパーコネクションが理想的である。即時埋入では多くの場合、インプラントを歯槽骨ソケットの頂上より低く埋入する必要があるので、このことは特に重要である。

即時荷重では、アバットメントをインプラント埋入時に連結する必要がある。したがって、連結が可能な角度付きアバットメントを幅広いレンジで数多く保持しておく必要がある[7]。アバットメントは、大幅に変更することなくして補綴物という覆いの内部に適合しなければならない。こうすればテンポラリーアバットメントは必要でなくなり、したがって再度来院してアバットメントと取り替える必要もなくなる。理想的な軟組織エマージェンスプロファイルが確立されるようにするために、正しい形状のアバットメントが必要である。トランジショナルレストレーションの試適も含めて、軟組織管理に関する同様な条件は、インプラントを治癒後の部位に埋入した場合にも当てはまる（インプラントの二次手術に関する第9章を参照のこと）。

アバットメントを固定するのに必要な力は、インプラントの位置が変わらず、またこれを防止するための予防措置（たとえばカウンタートルクを用いるなど）を用いる必要がない程度の範囲内にとどめること。上述のモーステーパーコネクション（Ankylos）の場合、アバットメントのモーステーパーコネクションには15Ncmのトルクが必要とされる。

第8章
成熟歯槽堤を有する適切な骨への遅延埋入

訳／松坂賢一[*1]、井上 孝[*2]
東京歯科大学臨床検査学研究室・助教授[*1]、教授[*2]

はじめに

適切な幅と長さのある成熟骨への遅延インプラント埋入は、きわめて安全であり、またオッセオインテグレーションの獲得が予知性のある術式である。この方法は、術者がインプラント部位を正しく選択でき、またインプラントへの骨接合を確信できるようになる。さらに使用するインプラントシステムごとに、治癒とリモデリングが完了後の骨レベルの予測が可能である。

3.5mmインプラントの場合、必要であると思われる歯槽堤の高さは12mm以上、幅は6mm以上である（図8-1、2）。この場合には歯

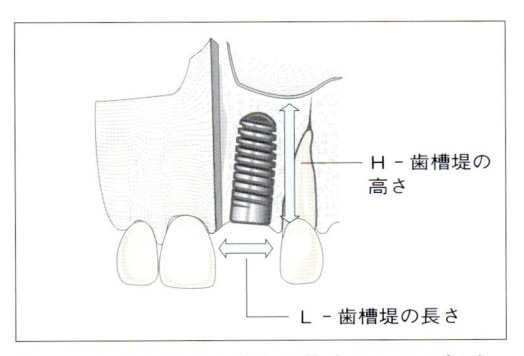

図8-1 上顎左側中切歯を置換するために埋入されたインプラントの模式図。歯槽堤の長さ（L）は隣在歯間の距離を示す。歯槽堤の高さ（H）はインプラント埋入可能な歯槽骨の高さで、用いられるインプラントの長さに相当する。

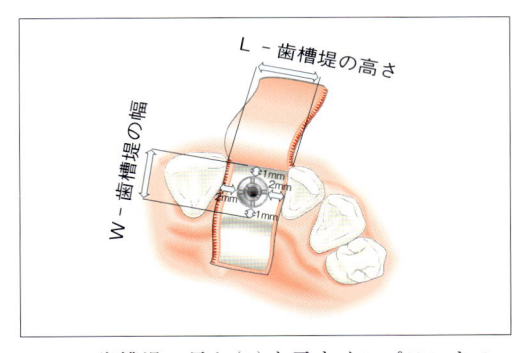

図8-2 歯槽堤の長さ（L）を示すインプラントの咬合面観の模式図。歯槽堤の長さはインプラントの直径に影響を与える。歯槽堤の幅（W）は使用可能なインプラントの直径を決定する。理想的な歯槽堤の長さと幅は、もっとも一般的なインプラントの直径（約3.5mm）を基に推定される。推定された歯槽堤の長さは隣在歯から2mm以上必要で、歯槽堤の最低幅はインプラントの頬・口蓋両側とも1mmの骨が必要である。

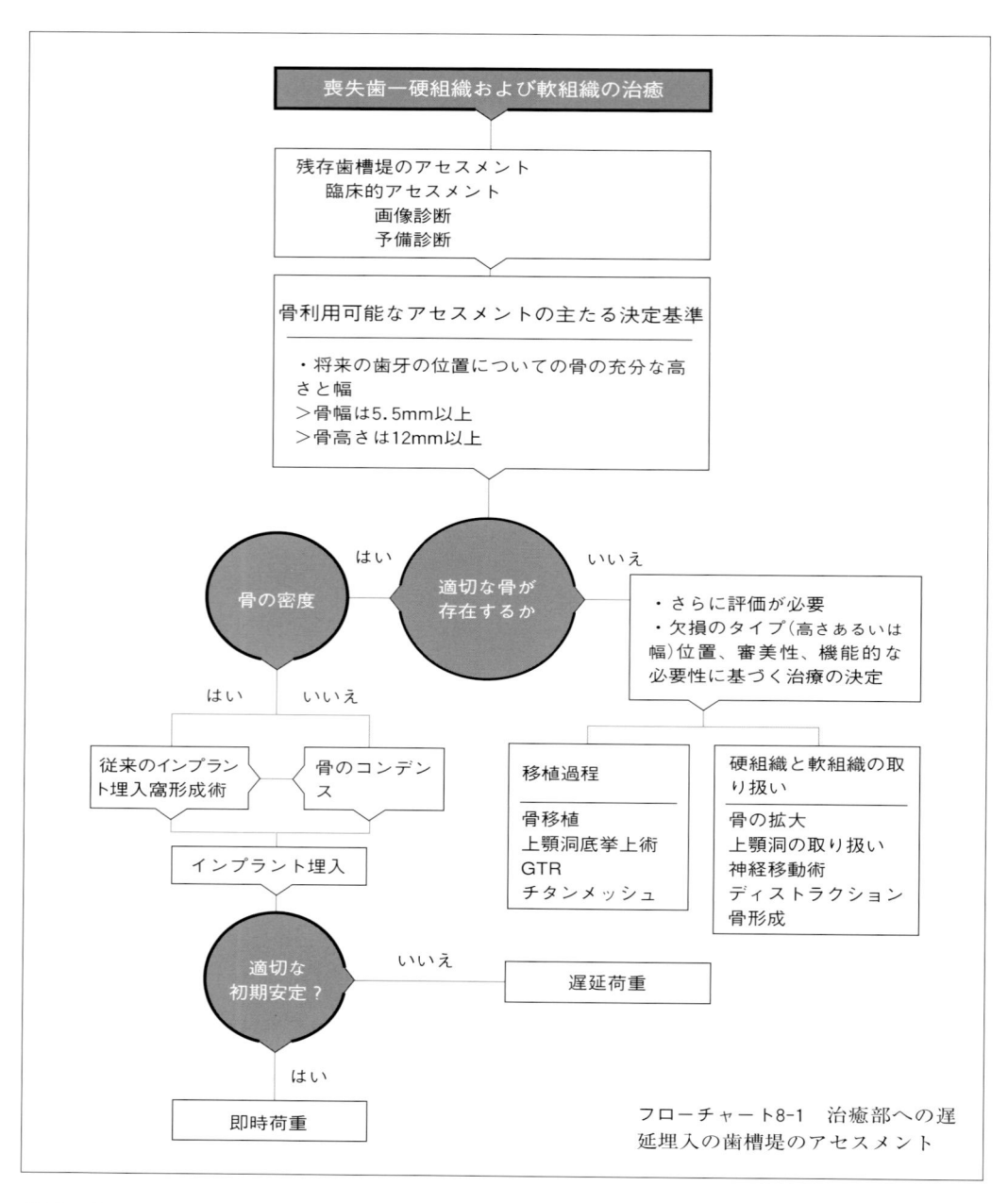

```
                    ┌─────────────────────────────────┐
                    │ 喪失歯―硬組織および軟組織の治癒 │
                    └─────────────────────────────────┘
                                    ↓
                    ┌─────────────────────────────────┐
                    │  残存歯槽堤のアセスメント        │
                    │     臨床的アセスメント           │
                    │     画像診断                     │
                    │     予備診断                     │
                    └─────────────────────────────────┘
                                    ↓
                    ┌─────────────────────────────────┐
                    │ 骨利用可能なアセスメントの主たる決定基準 │
                    │ ・将来の歯牙の位置についての骨の充分な高さと幅 │
                    │  ＞骨幅は5.5mm以上              │
                    │  ＞骨高さは12mm以上             │
                    └─────────────────────────────────┘
```

フローチャート8-1　治癒部への遅延埋入の歯槽堤のアセスメント

槽堤の頬側面および舌側面に1mm以上の余裕で骨を残すことができる。単独歯では歯槽堤の長さは理想的には8mm、および前述の直径のインプラントを2本用いる場合は14mmが理想的である（図8-2、3、フローチャート8-1）。

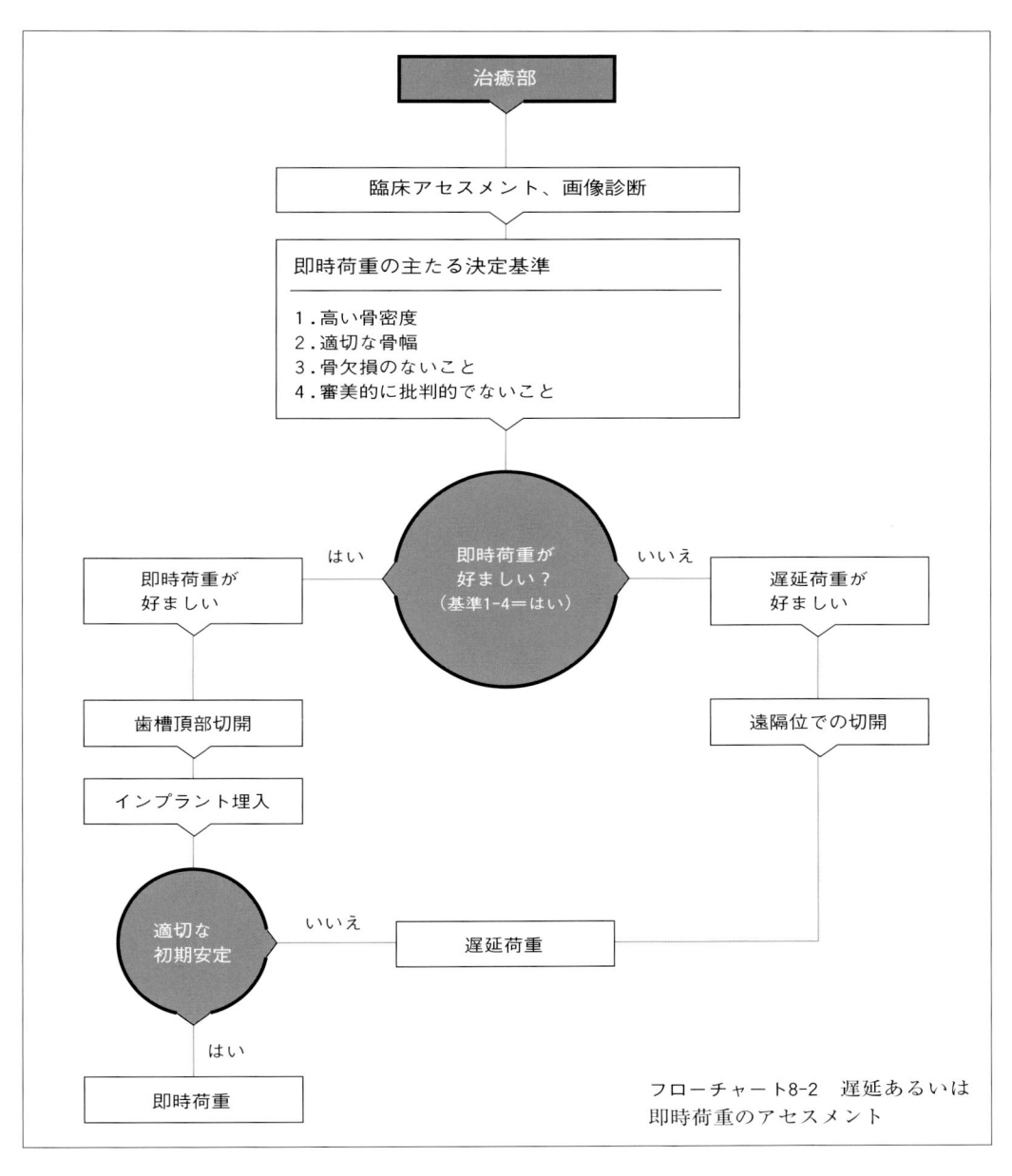

```
                    ┌──────────┐
                    │  治癒部   │
                    └────┬─────┘
                         ▼
            ┌──────────────────────┐
            │ 臨床アセスメント、画像診断 │
            └──────────┬───────────┘
                       ▼
         ┌────────────────────────────┐
         │ 即時荷重の主たる決定基準       │
         │ 1.高い骨密度                  │
         │ 2.適切な骨幅                  │
         │ 3.骨欠損のないこと            │
         │ 4.審美的に批判的でないこと    │
         └────────────┬───────────────┘
                      ▼
   ┌──────────┐   はい ◯即時荷重が◯  いいえ   ┌──────────┐
   │即時荷重が │◀──────│好ましい？│──────▶│遅延荷重が │
   │好ましい   │       │(基準1-4=はい)│     │好ましい   │
   └────┬─────┘        ◯          ◯         └────┬─────┘
        ▼                                          ▼
   ┌──────────┐                              ┌──────────┐
   │歯槽頂部切開│                              │遠隔位での切開│
   └────┬─────┘                              └──────────┘
        ▼
   ┌──────────┐
   │インプラント埋入│
   └────┬─────┘
        ▼
     ◯適切な◯  いいえ    ┌──────────┐
     │初期安定│─────────▶│ 遅延荷重  │
      ◯    ◯             └──────────┘
        │はい
        ▼
   ┌──────────┐
   │ 即時荷重  │
   └──────────┘
```

フローチャート8-2　遅延あるいは即時荷重のアセスメント

　治癒後成熟した骨への遅延埋入では、埋入時にただちにインプラント荷重を行うことも可能である。この場合はアセスメントを術前の段階で行う。なぜなら術式やコンポーネントパーツ、およびトランジショナルレストレーションに関する必要事項が異なってくるためである（フローチャート8-2）。

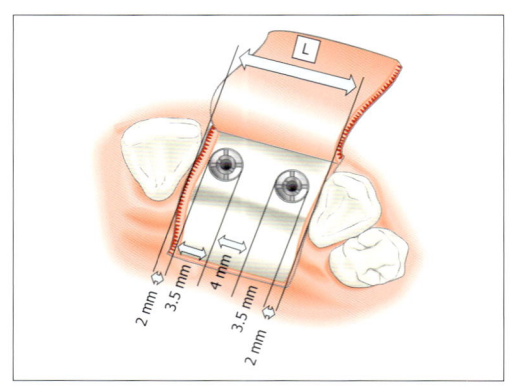

図8-3 歯間部へのインプラント2本埋入時の推定される最低の歯槽堤の長さ模式図。15mmのスペースが適していると考えられ、隣在歯とインプラントの距離が2mmで、2本のインプラント間の距離が4mmである。

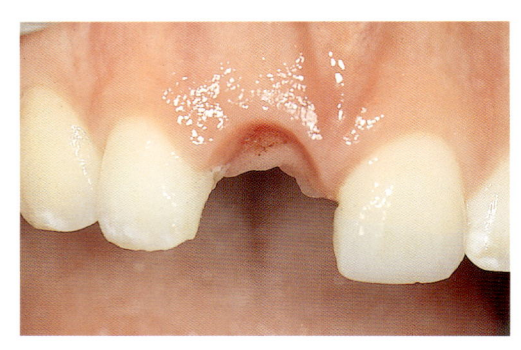

図8-4 術前の唇側面観。プロビジョナルレストレーションの除去後に歯肉の輪郭を見ることができる。

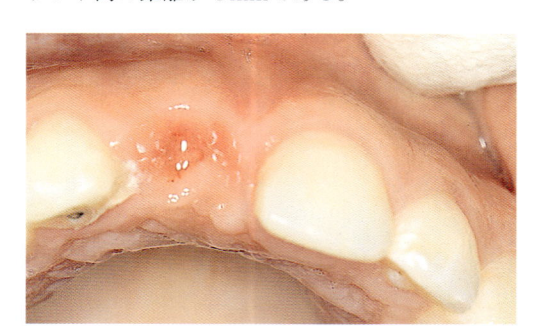

図8-5 咬合面観で残存した歯槽堤の適切な幅を示している。

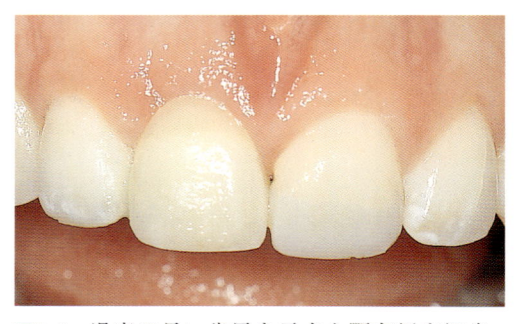

図8-6 過度に長い歯牙を示す上顎右側中切歯を置換した金属アクリルロチェットブリッジ（Rochette Bridge）。

アセスメント

臨床面のアセスメント

歯槽堤高および幅の臨床的外観をアセスメントする必要がある（図8-4、5）。歯槽堤高のアセスメントは、隣在歯の歯間乳頭高と比較して行う必要がある。歯槽堤の幅は、隣在歯周囲の唇側輪郭に対してアセスメントすべきである。曲線状の薄い乳頭のほうが平らで厚い乳頭よりも再生が困難であるため、歯肉縁と乳頭高にも注意が必要である（図8-6、7）。

骨の高さと幅は、放射線を用いる方法（CTスキャン）または顎堤のマッピングにより測定できるが、歯槽堤と将来的な歯との関係をアセスメントする必要がある。このことは、希望される位置に歯を配置してみて、予想される歯肉形態を記録することにより正確に行うことができる（図8-6）。

欠損歯数もまた、治療の予後に影響するため、歯の数や大きさに対する歯槽堤の長さ（た

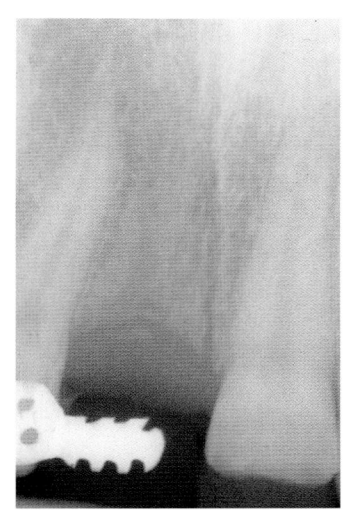

成熟歯槽堤を有する適切な骨への遅延埋入

図8-7 適切な骨と鼻口蓋管、歯根の近接した局所解剖学的構造を示している術前の口内法X線像。

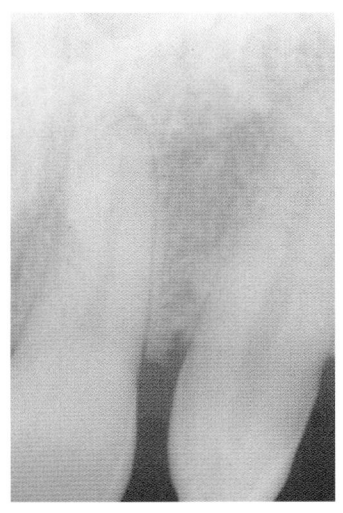

図8-8 要求している補綴部の術前口内法X線像。インプラント埋入に対して不適切なスペースを示している。

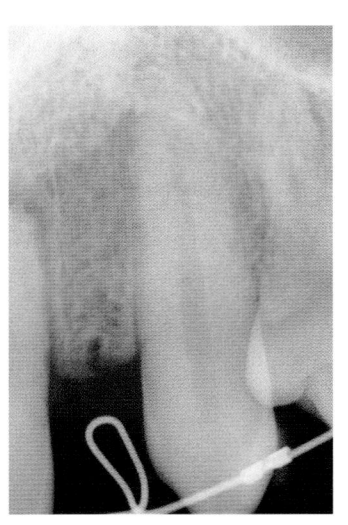

図8-9 矯正治療終了時における口内法X線像。十分な歯間のスペースを示している（Dr. Peter Gascoigneにより歯科矯正治療が行われた。ロンドン・英国）。

とえば近遠心的なスペース）が治療計画に反映されてくる。インプラントを正確に配置できるかどうかが、エマージェンスプロファイルや槽間中隔の骨高および軟組織の輪郭に影響する。

X線像によるアセスメント
口内法X線像

抜歯後の治癒状況や病的症状が除去されたことを確認するには、口内法X線像が効果的である。残根があったり、病的症状があればX線像で識別できる。歯間の歯槽堤高さとともに、インプラント埋入予定部位における骨レベルも、隣在歯のセメント-エナメル境との関係から測定することができる。

骨梁密度にもとづいて歯槽堤の幅の見当がつくこともあるが、これはあてにならない。関連する解剖学的構造（たとえば鼻口蓋管または下顎管など）およびそれらのインプラント部位との近傍部分は口内法X線像から推定可能である。

利用できる骨の高さは、歪みがある位置が明らかであるかまたは最小限であれば、正確に測定できる方法がある。利用可能な骨の近遠心的なサイズや隣在歯根間の利用できるスペースおよび歯根の向きもまた、このタイプのX線像により測定可能である（図8-7〜9）。

パノラマX線像

パノラマX線像（オルソパントモグラフ：OPG／デンタル・パノラミック・トモグラフ：DPT）からは、顎部の鮮明な全体像が得られ、口内法X線像により得られた情報の裏づけとなる。

CT画像

　CT画像により、放射線不透過性のマーカーを用いて歯の位置を確認すれば、歯槽堤に対する歯根の空間的配置に関するきわめて有用な三次元情報が得られる。

術前段階

　成熟した歯槽堤におけるインプラントの遅延埋入の場合、正確なアセスメントのためには次の術前段階を踏むことが適切であると考えられる。上下顎の印象および必要に応じてフェイスボウトランスファーを行えば、以下に示すような診断と治療に役立てられる。

診断用プレビュー

　適切な形態のアクリル製人工歯をベースプレート上に審美的および機能的に理想的な位置で配列したものを用いて、患者の口に試適することにより、治療後の状態を推定することができる。唇側面にはピンク色のワックスを用いるべきではなく、またフランジは禁忌である。歯または歯の色のワックスを軟組織と接触させて用いて、測定しやすいようコントラストをつけないと、歯の長さのアセスメントはできない。

　残存歯槽堤に対する理想的な歯の形態の関係を利用すれば、骨造成が必要かどうかを確認することができる。理想的な顎堤輪郭の獲得に上顎骨の拡張または自家骨のオンレーグラフトを用いるかどうかは、適切な画像診断と組み合わせて決定することができる。このアセスメントの過程に患者が参加することはインフォームドコンセントにおいて基本的な条件である。この情報を固定式プロビジョナルレストレーションに利用すれば、より効果的なフィードバックが得られる。

診断用テンプレート

　アセスメントの終了後、診断用プレビューにより構築された情報をテンプレートに再現することができる。

　審美的および機能的有効性が確認済みのパラメータを施術部位に移送するのにテンプレートを用いるという考え方は、手術段階におけるガイドとしてもっとも有効な手段であると考えられる[88]。診断用テンプレートは次のようないくつかの目的に利用できる。
・骨移植術の位置決定に用いて理想的な位置にインプラントを埋入できるようにする。
・局所解剖学的パラメータを考慮した定評あるガイドラインを用いて選択したインプラント部位をさらに保証する。
・アバットメントおよびその位置をテンプレート内部で選択し確認して予定通りの修復ができるようにする。
・軟組織の処置が必要な場合を指示する手段として用いて希望の輪郭を獲得する。

　歯科技工所内で設計され、インプラントの位置を術者に指示するようなテンプレートは不適切であり、施術の過失を生じやすいと考えられる。これは、解剖学的詳細情報がラボに伝えられていないためである。さらに、三次元画像による正確なガイダンスなしに歯科技工所がテンプレートに設定したドリルガイドもまた、危険であると考えられる。

CT画像利用のドリルガイド

　ドリルガイドは、CT画像データを利用するインタラクティブなコンピュータソフトウェアによる正確な設計図を元に製作することもできる。そのためには、術者が責任をもって適切なソフトウェアを用い、インプラントの正確な埋入位置および角度を設定する。このことは、利用する技術の精度によって制限

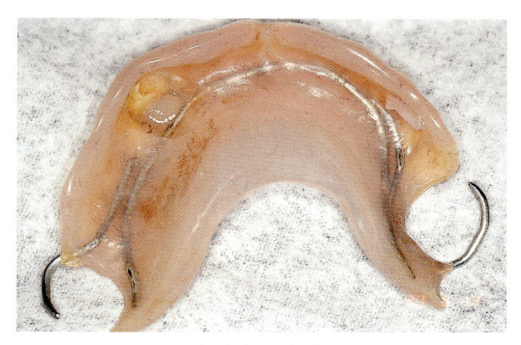

成熟歯槽堤を有する適切な骨への遅延埋入

図8-10　フランジを有する交換が必要なアクリル製部分床義歯。

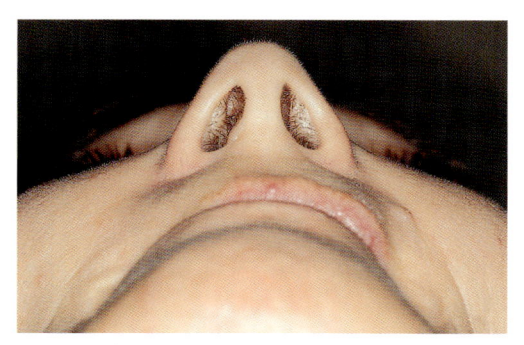

図8-11　義歯を装着していない患者の下方からの外観像。口唇支持の欠如を示している。

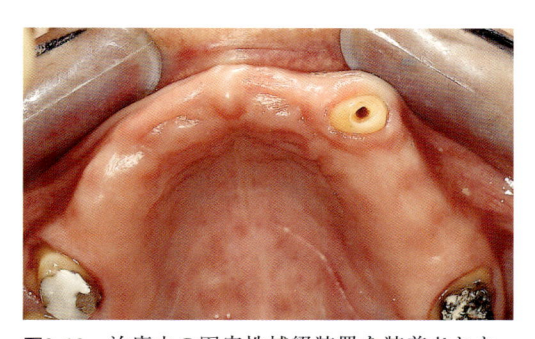

図8-12　治療中の固定性補綴装置を装着された患者に金属アクリルブリッジのために形成された歯牙の咬合面観。この患者の治療は補綴段階の項に記載されている。

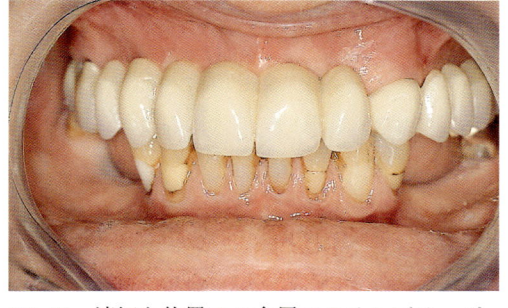

図8-13　適切な位置での金属アクリルブリッジの唇側面観。そのブリッジは治療の途中に機能的及び審美的な評価を与え、その治療は増大とインプラントの埋入を要求する。

される。インプラントと歯の位置を正確に一致させるためには、理想的な歯の位置もCT画像上に再現し可視化しなくてはならない。次にテンプレートは、たとえばステレオリソグラフィなどの直接的で正確な手段によって、術者が提示したデータを用いて製作するべきである。このテンプレートは、骨または歯など、堅固な構造によって支持されなければならない。修復物によるアーチファクトが正確な設計を妨害し、またこの手法の利用が制限される場合も考えられる。

プロビジョナルレストレーション

治療段階に入ったら欠損歯の代わりにプロビジョナルレストレーションを用いてもよい。プロビジョナルレストレーションには、設定後の審美的設計と咬合方式を供給できるという貴重な役割がある。使用する補綴物の種類によりさまざまな長所がある。

可撤式義歯

これらはアクリル製であり、歯槽堤の輪郭が変化したような場合には容易に変更できるようになっている。審美面でのアセスメント

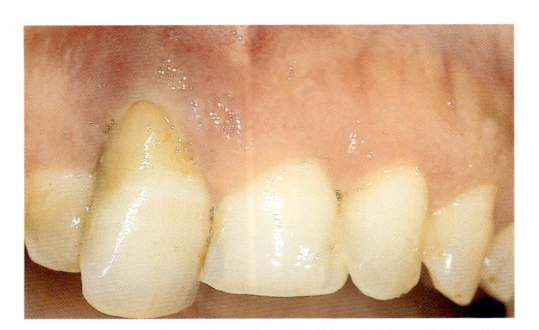

図8-14 中切歯を含む歯周組織の唇側面観。骨組織の欠損と同様に歯牙の突出が明らかである。

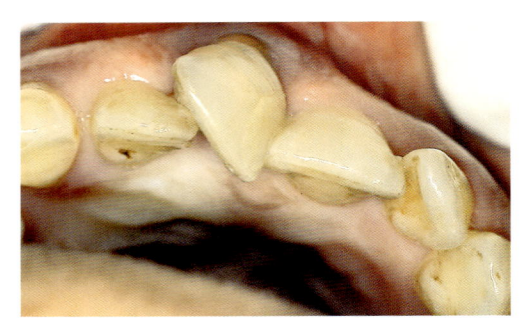

図8-15 同様の症例の咬合面観で隣在歯間の捻転した中切歯のために少ないスペースを示している。

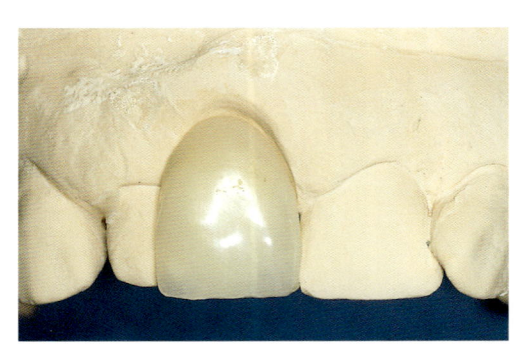

図8-16 金属とアクリルで構成した暫間的なロチェットブリッジは、狭いスペースを管理する方法において評価する優れた機会を与える。左側中切歯に幅を一致させ、側切歯を覆うことによって臨床医と患者は目的を成し遂げることが可能な外観を評価することができる。

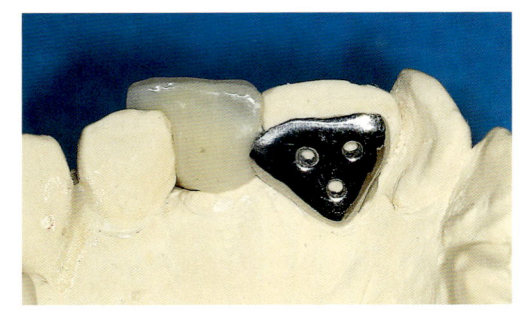

図8-17 金属とアクリルで構成したロチェットブリッジ（Rochette Bridge）の咬合面観で、中切歯の口蓋部における単一リテーナーの使用を示している。ブリッジの機械的な固定を提供するための3つの穴を有するロチェットブリッジの設計は、歯牙への脱着を非常に容易にする。単一のリテーナーは治療期間中において強い保持力を提供する。広範囲の切歯部に対する利用できる多くの欠損に対する方法も明らかである。

には、特にフランジを用いている場合、得られる診断用の情報に限りがある（図8-10、11）。さらに義歯は本来不安定であり、機能に関する情報はほとんど得られない。これらは骨造成段階で用いるとリスクが高くなる。

従来のブリッジ

隣在歯（複数）のクラウン装着が必要または適切であると認められる場合には、ブリッジが適応となる。必要であれば咬合様式を変えることも可能である。ブリッジは金属およびアクリルで構成し、歯槽堤の輪郭が変化しても対応できるよう製作する必要がある。これらは、審美性と同時に、咀嚼および音声性能に関する機能性をアセスメントする優れた診断補助手段となる（図8-12、13）。

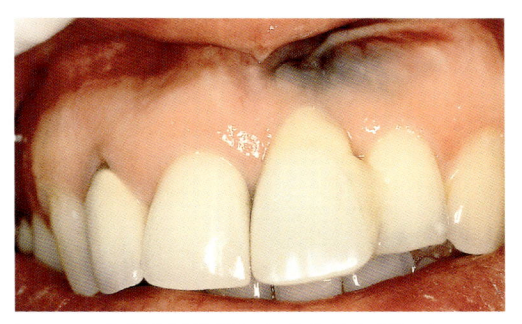

成熟歯槽堤を有する適切な骨への遅延埋入

図8-18　左側中切歯部における骨欠損によって歯冠長が長いことを示している、金属とアクリルで構成したロチェットブリッジの唇側面観。このロチェットポンティックは骨移植を用いて骨量を増加させる必要がある。

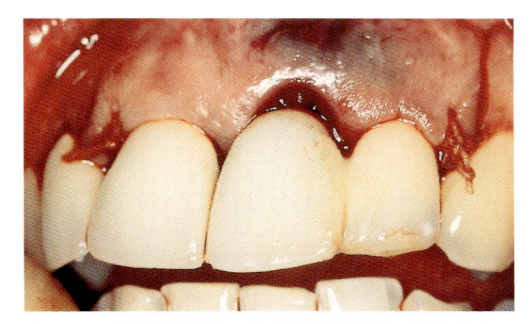

図8-19　欠損を再建する骨移植術後に適合されたロチェット。ロチェットポンティックはセット可能とするために小さくされており、適切な再建の指標となる。軟組織が移植部を覆うように、アマルガムタトゥーは冠状に除去された。

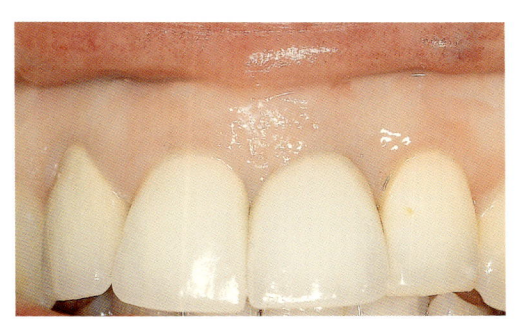

図8-20　軟組織修正術後にインプラントによる支持が完成した最終補綴物(Dr. Russ Ladwoによりなされた補綴)。

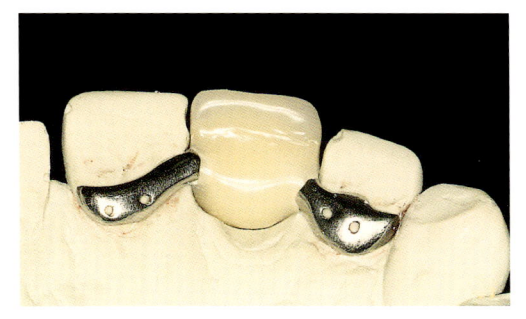

図8-21　対合歯との十分な接触が存在するケースにおいて十分なスペースが可能であるので、2つのウイングの使用が必要となる。両側の固定器具の使用は、保持するための面が減少を補っている。

レジン結合型固定ブリッジ

　レジン結合型ブリッジとして望ましい種類は、金属とアクリルで構成したロチェットブリッジである[89]。リテーナーは保持用の穴のついた設計であり、手術時に予測できる除去やセメント再接着が行える(図8-14〜17)。アクリル製であるため、必要な場合にはポンティックを直接歯に結合して安定させることもできる。さらに、削合したり添加したりいずれの変化もしやすい。金属部分の設計は、金属部分に影響を及ぼすことなくアクリル部分を変更できるようになっている(図8-18〜20)。材質は薄い部分でも十分な強度が得られるよう選択すること。ロチェットリテーナーの結合に望ましい材質は、粉末および液体を用いたコンポジット(New super C, Amco, USA)である。これはアクリル製歯型に歯の表面にコンポジットが残っている場合、および歯の

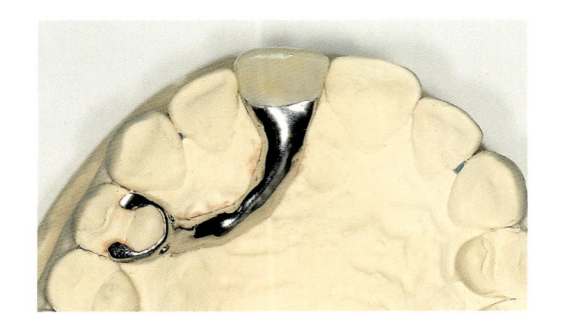

図8-22　スプリングカンチレバーの金属とアクリルで構成したロチェットブリッジの咬合面観。小臼歯部から支持・保持を獲得する。スプリングカンチレバーブリッジは隣接歯への接着が困難な面があるケース、あるいは不適切な咬合クリアランスがある場合において必要となる。咬合面レストの使用は設計を容易にする。頬側へのウイングの延長はより大きな保持力を供給するが、審美的に障害となる。

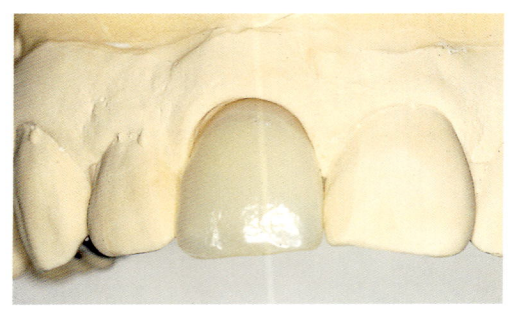

図8-23　スプリングカンチレバーロチェットの唇側面観で、診断の手段としての使用を示す。

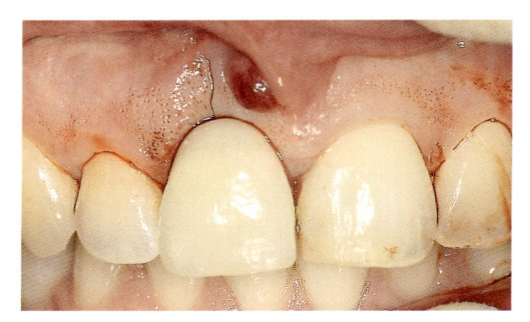

図8-24　上顎右側中切歯の抜去後、ただちに先述のブリッジを合着した臨床像。

表面がエッチングしてある場合には直接結合する。したがって、手術が完了した後のセメント再接着が大幅にしやすくなる。

　以下に示すように、ロチェットブリッジの設計は臨床症状によって異なる。
・歯の表面：ボンディングに理想的な表面はエナメル質であり、エッチングしてコンポジットセメントが接着するようにもできる。ポーセレン表面はコンポジットで接着する前にブラストし、フッ化水素酸でエッチングし、シランカプリング剤で処理する必要がある。象牙質結合剤はエナメルの場合ほどの結合強度はない。金属表面は、ケイ素コーティング（たとえば、CoJet, 3 M-ESPE, 3 M Center, St. Paul, MN, USAを用いた摩擦化学反応によるコーティング）しておらず、またシランカプリング剤処理していない場合には、口腔内での結合には適していない[90-92]。エナメルは引き続きもっとも予測可能な表面であり、結合強度は良好である。結合の表面積がある程度確保できる場合には、単独前歯には単独リテーナーがもっとも予知性の高い結果をもたらす（図8-17、21）。
・咬合クリアランス：安定なリテーナーとするには十分なスペースが必要である（幅0.5mm以上）。スペースに余裕がない場合、リテーナーはポンティック部分から離れた場所に設置する必要がある（図8-22〜24）。または、Dahlの原則を適用してもよい。これは早い時期に対合歯と接触するようなプラットホー

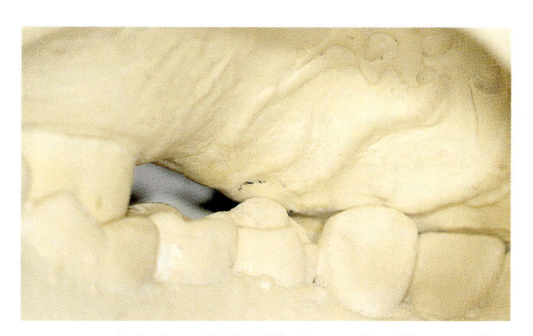

図8-25 咬合時の診断用模型の口蓋面観。不適当な咬合クリアランスを示す。下顎小臼歯が上顎の粘膜に接している。

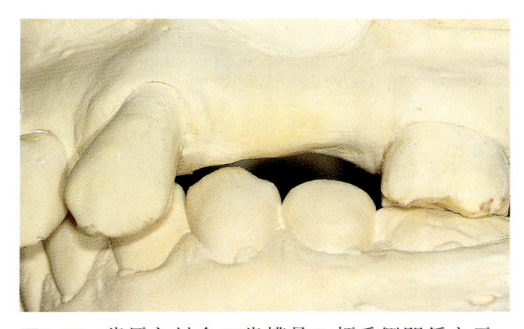

図8-26 歯牙と対合の歯槽骨の頬舌側関係を示す診査用模型の唇側面観。

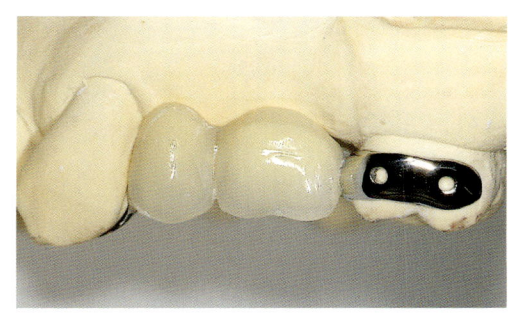

図8-27 金属とアクリルで構成したロチェットブリッジの唇側面観で、支持と保持のために第二大臼歯上に頬側ウイングを設置している。

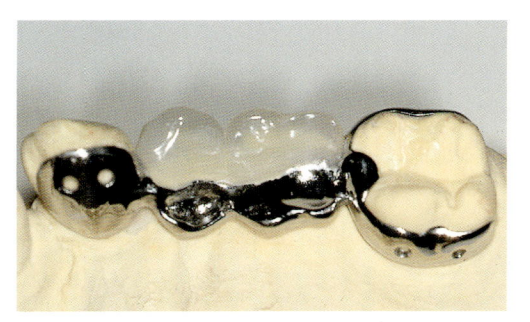

図8-28 犬歯と第二大臼歯上の口蓋ウイングを示しているロチェットの咬合面観。大臼歯部に咬合面レストも認められる。小臼歯と大臼歯の咬合面は、歯間部のスペースを作るためにDahlの原理を利用し、過萌出の下顎小臼歯の咬頭に対して金属のデザインとした。

ムを組み込んでおり、これによって咬合レベルが調整される。これをしない場合には対合歯の状態を調整してもよいが、その場合には患者に拒否される場合もある（図8-25〜29）[93]。
・リテーナーおよびポンティックの位置：遠心歯を置き換える場合には、ロチェットブリッジは大臼歯の頬側および口蓋側表面から保持できる。保持と咬合面のレストが得られれば、臼歯のブリッジがきわめて安定となり、脱落する危険性も最小限に抑えられる。
・ポンティックとリテーナー間の距離：リテ

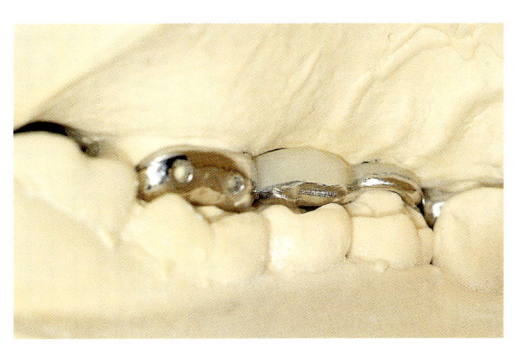

図8-29 ロチェットブリッジを装着した診査用模型を下顎の模型と咬合させた時の口蓋側面観。

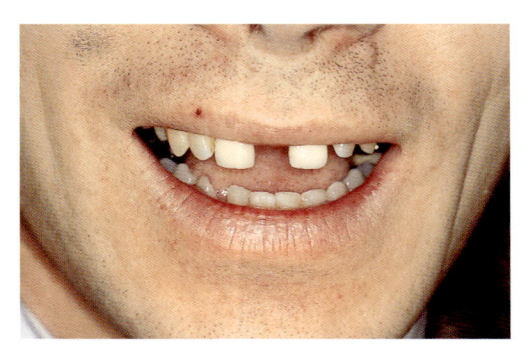

図8-30　2本の中切歯をインプラントにより置換する外科的治療を行う前に、困難な補綴問題を抱えている正確な診断を必要とする大きな正中離開がある患者の術前写真。

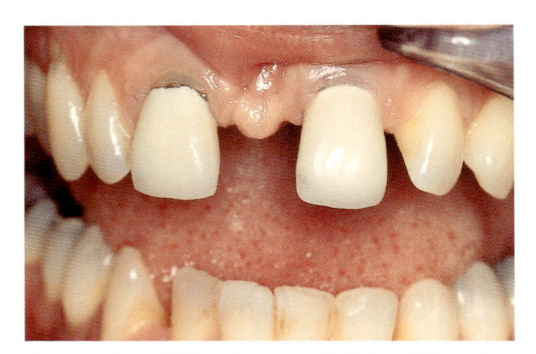

図8-31　正中離開の大きく、処置を必要とする欠陥クラウンの口腔内唇側面観。

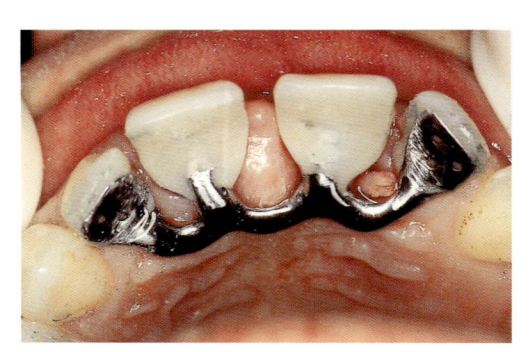

図8-32　2本の側切歯により固定されたスプリングカンチレバー金属とアクリルで構成したロチェットブリッジの口蓋面観。

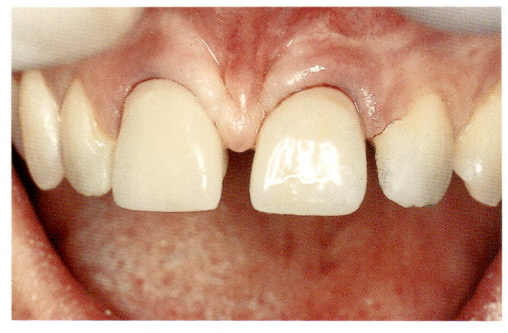

図8-33　口腔内での金属とアクリルで構成されたロチェットの唇側面観。ブリッジは臨床医と患者の両者に外科的治療前の外観に対して評価する機会を与える。骨移植とインプラントの位置は歯牙の位置により決定され、まず承認されなければならない。

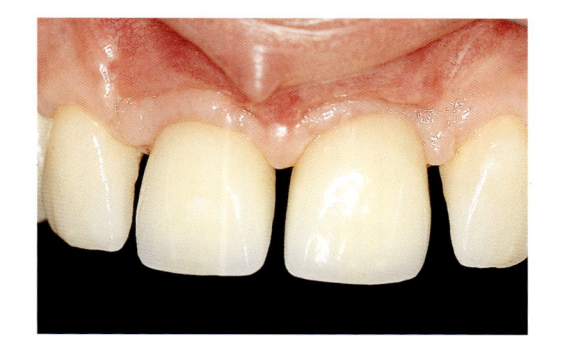

図8-34　中・側切歯間隙を狭くするために、中切歯を2本のインプラント支持のクラウンによって置換し、側切歯にポーセレンベニアを施した最終補綴物の唇側面観。

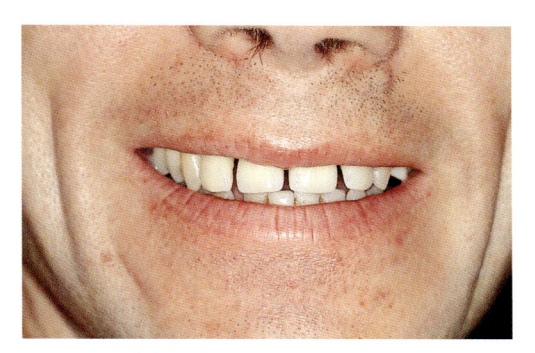

成熟歯槽堤を有する適切な骨への遅延埋入

図8-35　最終補綴物を装着された患者の笑顔の前面観。

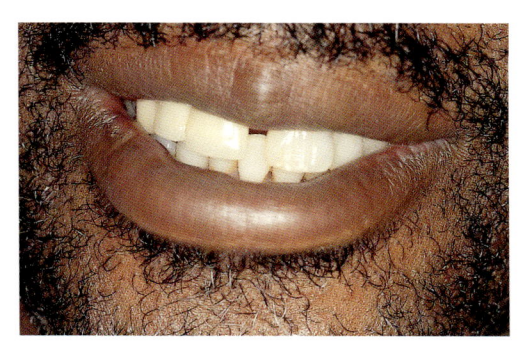

図8-36　前歯の突出によって引き起こされた大きな正中離開を示す歯周病が進んだ患者の前面観。

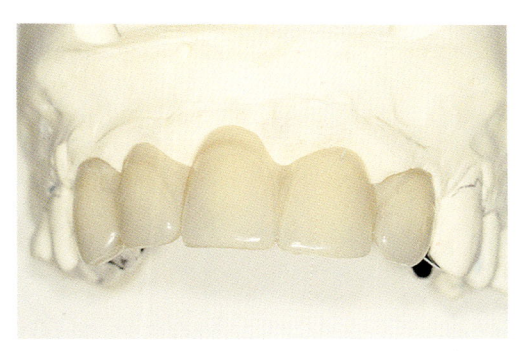

図8-37　5本の前歯を置換するデザインの金属とアクリルで構成したロチェットブリッジの唇側面観。正中離開をなくし、置換する歯牙の大きさと部位は機能的および審美的に確認される必要がある（図8-36の症例）。

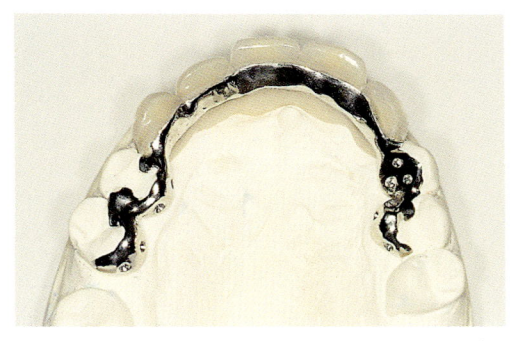

図8-38　ウイングを示しているロチェットの咬合面観。ウイングはブリッジの保持に寄与する。

ーナーを結合するのに適した歯がないような状況の場合、ポンティックから離れた位置にリテーナーを設定してスプリングカンチレバーで接続してもよい。

　ロチェットブリッジは、ロングスパンの多くの歯を何個かのリテーナーで置き換えるようにも構成できるので、歯の組織、特に隣在歯が健康な部分を保全するという長所がある（図8-30〜43）。ただしこの治療方法では、咬合様式によって変更内容に限界がある。

ハイブリッドブリッジ

　ロチェットリテーナーおよび全体を調製したリテーナーを可能であれば組み合わせることで、ハイブリッドブリッジとすることができる。ハイブリッドブリッジは、大きめの欠損スペースがあり、その一方の端にはクラウン装着が必要である歯が、もう一方の端には

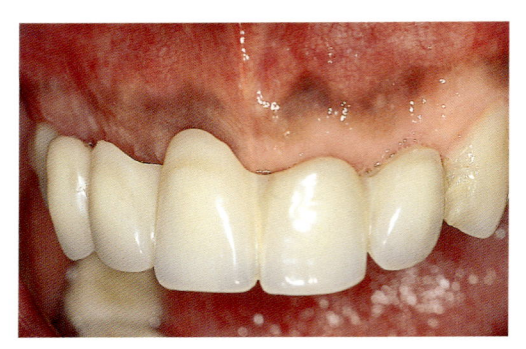

図8-39 外観を示している口腔内のロチェットブリッジ。外観は一定の基準に達している。

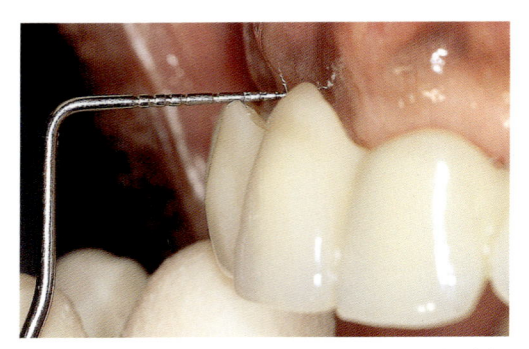

図8-40 歯牙の位置関係を示したブリッジの側方面観。その位置は歯牙の位置は治癒した残存歯槽骨に対して、機能的および審美的な結果に基づいて選択される。

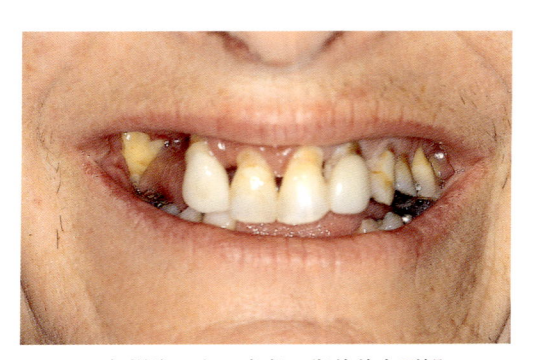

図8-41 欠損歯のある患者の術前前方面観。

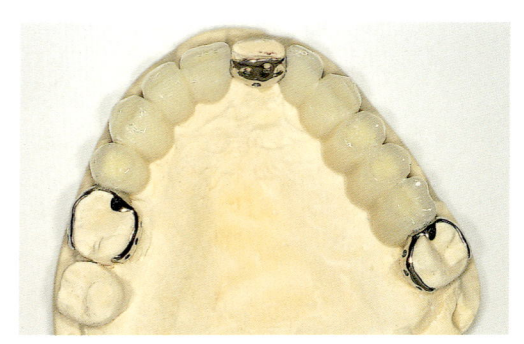

図8-42 ロングスパンの金属とアクリルで構成したロチェットブリッジを配置した作業用模型の咬合面観。

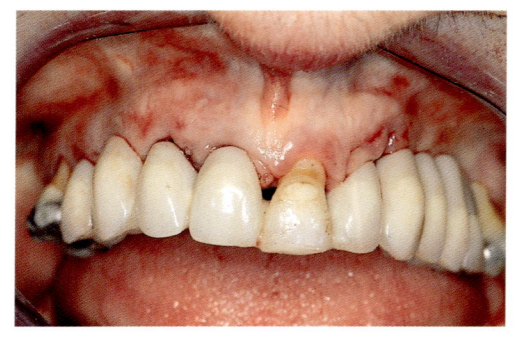

図8-43 欠陥歯の抜去後ただちに合着された同じブリッジの唇側面観。

クラウン装着に適していない歯があるような場合に用いられることが多い（図8-44～49）。

即時荷重において特に考慮すべき事項

即時荷重が可能かどうかを決定する際に考慮すべきおもな判断基準を以下に示す（第7章も参照のこと）。

・初期安定性が確保できるよう骨密度が十分であること。

成熟歯槽堤を有する適切な骨への遅延埋入

図8-44 上顎小臼歯をインプラントによる補綴を必要としている患者の咬合面観。大臼歯は再製作を必要とするクラウンによって補綴され、犬歯は補綴されていない（図10-18と同じ症例）。

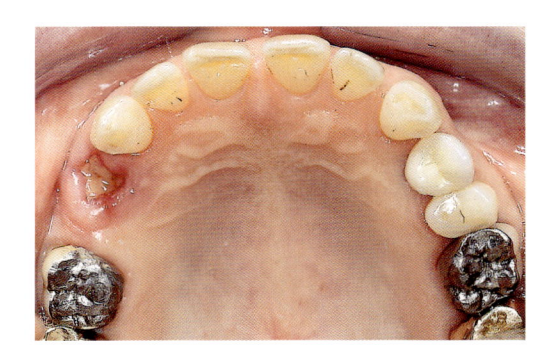

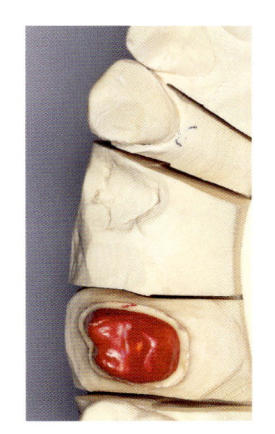

図8-45 第一大臼歯が分割された型を有する作業用模型の咬合面観。

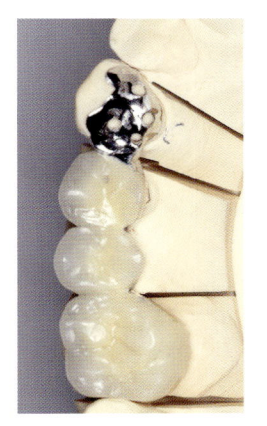

図8-46 第一大臼歯に全部被覆冠、犬歯に金属ウイングを有する完成された金属とアクリルで構成されたブリッジ。

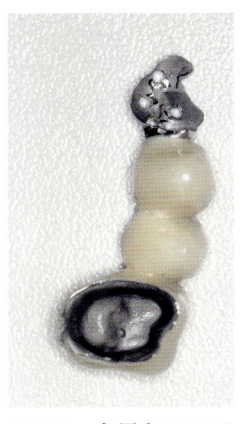

図8-47 金属とアクリルで構成した複合型のロチェットブリッジの内面。

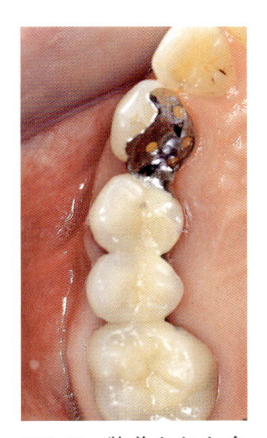

図8-48 装着された金属とアクリルが混合したロチェットブリッジの咬合面観。

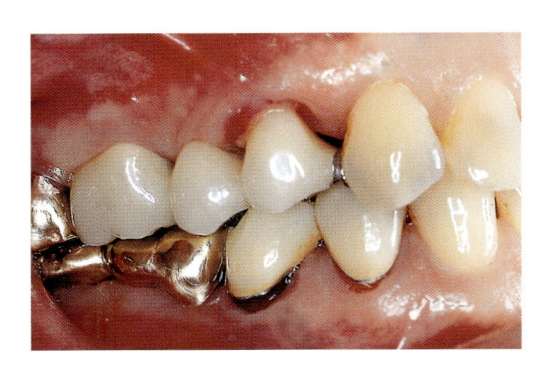

図8-49 図8-48に示したブリッジの唇側面観。

表8-1　遅延埋入のためのインプラント部のアセスメントチェックリスト

チェックリスト：遅延埋入
治癒の程度
病理
骨の量
・高さ
・幅
・歯槽の長さ
軟組織のチェック
歯肉縁
歯間乳頭
骨密度
診断プレビュー
プロビジョナルレストレーション

・十分な骨幅があること。唇側皮質骨の処置の直後にインプラント荷重することは適切でない場合もあり、初期安定性が損なわれることもある。
・骨誘導再生法のために膜の使用が必要となるような、わずかな骨の不足もないこと。
・上顎前歯部の場合には審美性が第一の目的だと考える必要がある。遅延荷重のほうがインプラントをより正確に埋入しインプラント埋入中に軟組織のリモデリングが行われる確率が高い。また、オッセオインテグレーションの完了時に確立された輪郭に基づいてインプラントの二次手術を行うための切開位置が決められる。そのため、望ましいエマージェンスプロファイルを作ることができるという第二のチャンスももたらされる。さらに、一次手術で印象採得できる。これによって、二次手術時にアバットメントとトランジショナルレストレーションが利用できるチャンスも得られ、望ましい軟組織プロファイルも作ることができる。

即時荷重を計画するのであれば、それを実行できるかどうかは、即時埋入の項（第7章）で取り扱ったように、インプラント埋入時に適切な初期安定性が達成できるかによって決まる。したがって、追加のコンポーネントパーツおよび歯科技工所での作業があることを予定しておかなければならない（即時荷重の項参照）。治癒部位におけるインプラントの遅延埋入前の各段階を表8-1に示す。

インプラントの埋入

歯槽骨堤へのアプローチは術前の判断基準によって異なる。これによって、即時荷重か遅延荷重を計画するかどうかが決定される。インプラントの遅延埋入に即時荷重を予定している場合の臨床手順段階について、フローチャート8-3にまとめて示した。遅延荷重を計画している場合には、第一段階で遠隔位切開、および第二段階では二次手術に関する章（第9章）に概略を示すように、二次手術のための適切な切開法を用いる2段階の術式を計画する。

遅延荷重のための切開

歯槽骨堤へのアプローチは、早期にインプラントを露出する危険性を少なくするために遠隔位切開により行うべきである。口蓋遠隔切開は上顎に（図8-50、51）、および頰側遠隔切開は下顎に用いられる。歯槽頂切開も、特に下顎で用いられる場合もある。歯槽頂切開の閉鎖は、創部をきつく確実に閉鎖できるような縫合法を用いる必要がある。

即時荷重または歯肉貫通治癒のための切開

インプラント埋入後にアバットメントまたは粘膜貫通部を装着できるようにするには歯槽頂切開が必要である。切開の正しい位置は、望ましい軟組織形態が作れるように考案する

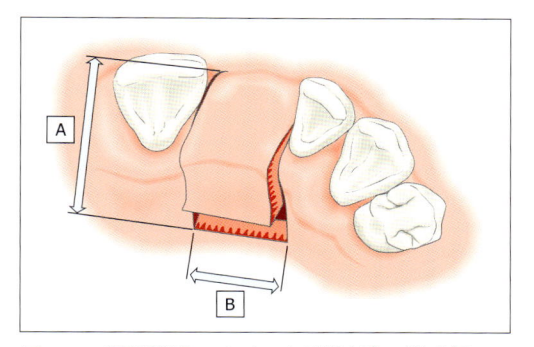

成熟歯槽堤を有する適切な骨への遅延埋入

図8-50　遅延荷重のための口蓋切開の模式図。唇側の皮質骨の露出はほとんど必要ない。その切開は2つの構成からなる。A：欠損の一端において歯槽頂から口蓋へ10mm延長した垂直切開 B：歯槽頂線に平行で、歯槽頂線から垂直に形成された2つの切開をつないだ切縁形態である。これは通常Blakeのメスを用いて行う。これは頰側を基にしたフラップで、切開は、インプラントおよび他のいかなる移植材料を埋入する位置から遠い部位である。

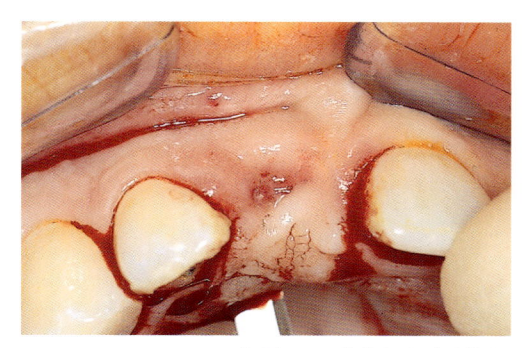

図8-51　Blakeのメスを用いて形成された頬側を基部にした遠隔位切開の口蓋部を示している歯槽の咬合面観。フラップのデザインは図8-50に示されている。

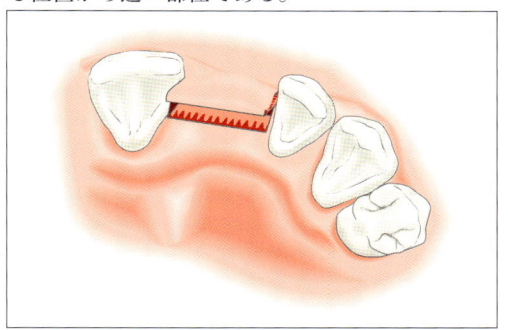

図8-52　即時荷重のための切開。歯槽頂の口蓋部に位置された歯槽頂切開は理想であると考えられる。それゆえ、インプラント二次手術部に沿って、支台と乳頭を形成する周囲の創傷部に近接した軟組織の扱いが可能になる。あるいは歯槽頂を獲得できるという適切な手段さえすれば、H型の切開が使用可能である。

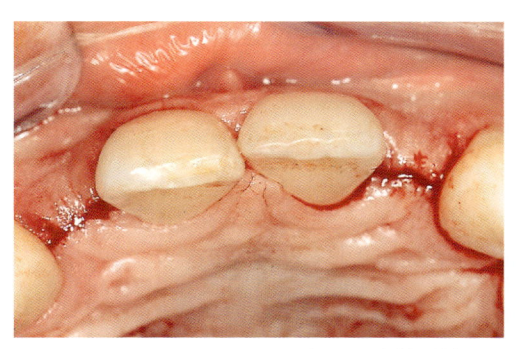

図8-53　図8-52に示されたように、歯槽頂線の口蓋側における十分な厚さの切開。

必要がある。上顎では、切開は歯槽頂位の口蓋に向けて実施すれば、唇面では組織の余裕ができ、従ってこれを処置して歯肉縁と乳頭を創出することを選択できるようになる（図8-52、53）。または、歯槽堤の露出を最小限の術式が行える場合には、幅の広いH型（H-shaped）切開を用いてもよい。下顎では付着した角化組織はわずかであり、したがって、利用可能な組織を分割することが必要となる。切開は舌側に向けて行ってはならない。これ

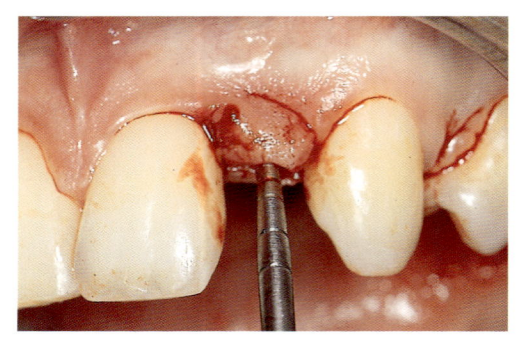

図8-54 方向指示棒の使用を示している唇側面観。

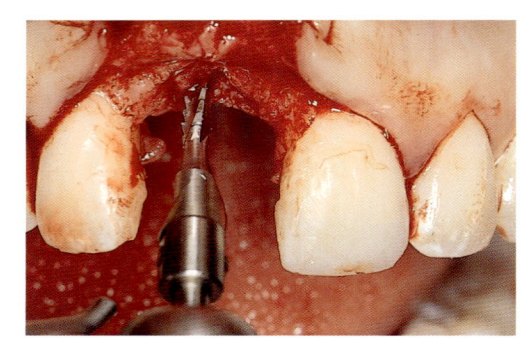

図8-55 指示を設定する試験的なインプラント埋入窩の作製に用いられているリンデマンバー。

は粘膜がきわめてもろく、解剖学的構造を損なう危険性があるためである。

位置の選択

適切なインプラント位置の選択は、補綴の臨床予後を成功に導くうえで重要であり、予定された歯の位置を大まかに示す診断用テンプレートを用いて確定しなければならない。

インプラント埋入窩形成部は、小型のラウンドバーまたは方向指示棒により選択し（図8-54）、インプラント埋入窩の中心を決定する。単独歯のインプラントでは、両隣在歯から等しい距離で、重要な解剖学的構造があればそこから十分に離れた位置を選択して、ダメージのない適正な直径のインプラント埋入窩とする必要がある。インプラント埋入窩形成部は歯槽堤の中央に配置する必要があるが、この位置は目で見て確かめた場合がもっともよく把握できる。インプラント埋入窩を拡大した場合にその縁が何らかの境界線に近接するようであれば、位置のわずかな変更を行ってもよい。部位の選択が正しくない場合、それがわかるのは補綴段階になってからである。インプラントを唇側に外れて埋入した場合、アバットメントおよびインプラントが裂開し、

その結果審美性が損なわれる原因となることがある。口蓋側への埋入では咬合の妨げまたはリッジラップドクラウンを使用する必要性が生じるが、これにはいくつかの本質的な欠点を伴う。

複数歯のインプラントでは、埋入位置は歯槽堤の中央および診断用テンプレートによって決定されるような補綴歯の中心部でなくてはならない。部位にマーキングしてから直接測定して確認する必要がある。マーキング位置は隣在歯から4mm以上、および隣接するインプラント部位からは7mm以上離れていること。したがって、インプラントの直径が3.5mmであるならば、隣在歯からは2mm以上、および隣接するインプラントからは3mm以上離して埋入する必要がある。

インプラント埋入窩形成部の調整

インプラント埋入窩形成の目的とは、正しい手術原理に従って、インプラントを予定した部位において最大限利用可能な量の骨を利用することである。したがって、インプラント埋入窩形成部は裂開のないように調整する必要がある。インプラント埋入窩の方向は隣在歯（複数）および歯槽骨皮質骨を方向ガイド

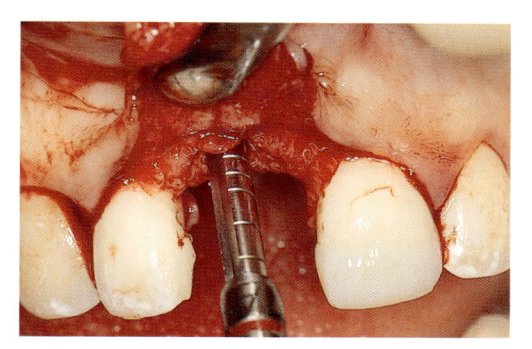

図8-56 深さを設定するのに用いられている平行ドリル（内部注水）。

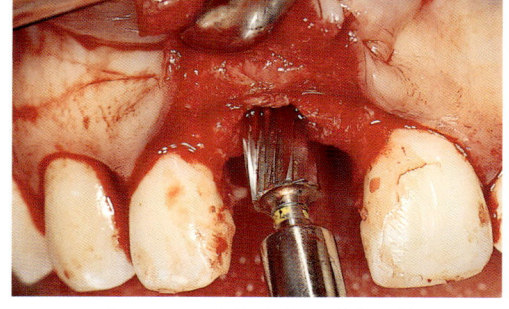

図8-57 インプラント埋入窩の形成に使われているハンドリーマー。

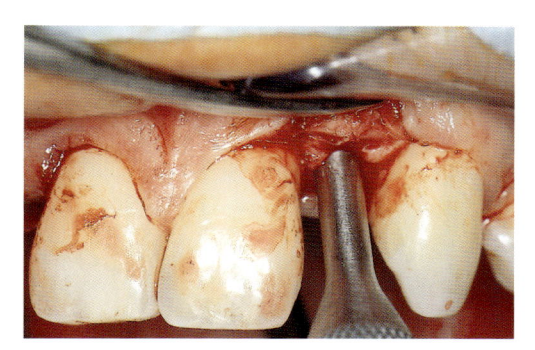

図8-58 骨密度を増加するのに用いられているボーンコンデンサー。

として決定する。

　方向指示棒またはパイロットバー（Lindemannバー）を用いれば、X線像測定値に基づいてあらかじめ選択した深度でインプラント埋入窩形成部の方向を確定できる。これによって骨密度についての示唆が得られるか、またはすでに実施したCT画像によって確定された骨密度を再確認できる（図8-55）。次にインプラント埋入窩形成部の直径を、埋入するインプラントの直径が得られるまで順次拡大していく（図8-56）。こうすることで、ドリルのサイズを大きくするごとに、使用するインプラントの部位と直径を確認することができる。骨に対する熱傷害を防止するために[94]、バーには内部にイリゲーション機能があることが推奨される[95～97]。切削用チップに冷却材を供給すれば、術者は適切なイリゲーションがあることを確認でき、また予定の位置にインプラント埋入窩を完成させることに集中できるので、手術は大幅に促進される。

　骨密度の高い骨では、インプラント埋入窩を完璧に形成しなくてはならない。この場合、使用しているインプラントシステムによって必要とされる何らかのハンドリーマーやボーンタップを使用する場合もある（図8-57）。こ

れは下顎に応用することが多く、また上顎ではまれに用いられるが、特に使用するインプラントの直径が大きい場合に使用する。

　上顎における骨密度の低い骨では、唇側や舌側の皮質骨を裂開する危険性を最小限に抑え、インプラント埋入窩部を形成できるようにするために、ボーンコンデンサーは望ましい器具である（図8-58）。さらに、ボーンコンデンサーは周囲の骨密度を増加させるため、初期固定が得られやすくなる。

　低密度骨では、インプラント埋入窩をそれ以上拡大することなくインプラントを埋入してもよい。インプラント埋入時に過剰な抵抗

が認められた場合には、インプラントを1～2回戻してからインプラントをタップとして用いてもう一度埋入する必要がある。それよりもさらに埋入の抵抗が大きい場合には、インプラントを取り外してからネジ山を形成し、その後再度埋入すること。

中密度骨の場合には、インプラントの埋入前にハンドリーマーおよびボーンタップでインプラント埋入窩に部分的にネジ山を切っておいてもよい。このようにインプラント埋入窩をさまざまな方法で調整することにより、特に即時荷重の場合には、インプラントの適切な初期安定性が確保されるようになる。

インプラント埋入窩の深さは、X線像を用いた深度測定と同じく、歯槽堤の頂点から測定すること。インプラント埋入窩は選択したインプラントの長さより1mm深くするように計画する。インプラント埋入窩の深さを、生体におけるクリアランスを確立するのに用いられる深さとすることは、もちろん絶対に必要なことである。賢明な術者ならばドリルでの切削前に自分で必ずインプラント埋入窩形成用のバーの長さを確認する。

こうすることで、もしインプラントを深く埋入する必要があった場合に、インプラントを取り出してインプラント埋入窩をさらに深く形成しなおす必要がないため、インプラントを埋入する深さについてある程度の融通性がもたらされる。歯槽堤が丸くなった場合や、インプラントが歯槽堤の頂部と同じ高さであっても唇側および舌側の面では突き出ているような場合には、インプラントをより深く埋入する必要性が出てくる。予定された修復物の縦軸方向に対して歯槽堤がある角度で傾いている場合にも、アバットメントの唇口蓋方向の位置に影響が出てくる。これについては後の項で述べる。スクリュータイプの円筒形のインプラントは、正確な装着には最適であることを覚えておく必要がある。

インプラント埋入

インプラントは確立されたプロトコールを用いて埋入する。これは、インプラントと埋入用の器具が過剰な力をかけることで損なわれないようにしつつも、インプラントにいかなる荷重モードが設定されても安定であるようにするものである。術者はすでに術前の評価により、歯槽堤の向きについて注意しているはずである。この角度が15°以下の予定であれば、おもな問題はエマージェンスプロファイルの確立となる。臨床的なエマージェンスプロファイルとするには、これを歯肉縁下にして自然のエマージェンスプロファイルを作成する必要がある。インプラントを骨と同じ高さに埋入すると、一般的にはこのようなプロファイルを作成するための厚さ約3mmの付着組織が得られる。インプラントはまた、左右反対側の相対する天然歯の歯肉縁より約3mm低くなるよう注意を払うこと。

インプラントの位置決めでは、インプラントに装着するアバットメントの形状を常に考慮しなければならない。作り出される輪郭にこれが大きく影響することになるためである（図8-59）。インプラントがアバットメントの角度を15°以上にする必要がある場合、インプラントを埋入する深さがアバットメントの唇口蓋方向の位置に影響してくる。上顎ではインプラントを埋入する深さを大きくすると、アバットメントが口蓋側に移動し、咬合を妨害する場合もある。反対に深さを減らすとアバットメントが唇側に移動し、これによって歯肉が後退し審美性が損なわれる。これは補綴再構成に利用できるスペースが不足するためである（図8-60、61）。したがって、この段

図8-59 エマージェンスプロファイル上のアバットメントの影響を描写している図説。角度あるいはエマージェンスプロファイルに対して補正しない幅の広いアバットメントあるいはヒーリングアバットメントは、より根尖側における軟組織の治癒において、クラウンあるいは支台歯のより大きな比率を示す結果となるかもしれない。大きなヒーリングアバットメントが装着される場合に、Hの線は歯肉が治癒している高さを、Dの線は成型あるいは角度を持たせたアバットメントから得られた結果の歯肉の高さを示している。角度を持たせたアバットメントの中心点は同様の効果があるであろう。それゆえ、アバットメントの試適は臨床医がインプラントの位置決めを確実にすることが可能である。

階でアバットメントを試適しておくことが望ましい。特に角度のついたアバットメントがインプラント表面からの高さに合わせて装着される。

アバットメントの選択

インプラントを望ましい深さに埋入したならば、インプラントキャリアを取り外し、アバットメントアナログ(トライアルアバットメントまたは方向指示棒)を試適することもできる(図8-62、63)。アバットメントアナログを挿入し、その位置を診断用テンプレートを用いて確認する。これが希望する位置に入るならば、アバットメントの角度を記録する。アバットメントが中心にこない場合には角度を変えてみる。アバットメント本体の位置が唇側方向でも舌側方向でも外れているようであれば、インプラントの深さを変えてアバットメント本体が正しい位置に来るようにする。

傾斜して接合するインプラントシステムを用いる場合、アバットメントを嵌めこむ手段としてインプラントキャリアを外してからトライアルアバットメントを用いて適切なアバットメントを選ぶこともできる。たとえばAnkylosインプラントシステムは各種のトライアルアバットメント(方向指示棒)を用いてアバットメント角度を測定し、将来的な歯の位置の概況を示す診断用テンプレートと組み合わせてインプラント位置を確認するようになっている。アバットメントを将来の歯の位置の中心に、かつ隣在する歯やアバットメントに平行にそろえるには、インプラントをインターナルヘックス(または他の種類のインデックス付接続構造)で回転させる必要がある場合もある。インターナルコーニカルコネクションの場合には、回転させて配置する必要はない。これは、モーステーパーコネクションならばアバットメントをインプラントに取り付ける場合に選べる角度が無制限にあるためである。したがって、インプラントを回転させてアバットメントを正しい面に配置する必要がなくなる[7]。角度付きアバットメントを利用できるならば術者はインプラント埋入時に利用可能な骨を最大限有効に利用できるようになるため、成功率も高くなると共に審美面および機能面の成績も改善される[6,7,98-101]。

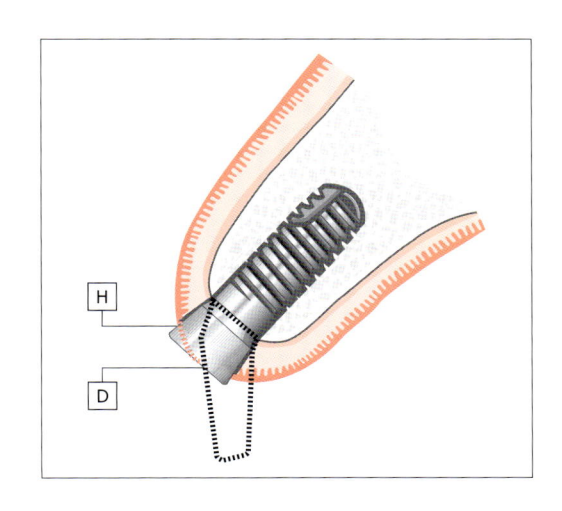

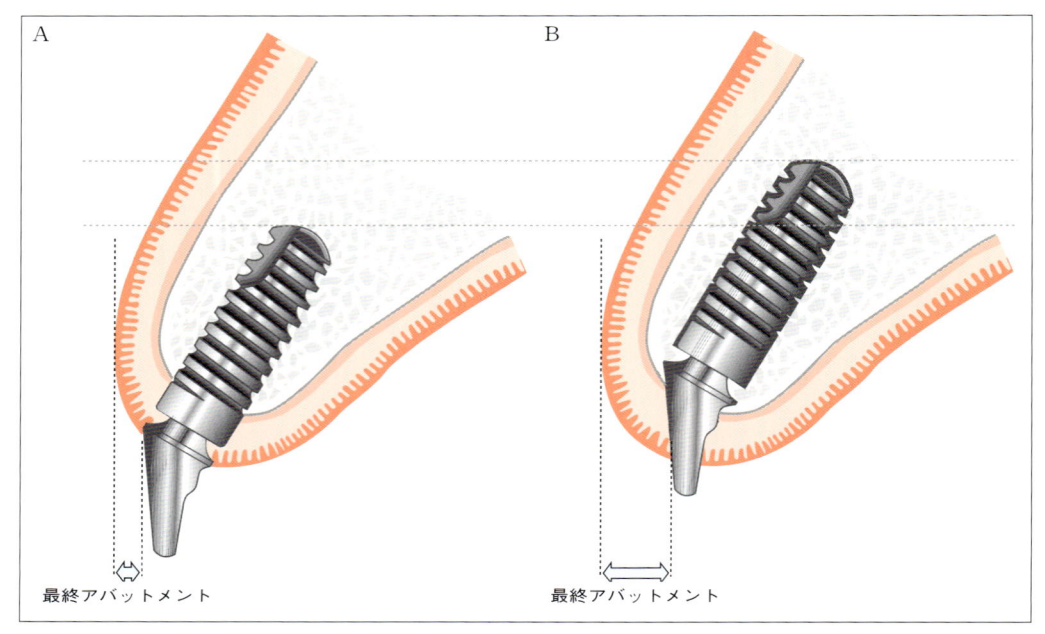

図8-60　角度付きアバットメントを装着したインプラントの深さによる影響を示している模式図。アバットメントの位置Aは表在的にインプラントが位置している場合を表し、Bはより深く埋入されていることを表している。アバットメントの位置は明らかにエマージェンスプロファイルと歯肉組織が成熟している部位に設置する。

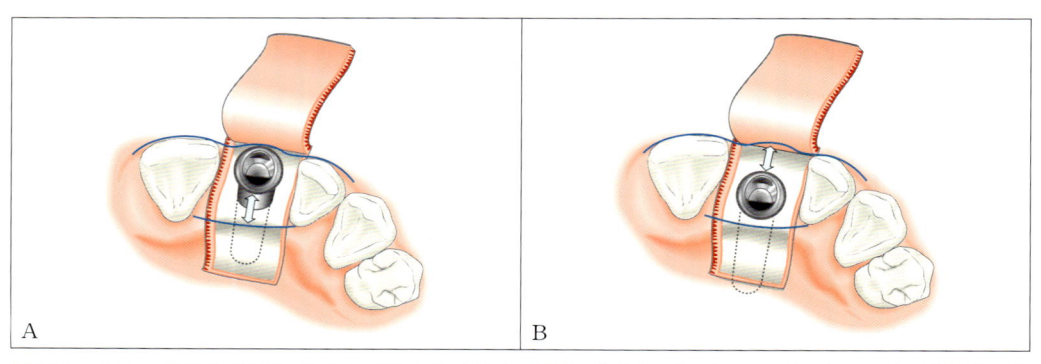

図8-61　Aは、歯牙と比較してインプラントがより表層に位置しており、アバットメントが唇側に位置した咬合面観を示す。Bは、インプラントがより深い部に位置された時の歯牙に対するアバットメントの位置関係を示す。

一次手術時の印象採得：術中に特に注意が必要な事項について

インプラント埋入直後にインプラントの位置情報を歯科技工所に伝えるためのさまざまな方法が報告されている[102-106]。これらの方法には、印象材を用いたオープントレー法お

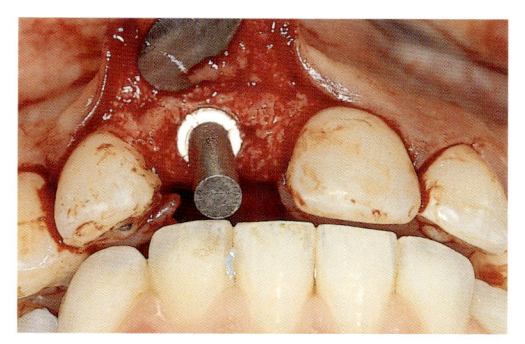

成熟歯槽堤を有する適切な骨への遅延埋入

図8-62　咬合間隔を固定するのに用いられる方向指示棒。

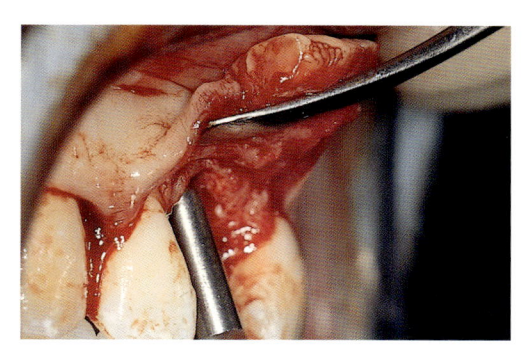

図8-63　口腔内の方向指示棒の側方面観。

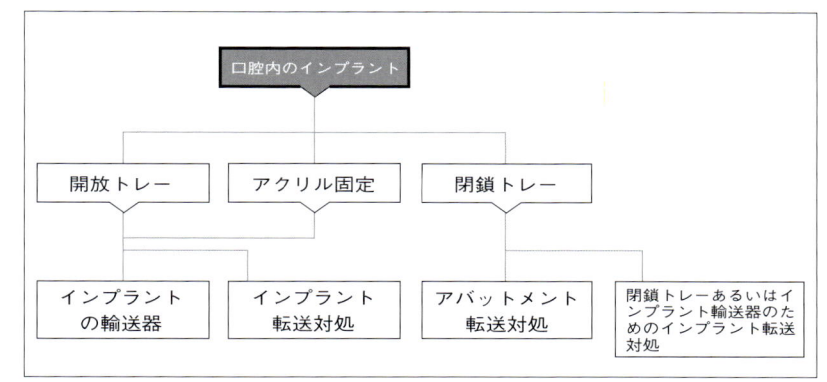

フローチャート8-4　第一段階の手術印象の意見。

よびクローズドトレー法またはアクリル性スプリントを用いる方法がある（フローチャート8-4）。インプラント位置情報を伝えるには、クローズドトレー法でもオープントレー法でも、インプラントキャリア、アバットメント用トランスファーコーピング、およびインプラント用トランスファーコーピングなど、さまざまなコンポーネントパーツが利用できる。

多くの症例ではインプラントキャリアをオープントレー法と組み合わせた方法がもっともコスト効果が高く時間も有効に使えると筆者らは考えている（図8-64、65）。この方法については後に詳しく報告するつもりである。一次手術時の印象採得は、インプラントキャリアを再装着して角度を選択した後に行うことができる。

または、インプラントキャリアを除去する前にも印象採得ができる。この場合、あらかじめ六角ドライバーを挿入しておき、インプラントキャリアにアクセスできるオープントレーとして用いられるよう変更を加えた穴の開いたストックトレーを用いる。これによってインプラントの位置を歯科技工所に伝えることができる。

オープントレー法を用いた印象

・印象採得トレー：無菌の堅固なストックトレーであり、取り外しのためのインプラントキャリアへのアクセス用の穴がある。印象採得の前に調製しておく必要がある。プラスチ

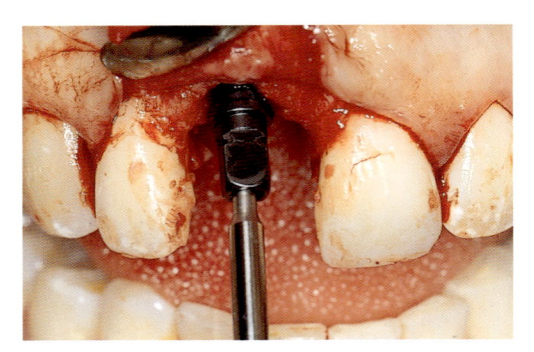

図8-64　一次手術における印象に先立って挿入された六角ドライバーに付けられたインプラントキャリアの唇側面観。

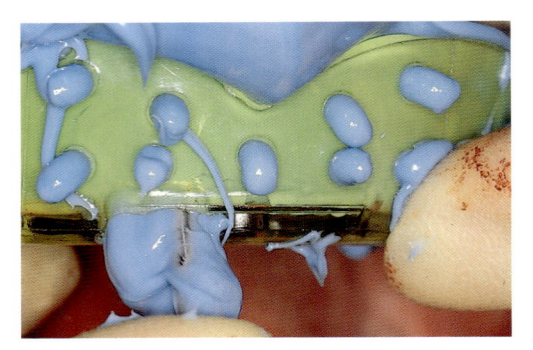

図8-65　インプラントの位置の記録に使用されている穴あきの通常のトレー（添加処理されたシリコン印象材—Provil monophase, heraeus Kulzer, Hanau, Germany）。六角ドライバーがトレーの穴から現れているのが見られる。

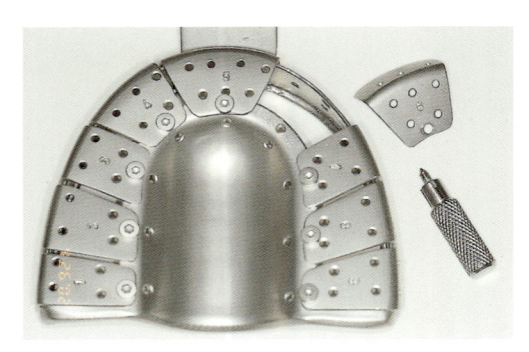

図8-66　オープントレー法を用いて採得される印象が可能なように部品が取り外しできるデザインの金属トレー。このタイプのトレーは第一段階の手術において計画された印象採得に適している。

ック製トレーをカスタマイズするか、または取外し可能な部分のついた成型済みの金属トレーを使ってもよい（図8-66）。あるいは、診断用模型をもとにアクセス用の穴の位置を推定して、特製トレーをあらかじめ歯科技工所で製作してもよい。この場合、印象材を余分に用いることなく正確な印象が採得できるという利点がある。

インプラントキャリア取り外し用の六角ドライバーをキャリアに差し込む。印象トレーを装着している間に六角ドライバーが正しい位置となるよう、穴を指で覆ってオープントレーを試適する。トレーを外せば、これで印象採得の準備が整えられたことになる。

・印象材：溶剤系のエラストマー印象材を用いる。これは毒性がなく、バクテリアの増殖を促進せず、また粘稠性であるが手術部位にからみ込むことのない材質である[107,108]。無菌性を維持するために、ミキシングガンのノズルも滅菌しておく必要がある（たとえばガンマ線照射などによる）。

・印象採得法：穴を指でふさぎながらトレーに印象材を載せる。適合性を良くするために印象材をいくらかインプラントキャリアの周りに押し出すようにする。次に六角ドライバーが指に接触して、トレーを配置するようになるまで印象採得トレーを注意して被せてから、安定した位置に装着する。

・トレーの取り外し：重合が完了したならば、六角ドライバー周囲にある余分な印象材を取り除いて、キャリアを外すためにドライバー

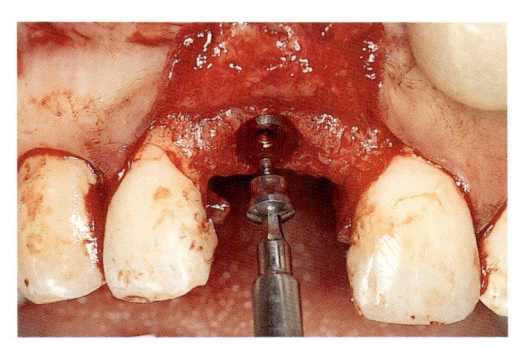

成熟歯槽堤を有する適切な骨への遅延埋入

図8-67 審美性が要求される軟組織の増加された厚さを支持するために、3mmのサルカスフォーマーがカバースクリュー内に挿入される。

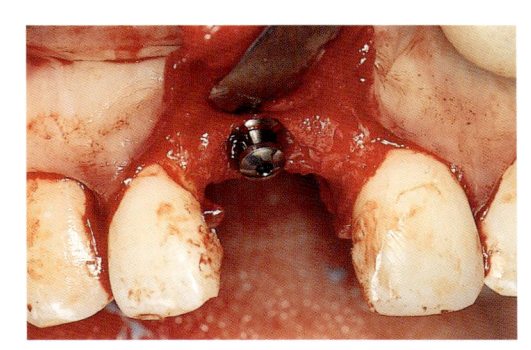

図8-68 予定された高さに増加した口腔内のサルカスフォーマー。

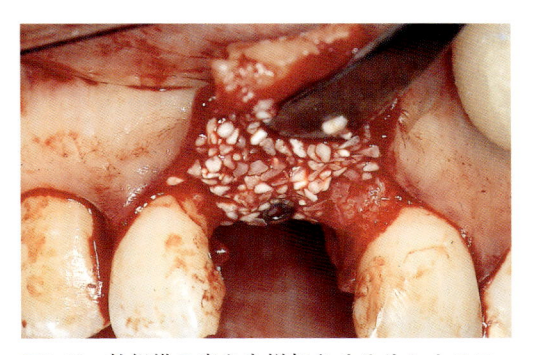

図8-69 軟組織の高さを増加させるサルカスフォーマーの周囲に置かれた粒子サイズが700μmの非吸収性ヒドロキシアパタイト。

へのアクセスを確保する。キャリアの固定スクリューが完全に開放されれば、トレーを外すことができる。

　印象を口から取り出したらすぐに滅菌する。次にインプラントアナログをインプラントキャリアに取り付ける。Ankylosシステムの場合には、カバースクリューをインプラントのレプリカに差し込んで、インプラントキャリアをインプラント用トランスファーコーピングとして使えるようにする必要がある。これは、インプラントはカバースクリューをあらかじめ差し込んだ状態となっているためである。印象内でのインプラントキャリアが安定であることを確認してから、印象を歯科技工所に移送して鋳型を製作する。

遅延荷重の場合の創の閉鎖

　閉鎖する前に歯槽堤の輪郭を評価しておく必要がある。軟組織の唇側および垂直方向の大きさを増やすことは可能である。このことは、ヒドロキシアパタイト粒子を用いて唇側組織の容積を増加できる。高くするには、カバースクリューによる拡張をヒドロキシアパタイトと組み合わせて用いてもよい（たとえば、OsteoGraf D-300またはD-700, Cera Med Dental, Dentsply, USA）（図8-67〜69）。

　または、結合組織移植片を用いる場合もあるが、この場合は口蓋部から結合組織を採取する必要がある。その後適切な縫合方法で創の閉鎖を完了する。上顎の遠隔位切開創は、粘膜弁の角ごとに1糸の縫合をすれば容易に閉鎖できる（図8-70）。

　歯槽頂位切開は、裏返った粘膜と粘膜弁が合うような縫合方法により注意して閉鎖する必要がある。これを確実にするには、垂直ま

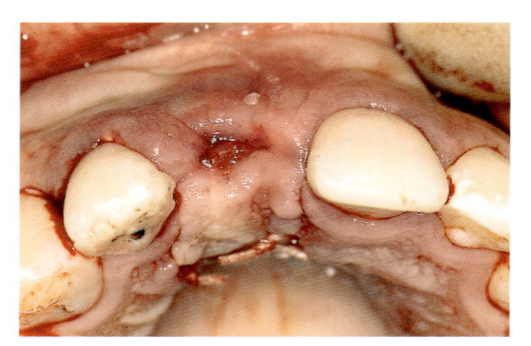

図8-70 インプラント部を完全に覆うような創の閉鎖。

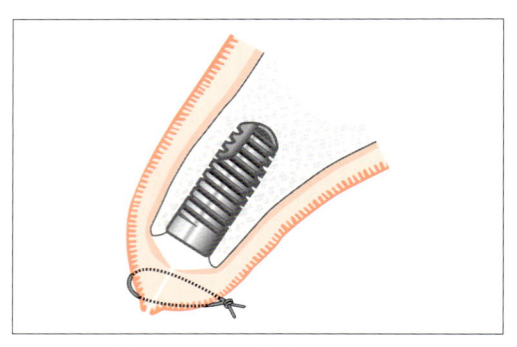

図8-71 垂直マットレス縫合を用いたインプラント頂部切開の閉鎖を示している模式図。

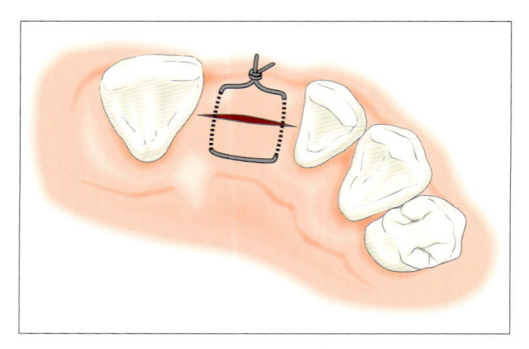

図8-72 インプラント上に設定された切開を閉鎖するために用いられた水平マットレス縫合を示している模式図。

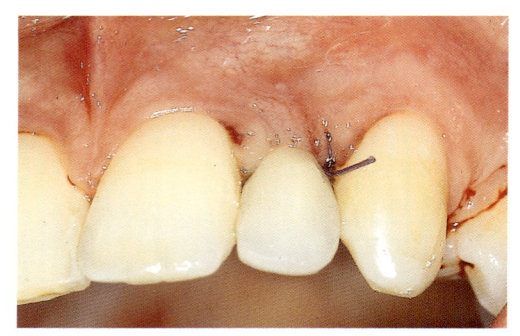

図8-73 乳頭を形成する従来の方法の周囲を閉鎖するためにS字（S-shaped）切開が用いられている。

たは水平のマットレス縫合が必要な場合もある（図8-71、72）。

即時荷重のための創の閉鎖

インプラントに即時荷重を行うような場合、アバットメントおよびトランジショナルレストレーションの周囲の軟組織を閉鎖することが必要となる（図8-73）。多くの場合、クラウンのマージンが希望する高さであり、歯間部の初期閉鎖が起こるように、軟組織を処置することが必要となる。こうした方法はインプラント二次手術と目的が同じであるため、これに関する項でさらに詳しく述べる。

歯肉貫通治癒のための創の閉鎖

インプラント埋入時にサルカスフォーマーを装着することにより、患者に役立つ例が多くあると考えられる。このことは特に1/4顎臼歯など、審美性が重要ではないような領域に当てはまる（図8-74、75）。

実際に、即時荷重を計画したがインプラントの初期安定性が予測される荷重に対して十

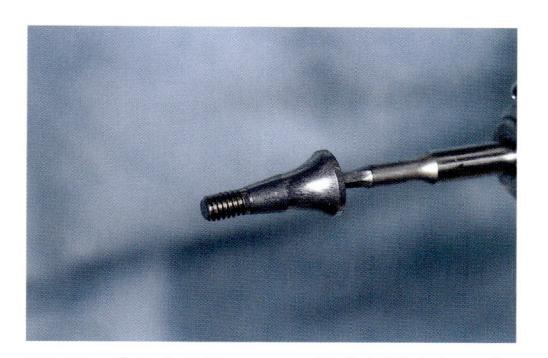

成熟歯槽堤を有する適切な骨への遅延埋入

図8-74　サルカスフォーマーは先が細くなっているのが認められ、それは、インプラント内のモーステーパーにかみ合うようにである。

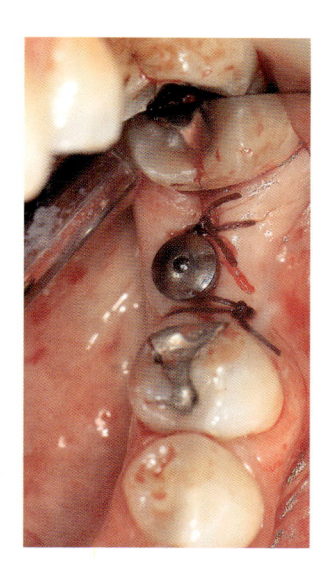

図8-75　インプラント埋入後の口腔内のサルカスフォーマー。

分でないと考えられる症例では、サルカスフォーマーの装着が必要となる場合もある。サルカスフォーマーを装着すれば、二次手術は必要でなくなり、インテグレーションが生じてからアバットメントを装着できるようになる。こうした例では、サルカスフォーマーを装着してインプラントへのアクセスを維持しておき、適切な時期に荷重が開始できるようにする場合もある。補綴段階に適した印象採得方法は、オープントレー法またはクローズドトレー法によるインプラントのトランスファーである。

または、従来の印象またはアバットメントトランスファー印象では、スリーブ付きのアクリル製アバットメントを選択して装着し、希望の時期にアバットメントへのアクセスをできるようにしておくこともできる。いずれの場合にも、コンポーネントを取り付ける前にカバースクリューを外すことが必要となってくる。術創は適切な縫合法により縫合して、コンポーネントパーツの周囲を閉鎖する。コンポーネント周囲に粘膜弁を伸ばすためにわずかに切開が必要な場合もある。

補綴段階

約1ヵ月間の治癒期間をおいた後、軟組織が安定化したことを条件として補綴段階を開始する。これを確認するには、トランジショナルレストレーションを基準として用いて歯肉縁と歯間乳頭高を比較する。軟組織が引き続き変化しているような状態が認められるようであれば、補綴段階を遅らせる必要がある。

下記に示す印象採得法のいずれかを用いて、情報を歯科技工所に送り、最終補綴物を製作する。印象採得法を以下に示す。
・一次手術時の印象採得後のピックアップ印象
・従来の印象
・インプラントのトランスファー（オープントレー法またはクローズドトレー法）
・アバットメントのトランスファー

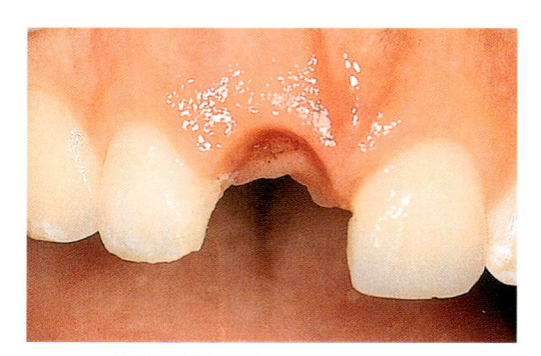

図8-76 術前の唇側面観。プロビジョナルレストレーションの除去後に歯肉の外形が見られる。

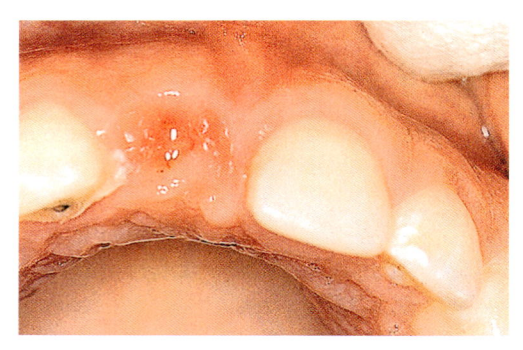

図8-77 残存している歯槽の適切な幅を示している咬合面観。

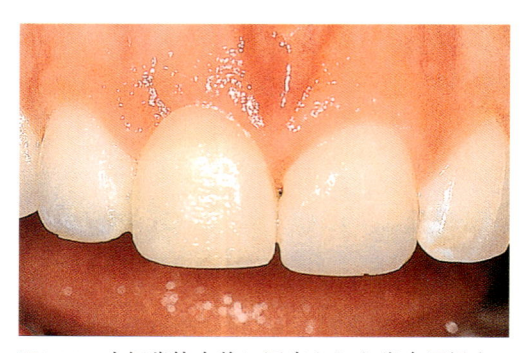

図8-78 中切歯抜去後に固定された歯肉辺縁を示している金属とアクリル製の補綴物の唇側面観。上顎右側中切歯の長さが左側中切歯の天然歯よりも明らかに長い。この小さな欠陥は修正を必要とする。

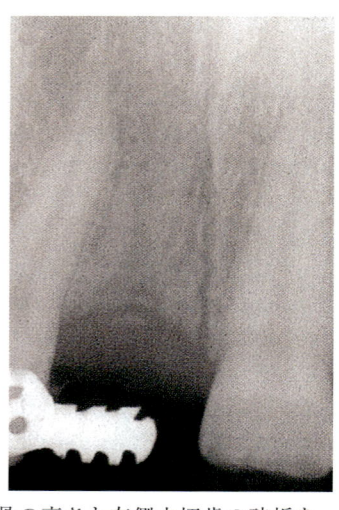

図8-79 適切な骨の高さと左側中切歯の破折を示している術前の口内法X線像。鼻口蓋管も明瞭に見られ、側切歯の歯根に近接している。

インプラントの遅延埋入：臨床症例

症例1：遅延埋入後の遅延荷重

事故により両側中切歯の破折した25歳の女性が、上顎右側中切歯の置換を主訴に来院した。左側中切歯は、象牙質も含めて破折しており、また上顎右側中切歯の斜めの破折は、歯根の根尖側1/3まで及び、歯肉縁下まで延びていた。右側中切歯を抜歯し、患者には金属アクリル製ロチェットブリッジ（Rochette Bridge）を装着して、硬組織および軟組織の治癒状況を経過観察できるようにした。

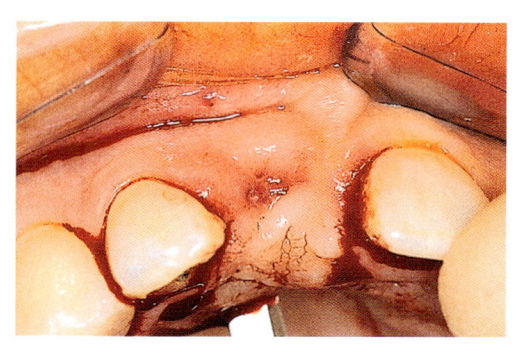

成熟歯槽堤を有する適切な骨への遅延埋入

図8-80 口蓋切開の水平部を図8-50で示されたBlakeのメスにより形成されている。

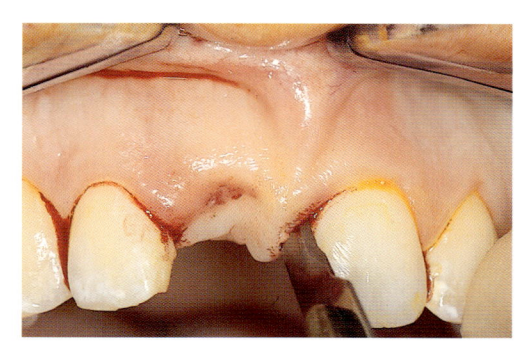

図8-81 中切歯の歯頸部周囲の歯肉溝内に伸ばされた切開を示している唇側面観。

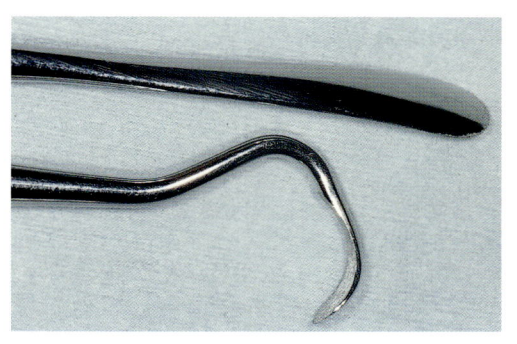

図8-82 歯槽の口蓋部からフラップを持ち上げるために使用することができる弯曲した歯周エレベーター(下)。従来の歯周エレベーター(上)は歯槽頂上のフラップを持ち上げるために用いられる。

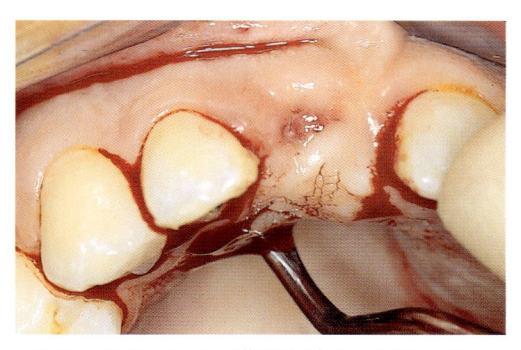

図8-83 フラップの口蓋部を持ち上げるために用いられている弯曲した歯周エレベーター。

リップラインが高く、審美上満足のいく結果が得られない危険性があったことから、抜歯後インプラント即時埋入は行わないこととした。さらに、すでに述べたように、遅延荷重プロトコールにより軟組織を厚くするチャンスをできるだけ大きくするために、インプラント埋入時に即時荷重をしないことも決定した(図8-76〜130)。

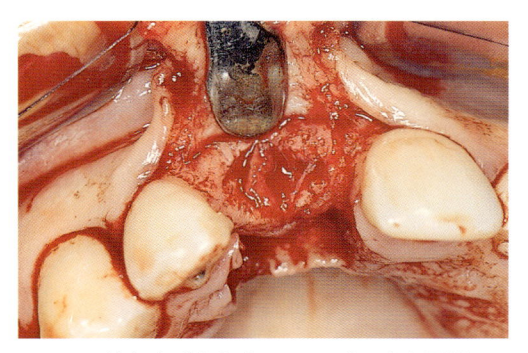

図8-84 持ち上げられたフラップの咬合面観で、適切な歯槽骨の幅を示している。最小限の侵襲となるように、唇側の皮質骨を露出するようにはフラップを持ち上げない。

115

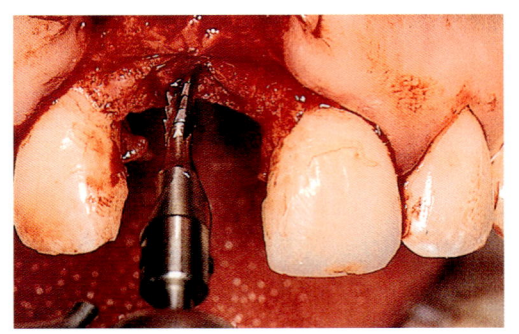

図8-85 方向に加えて残存受け口の土台において正確な部位に固定しているインプラント埋入窩の形成を開始するのにガイドバー(Lindemannバー)が使われているのが見られる。方向は隣在歯と露出された歯槽の口蓋の皮質骨を参考に設定され、固定されている。ここで留意されるべきことは、インプラント埋入窩部は、鼻口蓋管を避けるために、露出された歯槽の遠心に向かっていることである。

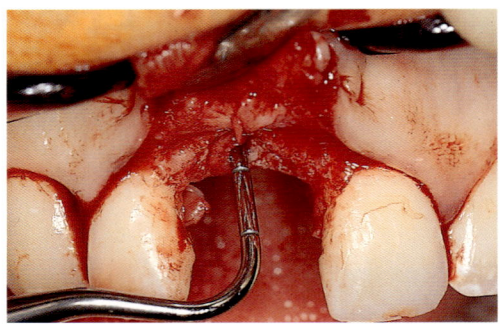

図8-86 インプラント埋入窩の探針は、根尖部、唇側あるいは頬側での不注意な穿孔がないかを確かめるために用いられている。方向も同様に確認される。

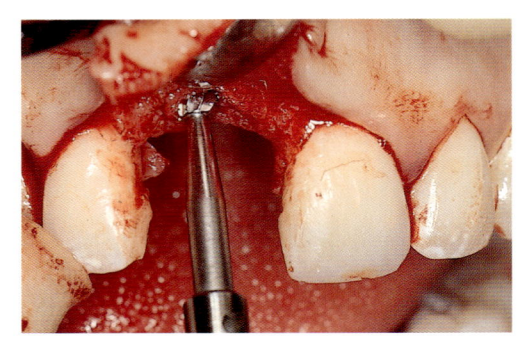

図8-87 球形の内部注水バーはインプラント埋入窩を広げるのに用いられる。選択された部位における小さな修正はこの段階で行うことができる。

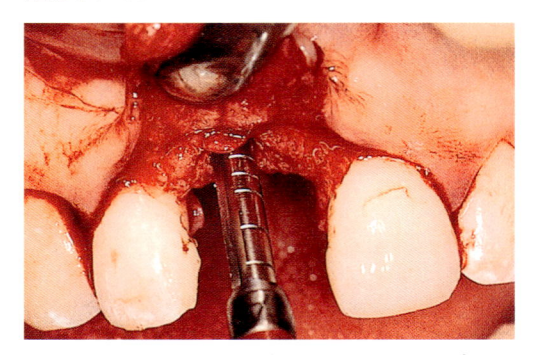

図8-88 インプラントを埋入する深さを決定するのに用いられる平行な埋入窩形成バー(平行ドリルA)が見られる。埋入されるインプラントの直径は最終的に用いられる埋入窩形成バーによって選択される。この症例では、適切な幅が存在するので、4.5mmの直径のインプラントが計画された。

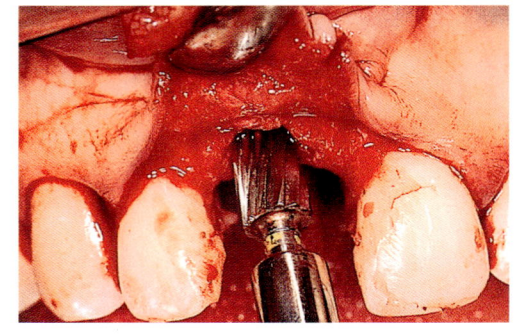

図8-89 テーパーのついたインプラントのための形態を作り出すのに用いられている4.5mmのインプラントのための形成バー。

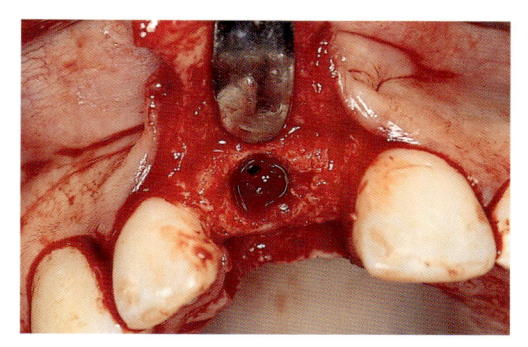

成熟歯槽堤を有する適切な骨への遅延埋入

図8-90 完成したインプラント埋入窩の咬合面観。少なくとも1mmは唇・口蓋側の骨が残存し、インプラント埋入窩部と隣在歯間に2mmが観察される。

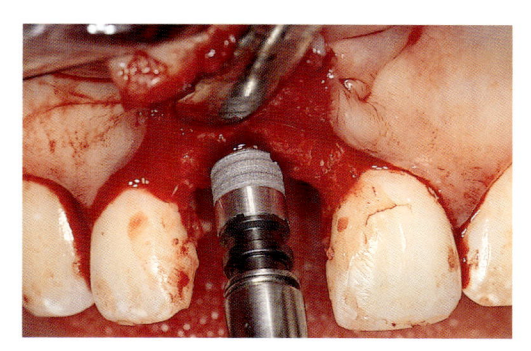

図8-91 4.5mmのインプラント（AnkylosB14）が埋入されている。

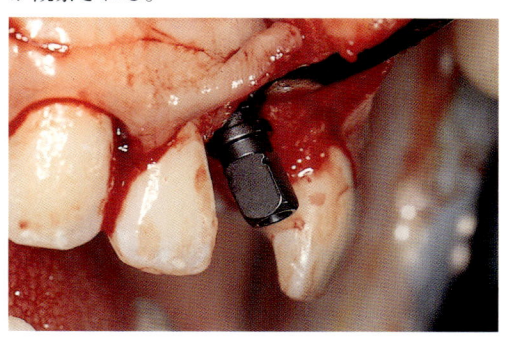

図8-92 インプラントは骨縁下約1mmのレベルに位置されている。インプラントキャリアはインプラントが埋入される角度を示している。

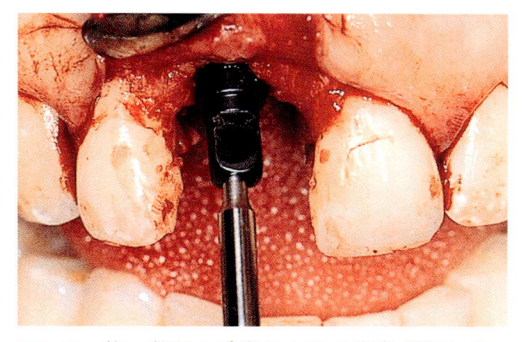

図8-93 第一段階の手術における印象採得に先立って六角ドライバーを用いたインプラントキャリアの唇側面観。

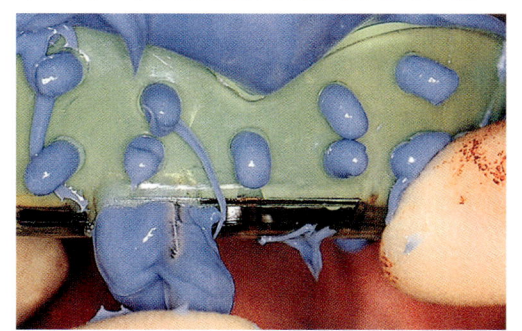

図8-94 穴を有するトレーはインプラントの位置を記録するのに用いられている（補強されたシリコン印象材—Provil monophase, Heraeus Kulzer, Hanau, ドイツ）。六角ドライバーはトレーの穴を通って現れている。

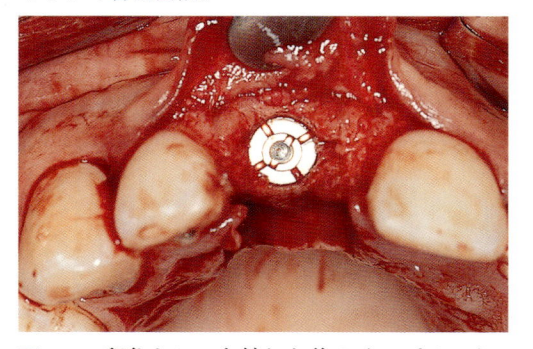

図8-95 印象トレーを外した後のインプラントの咬合面観。カバースクリューが取り付けられているのが見られる。

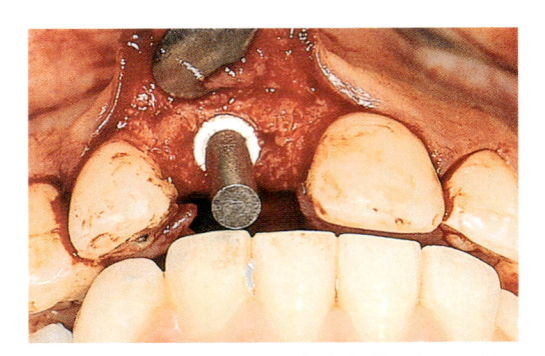

図8-96　アバットメントの角度を選ぶために用いられている典型的な方向指示棒の咬合面観。方向指示棒（15°）と対合歯の関係を見ることができる。

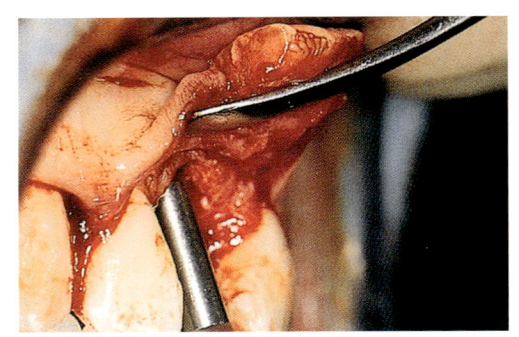

図8-97　口腔内における方向指示棒の側方面観。

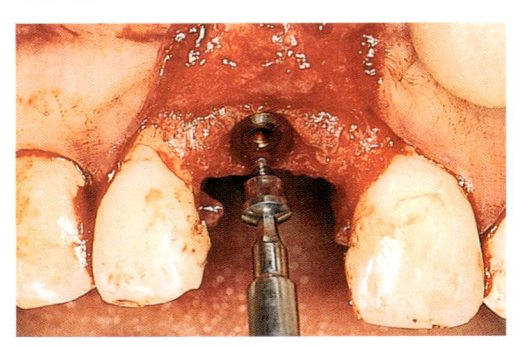

図8-98　審美的な結果が要求される軟組織の厚さを増すために、支持を与えるためにカバースクリュー内に3mmのサルカスフォーマーが挿入された。

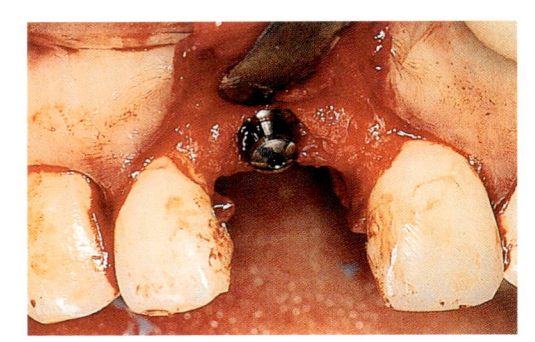

図8-99　予定された高さに増加していることを示している口腔内のサルカスフォーマー。

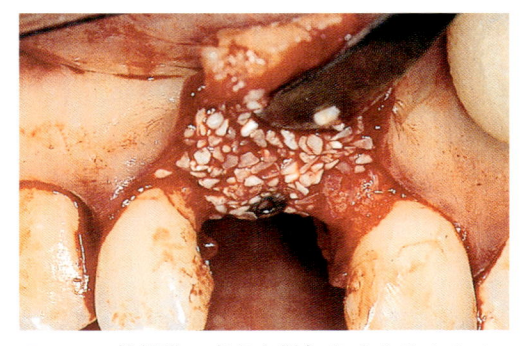

図8-100　軟組織の高さを増加させるサルカスフォーマー周囲に置かれた700μmの粒子サイズの非吸収性ヒドロキシアパタイト。

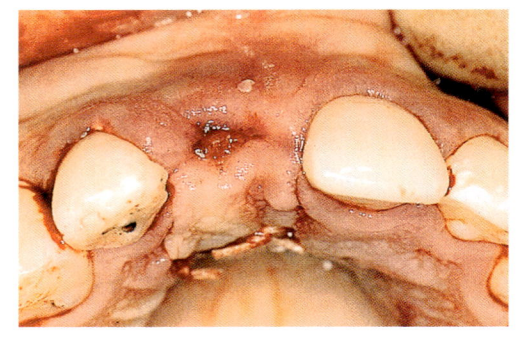

図8-101　口蓋における2糸縫合による創の閉鎖。

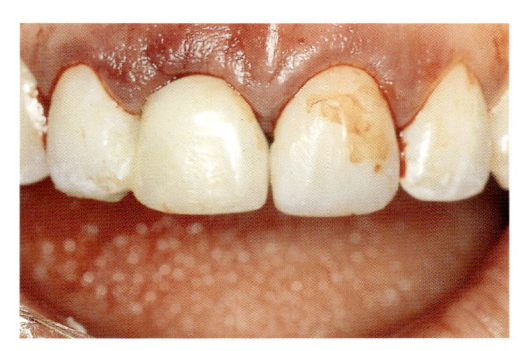

成熟歯槽堤を有する適切な骨への遅延埋入

図8-102　金属アクリル製のブリッジの唇側面観。増加した軟組織の外形のため歯冠長が短かくなったのを示している。

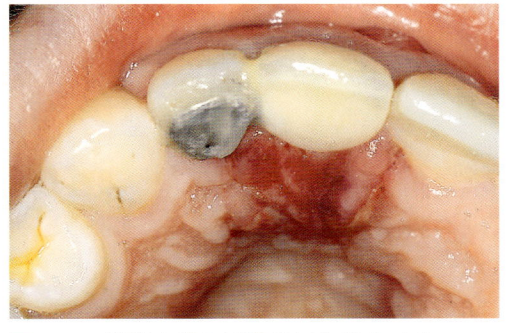

図8-103　術後1週の口腔内におけるロチェットの咬合面観。フラップの適切な治癒を示している。

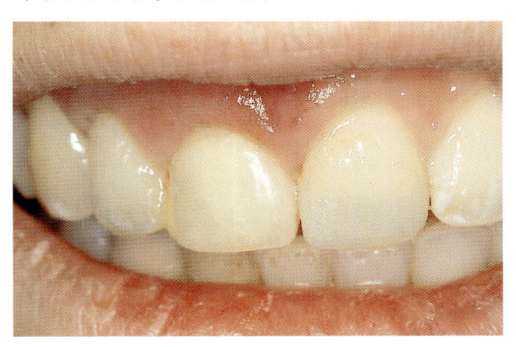

図8-104　術後1週のロチェットの唇側面観。ポンティックへの軟組織の適合を示している。

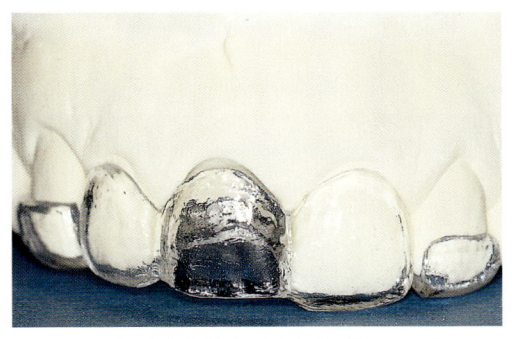

図8-105　歯冠長を決定する診断用テンプレートの唇側面観。

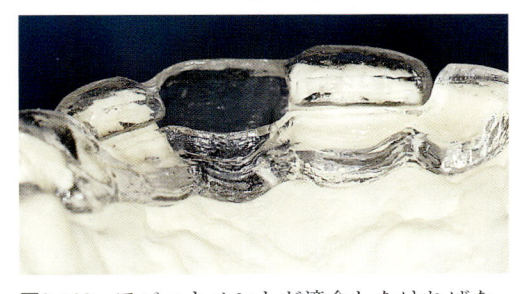

図8-106　アバットメントが適合しなければならない補綴的な外形を決定している診断用テンプレートの咬合面観。テンプレートはアバットメントの選択のために術中に用いられ、同様の目的のために歯科技工所でも用いられることができる。

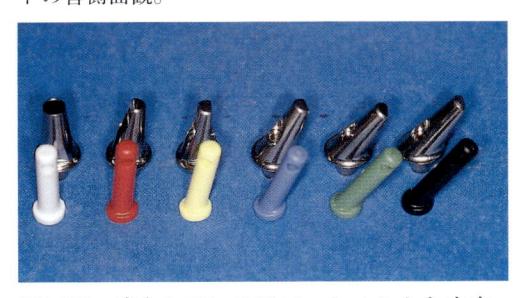

図8-107　適合しているアバットメントと方向指示棒の並び。アバットメントに一致する7.5°ずつ増加するメモリと色番号がある。色番号は次に示す度数で表している。白—0°、赤—7.5°、黄—15°、青—22.5°、緑—30°、黒—37.5°。色の順序は記憶される必要があり、インプラントの直径に用いられる色番号の順序に相当する（Ankylosシステム）。

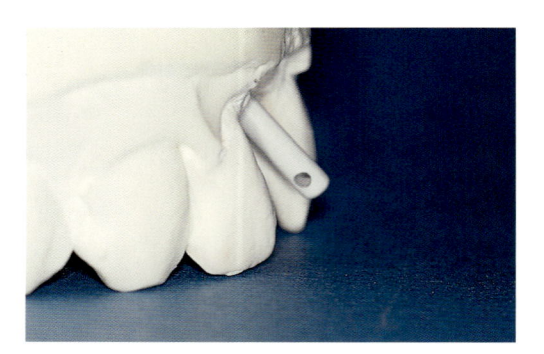

図8-108　作業用模型上に試適されている0°の方向指示棒で、いまだに口腔内にカバースクリューが残されている。ここで留意すべきことは、インプラントが埋入される角度が、インプラントキャリアの臨床的印象に相当するかどうかということである。

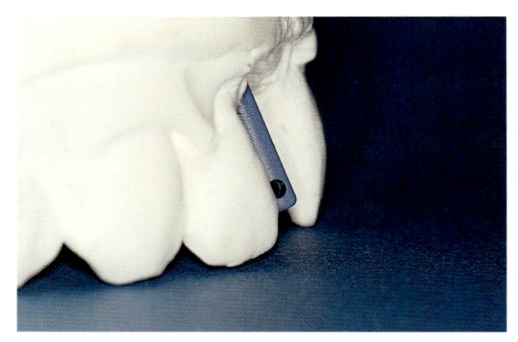

図8-109　22.5°の方向指示棒の使用は入手可能な修正を示している。これは典型的な方向指示棒の臨床像に相当する。

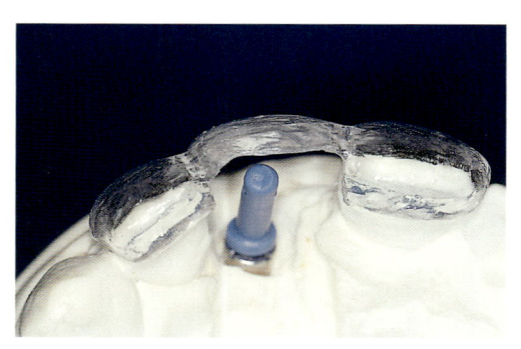

図8-110　唇側部に審美的に適切な間隙を示している部分的なテンプレートを持つ方向指示棒。

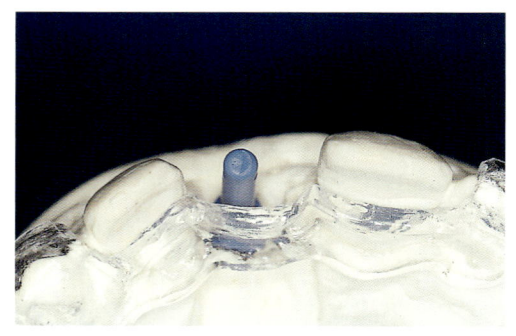

図8-111　適切な咬合間隙を示している口蓋部の部分的なテンプレートを持つ方向指示棒。

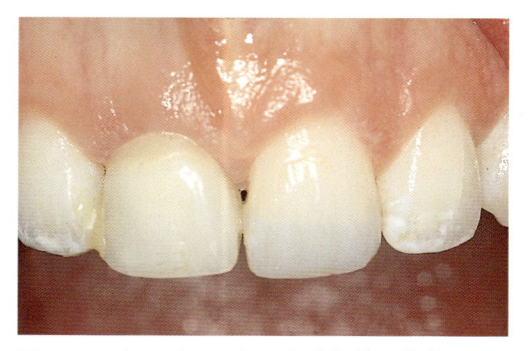

図8-112　インプラント二次手術前の術後6ヵ月のロチェットの唇側面観。

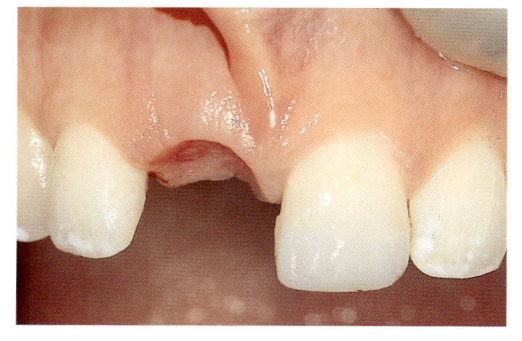

図8-113　ロチェットポンティックにより作られた軟組織の外形の唇側面観。

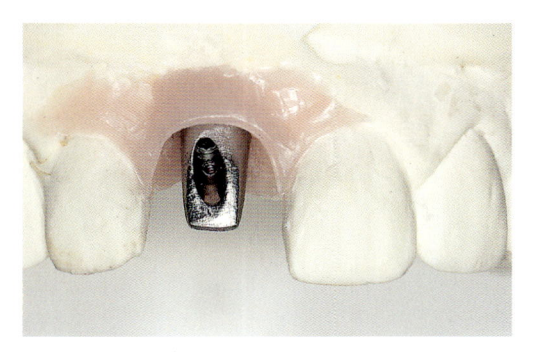

成熟歯槽堤を有する適切な骨への遅延埋入

図8-114 口腔内に用意、選択されたアバットメントを装着した作業用模型。模型は第一段階の手術時に得られた印象から製作され、インプラントの位置を再現した。

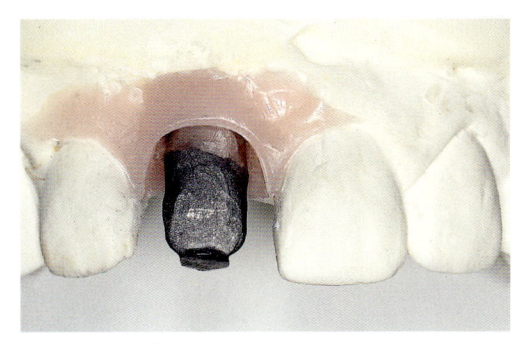

図8-115 金属フレームはアバットメント上に直接製作され、とてもよく適合している。

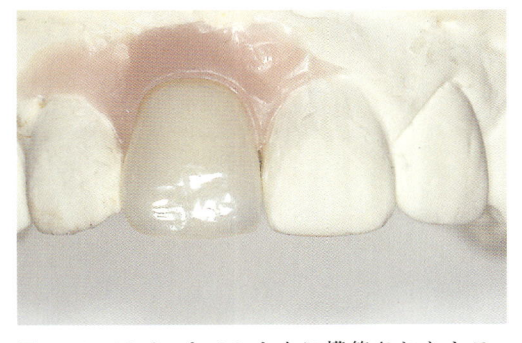

図8-116 アバットメント上に構築されたトランジショナルレストレーションで、ピンク色のワックスで軟組織を表現している。トランジショナルレストレーションはエマージェンスプロファイルを明らかにするのに用いられる。

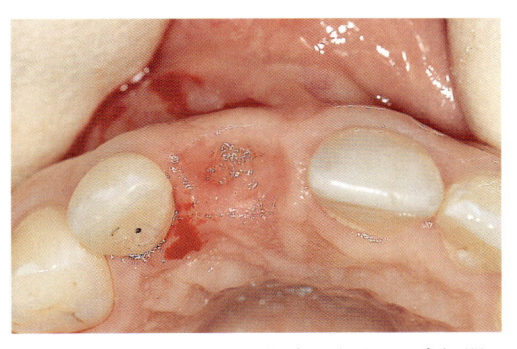

図8-117 インプラントの開窓のためにH字切開を行った歯槽部の咬合面観。

図8-118 固定前のアバットメント。ここで留意すべきことは、鼻口蓋管を避けるのにインプラントを遠心に位置させるためにアバットメントは歯科技工士により改良されるということである。

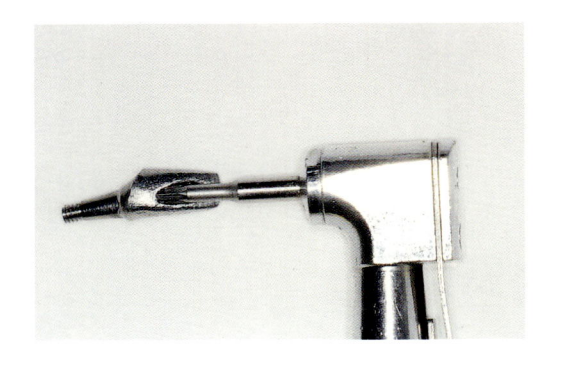

121

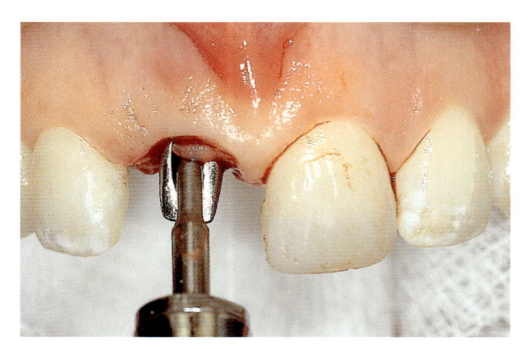

図8-119　H字切開後に固定しているアバットメントを示す唇側面観。アバットメントはモーステーパーに連動して15Ncmで締め付ける。

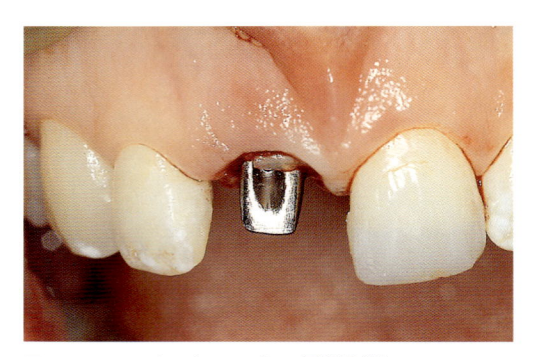

図8-120　アバットメントの唇側面観。

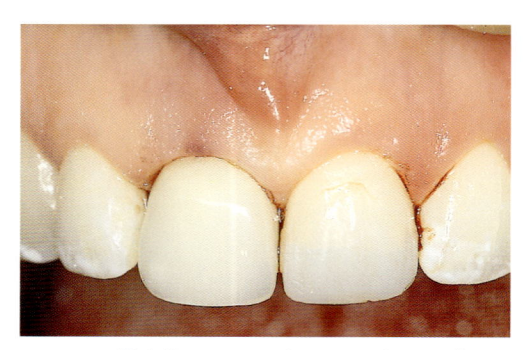

図8-121　開窓後のアバットメント上に固定された従来のクラウンの唇側面観。

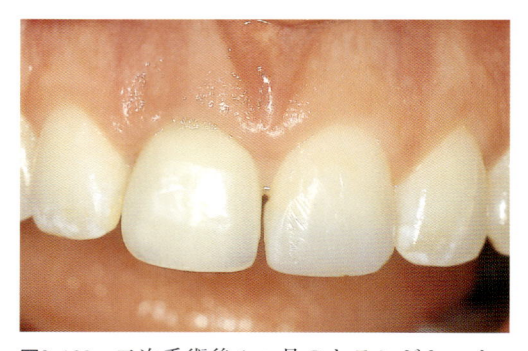

図8-122　二次手術後1ヵ月のトランジショナルレストレーションの唇側面観で、成熟した軟組織の外形が見られる。

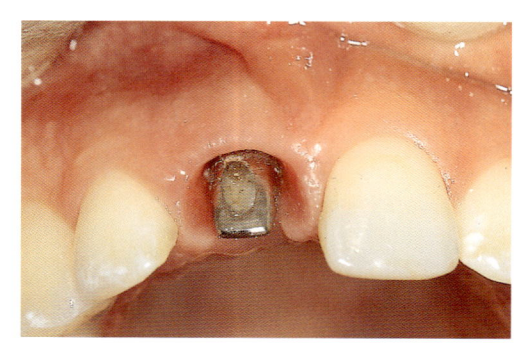

図8-123　トランジショナルレストレーション除去後のアバットメントの臨床像で、従来の補綴物によって圧痕がついている輪郭を示す。

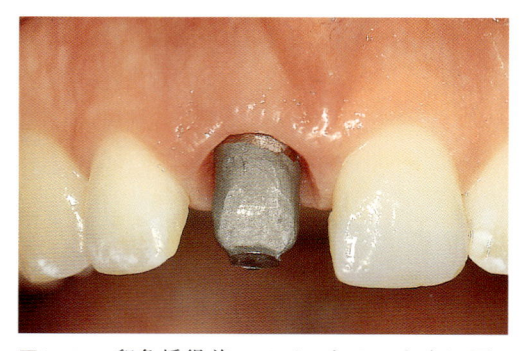

図8-124　印象採得前のアバットメント上に固定されたメタルフレーム。

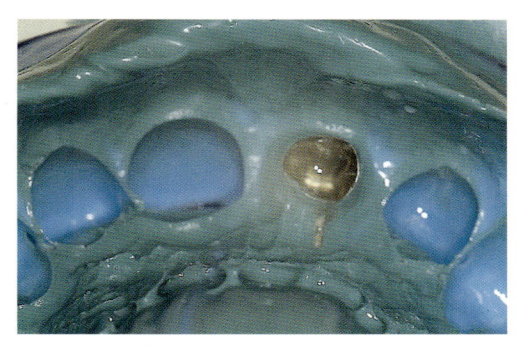

成熟歯槽堤を有する適切な骨への遅延埋入

図8-125　歯科技工所に移送するために準備された軟組織周囲の関係とともにメタルフレームごとに印象採得された印象面の拡大像。

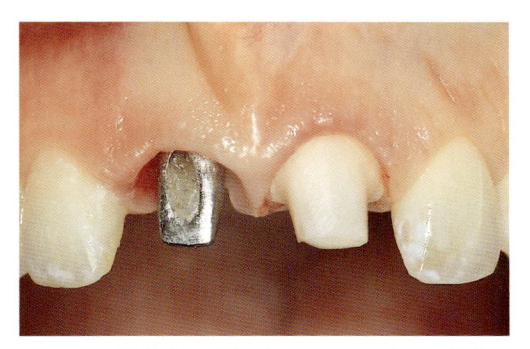

図8-126　隣接する中切歯のコンポジット修復の除去後、メタルセラミックを製作した。インプラントのアバットメントに隣接して補綴前の歯牙が観察される。

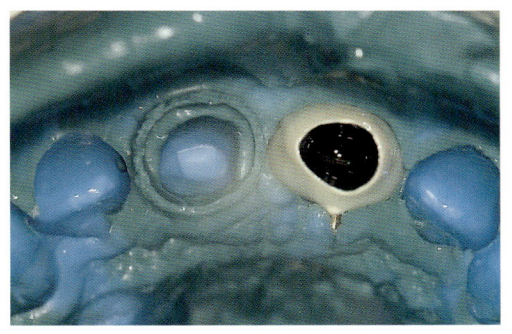

図8-127　軟組織を圧排された素焼の補綴物を組み合わされた補綴前の歯牙の印象面。

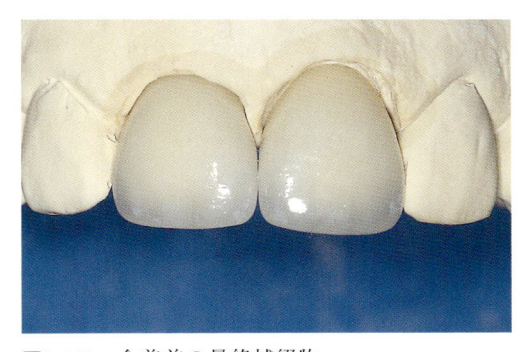

図8-128　合着前の最終補綴物。

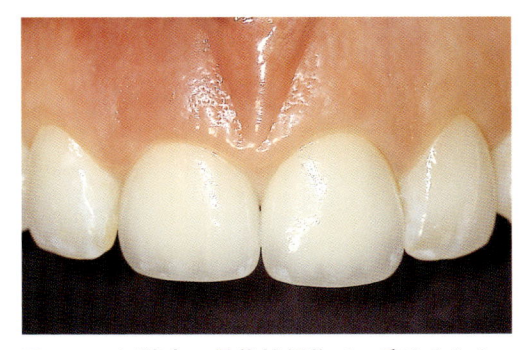

図8-129　口腔内の最終補綴物で、受け入れられる審美的な結果を示している。

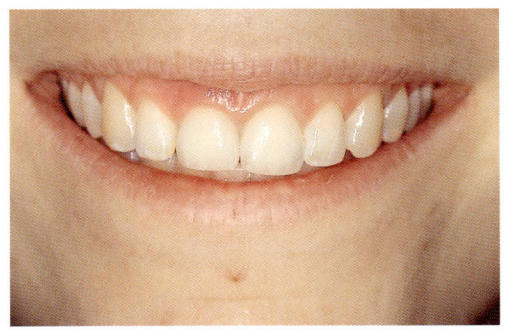

図8-130　最終補綴物を合着した後のスマイルラインが高い位置の患者の唇側面観。

123

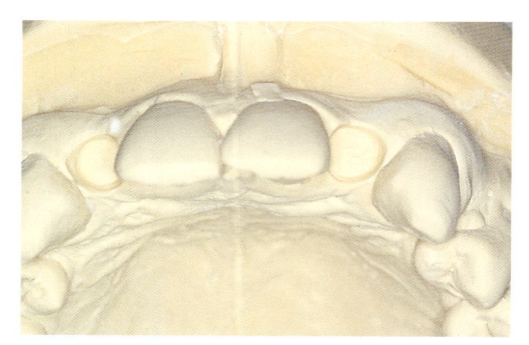

図8-131　従来のクラウン製作のために用意された歯槽部を示す診査用模型の咬合面観。

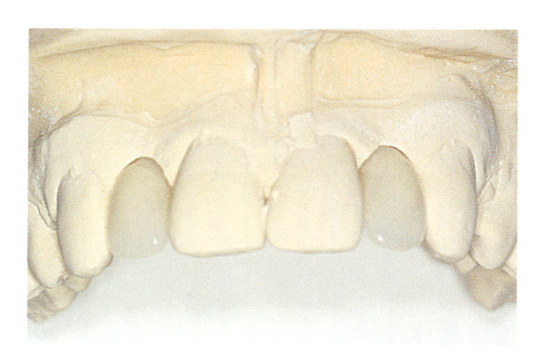

図8-132　アクリル製のトランジショナルクラウンの唇側面観。

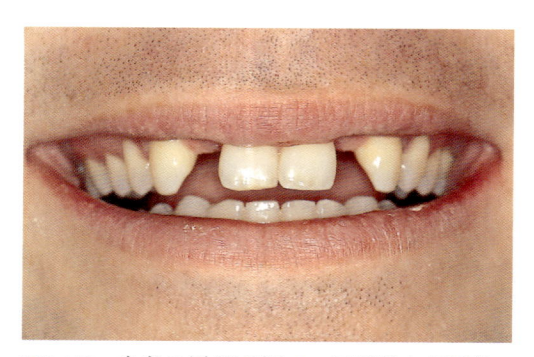

図8-133　患者の唇側面観で、口唇線と矯正治療によって作り出されたスペースを示す。

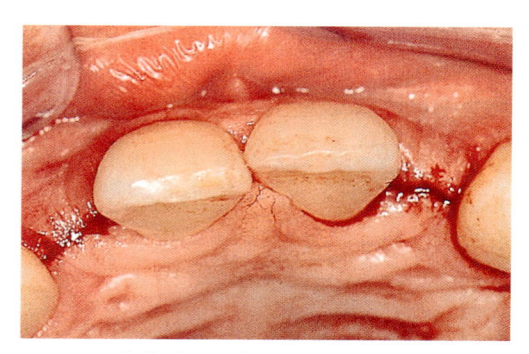

図8-134　歯槽頂の口蓋部の切開を示している側切歯の咬合面観。

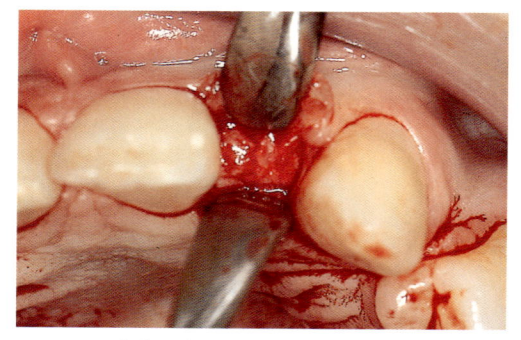

図8-135　咬合面観で、左側の歯槽の露出を示す。

症例2：遅延埋入後の即時荷重

　35歳の男性で、先天性の両側側切歯欠損部の改善を要求した。患者はインプラント療法に先立ち、前歯部を揃えるための歯列矯正治療を受けた（図8-8、9）。骨が利用可能であり、同時に咬合荷重および非機能的荷重も良好であったことからも、インプラントを埋入してただちにインプラントを機能させる決定をした（図8-131〜147）。

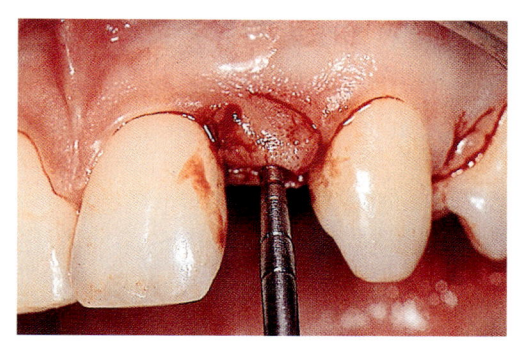

成熟歯槽堤を有する適切な骨への遅延埋入

図8-136 ポジションマーカーの使用を示している唇側面観。

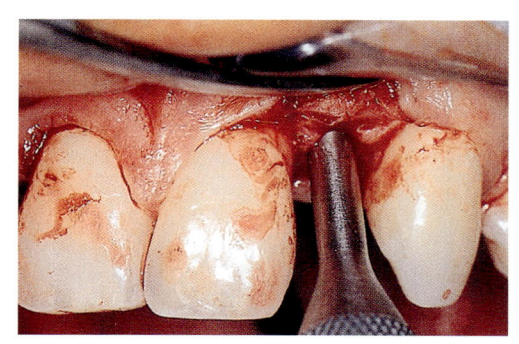

図8-137 最終ボーンコンデンサー(直径3.5mmのAnkylosインプラント用)。歯根の近接と非回転器具の使用により隣接構造へのダメージの危険性において特有の減少のため、ボーンコンデンサーはもっぱらこの症例に使われる。骨密度の増加も即時荷重を可能にするボーンコンデンサーによって容易にすることができる。

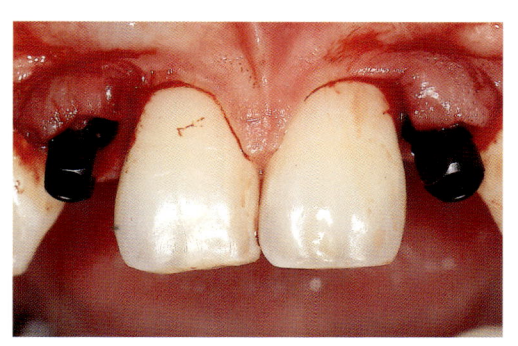

図8-138 口腔内のインプラントの唇側面観で、インプラントキャリアの唇側のおける余剰な歯肉組織を示している。

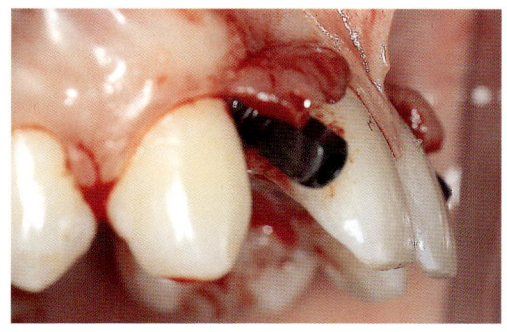

図8-139 インプラントの角度測定はインプラントキャリアによって表示される。

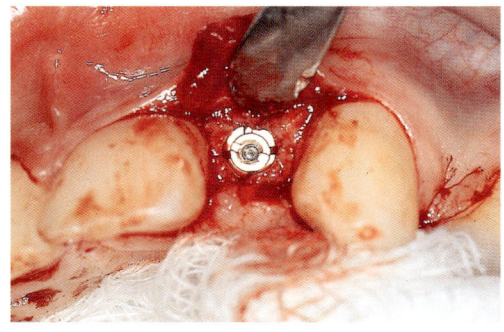

図8-140 インプラントキャリアは外され、インプラントの表面が見られる。

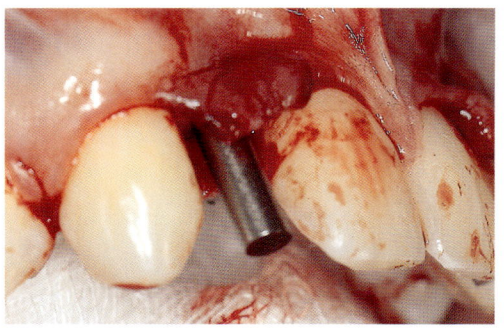

図8-141 方向指示棒を用いた典型的なアバットメントの選択。

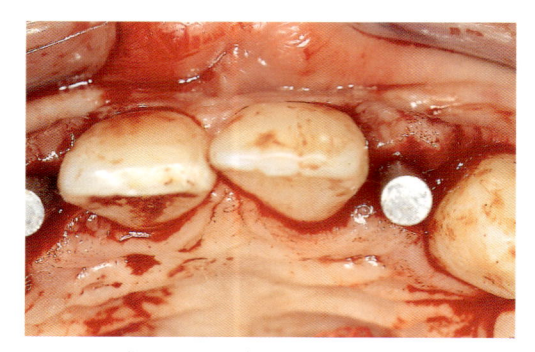

図8-142 典型的な方向指示棒の咬合面観で、22.5°のアバットメントを用いることにより実現することができた配置への修正を示している。

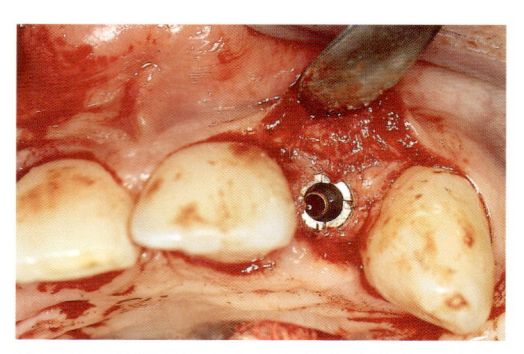

図8-143 選択されたあらかじめ角度をつけられたアバットメントを支えるために、あらかじめカバースクリューを除去された咬合面観。

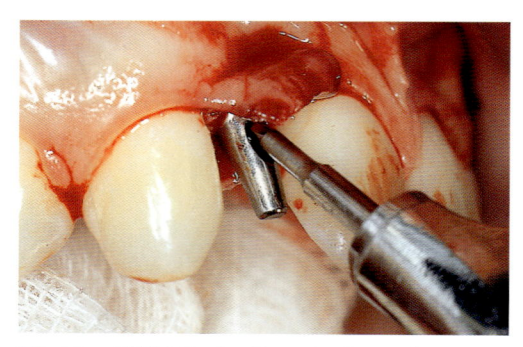

図8-144 試適されているアバットメント。

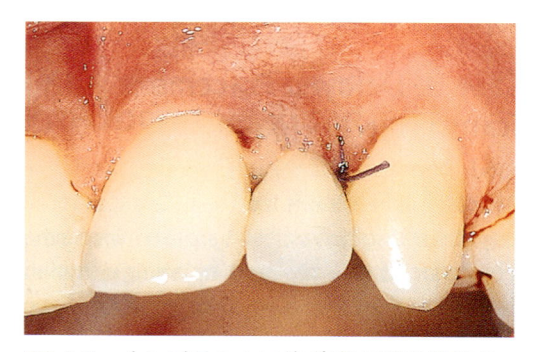

図8-145 インプラント二次手術の項に既述されているごとく、S字切開の完了におけるトランジショナルレストレーションの周囲の創の閉鎖。

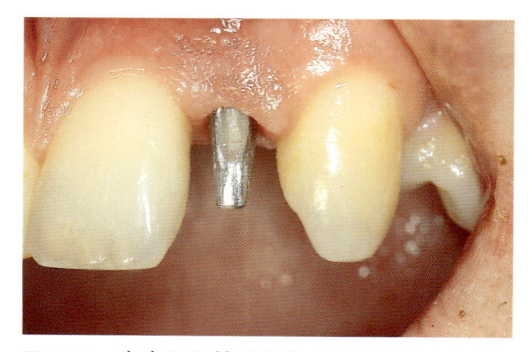

図8-146 安定した外形を有する軟組織から突出したアバットメントの唇側面観。

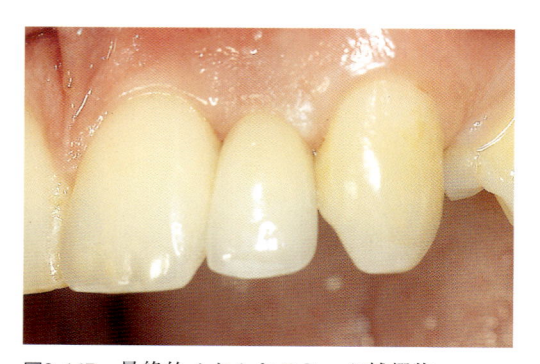

図8-147 最終的メタルセラミック補綴物。

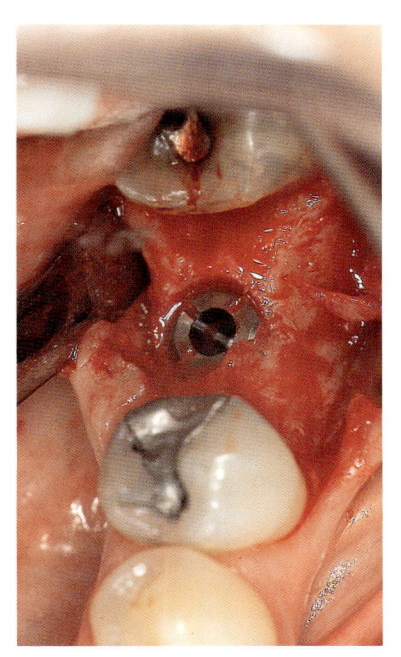

成熟歯槽堤を有する適切な骨への遅延埋入

図8-148　下顎第一大臼歯を置換しているインプラントの咬合面観。カバースクリューはサルカスフォーマーにとって換えられる。

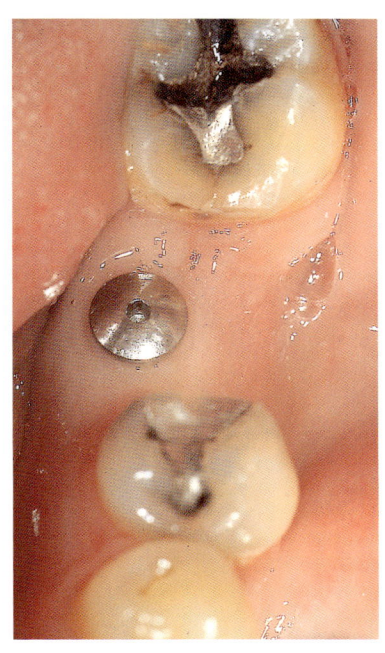

図8-149　アバットメントの接合前のサルカスフォーマー。

症例3：歯肉貫通治癒後の遅延埋入

　この症例では、サルカスフォーマーを用いて歯肉貫通治癒を生じるようにしている。単独の臼歯欠損を単独インプラントで置換する場合、補綴物を装着せず審美性が重要ではない例では粘膜貫通による治癒が望まれる（図8-148、149）。

第9章

遅延荷重インプラントの二次手術

訳／萩原芳幸
日本大学歯学部付属歯科病院特殊診療部歯科インプラント科・科長

はじめに

　本章の目的は、オッセオインテグレーションの予知性獲得と軟組織を支持するための適切な硬組織基盤を構築するための基本的な考えを記載することである。それは、調和が取れて望ましい形態のエマージェンスプロファイルを構築するために必要な軟組織のボリュームを意味する。

　二次手術時にインプラント体に接続するコンポーネントの形状は、エマージェンスプロファイルに影響を与える。コンポーネントのサイズや形状は、最終的に使用するアバットメントや補綴装置に、より近似させるべきである。これらの理由から、一次手術時に選択されたアバットメントは、必ずしもこのステージ（二次手術時）においては理想的なものとは限らない。

　補綴装置にとって理想的な形態のアバットメントを、この二次手術時に接合することが望ましい。この時期の最終的なアバットメント装着は、コンポーネントの繰り返しの着脱を防止し、以下に示す多くの利点を有する。
・アバットメント類の繰り返し着脱による過剰な組織反応の予防[109]。
・外科サイドと技工サイドの間でコンポーネントパーツを頻回授受することにより不適合要素を避ける[110-112]。
・技工サイドへの情報伝達に使用するための、各種コンポーネントに対する経費節減。

　さらに、トランジショナルレストレーション製作のために、一次手術時に印象採得を行うことで、二次手術時に適切な形態と豊隆を有したトランジショナルレストレーションを装着できる。

　したがって、ヒーリングアバットメントは理想的とは言えないうえに、軟組織を不適切な形態に誘導してしまう可能性がある。特にインプラントとアバットメントの角度が15°以上の場合は十分な注意が必要で、ヒーリングアバットメントにより歯肉形態が変形し、重篤な歯肉退縮を惹起する（図8-59）。それでもヒーリングアバットメントをサルカスフォーマーとして使用する場合は、二次手術後も継続的な機能圧を付与するのでプロビジョナルレストレーションを改良する必要がある。

　本章では二次手術時に、隣在歯に調和した歯肉の豊隆や自然な歯間乳頭再建のために必要ないくつかの切開線デザインを記載した。本章で紹介するプロトコールは、患者、歯科

医師、歯科技工士にとって治療を単純化することを目的としている。

術前計画

中空のアクリル製トランジショナルレストレーションは、オリジナルの研究用模型上で、歯冠形態と位置に留意して製作されるべきである。この時点までの治療で何らかの変化が生じた場合には、追加印象を行う必要がある。

インプラントの開窓

外科的原則を遵守してインプラントを開窓させる。このステージに関する詳細は、フローチャート9-1に記載した。

フローチャート9-1　二次手術

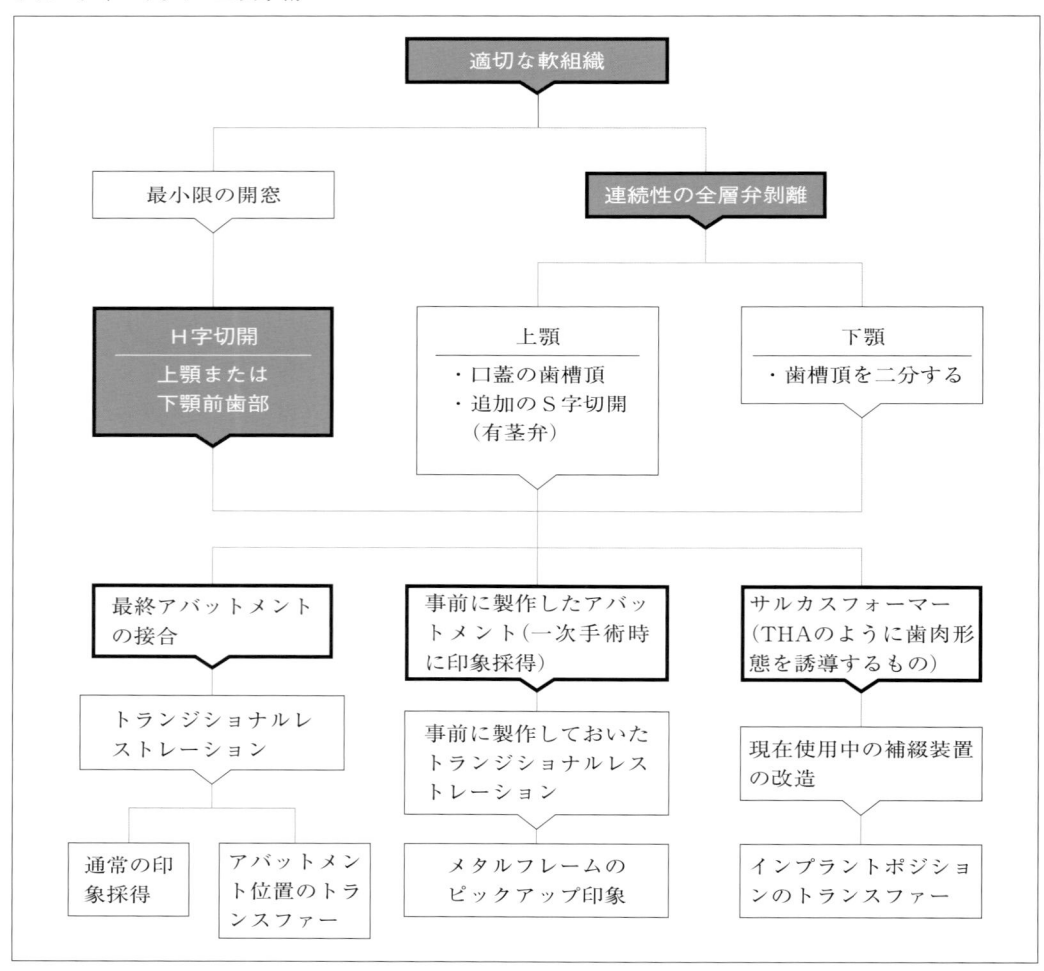

```
                        適切な軟組織
                ┌───────────┴───────────┐
          最小限の開窓              連続性の全層弁剥離
                │                ┌──────────┴──────────┐
           H字切開              上顎                   下顎
         上顎または         ・口蓋の歯槽頂         ・歯槽頂を二分する
         下顎前歯部         ・追加のS字切開
                           （有茎弁）

    ┌────────────┬─────────────────────┬─────────────────────┐
最終アバットメント    事前に製作したアバット      サルカスフォーマー
の接合              メント（一次手術時         （THAのように歯肉形
    │               に印象採得）             態を誘導するもの）
トランジショナルレ    事前に製作しておいた        現在使用中の補綴装置
ストレーション       トランジショナルレス        の改造
    │               トレーション
┌───┴────┐           │                       │
通常の印   アバットメン    メタルフレームの       インプラントポジショ
象採得    ト位置のトラ    ピックアップ印象       ンのトランスファー
         ンスファー
```

遅延荷重インプラントの二次手術

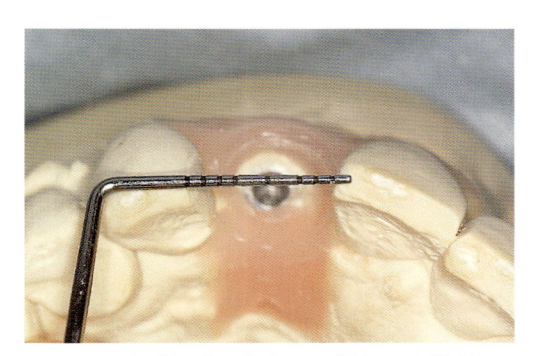

図9-1 一次手術時に印象して製作した模型の咬合面観(インプラントの位置に注意)。この位置は臨床的に反映させることができる。アバットメントは一次手術の際に選択して、ラボアナログを介して形態修正を加える。この模型上でトランジショナルクラウン同様メタルフレームワークも調整可能である。

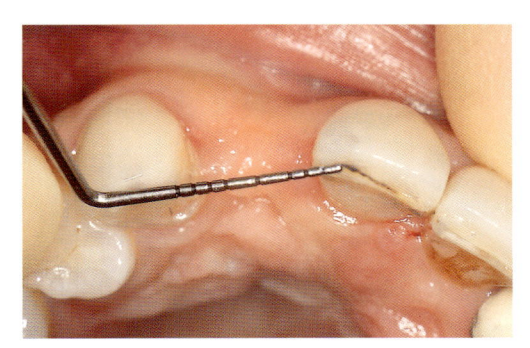

図9-2 二次手術直前のインプラント埋入顎堤。インプラントの埋入部位は模型を介して正確に把握されている。

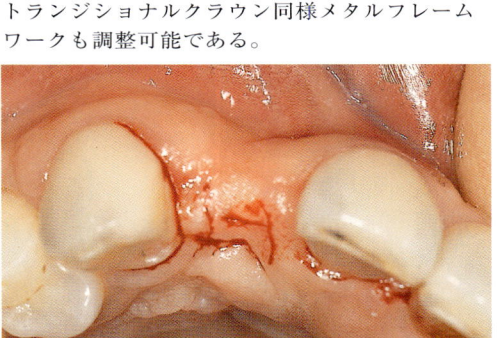

図9-3 H字切開を歯槽頂に施す。Hのクロスバーはインプラントの口蓋側縁に設置。これにより軟組織の唇側陥凹部に修正することが可能となる。

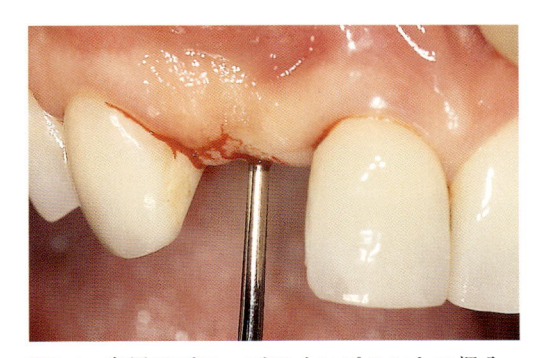

図9-4 専用のプローブでインプラントの埋入位置を確認(Ankylos Exposure kit, Dentsply Friadent, Mannheim, Germany)。

最小限の開窓

　適当量の軟組織が存在する場合には、二次手術の目的は単に軟組織を一部除去してアバットメントとトランジショナルレストレーションを装着することになる。しかし、たとえば円形の歯肉切除(パンチング)などでは理想的な歯肉マージンが獲得できない。したがって、最小限の歯肉切開(H字(H-shaped)切開)を考案した。この切開方法は歯肉の豊隆を見きわめて、必要に応じて適切な歯肉形態にすることができる(図9-1〜14)。

H字(H-shaped)切開

　この切開方法は、特に以下の場合に有用である。
・上下顎の前歯部
・インプラントの埋入位置が正確に把握できている場合

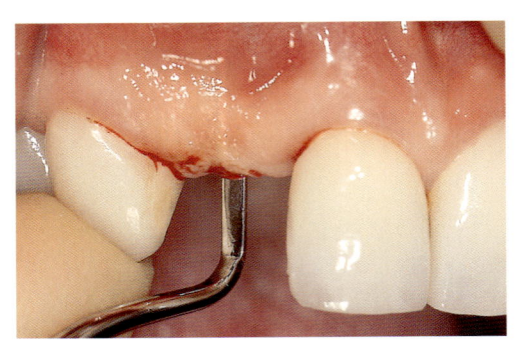

図9-5 フラットインスツルメント（Ankylos Exposure kit）で軟組織をインプラント（カバースクリュー）から剝離する。

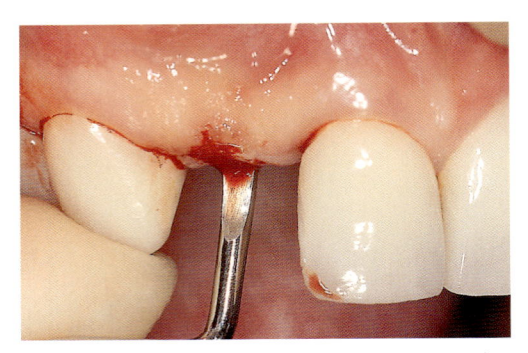

図9-6 エキスカベーター（Ankylos Exposure kit）を用いて軟組織を掘り、インプラント周囲に骨が増殖している場合には除去する。

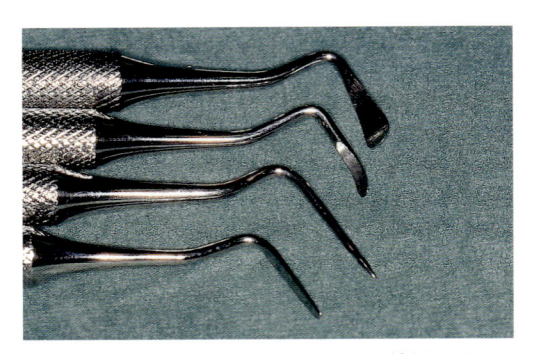

図9-7 Ankylos Exposure kitは4種類のインスツルメントから構成される。特に最小限の切開線によるインプラントの二次手術、不必要な骨や軟組織の除去に有効（Dentsply Friadent, Mannheim, Germany）。

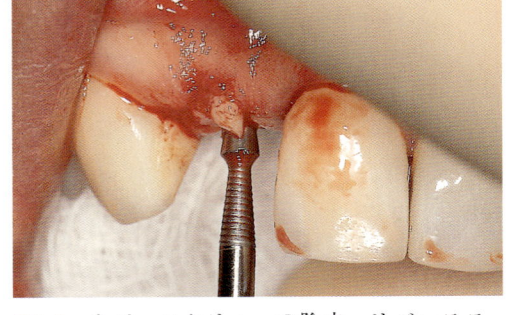

図9-8 カバースクリューの除去。リバーススレッドを有した特殊器具をカバースクリューにネジ込んで除去する。最小限のリスクでカバースクリューに関するアクシデントをなくす。

・単独埋入インプラント
・適切なインプラント間距離が設定させている複数埋入インプラント

　H字切開はインプラント体直上に施すが、主切開はインプラントの口蓋側縁に入れ、平行切開はインプラント体から約2.0mm隣在歯側に離して入れる（図9-3～15）。切開の大きさとデザインは臨床状況により異なる（図9-15、16）。周辺軟組織下を剝離することにより、最初の切開をインプラント直上にまでもたらすことができる。翻転する軟組織量はカバースクリューやアバットメントのサイズやデザイン選択の基準となる。

　カバースクリュー上の硬・軟組織を適切に除去することで、アバットメントを正確に設置することが可能となる。軟組織の除去量はインプラントとアバットメントの接合タイプによって異なる。モーステーパーデザインのインプラントでは最小の除去量でよく、主にインプラント内側嵌合機構部分（モーステー

遅延荷重インプラントの二次手術

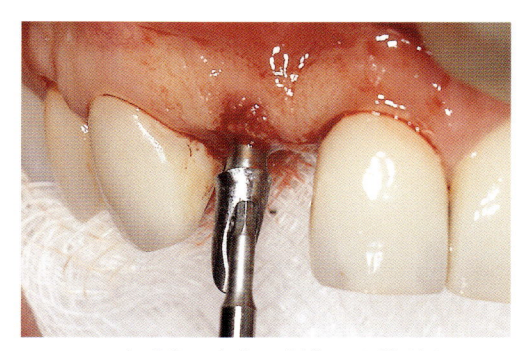

図9-9　一次手術の印象で製作した模型上で、アバットメントの形態を整えておく（技工：Peter Sochor）インターナルコネクション型のアバットメントは最小限度の切開で接合可能である。テーパーコネクション型のアバットメントでは、単純に指でテーパーへの嵌合を確認することができる。この症例では接合に関して介在物は存在しなかったが、何らかの原因で接合が不十分であると、後の治療過程でアバットメントの緩みを生ずる。

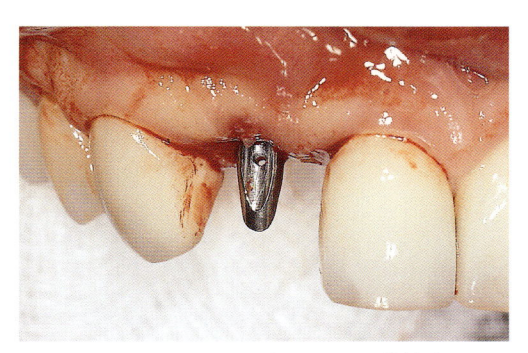

図9-10　アバットメントを15Ncmで締結する。術前に存在した唇側の陥凹が修正されている。ガーゼによって小さなパーツの気道への落下を予防する。

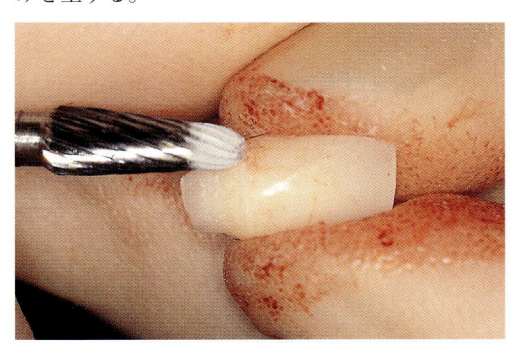

図9-11　トランジショナルレストレーションをアバットメント上で直接製作し、形態を修正する（技工：Peter Sochor）。本図ではトランジショナルレストレーションおよび最終補綴装置のエマージェンスプロファイルを形成している。

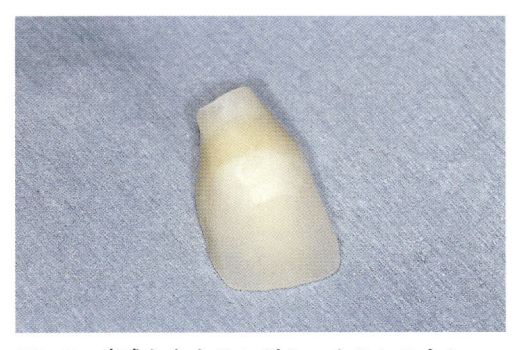

図9-12　完成したトランジショナルレストレーション。歯肉縁下の狭窄した部分が形成してある。試適の際にこの部分の軟組織に対する反応を観察しなくてはならない。

パー部分）のアクセスのみで十分である（図9-17）。アバットメントはインプラントトップではなくテーパー嵌合部分に入り込めばよい（図9-18）。エクスターナルヘックス型のバットジョイント接合が必要なインプラントでは、インプラントショルダーやエクスターナルヘックスに対するダメージの防止に最大の注意が払われるため、最大量の歯肉翻転が求められる。

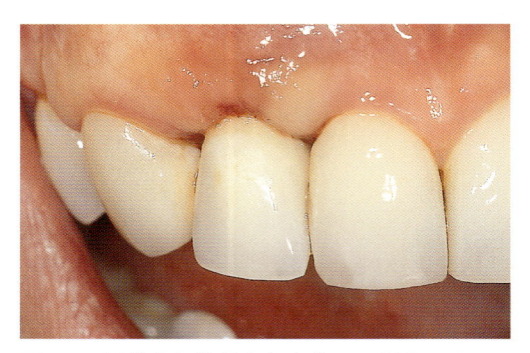

図9-13 口腔内に装着されたトランジショナルレストレーション。近心歯肉の一部が加圧によりやや白く貧血となっているが、唇側部は加圧していない。軟組織の加圧は貧血帯により確認でき、その効果で近心の歯間乳頭が再建されている。しかし、唇側部に貧血帯を生じると、歯肉退縮の原因になりうる。

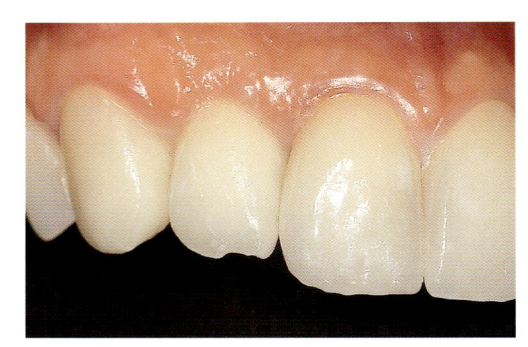

図9-14 天然歯と調和した歯冠形態と色調を有した最終補綴装置。補綴装置周囲の健康的で自然観のある歯肉が観察できる（補綴医：Dr.Chris Parte、技工：Richard Greenles）。

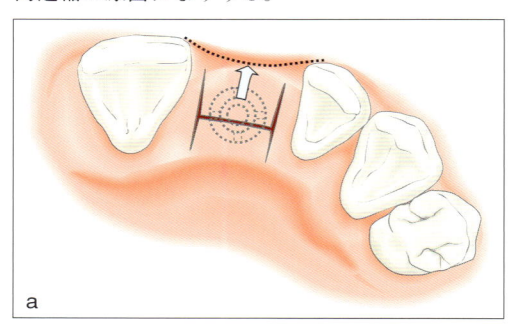

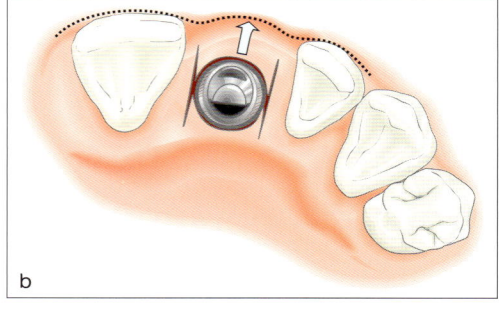

| 図9-15a | 図9-15b |

図9-15 2つの図は単独インプラントにおけるH字切開の模式図である。この切開デザインは、抜歯後完全治癒部位における、埋入即時荷重の症例にも応用可能である。a）インプラントと切開線の位置関係を示す。歯間乳頭は触らずに、H字のクロスバー（−）の位置によって唇側部への軟組織の移動が可能となる。b）アバットメント締結後のシェーマ。インプラント上にあった軟組織が唇側に移動して、唇側陥凹部の豊隆を改善している。

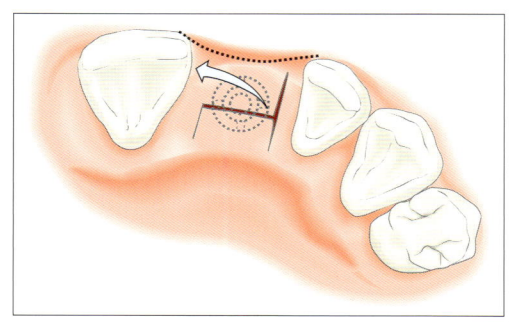

図9-16 H字切開のバリエーションの一つ。インプラント上の軟組織を片側に移動させることで、片側の歯間乳頭のボリュームを増すことができる。

遅延荷重インプラントの二次手術

図9-17 小さな切開を介してカバースクリューを除去。カバースクリューがインプラント直径よりも小さいので、最小限の切開で除去が可能。

図9-18 小さな切開を介して事前に選択したアバットメントを二次手術時に装着する。それによりインプラント・アバットメント接合部周囲のボリュームが増加する。インプラントトップ全体へのアクセスは必要なく、インプラントエッジに増殖した骨の除去も必要ない。しかし、モーステーパーの接合を確実にしなくてはならない場合は除く。モーステーパーへの嵌合は、単純に指でテーパーへ嵌合させ、わずかな回転力で嵌合確認をすることができる。

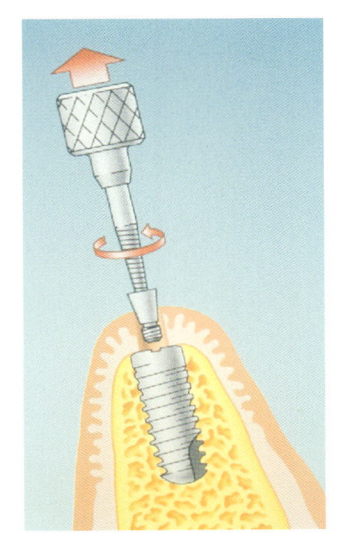

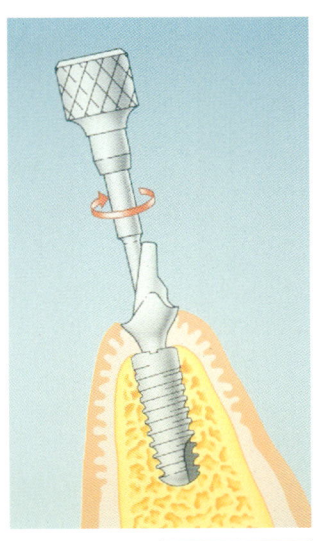

図9-17 | 図9-18

広範な全層弁切開

広範な全層弁切開は、以下に示すさまざまな状況において求められる。この種の切開は上下顎で用いられ、軟組織の状況によって使い分けられる。

上顎の場合

上顎では十分な角化歯肉が口蓋を覆っている。これらは強固に付着しており不動性である。それにもかかわらず、付着組織を口蓋からインプラント唇側面に移植したり、歯間乳頭を再生させることができる。上顎は目に触れやすいことを考えるとこのことは有用である。

下顎の場合

下顎では、一般的に下顎骨とともに角化歯肉も萎縮している。そのために、相対的に狭い角化歯肉層しか活用できない。大体は、下顎では歯槽頂切開により付着歯肉を2等分してインプラントの舌側・頬側に角化歯肉を獲得させることが多い。

下顎顎堤の舌側には有効利用が可能な付着歯肉がない。しかし稀に、萎縮が少ない場合には歯槽頂および唇側に厚い角化歯肉帯が存在する場合がある。このような場合には歯間乳頭の再建に用いることができる。下顎の軟組織は容易にインプラント周囲に移動させることが可能である。下顎における延長全層弁切開の適応を以下に示す。

・連続した複数インプラントの二次手術
・インプラントの埋入位置が正確に把握できていない場合
・単独あるいは複数埋入インプラントで歯間乳頭を再建させる場合
・角化歯肉のリポジショニング

延長全層弁切開はインプラントの舌側に施し、全層弁を剥離してインプラントを開窓させて、付着歯肉をインプラントの唇(頬)側に移動させる。インプラントにアバットメントを接続するが、この際インプラント近遠心側の軟組織が欠落する。この部位の縫合・閉鎖

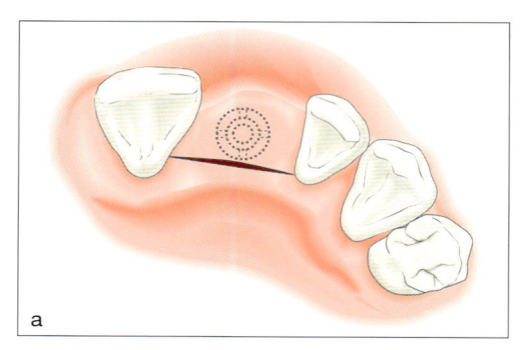

図9-19 咬合面から見た単独インプラントにおけるS字切開を示す。
a)インプラントの口蓋側縁を通って両隣在歯に達する、全層弁切開のデザインを示す。

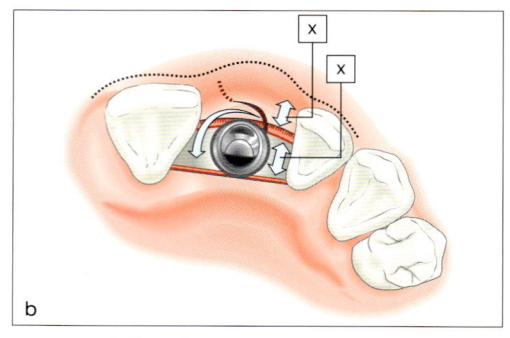

図9-19 b)インプラントにアバットメントを接続し、唇側への軟組織移動を示す。歯槽頂骨面の露出がインプラント両側に認められる。×マークで示した距離の軟組織を唇側から移動させる。全層切開は赤で示し、部分層切開は赤の点線で示した。切開により小さな有茎弁が形成され、それらを用いて露出した骨面を被覆する。

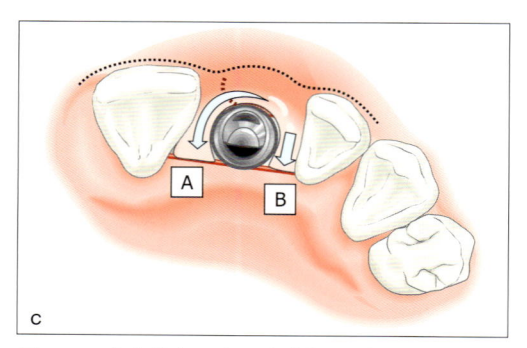

図9-19 c)有茎弁による(A)側の露出骨面の被覆状況を示す。(B)は本来の歯肉の位置を示す。

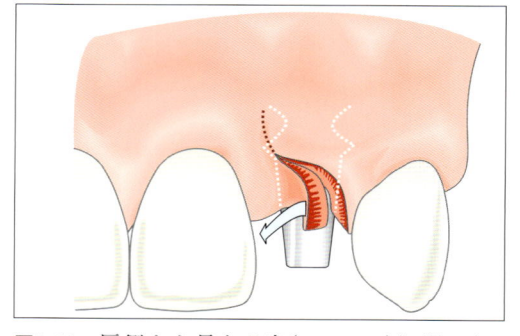

図9-20 唇側から見たS字(S-shaped)切開。全層および部分層(点線)切開を示す。唇側の有茎弁は切開と同時に粘膜レベルによって伸展される。

状況は歯間乳頭の必要性に応じて異なる。
　追加のS字(S-shaped)やC字(C-shaped)切開はアバットメントを接合した後に、正確な切開デザインを決定する。アバットメントのサイズ、直径および位置が軟組織の豊隆に影響を与える。細いアバットメントでは軟組織を最大限に有効利用できるスペースが存在し、最小限に軟組織を細工するだけで済む。

ミニ有茎弁(ミニペディクルフラップ)のためのS字(S-shaped)切開

　S字切開は歯間乳頭の再建が必要な場合の適応として、Palacci[113]が最初に紹介した。この切開デザインは小さな有茎弁を形成し、歯間部分に移動させる(図9-19～31)。複数インプラントを埋入した場合には有茎弁をインプラントの近心側のみに移動させる(図9-23、

遅延荷重インプラントの二次手術

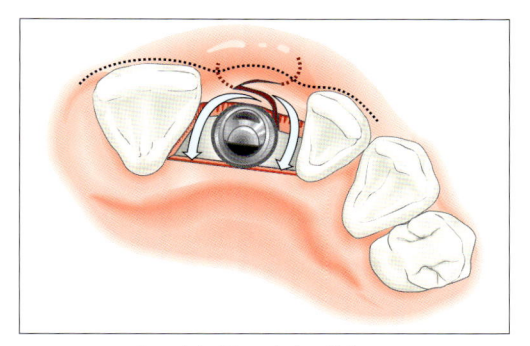

図9-21　二重S字切開の咬合面観。このテクニックは十分な歯肉量があり、インプラント両サイドの歯間乳頭を再建する際に応用できる。

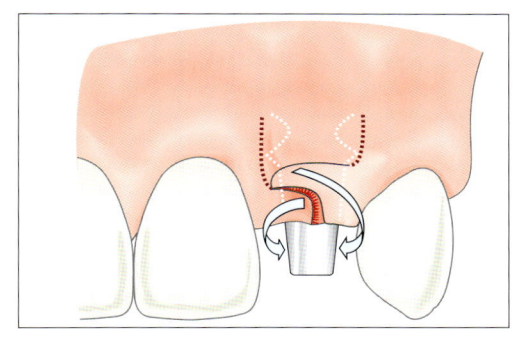

図9-22　二重S字切開の唇側面観。全層および部分層（点線）切開を施し、二つの有茎弁をそれぞれ矢印の方向に移動させる。

図9-23　複数インプラントに対するS字切開を図示する。上顎左側側切歯と犬歯相当部の咬合面観である。
a）全層弁切開をインプラントの口蓋側縁に入れる。

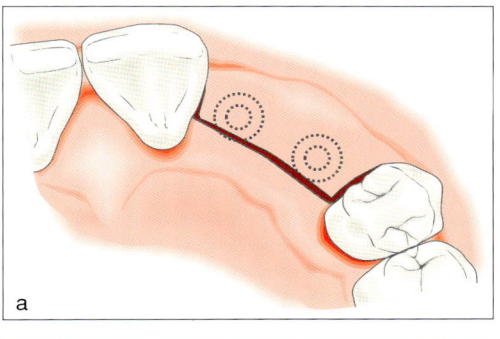

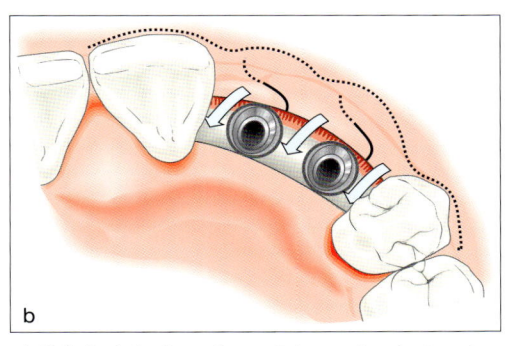

b）露出させたインプラントにアバットメントを接続する。全層および部分層（点線）切開を入れて、有茎弁を各インプラントの近心側に翻転・移動する（矢印で示す）。

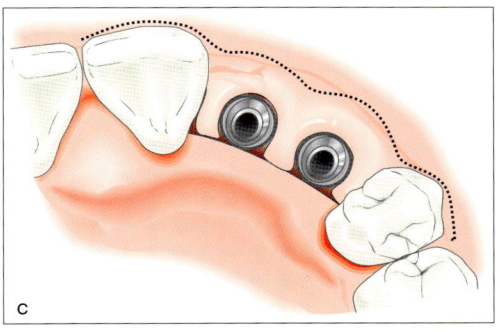

c）有茎弁による露出骨面の被覆と歯間乳頭の再建状況を示す。有茎弁は各インプラントの近心に移動させて歯間乳頭を形成する。

24）。顎堤の高さ、歯間のスペースおよび軟組織の厚みが有茎弁の幅に影響する。アバットメント接合後にS字切開をインプラントの遠心側に入れる。術者はアバットメントの近心側に最終的な弁の位置を確認する。切開の最初のパートは全層弁で形成し、次いで骨膜

137

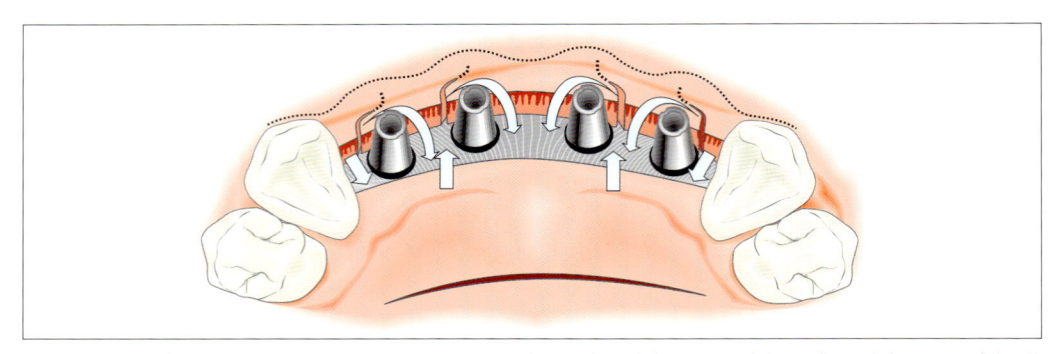

図9-24 正中線をはさんだ4本のインプラントに対する全層弁剥離とS字切開を図示する。S字切開を通常通りに加え、有茎弁を各インプラントの近心に移動させる。正中線相当部の幅広い露出部分には、両側の2つのフラップを利用する。骨移植などによって角化歯肉量が減少している場合には、最初の水平切開線を通常よりも口蓋側に移動させて、多くの角化歯肉を獲得する。スプリット・シックネス・スライディング・フラップ（SSF）は、骨の露出部分の被覆に適している。歯間乳頭の再建に適当量の角化歯肉が存在している場合には、骨を露出させる必要はない。

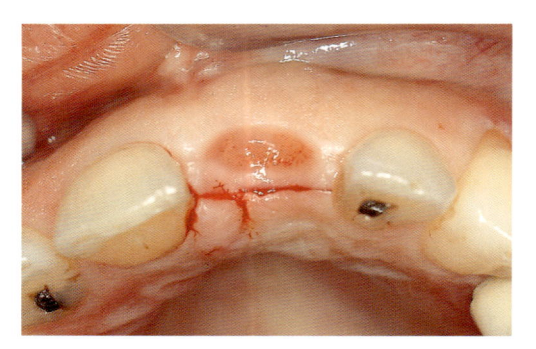

図9-25 インプラント埋入6ヵ月後に、インプラント口蓋側縁相当部に全層弁切開を入れる。

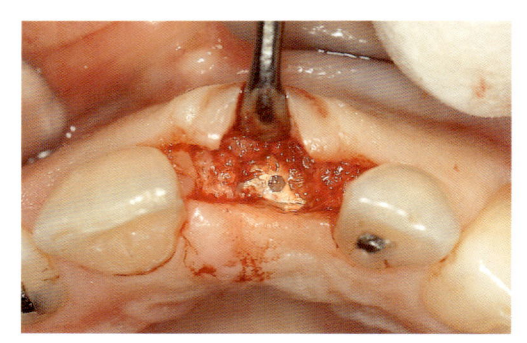

図9-26 全層弁を唇側に移動させる。インプラントと歯槽頂骨面が露出している。

上で部分層弁に移行する。この操作により上皮縁の裂け目を作らずに、十分な有茎弁の移動が可能になる。最初の有茎弁を歯間部分に正確に位置づけることで、隣在するアバットメントに対する切開線の出発点が決定する。続いての切開と有茎弁の位置づけが終了した段階で、隣接するインプラントの遠心側が弁によって自然に閉鎖される。十分量の軟組織が存在する場合には、S字切開によって単独埋入インプラントのアバットメント両側に有茎弁を配置させる（図9-21、9-22）。

C字（C-shaped）切除切開による全層弁

歯間乳頭の高さおよび唇側の厚みを確保するうえで、十分量の軟組織が存在する場合は接合したアバットメント周囲の上皮を切除することで、歯肉弁を完全に被覆させる形で正確な位置に戻すことができる。切除した軟組織量はトランジショナルレストレーションの歯肉マージンに影響を与え、最終的に歯頸部の唇側および歯間乳頭周囲の豊隆に影響する。

遅延荷重インプラントの二次手術

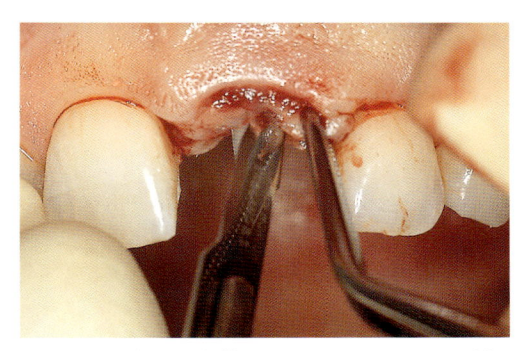

図9-27 S字切開を施し、アバットメントの最終面観（図9-19、9-20）。

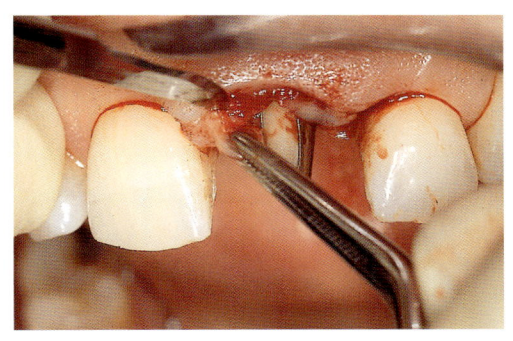

図9-28 S字切開の部分層を形成後、有茎弁をアバットメントの近心面に移動させる。

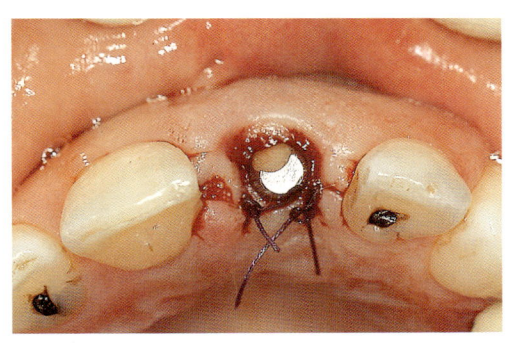

図9-29 有茎弁をアバットメントの近心面に固定させた後に、縁唇側の骨露出面を残りの有茎弁を用いて被覆する。

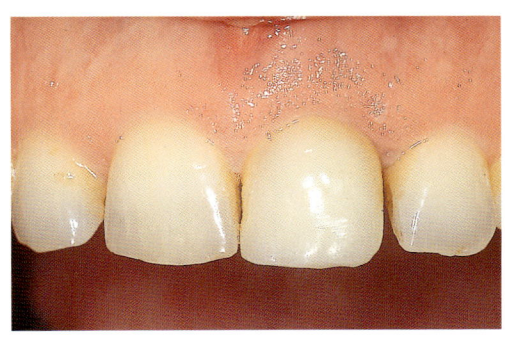

図9-30 トランジショナルレストレーションを装着し、軟組織の豊隆が回復した状態。

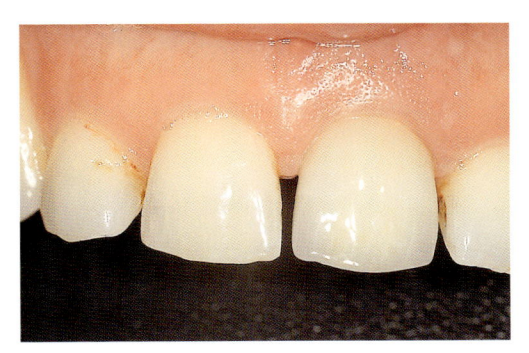

図9-31 エマージェンスプロファイルと軟組織の豊隆が調和した最終補綴装置。

アバットメント

　アバットメントの形状は軟組織の豊隆に影響するために、二次手術に備えて歯科技工士によって形態修正を加えることは重要である。そのためには、一次手術時に印象採得が行われる必要がある。

　インプラント埋入時に印象採得を行うことが適切でない場合には、事前に選定したアバットメントを用いざるを得ない。この場合はアバットメントを試適して、歯肉豊隆への影響を精査する。アバットメントの形態修正は口腔外で、ラボアナログに接続した状態で行

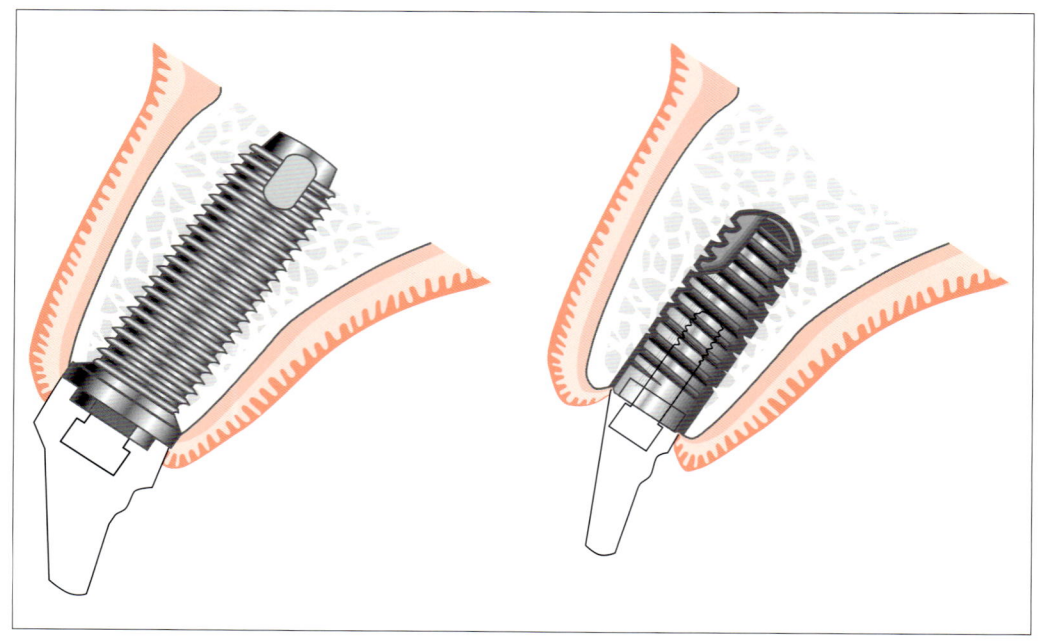

図9-32 エクスターナルヘックス型インプラントでは、アバットメントで角度補正を行う際にエクスターナルヘックスに嵌合する分、アバットメントの唇側部の厚み(ボリューム)が大きくなってしまう。これに対し、インターナル型インプラントでは、内側性の結合機構によって唇側部の厚み(ボリューム)が小さい。

い、アバットメントの高さを減じることは一般的に必要である。また、事前の策として歯肉の退縮を避けるために、唇側面を削合させることもある。モーステーパー型インプラントを除き、回転防止機構を有するインプラントではアバットメントとの接合を考慮して、インプラント埋入角度に対する十分な注意が必要である。これらを防止するためには、インプラントトップ部分の位置関係を埋入時に調整するか、プラットホームスイッチングを行う。また、角度つきアバットメントを使用することは好ましくない。エクスターナルヘックス型インプラントの場合には、唇側部分を削除することは困難である(図9-32)。

アバットメントの位置は埋入用テンプレートを用いて確認し、咬合の妨げにならないようにする。複数アバットメントの場合は平行に位置するように調整し、隣在天然歯が補綴装置製作の妨げにならないように注意する。

アバットメントの連結

術者はアバットメントの接続を完璧に行わなくてはならない。エクスターナルヘックス型インプラントでは、X線を用いて適合を確認する必要がある。テーパーコネクション型のアバットメントでは、単純に指でテーパーへの嵌合を確認することができる(Ankylos)。テーパーへの嵌合が不十分な場合(硬・軟組織の介在など)には、締結前に除去しなくてはならない。アバットメントスクリューは適

正トルク値で締結するが、それらは15Ncmから32Ncmまでさまざまであり、接合様式により異なる。

アクセスホールは閉鎖しなくてはならない。理想的な方法としては、ソフトワックスでネジをカバーしてグラスアイオノマーセメントを充填する。これによりプロビジョナルレストレーションの製作やリライニングに際してアンダーカットをなくすことができる。

創の閉鎖

一般的切開は最小限にとどめるが、特にH字切開では、アバットメントやトランジショナルレストレーションが創を被うために縫合を必要としない。稀に、付着歯肉の位置を変化させる際には、極細の縫合糸(6-0)を用いて切開線を縫合する。

全層弁は適当な太さの縫合糸を(通常3-0)用いなくてはならない。S字切開で形成した有茎弁はトランジショナルレストレーションで支持された歯間乳頭を再建するために、細い縫合糸(4-0～6-0)で縫合する。口蓋側から移動させた歯肉弁は強固な糸(通常3-0)を用いてアバットメントと密着させる。補足的に創の露出を防ぐための包帯材(パック)(Coepak, GC America Inc., Alsip, IL, USA)を用いることもあるが、可及的に避けるべきである。

トランジショナルレストレーション

一次手術時の印象採得

歯科技工士はアバットメントをアクリル製のトランジショナルレストレーション製作のために理想的な形態に調整する。これらのトランジショナルレストレーションは適合性が良好でリライニングが不必要である。トランジショナルレストレーションの豊隆は、歯肉形態に調和するように調整する。

アクリル製のトランジショナルレストレーションは、形態修正が容易なために軟組織の取り扱いが容易になる。唇側歯肉に対する過度な圧力は歯肉退縮を引き起こすが、慎重に行われた豊隆調整は十分な骨支持を有する歯間乳頭の再生を促す。このテクニックは陶材焼付鋳造冠のポーセレンマージンが歯肉縁下に設置された際に、メタルシャドウによる歯肉変色を防止する。

中空のアクリル製暫間補綴装置のリライニング

中空のアクリル製暫間補綴装置は、オリジナルの研究用模型上で、歯冠形態と位置に留意して製作されるべきである。これらは二次手術時にアクリルをリライニングして完成させる。すべての治療過程を通して、審美および機能形態を再現することで最高の審美を得ることができる。しかし、最終補綴装置の歯肉縁下形態は、補綴操作過程における印象採得によってのみ完成させることが可能である。

チェアサイドにおけるテンポラリークラウンの製作

アバットメントを被覆する材料の選択を誤らなければ、テンポラリークラウンはどのような方法を用いても製作が可能である。

第10章

修復段階：補綴の手順

訳／萩原芳幸
日本大学歯学部付属歯科病院特殊診療部歯科インプラント科・科長

はじめに

　口腔内の情報を歯科技工所にトランスファーするには多くの手段があるが、それぞれ正確度が異なる[114-121]。補綴修復物の製作に用いることのできる材質もまた数多くある。さらに、修復物をアバットメントに装着し維持する手段は、臨床上の手順や使用するコンポーネントに影響してくる（図10-1～3）。
　天然歯の形態をもっとも容易に再現できるのは、補綴物の咬合面や唇側面、舌側面に（直接維持に必要とされる）大きなスクリュー（アクセスホール）がない場合である。したがって本章では、セメント合着による補綴装置についてのみ説明する。側方の固定スクリューを用いて補助的に維持する場合については、それを適用する場合においては説明を加える（図10-4、5）。補綴的再構成のためのアプローチでは、術者および歯科技工士が修復物を作るのに求められる作業努力と、患者が受ける恩恵を対比させて考えなくてはならない。修復段階は、二次手術後のインプラント周囲の軟組織が治癒し、成熟したときに始まる。ただし、インプラント埋入時に印象採得を行い、インプラント二次手術の前に補綴物の製作がすでに開始されている場合は除く。歯科技工所にトランスファーするべき情報は、大きくは以下のグループに分類できる。

・インプラント、アバットメントおよび金属加工部分の位置、およびその軟組織の豊隆形態との関係
・顎間関係
・歯の形態、位置および色調

一次手術時の印象採得

　この手順は埋入手術中に開始され、すでに説明したような多くの利用可能な方法を用いて実施できる。ただし、望ましい方法の概要については図10-6～8に示し、修復の各段階はフローチャート10-1にまとめて示した。インプラントを開窓（二次手術）させる前に、術者が送った臨床情報に基づいて歯科技工士がすでにアバットメントを適切な形状に製作していなくてはならない。アクリル製のトランジショナルクラウンも、適合できるように準備しておく必要がある。最終的な修復のフレームワークも、この段階で準備できる（図10-9～12）。
　これによってフレームワークをアバットメ

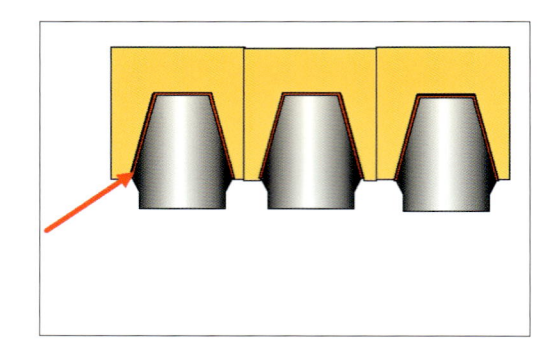

図10-1　セメント合着式上部構造を装着した3本のアバットメントが並んだ状態を示す模式図。共通の挿入経路を確保するには、アンダーカットのないアバットメントを並列することが不可欠である。補綴物の維持に合着セメントを用いるが、このセメントの種類は補綴物の取り外しが可能かどうかと同時に、安定性にも影響してくる。維持や荷重抵抗性の形式と同様に、適合の正確度もまた、補綴物の安定に欠かせない条件となる。合着セメントのスペースとして25〜100μが望ましい。合着セメントスペースがどの程度あるかは、上述の要因とともに、使用するセメントの種類にも影響してくる。こうすることで補綴物の製作の煩雑さを軽減できる。セメント合着ではアクセスホールは不要であるが、これはスクリュー固定式の補綴装置では一般的である。

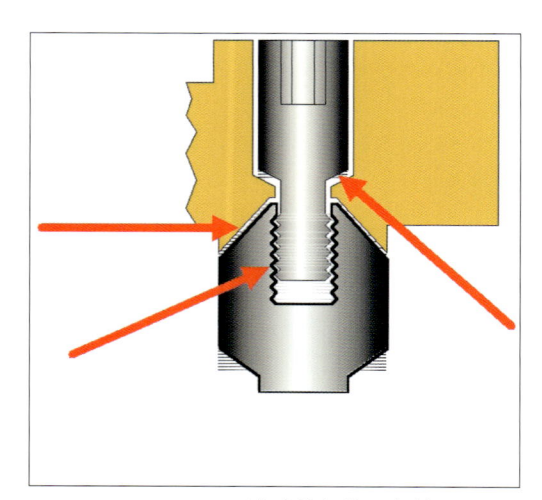

図10-2　スクリュー固定式補綴物の各種コンポーネントパーツ間の接触点を示す模式図。各種コンポーネントパーツ間の接触を赤い矢印で示した。すなわち、固定スクリューとアバットメント間、補綴物とアバットメント間、最後にリテイニングスクリューと補綴物間の接触である。臨床サイドから情報を歯科技工所にトランスファーする場合、限りなく正確に行う必要がある。10μのズレであっても患者はわかるため、求められる許容範囲内で補綴物を製作することはきわめて困難を伴う作業となる[118]。

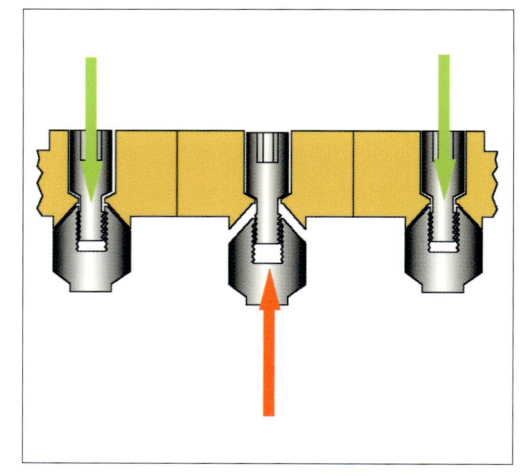

図10-3　スクリュー固定式補綴物に不適合がある場合の影響を示した模式図。精度が劣ると、補綴物を支えているスクリューを締め付けるに従い、膨大な力がアバットメントに伝達される。すべてのコンポーネントパーツ、特にインプラント体への危険性が、パラファンクションにより増大する。

修復段階：補綴の手順

図10-4 側方固定スクリューの原理とメカニズムを示した模式図。側方固定スクリューが補綴的な上部構造に組み込んである様子を示す。スクリュー用のハウジングは、上部構造内部にろう着する場合もあれば、鋳造する場合もある。側方固定スクリューがハウジング内部に置かれ、これを用いてアバットメント内の「くぼみ」に嵌るような状態となっている。これは製作が簡便であるため、修復物が小型である場合の維持に適している。マルチユニットの修復用には、アバットメントにセメント合着するゴールドコーピングを、側方固定スクリューのネジ山がない部分を受け入れる「くぼみ」を付けて製作することもある。ゴールドコーピングを用いれば、「くぼみ」を歯間間隙に配置できるようになる。

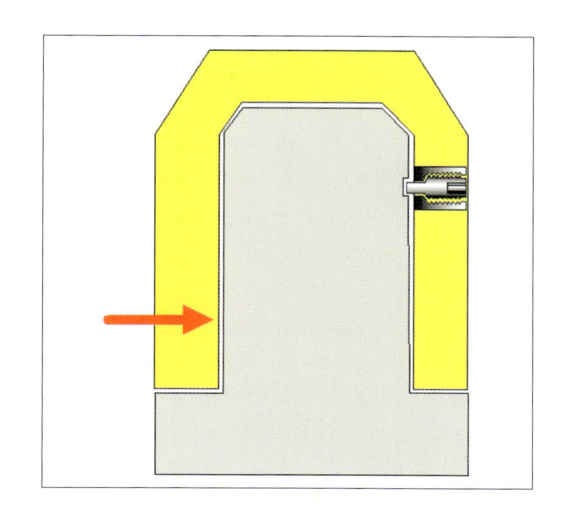

図10-5 仮着用セメントは生物学的封鎖として、また力の均衡を図るために使用することがあり、このためにある程度のセメントスペースが必要となる。側方固定スクリューの併用により確実かつ積極的な維持が得られる。従来のセメント維持に影響する要因、たとえばアバットメントの配列、抵抗や維持形態と共に適合精度などもまた側方固定スクリューを用いる場合に重要である。

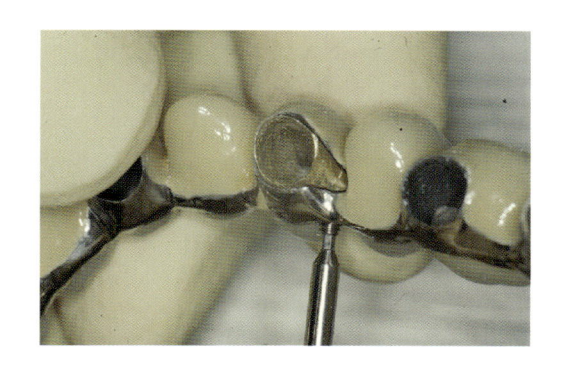

ント上で直接製作できるため、アバットメントにこのフレームワークを装着する際に不適合が生じる可能性をなくすことができる。ただし、これは、インプラントがオッセオインテグレーションしており、アバットメントへの変更がまったく必要ないと想定した場合である。

この技法は、審美的に重要な部分における単独または複数歯でも連結していないクラウンで特に有用であり、第一選択すべき方法であると考えられている。3歯以上の連続冠の場合には、フレームワークを切断し、満足できる適合性が得られるようにしなくてはならない。

145

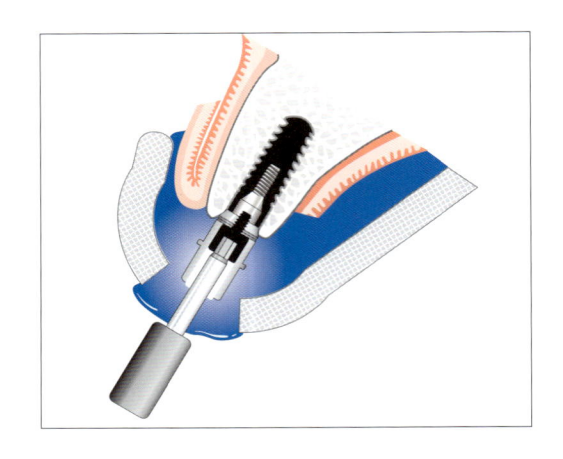

図10-6　一次手術時のオープントレー法でインプラントキャリアを用いた印象採得。この方法は、適切な形態のキャリアをインプラントに取り付けた状態のインプラントシステムに特に適している（Ankylos-Systemなど）。この手順の各段階を以下に示す。1）スクリュードライバーをインプラントキャリアに挿入し、オープントレーから出した状態で印象を採得する。2）印象材硬化後にドライバーでインプラントキャリアを回して外す。3）印象をインプラントキャリアと共に除去する。4）カバースクリューがすでにインプラント内に挿入されている状態となっているようであれば（Ankylos-Systemなど）、カバースクリューをインプラントアナログに回して入れる。5）アナログをインプラントキャリアに取り付けて印象に石膏を流す。

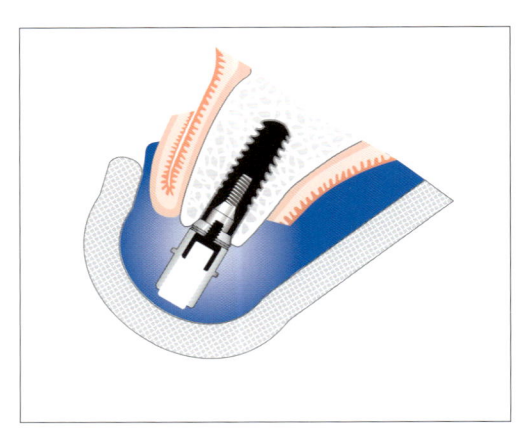

図10-7　一次手術時の印象採得にインプラントキャリアを用いたクローズドトレー法。1）インプラントキャリアの印象を採得し（軟性印象材－たとえば，Provil Monophase，Heraeus Kulzer，Hanau，Germanyなど）、印象材硬化後に撤去する。2）インプラントキャリアをインプラントから外す。3）カバースクリューがすでにインプラント内に挿入されている状態では（Ankylos-Systemなど）、カバースクリューをインプラントアナログに回して入れる。4）アナログをインプラントキャリアに取り付ける。5）インプラントキャリアを再度印象に挿入して石膏を注入する。

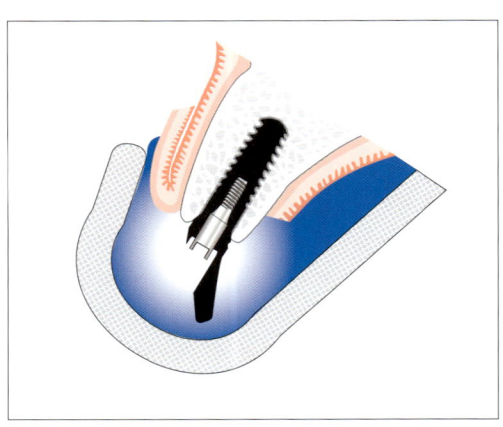

図10-8　一次手術時のアバットメントおよびクローズドトレー法を用いた印象採得。1）インプラントを埋入し、必要であればキャリアを取り外してから方向指示棒を用いてアバットメントを選択する。2）カバースクリューがすでにインプラント内に挿入されている状態であれば、カバースクリューを外して選択したアバットメントを挿入する。3）印象材が硬化後に撤去する。4）アバットメントをインプラントアナログに装着するか、またはアバットメントアナログを印象に戻して模型を製作する（即時荷重を選択した場合には、2本目のアバットメントまたはアバットメントアナログを用いる）。5）カバースクリューをインプラントに装着する。

修復段階：補綴の手順

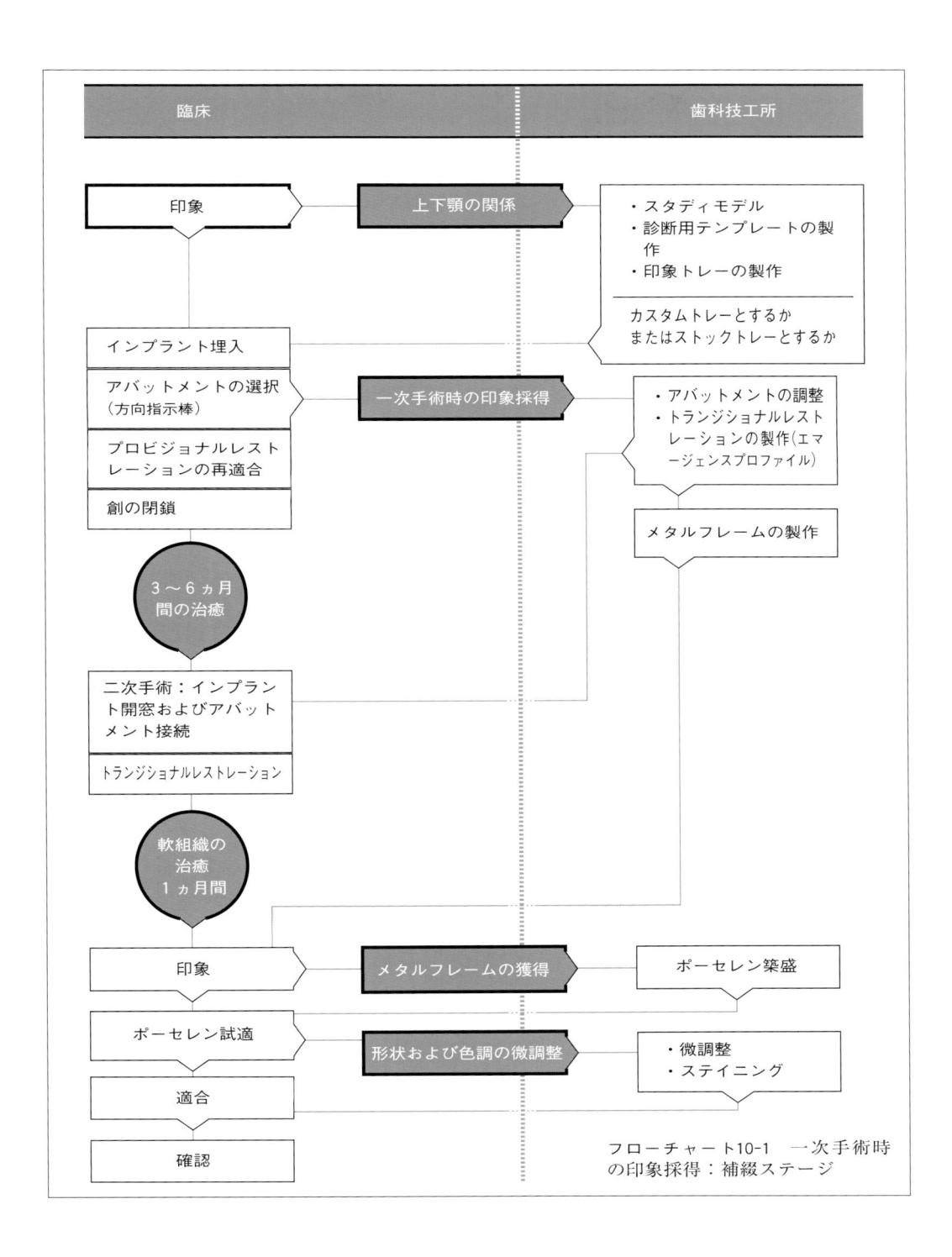

臨床	歯科技工所

```
印象 ──────→ 上下顎の関係 ──→ ・スタディモデル
                              ・診断用テンプレートの製
                                作
                              ・印象トレーの製作
                              ──────────────────
                              カスタムトレーとするか
                              またはストックトレーとするか

インプラント埋入 ────────────────┐
アバットメントの選択    一次手術時の印象採得 ──→ ・アバットメントの調整
（方向指示棒）                                ・トランジショナルレスト
プロビジョナルレスト                            レーションの製作（エマ
レーションの再適合                              ージェンスプロファイル）
創の閉鎖
                                          メタルフレームの製作
   ３～６ヵ月
   間の治癒

二次手術：インプラン
ト開窓およびアバット
メント接続
トランジショナルレストレーション

   軟組織の
    治癒
   １ヵ月間

印象 ──────→ メタルフレームの獲得 ──→ ポーセレン築盛
ポーセレン試適   形状および色調の微調整 ──→ ・微調整
                                        ・ステイニング
適合
確認
```

フローチャート10-1　一次手術時の印象採得：補綴ステージ

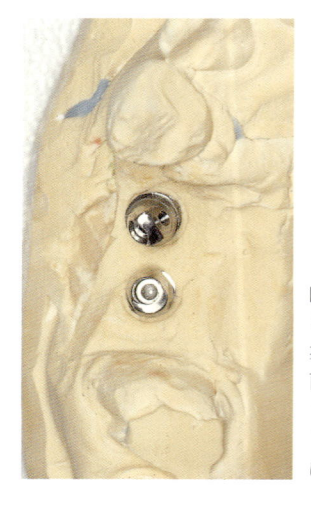

図10-9 一次手術時に採得した印象より製作した模型の咬合面観。アバットメント2本をインプラントアナログに取り付けてある。

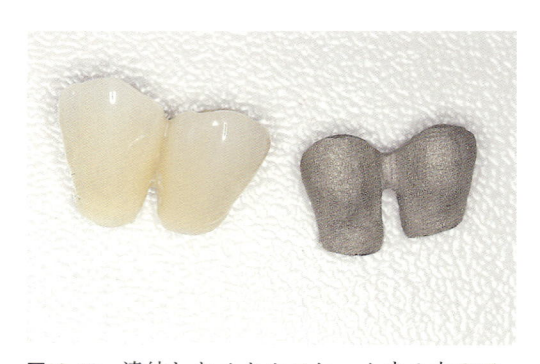

図10-10 連結したメタルフレームを2本のアバットメント上で直接製作した。さらにレジン製トランジショナルレストレーションも製作した。これは二次手術時に使用する。

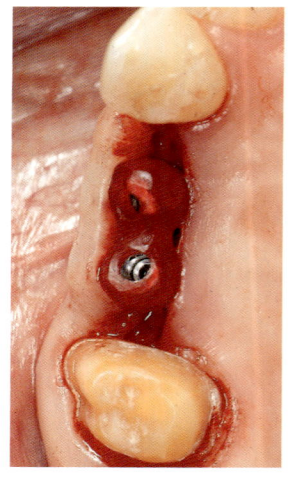

図10-11 二次手術を行ったインプラントの咬合面観。アバットメント2本をレジン製の位置確認用ジグを用いて装着した状態。インプラントの二次手術には全層弁剥離を用いた。

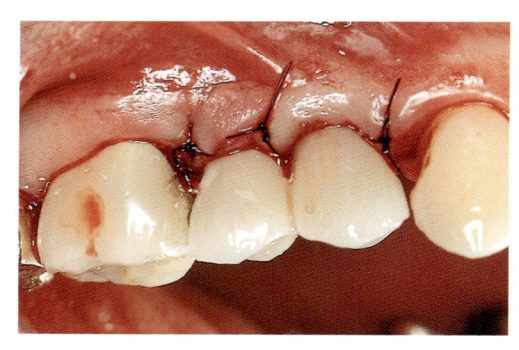

図10-12 トランジショナルレストレーションを装着したアバットメントの唇側面観。軟組織の閉鎖にはS字(S-shaped)切開を適用した。

印象採得

トランジショナルレストレーションをアバットメントから外し、過剰なセメントがあれば取り除く(図10-13、14)。フレームワークを所定の位置に試適し、適合状態を確認する(図10-15)。咬合関係を確認して記録する。印象採得の準備をする一方で、トランジショナルレストレーションをクリーニングし、歯肉の豊隆形態を維持させておくために再装着する。

トランジショナルレストレーションを取り外し、このフレームワークをアバットメントに配置したらただちにライト・ボディ印象材をシリンジで軟組織とフレームワークの間の間隙に注入し、位置関係を記録する。次にミディアム・ボディ印象材をトレーに盛り、口腔内に挿入して、歯および軟組織に対するフレームワークの位置関係と、全顎印象を採得

修復段階：補綴の手順

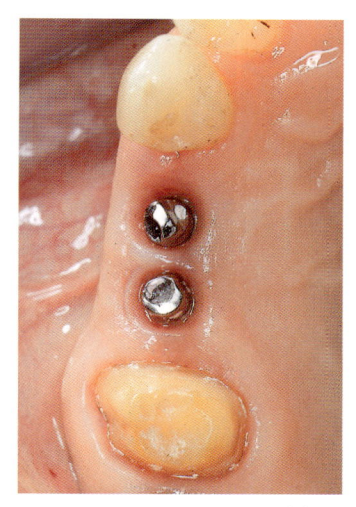

図10-13 アバットメント周囲軟組織の治癒後の状態。アバットメント周囲軟組織の豊隆形態に注目。

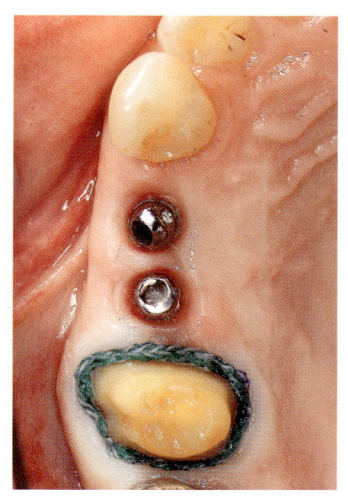

図10-14 印象採得前の臼歯部歯列の咬合面観。臼歯の補綴処置の準備を終え、歯肉圧排糸を挿入した。

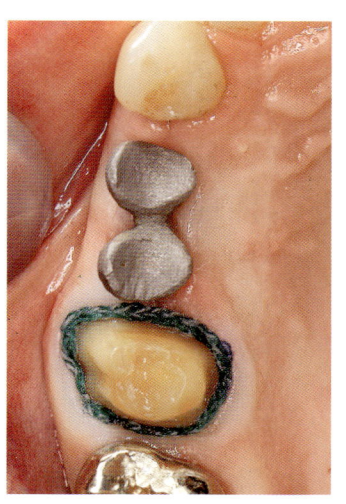

図10-15 アバットメント上にメタルフレームを装着し、付加型シリーコン印象材を用いてピックアップ印象採得の準備が整った咬合面観。

する（図10-16）。

歯科技工士にとって非常に有用である他の情報としては、トランジショナルクラウンのエマージェンスプロファイルをパテ状印象材で印象したものである。歯のシェードに関しては詳細に記録し、写真で補足するべきである。または、このシェードは歯科技工士が直接採取してもよい。

グレージング前の修復物の試適

色調や形態および咬合を確認するために、最終的な修復物をグレージング前の状態で試適する。修復物に変更が必要であればこの段階で指示する。シェードに大きな変更があればクラウンの再製作が必要な場合もあるが、わずかな変更であればグレージングの段階で調整できる。形態に変更があれば、修復物にコンポジットレジンで理想的な形態を付与し

て歯科技工所にトランスファーする。こうすることで歯科技工士はこれらを補綴装置の修正作業に組み入れることができる。

修復物の適合

修復物は仮着用セメントで適合させる（たとえば、Temp bond, Kerr, West Collins, Orange, CA, USAなど）（図10-18, 19）。余分なセメントが軟組織内に押し出されないようにするために、使用するセメント量を最小限に抑えることが不可欠である。最終修復物の外側表面にワセリンを塗布すれば余分なセメントを除去しやすくなる。口蓋側軟組織を外側に伸展させてベントとし、デンタルフロスを使えばセメントを全部取り除けるようにできる。この段階でデンタルX線像を撮影しておけば、骨のレベルおよびセメントが完全に除去できたかどうかについての情報が得られる。

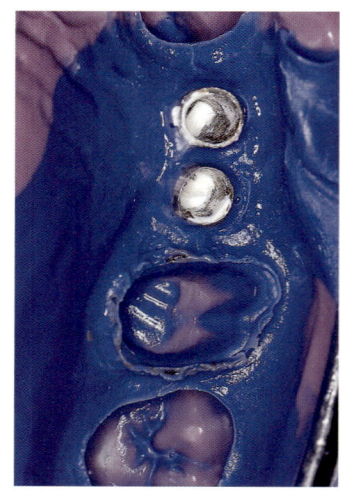

図10-16 メタルフレームが印象材とともにピックアップ（取り込み）されて、インプラント周囲の軟組織豊隆形態が記録された。同時に補綴処置の準備が完了した臼歯のマージンも正確に印象採得されている。

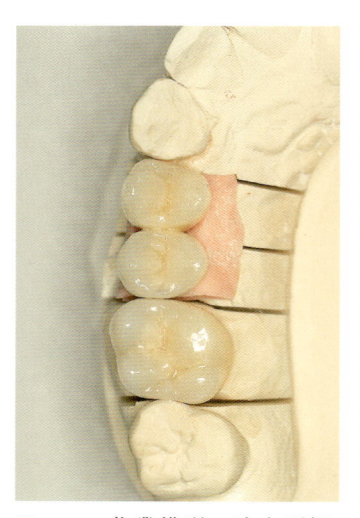

図10-17 作業模型の咬合面観。小臼歯にインプラントを用いた連続冠を製作した。シリコーン材を用いて軟組織形態を再現している。陶材焼付鋳造冠を製作した。

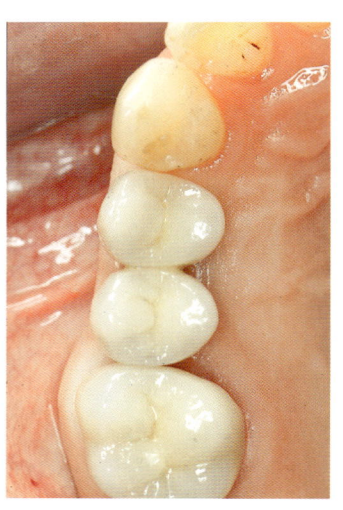

図10-18 3本の補綴装置を装着した口腔内咬合面観で、理想的な咬合形態が認められる（図8-44と同じ症例）。

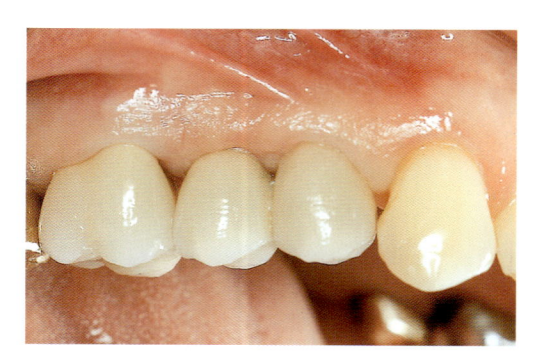

図10-19 小臼歯および大臼歯補綴装置の唇側面観。理想的な軟組織豊隆および歯列形態が認められる（歯科技工作業はZTM J. Braunwarth，Stuttgart，Germanyによる）。

従来型のアバットメント直接印象採得

　この方法は、一般的な歯科医師が従来通りのクラウンやブリッジを製作を行っているのと同じで際にもっともなじみの深い方法である。これは、もし必要であれば、アバットメントのわずかな変更や、軟組織の豊隆形態の増大、およびその情報を歯科技工所にトランスファーすることが可能となる。

　しかし、アバットメント周囲の唇側歯肉がきわめて薄い患者では、歯肉退縮が起こりやすいためにこの方法は適していない。ただし複数のユニットを連結してある場合や、フルマウスの再構成にはもっとも適している。単独クラウンやショートスパンのブリッジを用いての修復、および咬合高径（OVD）の変更

を伴うかなり大掛かりな修復について、その臨床と技工の手順については、フローチャート10-2に概要を示す。

歯科技工サイドヘトランスファーする必要のある情報は、いくつかのグループに分類できることについてはすでに述べた。この分類については下記に具体的に概要を示した。これを用いることで、術者は希望した治療がどの程度複雑かにより、伝達すべき歯科技工情報に対して正確に焦点を合わせられるようになる。表10-1に修復段階の手順および順序をまとめて示した。

印象採得

歯肉マージンよりもアンダーカントゥアの場合が多いが、トランジショナルレストレーションを取り外す専用のリトラクター（たとえば、LM-Instruments, www.Iminstruments.com）を用いて歯肉を押し広げるようにすれば、歯肉マージンより約2mm下までのアバットメントにアクセス可能となる。アバットメントの形態修正には12枚刃のタングステンカーバイドバーを高速ハンドピースに取り付けて大量の注水下で行う。これにより約0.5mmの深さのシャンファー形態ができる。この目的は歯科技工士が将来のクラウンマージンを形成することである。歯肉縁下のどの程度まで修復準備を整えるかは、以下のような局所的要因によって異なる。
・隣在歯のマージン
・歯肉組織の厚さ
・アバットメントの直径
・固定スクリュー用のアクセスホールの位置

この方法では、局所麻酔下で適切な太さの歯肉圧排糸を止血剤と共に用いる。

印象採得には、超硬質石膏が使用可能な軟らかいライト・ボディの付加型印象材を用いる。アバットメントが複数の場合にはエポキシ樹脂モデルが必要となる。ライト・ボディ印象材を、歯肉圧排糸を除去しながら歯肉溝に注入する。ミディアム・ボディ印象材は金属製トレー（リムロックトレー）に入れて連合印象採得を行う。印象をチェックしてマージンが完全であり、気泡や間隙がないことを確認する。

歯肉縁下に印象材が残らないよう注意が必要である。正確な印象は歯科技工所サイドに、軟組織に対するアバットメントの形状および隣在歯の歯肉マージンについての正確で詳細な情報をもたらす（図7-59、60）。これによって歯科技工士はクラウンの豊隆に関するガイドが得られる。複数ユニットに関する方法については、別項目でさらに詳しく説明する。

軟組織豊隆形態の増大

トランジショナルレストレーションを、ラウンドバーを用いて表面を一掃削除して、汚染されたレジンを内面およびマージンから取り除く。この部分は仮着用セメントが付着していることがある。修復物に即時重合レジンを添加し、注意深くアバットメントに正しい位置で装着する。初期硬化が開始された段階で口腔内から取り出す。歯肉溝に残留したレジンは注意深く除去する。この重合反応は熱湯を使用すると加速される。アバットメントのマージンを超えて広がったレジンを除去し、クラウンのアンダーカットやオーバーエクステンションのないようにする。マージンを研磨し、修復物を実際の位置で確認して、歯肉が正しい豊隆形態となっていることを確認する。変更があればトランジショナルレストレーションを仮着用セメントで接着する前に行う。

第3部 第10章

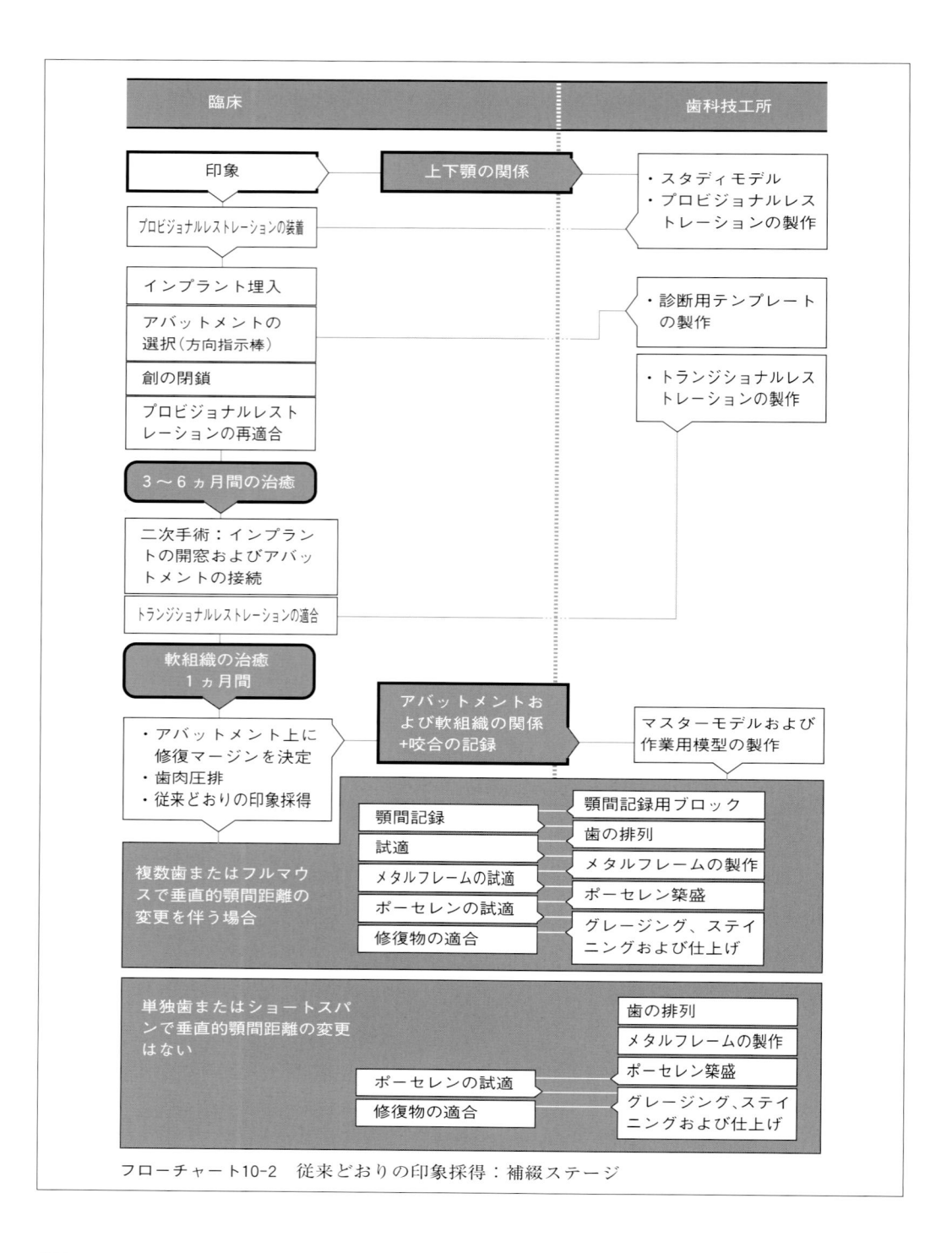

```
           臨床                                  歯科技工所

        ┌─────────┐     ┌─────────┐         ・スタディモデル
        │  印象    │────→│ 上下顎の関係 │──────→ ・プロビジョナルレス
        └─────────┘     └─────────┘           トレーションの製作
             │
             ▼
     プロビジョナルレストレーションの装着 ─────────┐
             │                                  │
             ▼                                  │
       インプラント埋入                           │
             │                                  │
             ▼                              ・診断用テンプレート
       アバットメントの                        の製作
       選択（方向指示棒）
             │
             ▼                              ・トランジショナルレス
         創の閉鎖                              トレーションの製作
             │
             ▼
     プロビジョナルレスト
     レーションの再適合
             │
             ▼
      ┌─────────────┐
      │ 3〜6ヵ月間の治癒 │
      └─────────────┘
             │
             ▼
     二次手術：インプラン
     トの開窓およびアバッ
     トメントの接続
             │
             ▼
     トランジショナルレストレーションの適合
             │
             ▼
      ┌─────────────┐
      │ 軟組織の治癒    │
      │  1ヵ月間        │
      └─────────────┘
             │
             ▼
     ・アバットメント上に        ┌──────────────┐    ・マスターモデルおよび
      修復マージンを決定 ──────→│ アバットメントお │──→  作業用模型の製作
     ・歯肉圧排                 │ よび軟組織の関係 │
     ・従来どおりの印象採得      │ ＋咬合の記録     │
                               └──────────────┘
```

複数歯またはフルマウスで垂直的顎間距離の変更を伴う場合

臨床	歯科技工所
顎間記録	顎間記録用ブロック
試適	歯の排列
メタルフレームの試適	メタルフレームの製作
ポーセレンの試適	ポーセレン築盛
修復物の適合	グレージング、ステイニングおよび仕上げ

単独歯またはショートスパンで垂直的顎間距離の変更はない

臨床	歯科技工所
	歯の排列
	メタルフレームの製作
ポーセレンの試適	ポーセレン築盛
修復物の適合	グレージング、ステイニングおよび仕上げ

フローチャート10-2　従来どおりの印象採得：補綴ステージ

表1　補綴ステップの手順および順序

手順および段階	単独歯	複数のユニット	全顎歯列の再構成
印象採得 (アバットメントの形状および位置)	予約1	予約1	予約1 予備的な顎間記録
顎間記録	予約1 咬頭嵌合位	予約1 咬頭嵌合位	予約2 咬合採得用のアクリル製咬合床
診断用ワックスアップ (形状、色調および咬合の確認)	オリジナルの診断用ワックスアップを参考に製作する	オリジナルの診断用ワックスアップを参考に製作する	予約3 レジン製のフレームワーク(全顎歯列)を製作し、診断用ワックスアップを確認する
メタルフレームの試適 (適合の正確性およびパッシブフィット、軟組織とフレームワークの位置関係)	通常は必要ない	予約2	予約4 いくつかのパーツに分けて鋳造製作し、前ろう着/レーザー溶接を行う
メタルフレームの再試適 (適合精度およびパッシブフィットの確認)	必要ない	必要であれば行う	必要な場合(精度が悪い場合) 4回目の予約時に口腔内で切断したパーツの位置確認(仮着固定)を行う
グレージング前のポーセレンの試適 (形状、色調および咬合状態の確認)	予約2	予約3	予約5
仮着 (仮着用のソフトセメント)	予約3	予約4	予約6
チェックおよびベースラインの記録	予約4	予約5	予約7＋

フレームワークの試適

　フレームワークは必ず、オリジナルの診断用ワックスアップにより製造されたマトリックスに従って製作される。理想的にはプロビジョナルおよびトランジショナルレストレーションを製作する段階を通じて、つねにこのマトリックスを用いた再確認を行うべきである。また審美的および機能的な要因もあらかじめ考慮に加えておかなくてはならない。

単独ユニット

　単独ユニットの場合、通常はフレームワークの試適は必要でない。これは、適合性が得られることが確実に予想され、またフレームワークに対する軟組織の調整はアバットメントの印象から直接可能であるためである。しかし、軟組織の豊隆を変化させるためにトランジショナルレストレーションにさまざまな変更が必要となった場合には、フレームワークを試適できない場合もありうる。

複数ユニット

　ユニットが複数の場合、メタルフレームを試適して修復物の適合性が良好かつパッシブフィットを確認することが必要である。フレームワークがマージンで浮き上がりをみせたり、ガタツキがある場合には、メタルフレームを切断してレジンや石膏により正しい位置に固定する。ろう着が完了した時点で、メタルフレームを再び試適して適合を確認し、アクリル製の既製トレーを用いてピックアップ印象することで、軟組織に対するメタルフレームの位置関係を再現した模型を製作することができ、陶材の築盛により理想的な歯冠外

形（豊隆形態）を製作することが可能となる。

グレージング前の修復物の試適

修復物の色調、形状および咬合は、この段階で徹底的にチェックしなければならない。軟組織に対する修復物の関係、特にプロビジョナルレストレーションにより豊隆形態に変化が生じていた場合には、特に注意を払う必要がある。

修復物の適合

修復物にわずかな調整があれば、調整を行った後にソフトセメントで適合させる。余分なセメントは完全に除去して、歯肉縁下に押し込んではならない。側方固定スクリュー（サイドスクリュー）を用いれば、さらに維持と安全性が確保できる。スクリューは直接アバットメント、もしくはアバットメントにセメント合着したゴールドコーピングに嵌合させてもよい。

複数ユニットおよびフルマウスの再構成に考慮すべき注意点

歯の位置や顎間関係の変更が計画されるような大掛かりな修復では、特別に注意を払う必要がある。診断の段階でデータが確立されても、手術の段階や最終的な修復段階でも再確認が必要となる。インプラント支持による修復では、従来の歯牙支持による修復よりもさらに正確性が必要とされるため、この確認作業が重要視される。インプラント治療により修復される材料学的なボリュームは、従来のクラウン・ブリッジ治療における修復量（歯牙組織）に比較してはるかに大きい。したがって、修復および補綴の領域から導かれた手順を包括したプロトコールは、求められる各種条件を満たす必要がある。

顎間関係の記録

顎間関係の記録は、予知性が高く現実的な手法を用いて診断の段階から導入されなくてはならない。

診断用プレビュー：診断用プレビューでは、歯を理想的な位置に、かつ正しい顎間関係に配置する。歯の配列位置が正確かどうかは、発音やフェイシャルプロファイルおよび外見などの一般的な指針により確認される。可撤式補綴物に関しては、これらは試適の段階で実施する。

プロビジョナルレストレーション：情報をプロビジョナルレストレーションにトランスファーすることで、上述のデータを審美性および機能性に反映できる。プロビジョナルレストレーションは、患者本人のみならず患者の社会的・職業的環境からの情報インプットが可能であることから、審美的および機能的に改良していくことは効果的である。

診断用テンプレート：今まで述べてきたさまざまなデータは、診断用テンプレートに反映される。これを用いてインプラントの埋入位置を特定し、テンプレートに適合するアバットメントを選択する。

トランジショナルレストレーション：トランジショナルレストレーションは、上述の段階で収集したデータに基づき、テンプレートとして製作される。一次手術時に選択されたアバットメントに適合するよう設計され、二次手術時に装着される。これらのアバットメントは補綴部位のインプラントに接合し、それぞれの方向と平行性を調整する。次いで、トランジショナルレストレーションを患者の口

腔内に正しい顎間関係となるよう再度調整する。

咬合採得ブロック：印象採得時に、トランジショナルレストレーションから咬合採得用ブロックに顎間関係の情報がトランスファーされる。トランジショナルレストレーションを片側のみ口腔内に残し、片側におけるアバットメントの顎間関係を硬い咬合採得材料を用いて記録する。もう一方の側についてもこれを繰り返すと、上下顎の相互関係についての正確な情報が得られる。この情報は歯科技工所に伝えられる。歯の位置はトランジショナルレストレーションの印象から製造されたマトリックスによって、作業模型へと置換することができる。レジン製フレームワークを製作し、模型上のアバットメントに適合して、マトリックスをガイドにしてフレームワークにワックスアップを行う。その後これを口腔内に試適にして顎間距離、歯の位置、サイズおよび形状を細かく調整する。

歯の形態および位置がオリジナルのプレビューに設定された通りかどうかの確認

二次手術時にアバットメントにトランジショナルレストレーションを装着する際に、もともと存在する不調和が組み込まれてしまうこともある。これは、咬合高径や歯冠の唇口蓋側の位置をトランスファーする場合である。したがって、歯冠の位置をアバットメントに正確に関連づけることが不可欠である。咬合採得ブロックの使用は有用で、設定された顎間関係に準じて歯冠が配列できる。

この段階では、アクリル製フレームワークにおける歯冠の配列とアバットメントの位置関係を明確にできる。次にこれらを患者の口腔内に装着して以下のことを確認する。

・歯冠の位置
・歯冠の色調
・歯冠の形状
・リップサポート
・音声機能

この情報は歯科技工所に送られ、正確なマトリックスにより、歯の位置がアバットメントに対して正しい高径に再構成される。これによってメタルフレームをマトリックス内にワックスアップすることが可能となる。

メタルフレームの試適

メタルフレームは3個のユニットとして個々に鋳造され、口腔内に試適して低収縮性レジン（たとえばGC pattern, GC Corp, Tokyo, JapanまたはDuralay, Reliance Dental Mfg Co, Worth, IL, USAなど）および石膏を用いて相互の配置を決定する。ろう着したメタルフレームを口腔内に再度試適し、付加重合型のシリコーン印象材と頑丈なアクリル製ストックトレーを用いてピックアップ印象を行うことで、フレームワークと軟組織との関係を記録する。またはメタルフレームを直接マスター模型上に設置して、ろう着またはレーザー溶接してから試適を行う。

グレーズ前の修復物の試適および適合

主要な点については上述した通りであるが、各段階において最高の適合精度を期して十分な注意を払わなければならないことを強調する。さもないと、最終段階に至った際に著しい欠陥が生じる場合もある。したがって、最大の効果が得られるよう、各段階に具体的なチェックリストを用意しておくことを推奨する。これによって予知性が向上し、困難な問題も最小限に抑えられる。

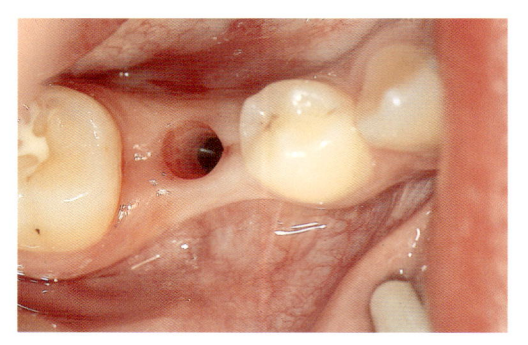

図10-20 補綴装置製作のためにアバットメント位置を歯科技工所にトランスファーする方法を示す。インプラントを埋入した時点でヒーリングアバットメントを装着して形成された健康な歯肉開口部が認められる。この症例のような臼歯部歯列では審美性は重要ではなく、また求められるアバットメントの角度は15°以下であることから、一次手術時にヒーリングアバットメントを用いることで二次手術は必要なくなる。

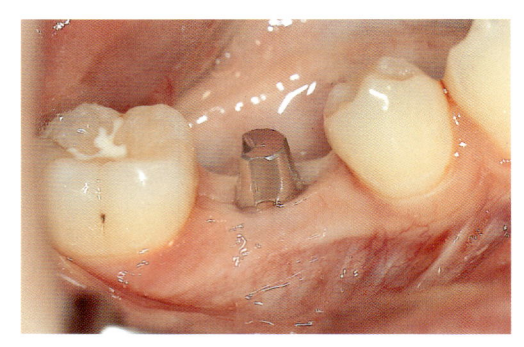

図10-21 装着したアバットメント(15°標準型-Ankylos Implant System)が、軟組織から突出している状態を示す。

アバットメント位置のトランスファー

　従来の印象採得法の代わりとして、アバットメント位置をトランスファーする術式もある(図10-20〜31)。単独クラウンやショートスパンブリッジを用いた修復、さらに咬合高径の変更を伴うさらに大がかりな修復のための、アバットメント印象法を用いた臨床および技工ステップついてはフローチャート10-3に概要を示した。

　この方法を採用する場合には念頭に置くべき特殊な要因がいくつかある。この方法では、歯科技工士はアバットメントのレプリカで補綴物を製作することになるので、アバットメントの形態は変更できず(図10-32、33)、以下の要因を考慮する必要がある。

・アバットメントのサイズも形状も変更できない。
・アバットメントは補綴装置に適合しなければならない。
・アバットメントのマージンを軟組織にあわせて変更することはできない。
・さまざまな形態の種類のアバットメントが必要である(たとえば、高さ、幅および歯肉溝の深さなど)。
・複数のユニットの連続冠の場合、アバットメント(複数)の方向と平行性を完璧に調整しなくてはならない。

　最終的なアバットメントはインプラント埋入時に選択し、二次手術時にテンプレートを用いて適切なクリアランスが与えられるようにして装着する。選択したアバットメントの高さと幅の他に軟組織の深さも測定して、適切な歯肉の厚みに適応したアバットメントを選択しなければならない。

　テンプレートからクリアランスの余裕がないような場合には、別のアバットメントを選択する必要がある。次いで従来の印象採得法の場合と同様に、トランジショナルレストレーションを装着する。

修復段階：補綴の手順

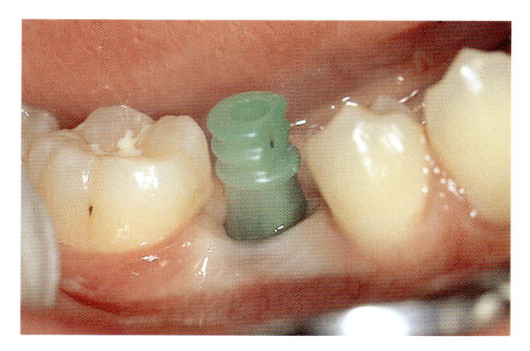

図10-22　トランスファー用プラスチック製印象コーピングをアバットメントに装着した状態を示す。

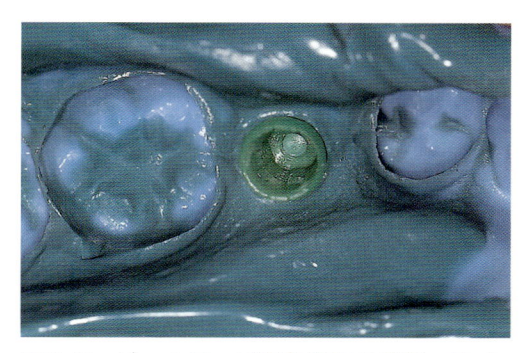

図10-23　ピックアップ印象内面の状態。アバットメントアナログ（またはアバットメント）をプラスチック製の印象コーピングに装着する。したがって、口腔内ではアバットメント、また歯科技工所ではアバットメントアナログを修正してはならない。

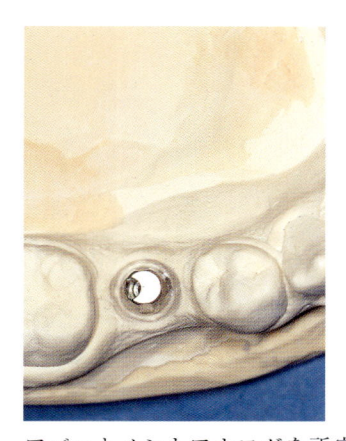

図10-24　アバットメントアナログを所定の位置に装着した作業模型。本症例ではインプラントアナログにアバットメントを取り付けて使用している。クラウンはこのアバットメントアナログ上で製作でき、直接口腔内に移して最終的な適合が可能である。ただしこの患者では、メタルフレームをピックアップして追加の印象を採得し、軟組織形態を歯科技工サイドにトランスファーする。

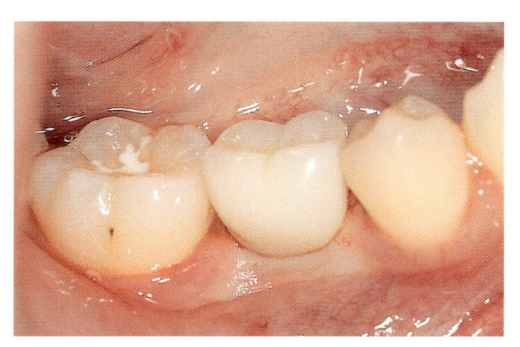

図10-25　小臼歯形態のトランジショナルレストレーションを装着した状態。トランジショナルレストレーションは軟組織を誘導して、より適切なエマージェンスプロファイルを形成する。

印象採得

アバットメントに適合するトランスファーコーピングを用いて印象採得を行う（図10-22、32）。トランスファーコーピングは印象と共にピックアップして、アバットメントのレプリカがコーピング内に差し込めるようにする（図10-23）。これは口腔内にあるアバットメントが模型上ではレプリカとなり、歯科技工士はこのレプリカ上に修復物を製作する（図10-24、10-33）。この後の手順は従来の印象採得法と同じである。

工学的許容あるいはトランスファー手技の

157

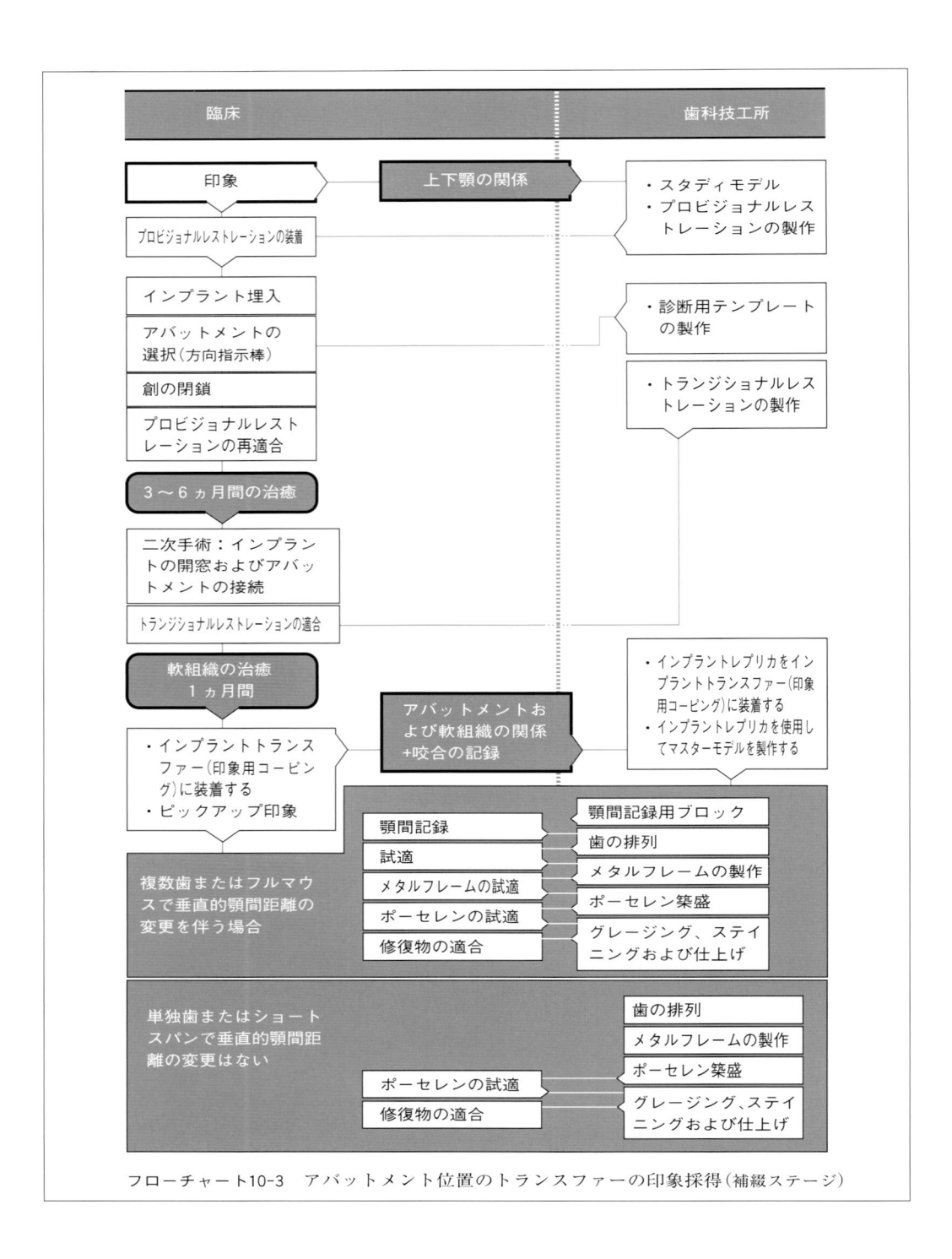

```
                    臨床                          歯科技工所

         ┌─────────┐         ┌─────────┐        ・スタディモデル
         │  印象   │         │上下顎の関係│        ・プロビジョナルレス
         └────┬────┘         └─────────┘         トレーションの製作
              │
    ┌─────────┴─────────┐
    │プロビジョナルレストレー│
    │ションの装着         │
    └─────────┬─────────┘
              │                                  ・診断用テンプレート
    ┌─────────┴─────────┐                         の製作
    │インプラント埋入     │
    └─────────┬─────────┘
    ┌─────────┴─────────┐                       ・トランジショナルレス
    │アバットメントの     │                         トレーションの製作
    │選択（方向指示棒）    │
    └─────────┬─────────┘
    ┌─────────┴─────────┐
    │創の閉鎖             │
    └─────────┬─────────┘
    ┌─────────┴─────────┐
    │プロビジョナルレスト │
    │レーションの再適合    │
    └─────────┬─────────┘
         ┌────┴────┐
         │3〜6ヵ月間の治癒│
         └────┬────┘
    ┌─────────┴─────────┐
    │二次手術：インプラン │
    │トの開窓およびアバッ │
    │トメントの接続       │
    └─────────┬─────────┘
    ┌─────────┴─────────┐
    │トランジショナルレストレーションの適合│
    └─────────┬─────────┘
         ┌────┴────┐
         │軟組織の治癒│
         │  1ヵ月間   │
         └────┬────┘
    ┌─────────┴─────────┐         ┌─────────┐   ・インプラントレプリカをイン
    │・インプラントトランス│         │アバットメントお│    プラントトランスファー（印象
    │  ファー（印象用コーピ│         │よび軟組織の関係│    用コーピング）に装着する
    │  ング）に装着する   │         │+咬合の記録│   ・インプラントレプリカを使用し
    │・ピックアップ印象    │         └─────────┘    てマスターモデルを製作する
    └─────────┬─────────┘

┌──────────────────────────────────────────────┐
│ 複数歯またはフルマウ    顎間記録          顎間記録用ブロック│
│ スで垂直的顎間距離の    試適              歯の排列         │
│ 変更を伴う場合         メタルフレームの試適  メタルフレームの製作│
│                       ポーセレンの試適    ポーセレン築盛  │
│                       修復物の適合        グレージング、ステイ│
│                                          ニングおよび仕上げ│
└──────────────────────────────────────────────┘

┌──────────────────────────────────────────────┐
│ 単独歯またはショート                       歯の排列        │
│ スパンで垂直的顎間距                       メタルフレームの製作│
│ 離の変更はない                            ポーセレン築盛  │
│                       ポーセレンの試適    グレージング、ステイ│
│                       修復物の適合        ニングおよび仕上げ│
└──────────────────────────────────────────────┘
```

フローチャート10-3　アバットメント位置のトランスファーの印象採得（補綴ステージ）

修復段階：補綴の手順

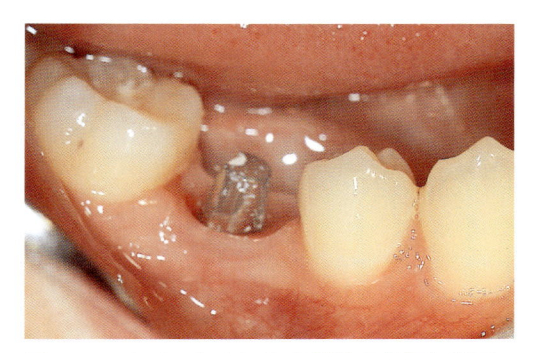

図10-26 アバットメントを所定の位置に装着した状態を示す。図10-21に比べて歯肉の豊隆形態が改善しているのが認められる。

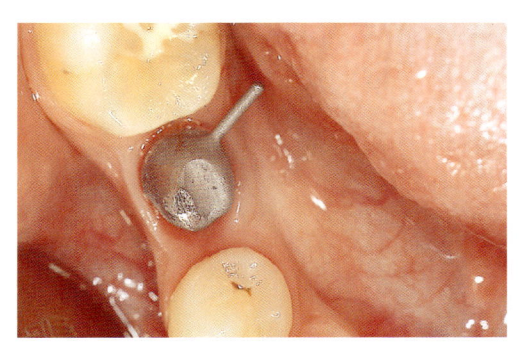

図10-27 ピックアップの前にメタルフレームを所定の位置に装着した状態。

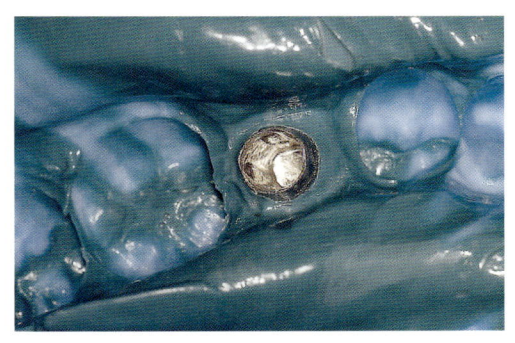

図10-28 シリコーン印象中のメタルフレーム。新たに改善された歯肉の豊隆状態が歯科技工サイドにトランスファーされる。

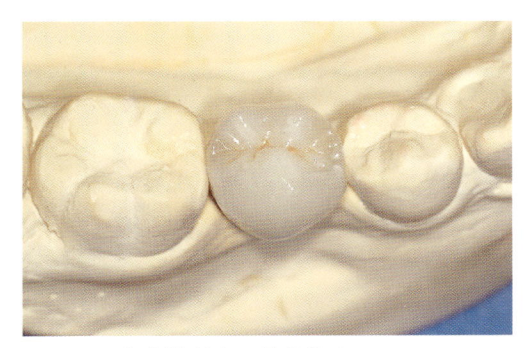

図10-29 作業模型上の最終的なメタルセラミッククラウンの咬合面観。小臼歯形態を確立して、審美的および機能的により優れた成績を期待する。

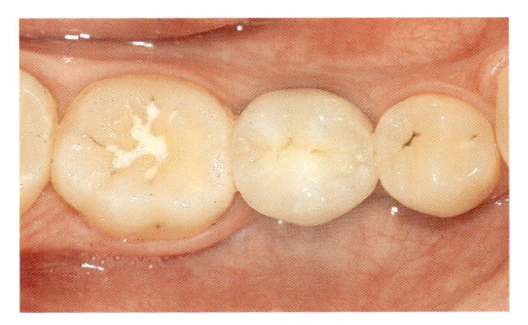

図10-30 最終補綴装置の咬合面観。

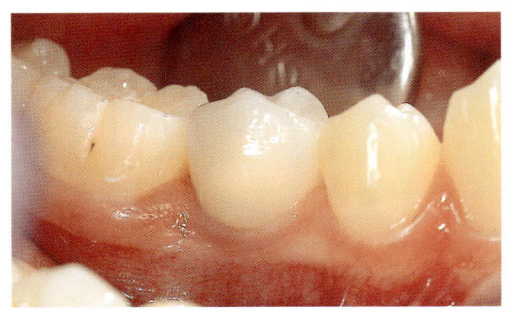

図10-31 口腔内における最終補綴装置の唇側面観。トランジショナルレストレーションにより誘導されたエマージェンスプロファイルを示す。

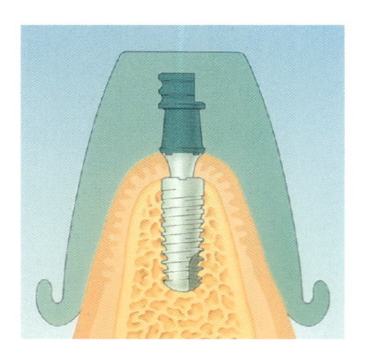

図10-32　最終的なアバットメントの位置を歯科技工所にトランスファーするためにスリーブを用いた場合を示す模式図。プラスチックキャップ（ダークグリーン）が印象材（ライトグリーン）中に認められる。印象キャップは印象と一緒に取り込み撤去され、アバットメントアナログは石膏を注入する前に印象キャップ内に設置する。最終的なアバットメントは口腔内でインプラントに装着されたままで残る。歯科技工士はアバットメントレプリカ上で作業を行う。この場合口腔内のアバットメントも歯科技工所でのアナログ（レプリカ）のいずれも形態修正をすることはできない。

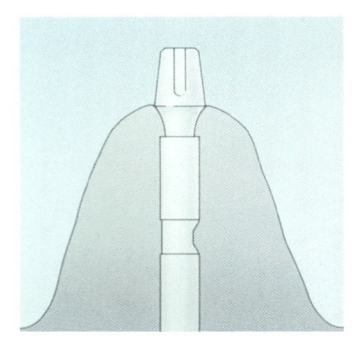

図10-33　アバットメントのトランスファー印象から製作した作業模型を示す。模型上にはアバットメントのレプリカであるアバットメントアナログが認められる。歯科技工作業は形状と位置の双方共に、口腔内のアバットメントの複製であるコンポーネント（アバットメントアナログ）上で行う。

差による誤差によってアナログとアバットメントの寸法にバラツキを生ずる。したがって、この方法は適合誤差の危険性が高いため、複数のユニットやフルマウスの修復に使用することは推奨されない。さらに、個々のアバットメントを調整してエマージェンスプロファイルを設定することができないため、審美的な予知性は低い。しかし、この方法はきわめてシンプルで効果的な手段である。また、歯肉組織を歯肉圧排糸で処理する必要なしにアバットメントの位置をトランスファーできるので、局所麻酔は必要でない。

インプラント位置のトランスファー

　この手順ではインプラントレプリカを用いてインプラント位置を歯科技工所にトランスファーできるようにする。この方法の臨床および歯科技工サイドでの手順についての概要をフローチャート10-4に示す。

　一般的にはインプラントを開窓させた時（二次手術時）にカバースクリューを取り除き、二次手術用パーツ（ヒーリングアバットメント）を装着する。同様に、プロビジョナルレストレーション用いる場合は、をわずかに修正するだけで開窓部に挿入できる。

　こうすれば歯科技工士は実際に使用される実際のアバットメント上で作業することができ、最終修復物を理想的な形状にすることができる。ただしこれは、各段階においてアバットメントを口腔内に戻して試適する必要があることを意味している。したがって、アバットメントを模型と口腔内に何回か往復させ

修復段階：補綴の手順

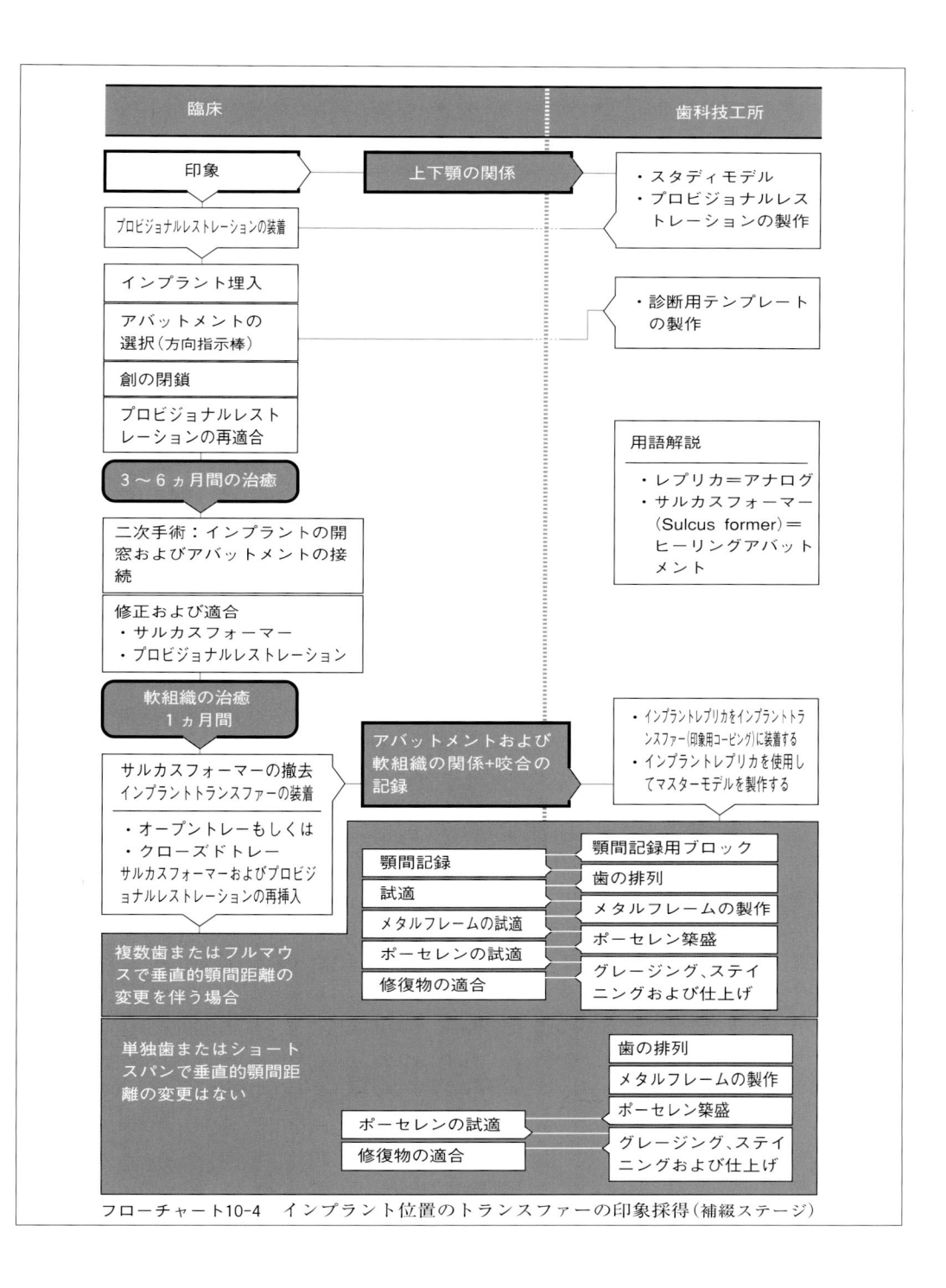

臨床	歯科技工所
印象 → 上下顎の関係	・スタディモデル ・プロビジョナルレストレーションの製作
プロビジョナルレストレーションの装着	
インプラント埋入	
アバットメントの選択（方向指示棒）	・診断用テンプレートの製作
創の閉鎖	
プロビジョナルレストレーションの再適合	
3〜6ヵ月間の治癒	
二次手術：インプラントの開窓およびアバットメントの接続	用語解説 ・レプリカ＝アナログ ・サルカスフォーマー（Sulcus former）＝ヒーリングアバットメント
修正および適合 ・サルカスフォーマー ・プロビジョナルレストレーション	
軟組織の治癒 1ヵ月間	
サルカスフォーマーの撤去 インプラントトランスファーの装着 ・オープントレーもしくは ・クローズドトレー サルカスフォーマーおよびプロビジョナルレストレーションの再挿入	アバットメントおよび軟組織の関係＋咬合の記録 → ・インプラントレプリカをインプラントトランスファー（印象用コーピング）に装着する ・インプラントレプリカを使用してマスターモデルを製作する
複数歯またはフルマウスで垂直的顎間距離の変更を伴う場合	顎間記録 → 顎間記録用ブロック 試適 → 歯の排列 メタルフレームの試適 → メタルフレームの製作 ポーセレンの試適 → ポーセレン築盛 修復物の適合 → グレージング、ステイニングおよび仕上げ
単独歯またはショートスパンで垂直的顎間距離の変更はない	歯の排列 メタルフレームの製作 ポーセレンの試適 → ポーセレン築盛 修復物の適合 → グレージング、ステイニングおよび仕上げ

フローチャート10-4　インプラント位置のトランスファーの印象採得（補綴ステージ）

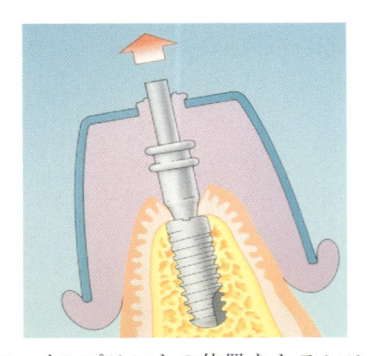

図10-34　インプラントの位置をトランスファーするためのオープントレー法。トランスファーの機構は、トランスファーポスト（インプラントに取り付けた印象用ポスト）および維持スクリューという2つのコンポーネントから構成されている。スクリューへは印象トレーにある穴からアクセスして印象ポストを印象内に固定したままでスクリューを緩められるようになっている。印象内にインプラントトランスファーを取り込んだままトレーを撤去する。石膏注入前にインプラントアナログをトランスファーポストに取り付ける。これによって作業模型上にインプラントレプリカが正確な位置に設置できる。

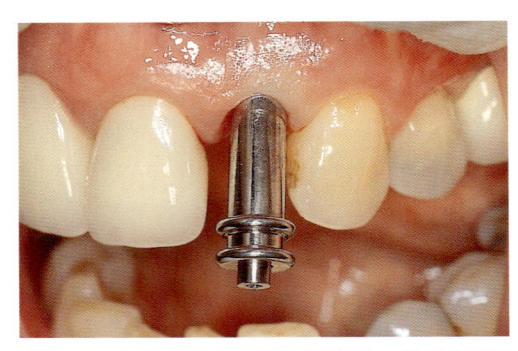

図10-35　上顎側切歯の即時埋入部の治癒完了後にオープントレー法のためのトランスファーポストを装着した状態、インプラントの位置が歯科技工所にトランスファーされる。

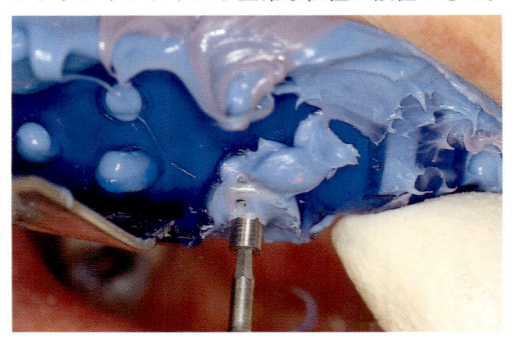

図10-36　アクリル製の穴あきストックトレーを所定の位置に装着した状態。印象ポストをインプラントから取り外すドライバーが付いている。

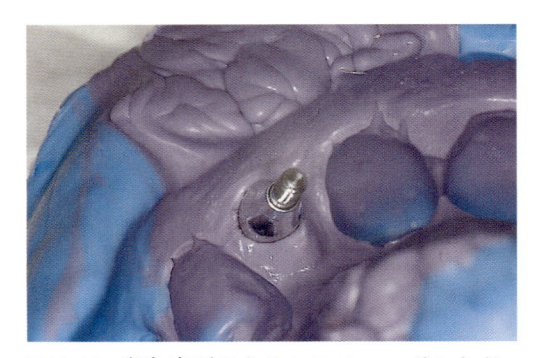

図10-37　印象内面にトランスファーポストが所定の位置に認められる。トランジショナルレストレーションによって誘導されたエマージェンスプロファイルも認められ、これらは歯科技工所にトランスファーされて適正な歯冠形態（豊隆）の修復物が製作される。

ることになる。このため、模型上および口腔内において、アバットメントの位置が毎回正確に再現されることが重要である。

印象採得

　印象採得にはオープントレー法またはクローズドトレー法を用いる。インプラントに直

修復段階：補綴の手順

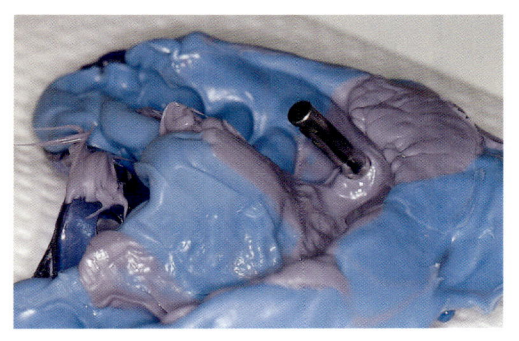

図10-38 インプラントアナログをトランスファーポストに取り付けた状態の印象。

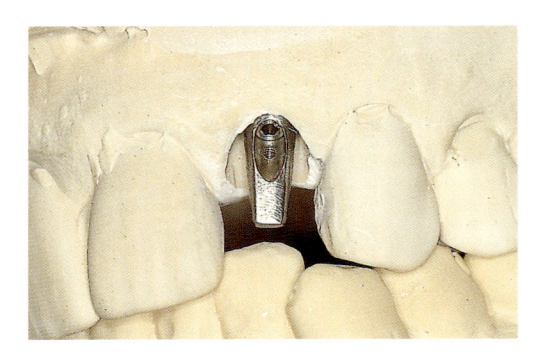

図10-39 アバットメントをインプラントアナログに装着して、歯科技工士が技工準備を終えた作業模型。トランジショナルレストレーションにより誘導したエマージェンスプロファイルもトランスファーされている。

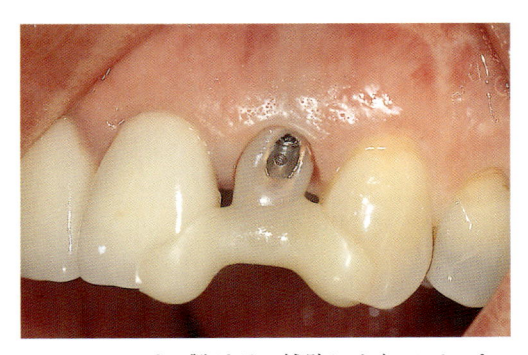

図10-40 レジン製ジグの補助によりアバットメントを装着した状態の唇側面観。モーステーパーコネクションを採用する際には位置（回転）再現性のためレジン製ジグの使用が必要となる。

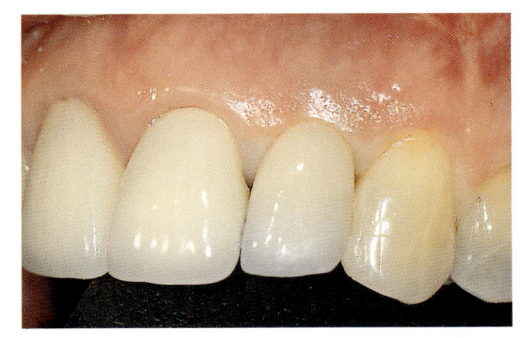

図10-41 最終補綴装置を装着した状態。良好な歯冠形態とエマージェンスプロファイルが認められる（歯科技工作業はIan Taylor, London, UKによる）。

接装着するインプラントトランスファー装置（印象用ポスト）が必要となる。この印象用ポストの設計はどの方法を採用するかによって異なる。

オープントレー法

インプラントに直接装着するインプラント位置トランスファー装置（印象用ポスト）で印象を採得する。印象用ポストはインプラントにスクリューで取り付け（図10-34）、印象と一緒に取り外す（ピックアップ印象）。そのため、カスタムトレーまたは金属あるいはアクリル製の既製トレーいずれかの印象トレーを使用する必要があるが、インプラントにトランスファーポストを取り付けているスクリューにアクセスできるよう改造してあるものとする。印象は付加型シリコーンを用いて採得する。印象材を盛ったトレーを口腔内に挿入する前に、印象材を印象用ポストの周りにシリンジで注入する。印象材の硬化後に、固定スクリューをインプラントから外して、印象材に印象用ポストが取り込まれたままで（ピ

163

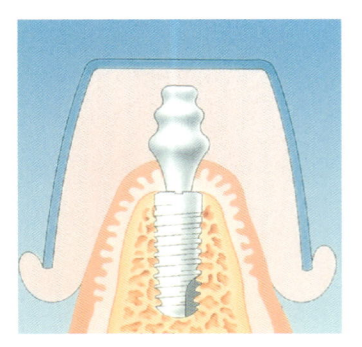

図10-42　インプラント位置のトランスファーのためのクローズドトレー法を示した模式図。トランスファーポストは一体型であり、インプラント内にネジ止めされている。ポストを印象採得してトレーを撤去する。印象撤去後にポストを緩めて外す。次にこのトランスファーポストにインプラントレプリカ（アナログ）に取り付け、印象に再度差し込んでから模型を製作する。これによって作業模型上でインプラントレプリカを正しい位置に置くことができる。

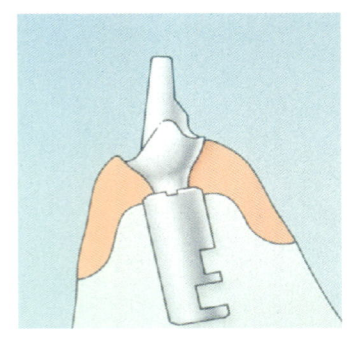

図10-43　図はインプラント位置をトランスファーするいずれかの方法により製作された作業模型を示す。選択したアバットメントを装着したインプラントアナログが石膏内に認められる。歯科技工作業はすべてこのアバットメント上で行われ、形態修正される場合もある。アバットメントおよび補綴物は治療の各段階および最終段階に口腔内に移す必要がある。

ックアップ）印象を外せるようにする。インプラントレプリカは石膏を注入する前に装着する（図10-35〜41）。

クローズドトレー法

　この方法はカスタムトレーまたは既製トレーのいずれかを使用する。インプラントにトランスファー用印象装置（リポジショニングポスト）を装着したままで印象を採得する（図10-42）。本法ではリポジショニングポストを口腔内に残したまま印象を除去する。次にリポジショニングポストをインプラントから外し、インプラントレプリカに接続してから印象中のくぼみ（陰型）に再び差し込む。

アバットメントの選択、修正または製作

　現在ではさまざまな方法が採用可能である。

・手術の際に選択しておいたアバットメントを装着し、修正が必要な場合には最終的な修復物に合わせてアバットメントに細かい調整を加える。
・この段階で歯科技工士がアバットメントを選択し変更してもよい。
・アバットメントはゴールド（例えばUCLA-アバットメント：カスタムアバットメント）で製作するか、またはチタンあるいはセラミック材料（たとえばProceraなど）からCAD/CAMを用いて製作する[122-124]。

　最終的な修復物またはフレームワークをアバットメント上で直接製作することもできる（図10-43）。ユニットが複数の場合には、模型上でアバットメントの位置を記録し、これを正確に口腔内にトランスファーするためにインデックスが必要である。

フレームワークの試適

フレームワークの試適には、まずヒーリングアバットメントを取り外し、次にフレームワークを試適する前に最終的なアバットメントを取り付けることが必要となる。この段階でインデックスを使用すれば、アバットメントを正しい位置に配置することができる。アバットメントの位置が一致していないと、フレームワークの適合に著しく影響してくる。フレームワークが適合しているかどうかによって、フレームワークを切断する必要が生じるが、適合状態の判断はアバットメントが正しく装着されていることが大前提である。模型と口腔内の間でアバットメントを往復させる際には、フレームワークの適合しない可能性も生じることをつねに覚えておく必要がある。これは接続部の工学的公差によってアバットメントの位置に微小な不適合が生じてくるためである。したがって、フレームワークがいったん正確に適合していると判断されたならば、アバットメントは装着したままにしておくのが合理的である。このような場合には、最終的な修復物の仕上げが完了するまで、歯科技工所で製作したトランジショナルレストレーションを装着しておく。

補綴装置の仕上げ

ここではフレームワークのピックアップ印象を用いて、フレームワークと軟組織（ヒーリングアバットメントやプロビジョナルレストレーションにより誘導された）の位置関係を考慮して陶材を築盛する（通法による印象採得の部を参照：150ページ以降）。

補綴の手順：臨床症例

症例1：一次手術時の印象採得

66歳の女性。上顎右側第一、第二小臼歯のインプラント治療を必要とした。治療中にはロチェットリテーナーおよび全被覆型リテーナーによるブリッジをプロビジョナルレストレーションとして用いた（図8-44〜49）。

一次手術時に印象を採得し、トランジショナルレストレーションにより自然のエマージェンスプロファイルの誘導が促進されるようにした（図8-66、10-9〜19）。

症例2：通法による印象採得：複数ユニットの連続冠；セメント固定

65歳の女性で上下顎の多数歯欠損のため来院した。上顎骨の過剰な萎縮のため、歯槽堤を再構築するために腸骨稜からの自家骨のオンレー移植を行った。骨造成の2ヵ月半後にインプラントを埋入し、6ヵ月後のオッセオインテグレーションの完了時に二次手術を行った。二次手術時にアバットメントを装着しレジン製トランジショナルレストレーションにより荷重を開始した（図10-44〜65）。

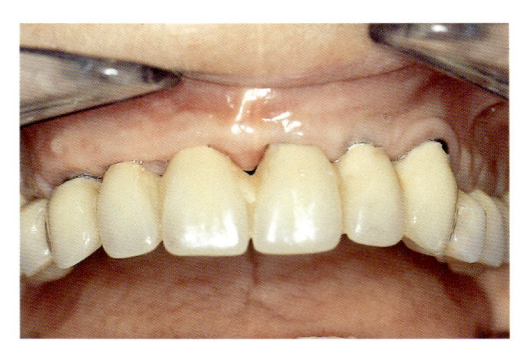

図10-44 上顎の複数インプラントおよび天然歯修復のために従来の印象採得法を使用した例。インプラントの二次手術1ヵ月後のトランジショナルレストレーションの唇側面観。トランジショナルレストレーションにより誘導した軟組織形態に注目。

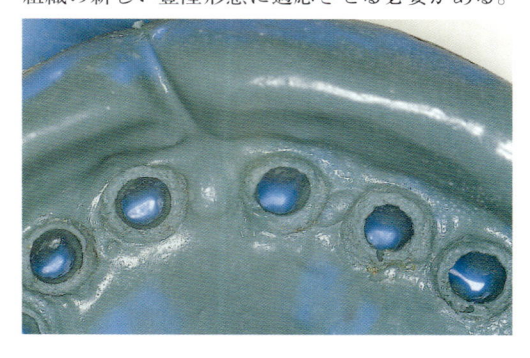

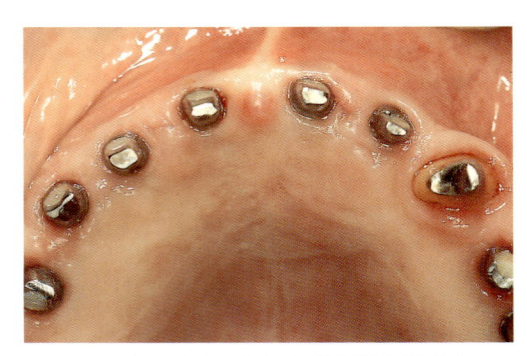

図10-45 インプラントおよび上顎左側犬歯の咬合面観。この場合もまた、軟組織形態と共にインプラント位置およびアバットメントの配列が理想的な補綴部位に適合していることが観察できる。

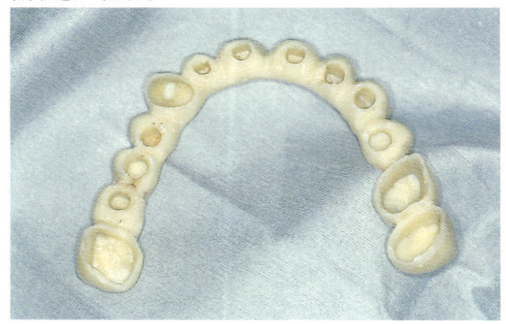

図10-46 トランジショナルレストレーションの内側面。軟組織の治癒・成熟期間中に使用されたものである。この修復物はアバットメントの準備および印象採得後に再度口腔内に戻す必要がある。したがってトランジショナルレストレーションは、アバットメントの新しい形状と軟組織の新しい豊隆形態に適応させる必要がある。

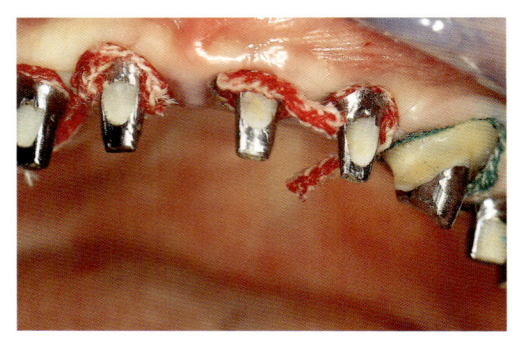

図10-47 軟組織を押し広げる歯肉圧排糸を巻いた状態。アバットメント形態を修正する場合は、修正後にこの操作を行う。歯科技工士が作業できるようなマージンを製作することが、唯一必要な修正点であると思われた。

図10-48 付加型のシリコーン印象材（Provilライトボディおよびヘビーボディ印象材、Heraeus Kulzer, Hanau, Germany）を用いて採得した、アバットメントおよび天然歯の従来法による印象。アバットメントのマージンがはっきり認められる。この印象で何回か石膏注入が行われ、歯科技工士は主模型を1個、フレームワークワックスアップのための歯型分割模型を1個、およびレジンおよびワックスの咬合採得用ブロック製作のための模型をさらに2個、およびスペア1個を製作する。

修復段階：補綴の手順

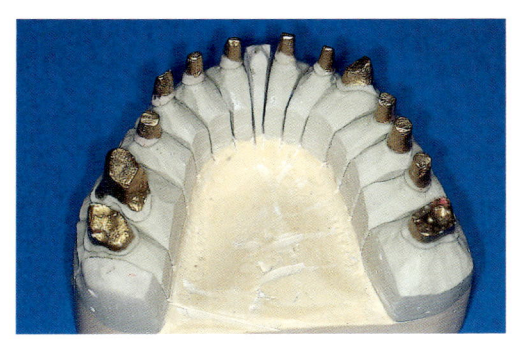

図10-49　メタルフレームのワックスアップのための歯型分割模型。正確な適合とするために一層ダイスペーサーを用いている。

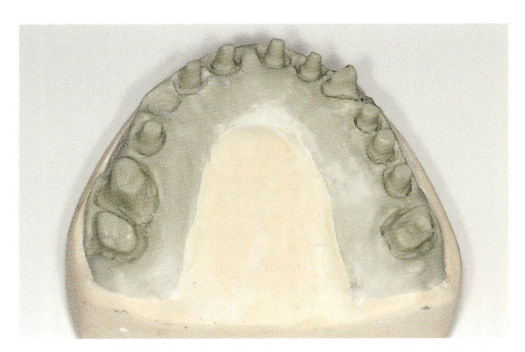

図10-50　顎間記録のためのワックスを支持するレジン製フレームワーク製作用の模型。

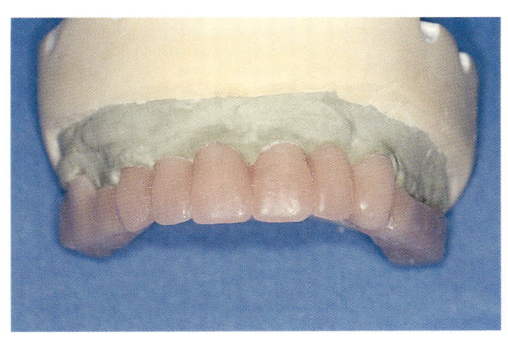

図10-51　前歯部の形態が付与されたワックスおよびレジン製の咬合採得用ブロック。臼歯部の形状は機能的および審美的要素がすでに獲得されているトランジショナルレストレーションのマトリックスから製作した。咬合ブロックにより、歯の形態と位置および対合歯列に関するすべての情報が、模型と口腔内のアバットメントの間で正確に関連づけられるようになる。

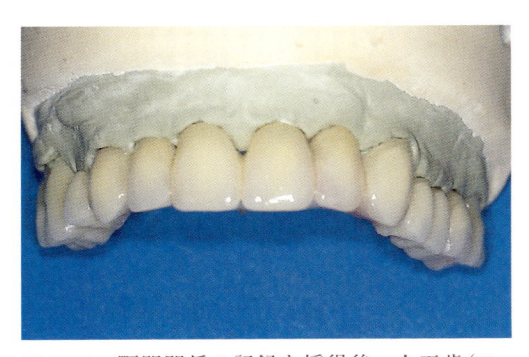

図10-52　顎間関係の記録を採得後、人工歯（ワックスが適切であればワックス）をアクリル製フレームワークに付与して診断用プレビューを製作する。

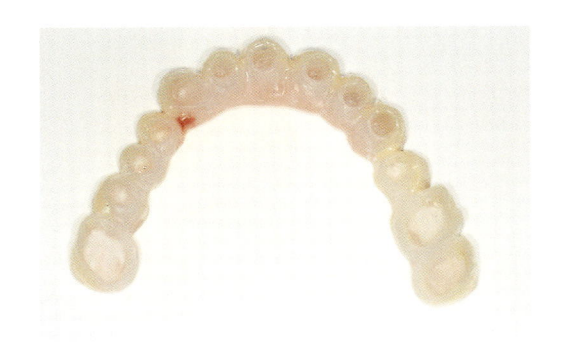

図10-53　診断用プレビューの内側面。アバットメントに対する歯の位置を示す。

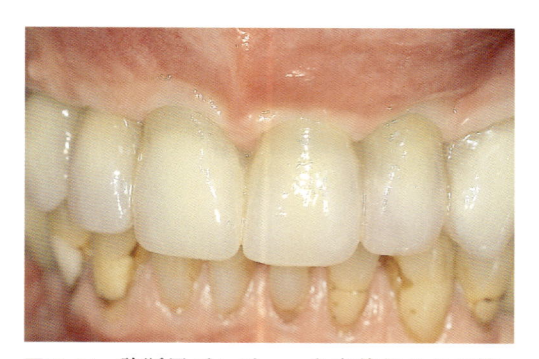

図10-54 診断用プレビューを審美的および機能的条件の確認のために口腔内に試適した状態の唇側面観。修正があればメタルフレームの製作を開始する前に、この段階で行う。収集された情報を、マトリックスを介して記録し、この後の段階のガイダンスとして用いる。

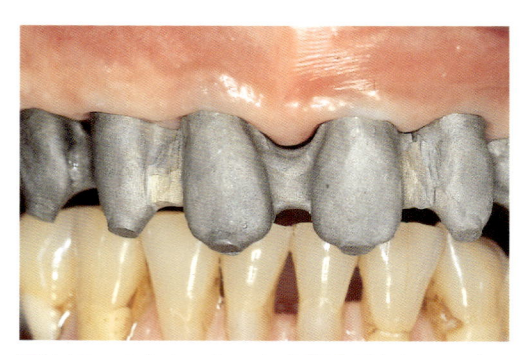

図10-55 メタルフレームを部分ごとにワックスアップして鋳造し、ろう着またはレーザー溶接する前に各部分の適合状態をマスター模型上で確認する。各部分を連結し、レーザー接続またはろう着した鋳造物の適合を歯科技工所内で確認する。臼歯3本は独立したユニットとして構成されている。犬歯は連結したユニット内部に組み入れられており、インプラント支持となっている。天然歯はう蝕防止のためにゴールドコーピング（内冠）を製作し、最終的にはグラスアイオノマーセメントで永久的に合着する。次にメタルフレームを口腔内に移して適合性を確認する。

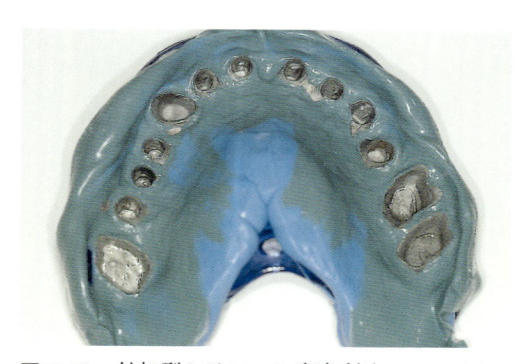

図10-56 付加型シリコーン印象材（Provilライトボディおよびヘビーボディ印象材）を強固なプラスチック製ストックトレーに盛り、メタルフレームをピックアップし、メタルフレームの位置をこの時点までに誘導した軟組織豊隆形態に調和させる。

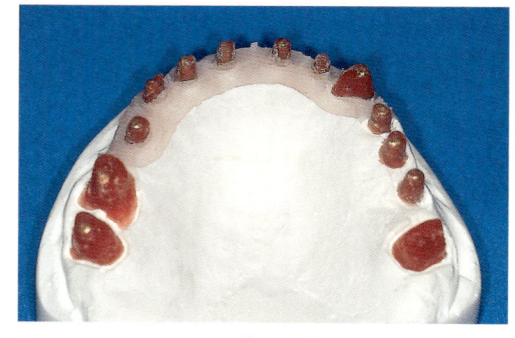

図10-57 メタルコーピング内に即時重合レジン（パターンレジンGC）を填入して、メタルコーピングのピックアップ模型を製作する。この模型は、この後のポーセレン築盛・焼成段階で変形が生じたかどうかを確認するための確認用模型となる。

修復段階：補綴の手順

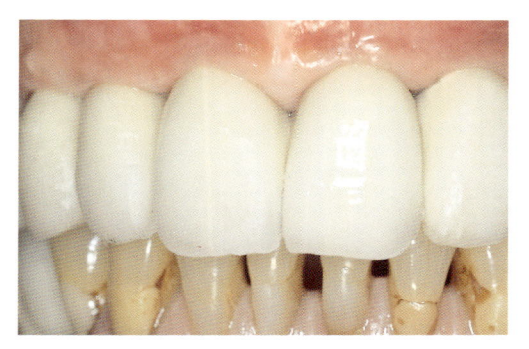

図10-58 診断用プレビューから製作したマトリックスをガイドにしてポーセレンを築盛・焼成する。試適を行い、歯の形、正中線、鼓形空隙および色調をチェックして審美性を確認する。

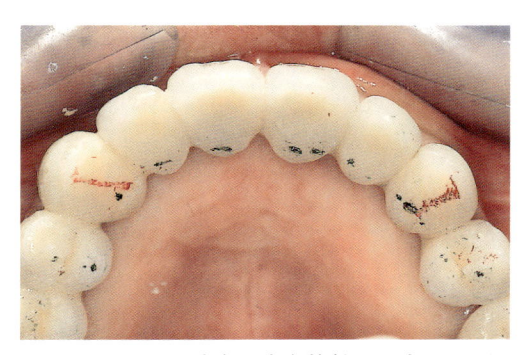

図10-59 グレーズ前に咬合接触、側方および前方滑走運動を確認する。犬歯のガイダンスはこの患者にとって望ましい咬合様式であった。

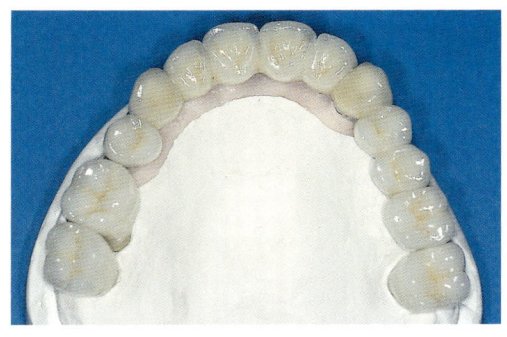

図10-60 グレーズ後の補綴装置の咬合面観。補綴装置をセメント固定とすることで、アクセスホールが必要なく咬合形態を理想的な形態に製作できた。

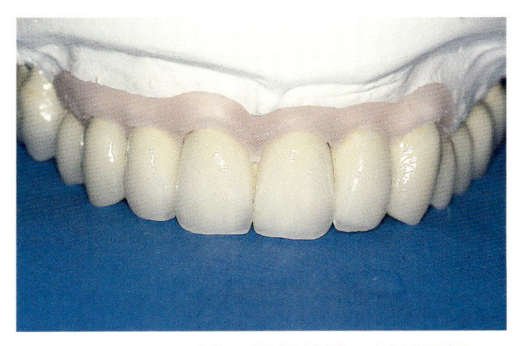

図10-61 グレーズ後の補綴装置の唇側面観。専用のシリコーン材を用いて軟組織形態が再現されている。

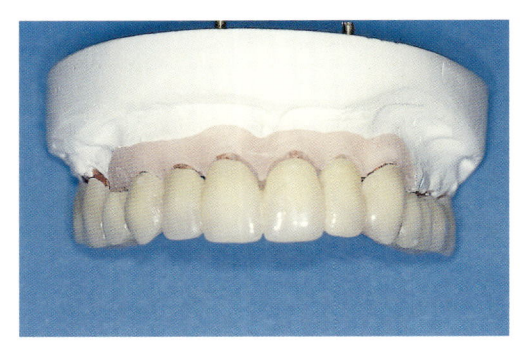

図10-62 完成した補綴装置を診断用プレビューと比較する場合もある。

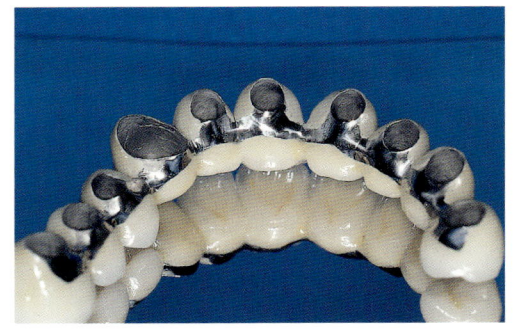

図10-63 陶材焼付鋳造冠の内側面観。金属と陶材に対してインプラントとアバットメントの配置が正確である。

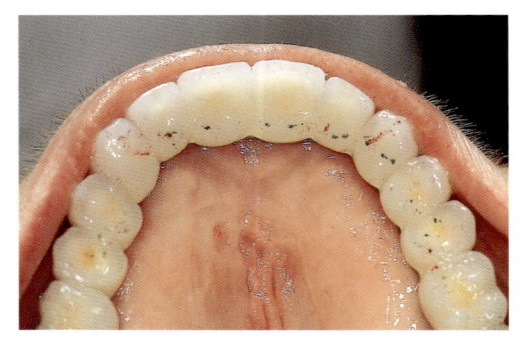

図10-64　最終補綴装置の咬合接触機能を確認した後の咬合面観。連結した補綴装置を仮着用セメント(Temp-bond, Kerr, West Collins Orange, CA, USA)でインプラントアバットメントおよびセメント合着したゴールドコーピング(犬歯)にセメント固定した。臼歯部の個々のクラウンは永久セメントで合着した。

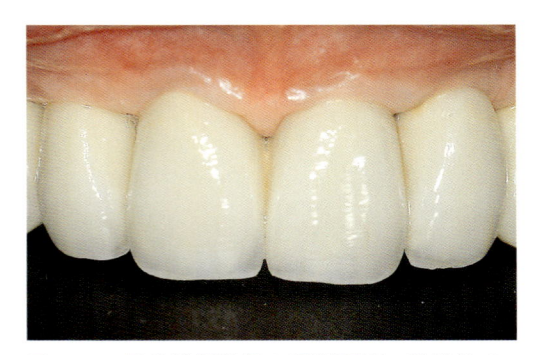

図10-65　最終補綴装置の唇側面観。系統的で正しい手順に従うことにより、優れた審美性に貢献する歯冠形態とエマージェンスプロファイルが獲得される。

症例3：通法による印象採得：複数および単独ユニットでのフルマウスリハビリテーション；側方固定スクリューとセメント固定の組み合わせ

う蝕および歯周病により歯列欠損のある60歳男性が、既存の補綴装置からインプラントによる固定性補綴装置へ移行することを希望して来院した。レジン前装冠によるプロビジョナルレストレーションを製作して審美性確保のための必要条件を満たし、正しい顎間関

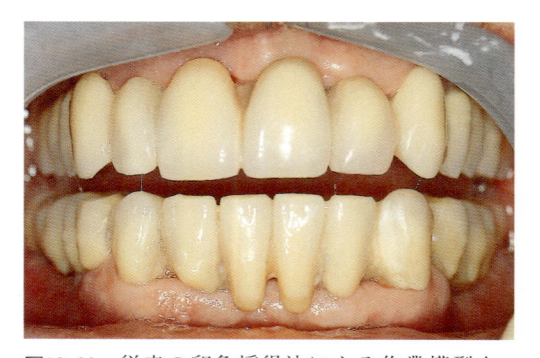

図10-66　従来の印象採得法による作業模型上で製作した歯とインプラント支持による診断用プレビュー。顎間関係はレジン製のフレームワーク上にワックスブロックを取り付けて採得した。顔弓(フェイスボウ)を利用して半調節性咬合器に情報をトランスファーした。

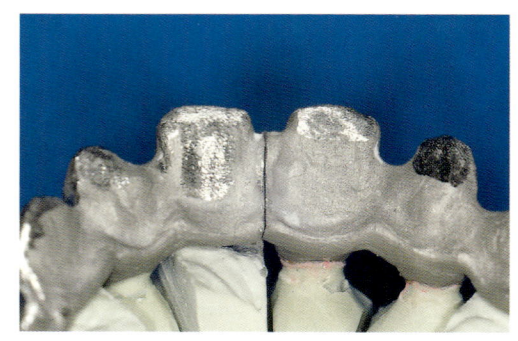

図10-67　作業模型上でセクションごとにワックスを鋳造し作られたメタルフレーム。

修復段階：補綴の手順

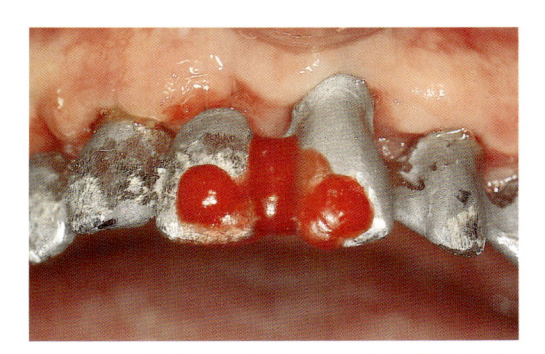

図10-68　口腔内での各パーツの位置関係を評価するために装着されたメタルフレーム。パターンレジン（GC）を用いて各部分を連結した。アバットメント上でメタルフレームが安定していることは重要であり、仮着用セメントを用いて確実に安定化させることもできる。

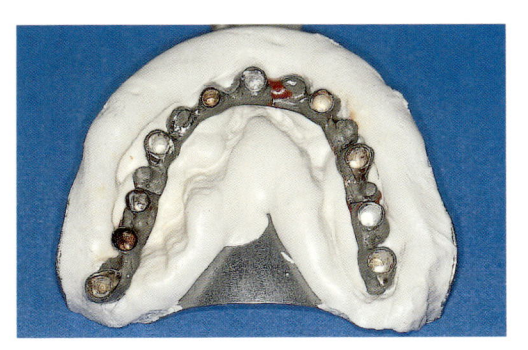

図10-69　メタルフレームの適合を確認し、穴あきでない金属製のストックトレー内に石膏（SnoWhite）を入れてピックアップする。

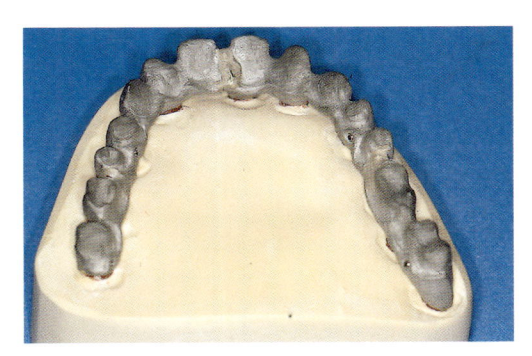

図10-70　金属コーピング内にパターンレジンとダウエルピンを用いてレジン支台を製作する。この模型はろう着中に不適合が生じていないことを確認するのに用いる。ろう着部位が模型上のメタルフレーム上に認められる。

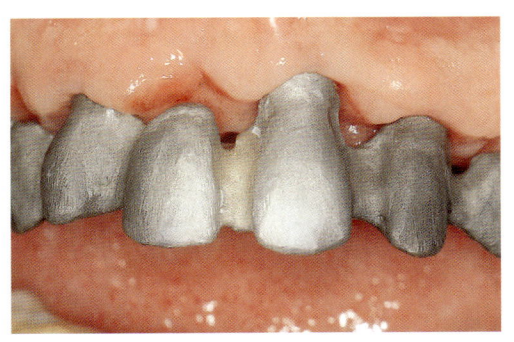

図10-71　ろう着したメタルフレームを口腔内に試適した状態。2本の中切歯間にろう着部が認められる。メタルフレームと軟組織の関係を観察することができ、これを記録しておくことも必要である。

係を確立して咬合を回復した。このプロビジョナルレストレーションは、病変部をすべて除去した後に天然歯支持とした。最終評価後に上顎歯を抜歯し、下顎の残存歯は保存することとした。上顎洞の骨造成を実施した後、上下顎にインプラントを埋入した。

インプラントは埋入してから6ヵ月後に二次手術を行い、同時にアバットメントを装着した。インプラントは、レジン前装冠プロビジョナルブリッジからトランスファーした情報により製作した、レジン製のトランジショナルレストレーションに交換した。二次手術から2ヵ月後に最終印象を行い、顎間関係も再確認した（図10-66〜81）。

171

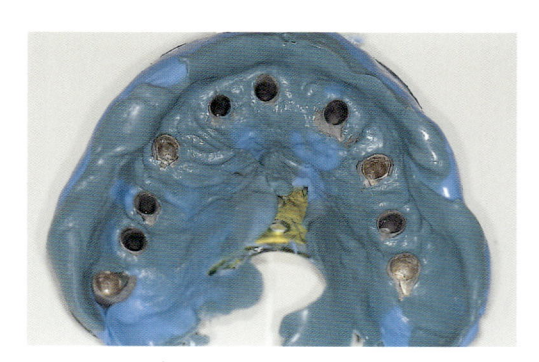

図10-72 ヘビーボディおよびライトボディのシリコーン印象材（Provil、Heraeus Kulzer）を強固なレジン製ストックトレーに入れてピックアップ印象を採得した。ピックアップ印象を用いて軟組織に対するメタルフレームの位置関係を歯科技工所にトランスファーする。

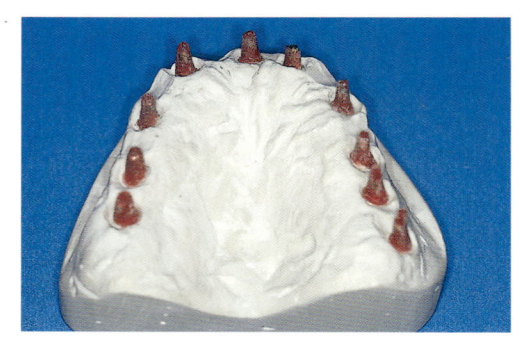

図10-73 金属コーピング内面に注入したレジンおよびダウエルピンによるレジン支台模型で残存する軟組織の形態を再現する。この模型を利用して陶材焼成による変形をチェックする。

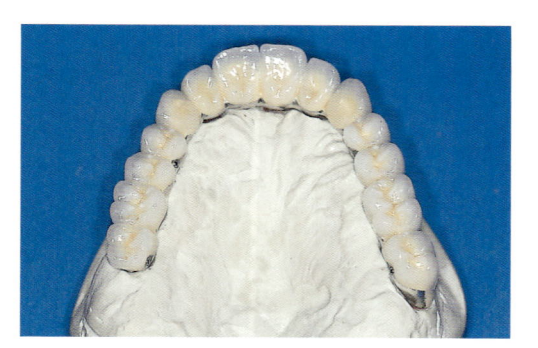

図10-74 完成した補綴装置の作業模型上における咬合面観。

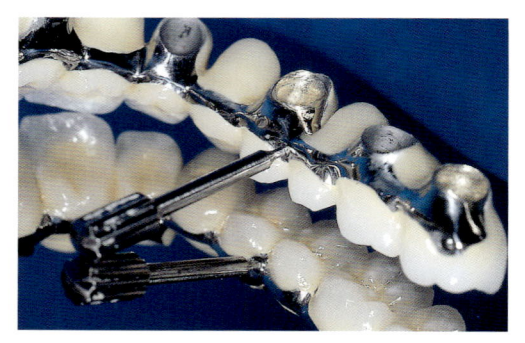

図10-75 補綴装置の右側臼歯部歯列。側方固定スクリューをブリッジの口蓋面から差し込んでいる状態。側方固定スクリューアッセンブリーは、スクリューとハウジングから構成されている。ハウジングはメタルフレーム内部に鋳接されており、スクリューはこのハウジングを通して差し込むことでゴールドコーピングの「くぼみ」に嵌り込むようになっている。アバットメントのうち1本には適合するよう構築したゴールドコーピングも認められる。このゴールドコーピングは側方固定スクリューを受け入れられるよう遠心側に拡張部分を付けた構造となっているのに注意。これによってメタルフレームの厚さを最小限に保つことができる（図10-4も参照のこと）。

修復段階：補綴の手順

図10-76　上下顎用の完成した最終補綴装置。上顎ではフルアーチのワンピース上部構造を、ゴールドコーピング4本に側方固定スクリューで嵌めこんで支持し、これをアバットメントにセメント合着する。ゴールドコーピングはもっとも遠心側のアバットメントに、および犬歯相当部に配置する。下顎の補綴装置はいくつかのパーツに分割して設計されている。前歯部のインプラント2本で4ユニットを支持しており、側方固定スクリュー2本で維持される。残存歯3本は単独のクラウン4本で修復する。左右臼歯部は3ユニットのブリッジをそれぞれ2本のインプラントで支持する。側方固定スクリュー2本を近心および遠心側のアバットメントに装着したコーピングに嵌めこんで各ブリッジを維持する。

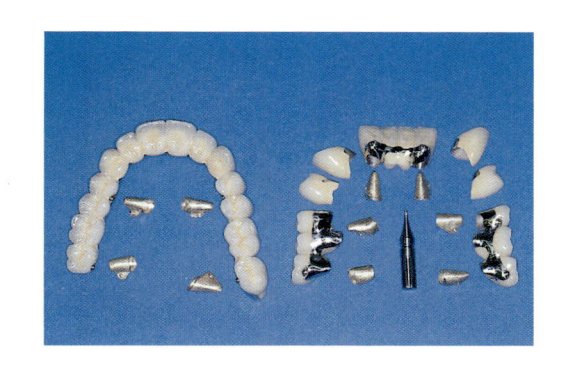

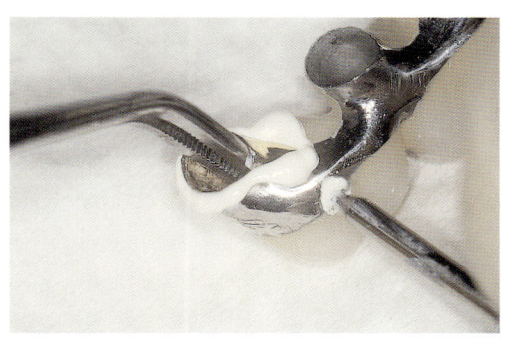

図10-77　ゴールドコーピングとブリッジは、仮着用セメント（TempBond, Kerr, West Collins, Orange, CA, USA）を用いて口腔外で組み立ても可能である。側方固定スクリューをワセリンでコーティングして、必要な場合には外しやすいようにしておき、ゴールドコーピング上にあらかじめ作っておいた「くぼみ」に正しく嵌るよう差し込む。ゴールドコーピングの近心側拡張部分の「くぼみ」を調製しておくことで、メタルフレーム体積を縮小する。ゴールドコーピングはグラスアイオノマーセメントで永久的にアバットメントに合着する。仮着用セメントを用いてブリッジ部分アバットメントに確保する。

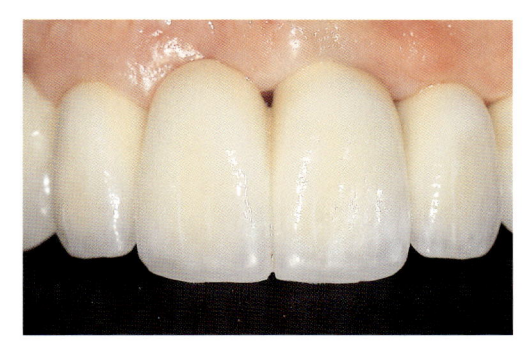

図10-78　セメント合着したブリッジの唇側面観。軟組織とブリッジとの関係がよくわかる。歯間空隙は清掃性を考慮して設計されている。

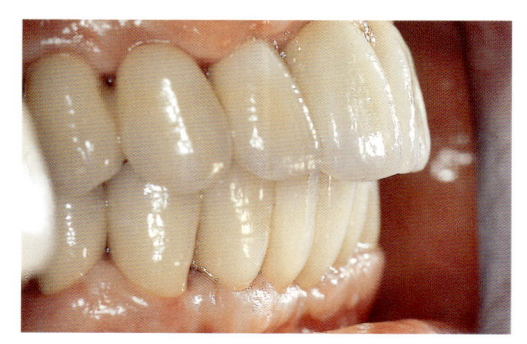

図10-79　中心位での最大咬頭嵌合位に調整した最終補綴装置の右側面観（鏡像）。

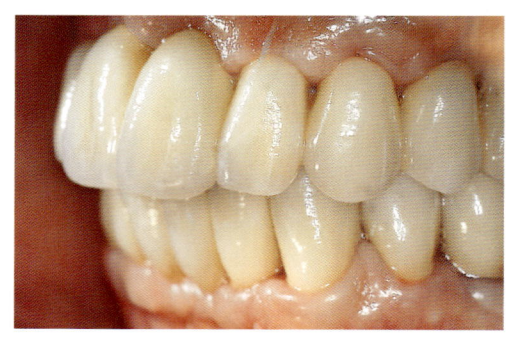

図10-80　中心位での最大咬頭嵌合位に調整した最終補綴装置の左側面観（鏡像）。

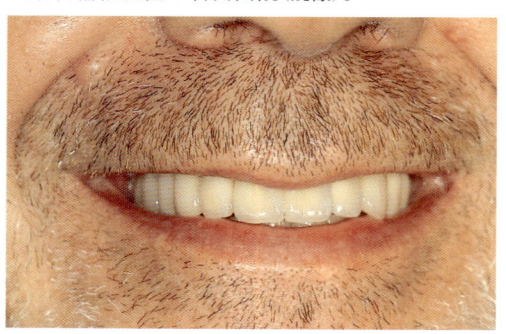

図10-81　患者の正面観。補綴装置によるスマイルラインおよび歯肉組織により獲得されたリップサポートを示す。さまざまな情報を一つの段階から次の段階にトランスファーするようにして、それぞれのステップにおいて満足しうる成果を獲得することにより、審美および機能的に満足しうる結果が獲得できる。

症例4：アバットメントのトランスファー：単独歯のセメント固定による修復

　18歳男性。下顎小臼歯の欠損に対しインプラント埋入時にヒーリングアバットメントを装着した。15°の標準アバットメント（Ankylos）をインプラント埋入してから6ヵ月後に装着した。アバットメントの位置を歯科技工室にトランスファーして作業模型を製作した。メタルフレームはアバットメントアナログ上で直接製作され、次に口腔内に移してトランジショナルレストレーションを製作した。このトランジショナルレストレーションは歯肉形態を誘導するためのテンプレートとなり、歯科技工サイドに情報が伝達されて適切な豊隆形態を有したクラウンを製作した。この点が通常のアバットメントアナログ上に直接補綴装置を製作する標準的手法とは異なっている。前述したように、アバットメントもアナログも形態は変更できない（図10-20～31）。

症例5：インプラント位置のトランスファー：単独歯のセメント固定による修復

　50歳女性。上顎左側側切歯に対しインプラント即時埋入および即時荷重を行った。3ヵ月間の治癒期間後、インプラントの位置および軟組織形態をオープントレー法の印象により歯科技工サイドへトランスファーした。最終的な修復物をアバットメント上に構築して口腔内に装着した（図10-35～41）。

第3部

造成：硬組織と軟組織の修正操作

'Medicine is not only a science; it is also an art. It does not consist of compounding pills and plasters; it deals with the very processes of life, which must be understood before they may be guided'
(パラケルスス、1493年～1541年)

概要

訳／渡邉文彦
日本歯科大学新潟生命歯学部総合診療科・口腔インプラントセンター・教授

はじめに

インプラント支持による修復を考えるときは、多くの因子を考慮しなければならない。インプラント歯学においては、高い成功率が求められるだけでなく、治療は予知性のある方法で行われるべきである。患者の審美的、機能的な要求を満たすことは不可欠である。

それゆえに骨量、骨質をアセスメントするとき、将来の歯の位置と残存顎堤との関係を見過ごしてはならない。支持骨は機能的、あるいは非機能的荷重に耐える必要があり、これらはアセスメントされ、治療域に関連されなければならない。

フローチャート11-4は可能な治療オプションの概要を示す。フローチャートは臨床医の判断に有用である。

萎縮の結果生じる解剖学的変化は顎間関係を変化させる。それゆえ、治療計画では適切な顎間関係を改善する顎堤造成術を検討せねばならない。

原理

欠損を認めたとき、顎堤の形状を変える必要性を考慮した決定をしなければならない。必要とされるゴールに基づき治療術式は決まるものである。これは原則的に、二つに分けたカテゴリーで考える。

硬組織と軟組織の修正操作

修正操作では特定の部位にすでに存在する組織の位置や大きさを変える。例として以下のものがある。

・骨の拡幅およびコンデンス
・上顎洞あるいは鼻腔底の挙上
・仮骨延長術
・下歯槽神経移動術
・有茎弁移植術

硬組織と軟組織の造成

造成とは移植側の形状を変えるため、組織を付加することである。造成の材料はさまざまなものから得られる。以下に例を示す。

- 骨移植
- サイナスリフト
- 遊離歯肉移植術
- 結合組織移植術

　骨移植のような造成術は補正しようとする欠損により、さらに以下のカテゴリーに分類される。

- 高さの補正
- 幅の補正
- 高さと幅の補正

　これらはまた移植側に置かれる様式に従って以下のように分類される。

- オンレーグラフト—高さ、あるいは幅をも補正するため移植側の表面に置く
- インレーグラフト—上顎洞のような骨内の空間に置く
- 中間挿入型グラフト—顎堤の拡幅やスプリットクレストあるいは上顎の骨切り術のような分割された二つの骨の間に置く

　さらに分類は供給源、形態、造成材料の構成に基づいて行われる。

- 以下のような自家骨（同一の個体から移植）
  —血管付の
  —血管付でない
  —皮質骨
  —皮質-海綿骨
  —海綿骨
  —顆粒状
  —ブロック
- 以下のような同種異種骨（同種からの移植）
  —凍結乾燥骨
  —非脱灰凍結乾燥骨
  —放射線照射した海綿骨
- 以下のような異種骨（異なった種からの移植）
  —ウシ由来
  —ブタ由来
  —海草由来
- 以下のような合成骨／人工骨
  —ヒドロキシアパタイト
  —リン酸三カルシウム
  —バイオグラス
  —ポリマー

適応症

審美

　修正操作、あるいは造成の手順の適応症はほとんどが審美に関連する。そのような症例において顎堤の形態に対する歯の位置の把握はアセスメントの過程における基本である。生体力学的な要求にみあった十分な骨があるけれども、その領域がよく目に触れるような上顎前歯部はまさにこのような症例であることが多い。もちろんさまざまな適応症がある多くの状況がある。

生体力学

　生体力学は支持と荷重の釣合のことを指し、両者に影響する多くの複雑な因子がある。臨床上の判断の指標となる情報はあるが、その詳細はこのテキストの範囲を超えることになる。臨床医はこれらの判断を経験とエビデンスに基づいて行わなければならない。

荷重

　機能的荷重と非機能的荷重を区別しなければならない。機能的な荷重は咀嚼のような行

為によるものと限定され、食事により決まる。このタイプの荷重はかなり大きくなることもあるが、一般に非機能的運動で生じる力より小さい。非機能的運動はまた性格、ストレスや生活環境などのような要素により影響を受けるので、これもまた念頭におくべきである。

荷重はまた修復される口腔領域によっても影響される。大臼歯領域においては前歯領域の8倍の力が生じる。荷重は顎の形や筋の大きさによって影響されることをさまざまな研究が示している。それゆえ、これらは判断の際に考慮すべきである。

支持

インプラントを埋入する骨は、量的、質的に発生する力に耐えなければならない。骨は生涯を通して絶えずリモデリングする生活組織であり、それゆえオッセオインテグレーテッドインプラントの長期間の固定に影響する。リモデリングの過程それ自身は局所や全身の因子に依存する。

機械的な荷重はリモデリングの過程に影響する局所的因子の一つである。骨に分散される荷重の大きさは、骨と接触しているインプラントの表面に影響され、その後にインプラント周囲骨の骨密度が影響を受ける。荷重の性質はそれが圧縮、引っ張り、あるいは剪断であれ、骨反応に影響する。荷重に対する骨反応を制御するいくつかの閾値が存在することが認められる。最初の閾値では、骨刺激が骨密度を保持し、第二の閾値では形成される密度を増し、そして第三の閾値に達すると微細な破壊を起こし、結果的にオッセオインテグレーションを喪失すると定義される。

骨のリモデリングはまた代謝性の因子によっても支配される。副腎皮質ステロイド、カルシトニン、パラトルモン、成長ホルモン、インスリンなどのホルモンの多くは骨代謝に影響する。いくつかの疾患と腎・肝障害のような特定の器官の機能不全もまた、食事因子と同様骨代謝に影響する。それゆえ、患者の全身的な状態のアセスメントは必須である。最後にインプラント表面の全体の形態や、機械的、化学的性質は骨-インプラント界面の性質に影響する。

硬組織の不足

可能な骨組織の手順をアセスメントするための全体的なフローチャートが、欠損の範囲とさまざまな口腔領域に対し、判断の過程を容易にするためにデザインされている（フローチャート11-4、14-5、16-6）。

硬組織のための処置はその部位での軟組織の処置も同時に行われるようデザインされている。しかしながら、十分に補正できない欠損の場合にはさらに軟組織の処置を行う必要があるかもしれない。

軟組織用に設計された術式については、判断過程を容易にするために使われるフローチャートを含めて第16章に述べる。

第11章
骨拡幅

訳／渡邉文彦
日本歯科大学新潟生命歯学部総合診療科・口腔インプラントセンター・教授

はじめに

上顎の骨拡幅で、インプラントの同時埋入にあたり狭い上顎の顎堤を広げることができる。アセスメントに必要な基準は：

・顎堤の高さ
・骨幅と顎堤の形態
・利用できる骨の高さ

アセスメントの要約をフローチャート11-1

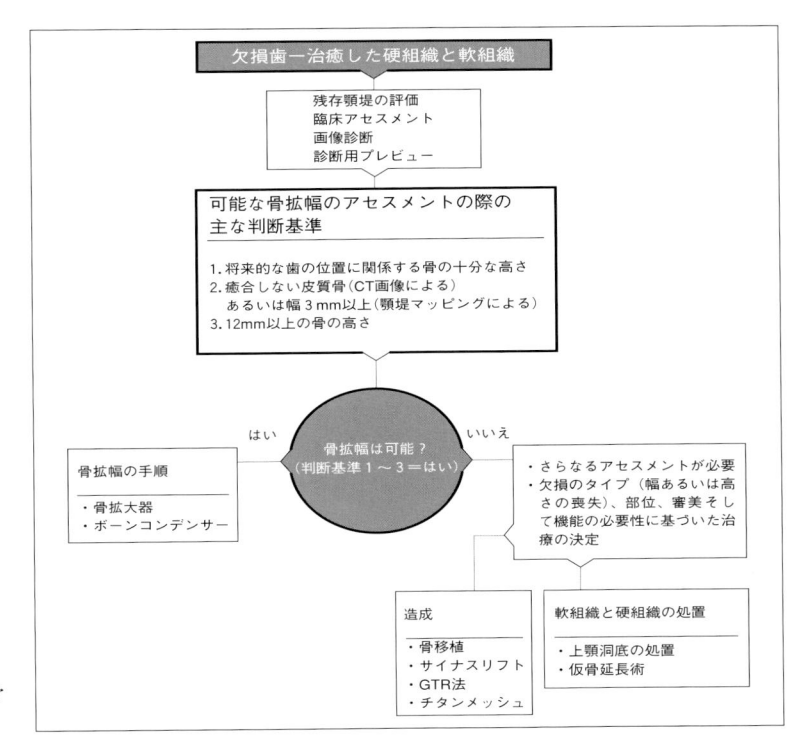

```
┌─────────────────────────────┐
│  欠損歯―治癒した硬組織と軟組織  │
└─────────────────────────────┘
              │
┌─────────────────────────┐
│  残存顎堤の評価          │
│  臨床アセスメント        │
│  画像診断                │
│  診断用プレビュー        │
└─────────────────────────┘
              │
┌──────────────────────────────────┐
│ 可能な骨拡幅のアセスメントの際の │
│ 主な判断基準                     │
│                                  │
│ 1. 将来的な歯の位置に関係する骨の十分な高さ │
│ 2. 癒合しない皮質骨（CT画像による）  │
│    あるいは幅3mm以上（顎堤マッピングによる） │
│ 3. 12mm以上の骨の高さ            │
└──────────────────────────────────┘
              │
     はい  ╱ 骨拡幅は可能？ ╲ いいえ
        ╱ (判断基準1〜3＝はい) ╲
┌────────────────┐        ┌──────────────────────┐
│ 骨拡幅の手順    │        │・さらなるアセスメントが必要 │
│ ・骨拡大器      │        │・欠損のタイプ（幅あるいは高 │
│ ・ボーンコンデンサー │    │  さの喪失）、部位、審美そし │
└────────────────┘        │  て機能の必要性に基づいた治 │
                          │  療の決定                  │
                          └──────────────────────┘
                                    │
                        ┌───────────┴───────────┐
                  ┌──────────┐        ┌──────────────────┐
                  │ 造成      │        │ 軟組織と硬組織の処置 │
                  │ ・骨移植  │        │ ・上顎洞底の処置   │
                  │ ・サイナスリフト │  │ ・仮骨延長術       │
                  │ ・GTR法   │        └──────────────────┘
                  │ ・チタンメッシュ │
                  └──────────┘
```

フローチャート11-1　骨拡幅のアセスメント

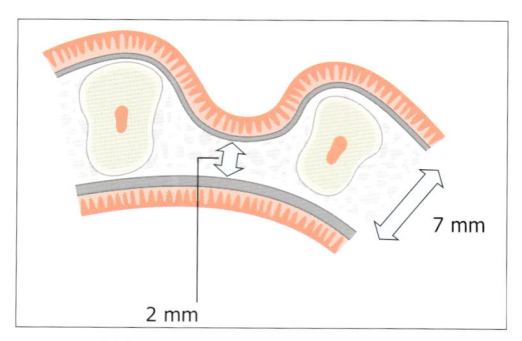

図11-1　拡幅が必要な、高度に吸収した上顎顎堤の図。上顎骨の拡幅には介在する海綿骨を有した二つの独立した皮質骨が必要と考えられる。層板骨の喪失による顎堤幅の著しい喪失に注意。これは歯根が豊隆し、歯間が凹面を呈している患者によく見られる。

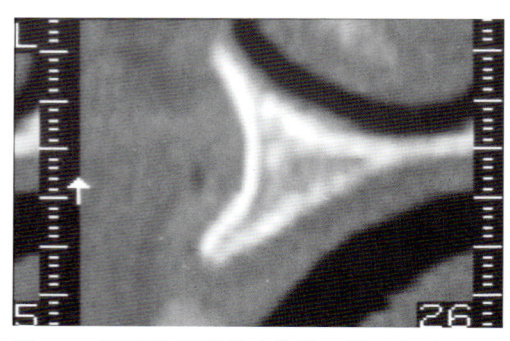

図11-2　横断面CT画像は急速に押し広げられた狭い上顎顎堤を示す。上顎顎堤の傾斜に注意すべきである。これはインプラントの位置に関係し、修復物との関係に影響する。

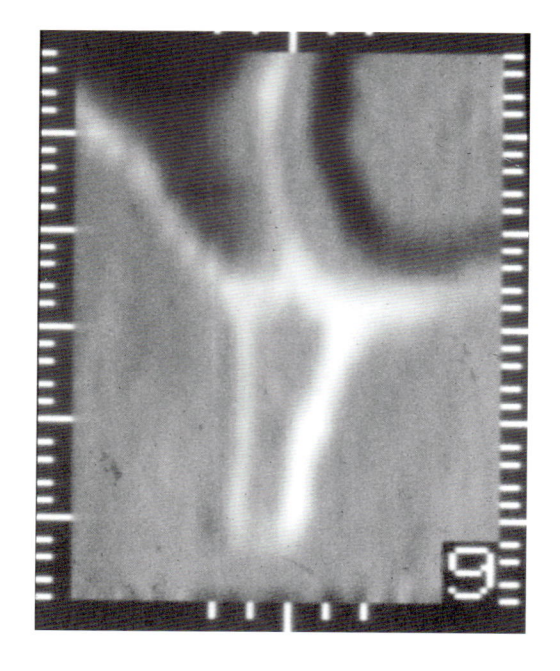

図11-3　小臼歯領域における上顎顎堤の横断面CT画像では密度の低い海綿骨と薄い皮質骨を有する狭い顎堤を示す。先の画像(図11-2)に比べて顎堤の傾斜に注意。

に示す。この術式は埋入するインプラントのためには幅が不十分である状況で用いられる（図11-1）。通常の埋入窩形成での埋入はインプラントの裂開を招き、失敗となるであろう。

層板骨の喪失を生じるので、結果として術式は顎堤の再建を図るべく層板骨を操作するようデザインされている[125-127]。

インプラントは皮質骨の間に埋入されなけ

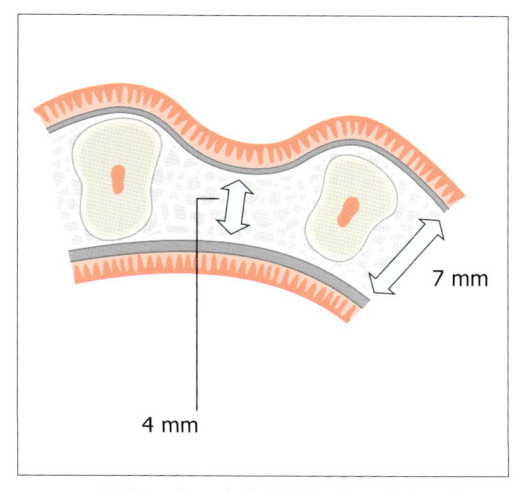

図11-4　図解は歯の喪失と層板骨の喪失・崩壊による典型的な顎堤の長軸断面を示す。典型的にそのような顎堤はインプラントの唇側歯冠部が裂開するか、あるいはインプラントが口蓋側に大きく位置することになる。

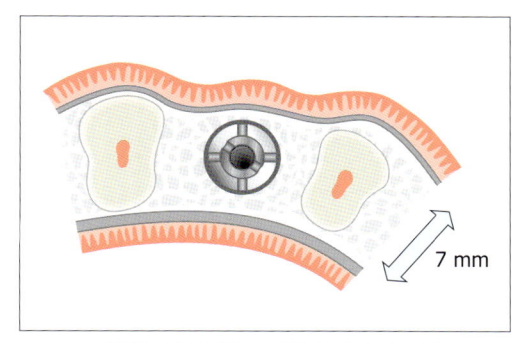

図11-5　図解は層板骨の再豊隆形成を示す。ボーンコンデンサーあるいはボーンスプレッダーを使用して、インプラントを正しい位置に埋入するのと同様に、正しいエマージェンスプロファイルを獲得する。

ればならないことは自明である。それゆえ、残存する顎堤により、インプラントが埋入される角度が決まる。これはしばしば修復される歯の本来の長軸方向と異なる（図11-2、3）。角度付アバットメントが市販され、審美性を妨げることなくインプラント修復を可能としている[126]。この術式は、十分な骨量は存在するものの骨の喪失によって理想的な審美性が得られない層板骨を再形成する目的でも用いられる（図11-4、5）。さもなければ、口蓋に対してインプラントがあまりに離れていることになり、審美性が欠如、あるいはクラウンがリッジラップとなる。

Tatumは、D型のひれ状の粘膜貫通型インプラントの埋入テクニックを生み出した[127]。そのテクニックは発展し、ここで述べられるものは埋入下でオッセオインテグレーションを生じるスクリュー型の2回法インプラントの埋入のために改良されたテクニックである[125,126]。成功率はさまざまだが、その他のテクニックも文献で報告されている[128-133]。

顎堤の高さ

このテクニックは顎堤の幅を増大するためにデザインされたもので、顎堤の高さを増大するものではない。顎堤の高さのアセスメントは軟組織と骨のレベルを考慮して行う必要がある。

軟組織のレベルは視覚的にアセスメントされるが、これは隣接歯の歯間乳頭と同レベルであることが理想である。これはとくに多数のインプラントを埋入する場合重要である。これはインプラントがお互い隣接して埋入されるとき、自然な豊隆を作り出すことが困難であるからである。

このアセスメントは診断プレビューやそれ

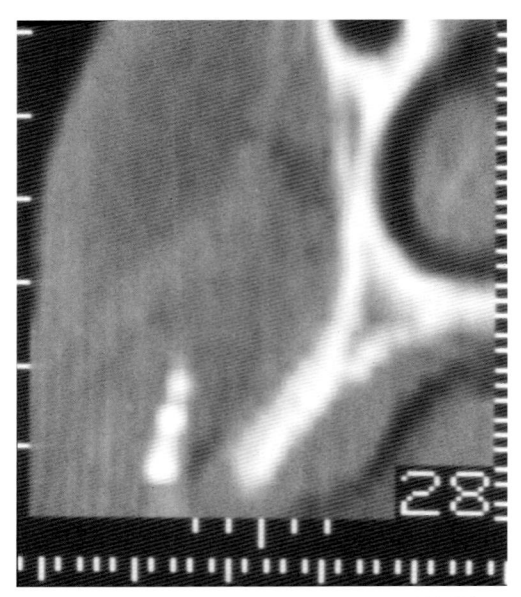

図11-6 上顎顎堤の皮質骨の癒合、上顎骨拡幅には適切とみなされない。

から製作されるプロビジョナルレストレーションに対して参考として利用できる。診断プレビューは慎重に行われ、およそ2mmの幅で増大を計画される。

デンタルX線像は単独歯のインプラントあるいはショートスパンの修復にとって、歯槽堤の高さの良い指標となる。隣接歯の骨レベルは欠損部の歯槽頂レベルと同様、注意すべきである。

CT画像は歯の位置を将来のインプラント位置に基づいて決められるように放射線学的な指標として利用される。

骨幅と顎堤の形態

顎堤の拡幅を始めるために、顎堤は海綿骨を骨切りして、二つの分離した皮質骨に分割しなければならない。これはCT画像あるいは通常の断層撮影でもっともすぐれたアセスメントができる。そしてそこから顎堤の幅、皮質骨の厚み。その間の海綿骨の密度、ならびに顎堤の幅に関する情報を得られる（図11-2、3、6）。CT画像が適していない症例（例えば、単独歯への埋入あるいは被曝量が適切でない）では顎堤の骨幅の詳細を明らかにするため、顎堤マッピングを行う。顎堤の基底部に向かって顎堤頂から3mm離れた数個のポイントから測定を行う。これは顎堤が基底部に向かって広くなっているかどうかを明らかにする。もし最低3mmの顎堤幅があれば、海綿骨を骨切りして皮質骨を分割し、適切な顎堤拡幅を行うことはおそらく可能である。2mmの顎堤でも拡幅できるが、皮質骨が癒合していることが多く、実施前にCT画像の撮像を行うのが望ましい。

利用できる骨の高さ

顎堤は適切な初期固定と十分な骨支持を確保するために最小12mmの高さが必要である。顎堤の高さがもし11mmより小さい場合には上顎洞、鼻腔底の処置が拡幅術式とあわせて行われるかもしれない。

治療の流れ

骨拡幅は成熟した皮質骨を有する治癒した部位になされるべきである。インプラント埋入後6ヵ月の治癒期間はオッセオインテグレーションを確実にするため推奨される。即時荷重は一般的に推奨できない。それは層板骨が脆弱であるためで、また再位置づけされ、初期固定が確実ではないと考えられているためである。このプロトコールは治癒期間、咬合力からの外傷を最小限にする2回法として発展した。例外となるのは、先に述べられた基準によって層板骨の再豊隆形成は少なくてすみ、十分な初期固定が早期あるいは即時の荷重で達成されると判断された症例と思われ

骨拡幅

る。オッセオインテグレーションを獲得できるよう一次手術でインプラントを埋入下におく2回法は、さらに利点がある。これらはインプラントの二次手術の時期まで軟組織を修正操作することにより、求められるエマージェンスプロファイル形成の可能性に関係する。

外科的なプロトコール

フローチャート11-2は骨拡幅あるいは層板骨

フローチャート11-2　骨拡幅と層板骨の再豊隆形成

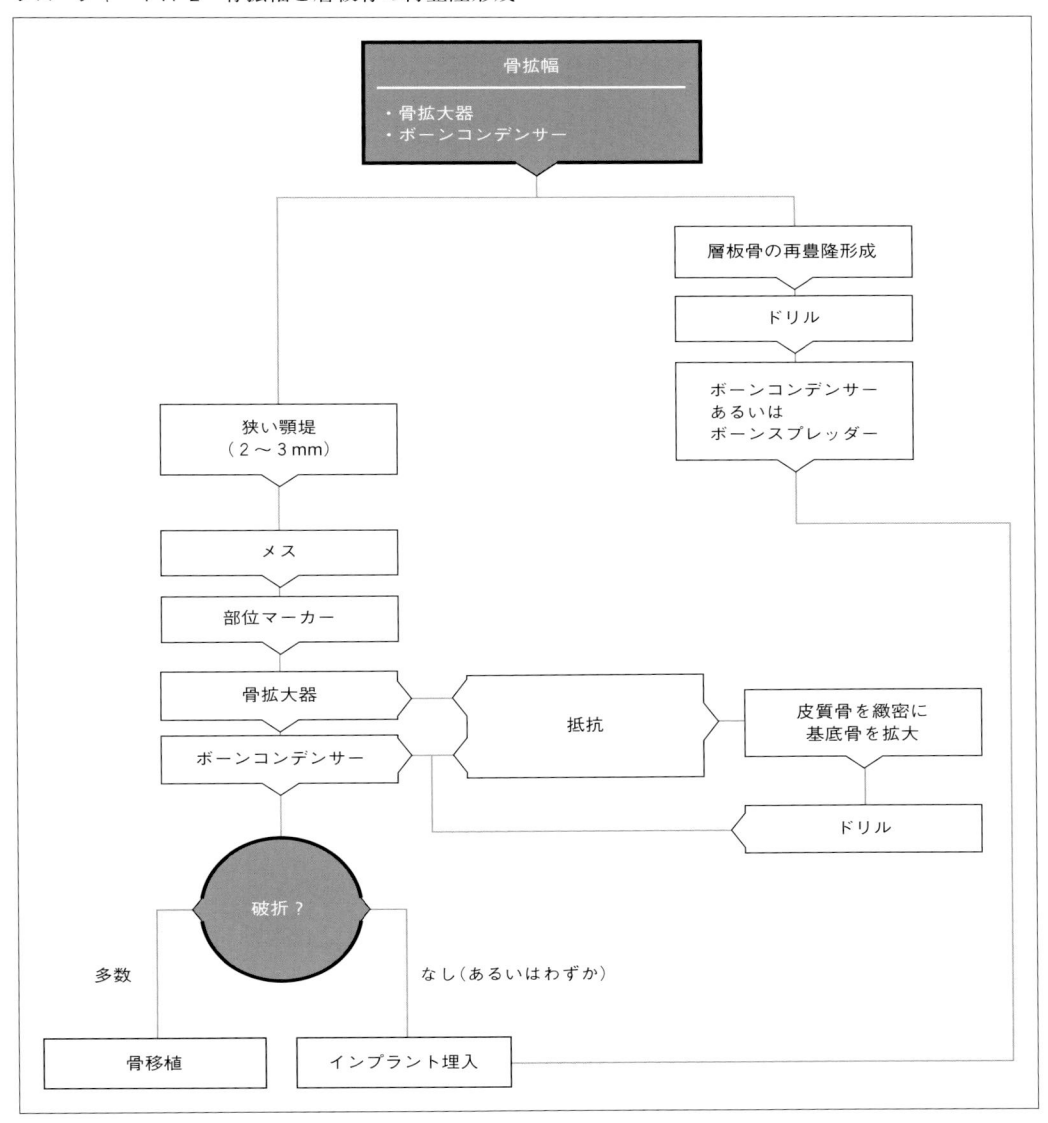

```
                    ┌─────────────────┐
                    │      骨拡幅      │
                    │ ・骨拡大器       │
                    │ ・ボーンコンデンサー │
                    └─────────────────┘
                         │
         ┌───────────────┴──────────────┐
         │                              │
         │                    ┌──────────────────┐
         │                    │  層板骨の再豊隆形成  │
         │                    └──────────────────┘
         │                              │
         │                         ┌─────────┐
         │                         │  ドリル  │
         │                         └─────────┘
         │                              │
         │                    ┌──────────────────┐
         │                    │  ボーンコンデンサー  │
         │                    │     あるいは      │
         │                    │  ボーンスプレッダー │
         │                    └──────────────────┘
    ┌─────────┐                        │
    │ 狭い顎堤 │                        │
    │ (2～3mm) │                        │
    └─────────┘                        │
         │                              │
    ┌─────────┐                        │
    │   メス  │                        │
    └─────────┘                        │
         │                              │
    ┌──────────┐                       │
    │ 部位マーカー │                    │
    └──────────┘                       │
         │                              │
    ┌─────────┐                        │
    │ 骨拡大器 │────┐                   │
    └─────────┘   │   ┌──────┐   ┌──────────────┐
    ┌──────────────┐ │ │ 抵抗 │───│ 皮質骨を緻密に │
    │ボーンコンデンサー│─┘ └──────┘   │  基底骨を拡大  │
    └──────────────┘                 └──────────────┘
         │                                   │
         │                             ┌─────────┐
         │                             │  ドリル  │
         │                             └─────────┘
         ●
      （破折？）
      ╱        ╲
   多数      なし(あるいはわずか)
    │              │
 ┌──────┐   ┌──────────────┐
 │ 骨移植 │   │ インプラント埋入 │
 └──────┘   └──────────────┘
```

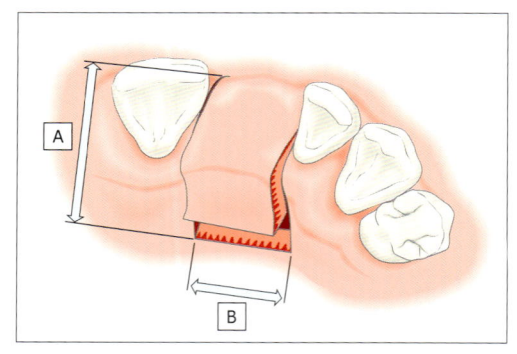

図11-7 図解は切歯領域における治癒した上顎顎堤の露出のためのremote palatal incisionを示す。切開は二つの部分から成る。
二つの切開は互いにおよそ10mm離れて口蓋側に延びている（A）。この切開は乳頭を含むように、そして唇側面に向かって歯肉溝の中に延長するようにデザインされている。
二番目の部分（B）は（A）の切開をつなぐように顎堤に対して平行にベベルを付与した切開がなされる。Blakeのメスがこれにもっとも適切な器具である。これはベベルを付与した部分を有する全層弁のフラップを作る。唇側の骨膜は唇側の皮質骨に適切な血流を維持するために剝離しない。これは上顎骨拡幅を行っている間に行われる。

の再豊隆形成にとって、必要とされる器具の取扱いを要約している。

Remote palatal incision

顎堤にアクセスするために顎堤頂からおよそ1mmのところでremote palatal incisionを行う。垂直的方向の切開は通常の使用で＃15のメスにて行われる。口蓋切開はBlakeのナイフ（＃15）を用いて行い、拡幅の後（図11-7）創を閉じるために顎堤頂に向かって斜めに切開を入れる。頰側のフラップは湾曲したエレベーター（Dentsply Friadent, マンハイム, ドイツ）を用いて顎堤頂を露出するまで剝離

する。骨膜によって供給される層板骨に対しての血液供給は、唇側の骨膜を剝離しないため維持される[134]。

Remote palatal incisionを使用する理論的根拠は、拡幅の後、予知性をもって創閉鎖を可能にすることである。さらに層板骨の破折の際にこの切開が必要な場合、これは適切な切開といえる。

器具の操作

顎堤の拡幅は、成功する、予知性のある拡幅を達成するために行うべき外科手技である。下記に概略する一連の器具を使用する。適切な外科手技と独特の操作が高い成功率を生む[126]。下記に概説するプロトコールの遂行に必要な技術は高度に吸収した顎堤を治療する以前に習得しておくべきである。骨の動態と器具に慣れるようになるために用いるいくつかの動物のモデルがある。臨床医は上顎骨における骨分割の前処置に使う骨拡大器やボーンコンデンサーのような器具の使用に慣れることが賢明である。

メス

これは顎堤頂に切れ目を入れ、拡幅する面を明確にするため適切な指の支持で使われる（図11-8）。この時点で層板骨の唇側への偏位を明確にすることが可能になる。顎堤の正確なマーキングがきわめて重要である（図11-9）。

ポジションマーカー

ポジションマーカーがインプラント埋入部位の選択に使われる（図11-10）。それは計画された骨切りの方向を確認するため顎堤の中に挿入される。ポジションマーカーは唇側と口蓋側の皮質骨の間に、隣接歯あるいは隣

骨拡幅

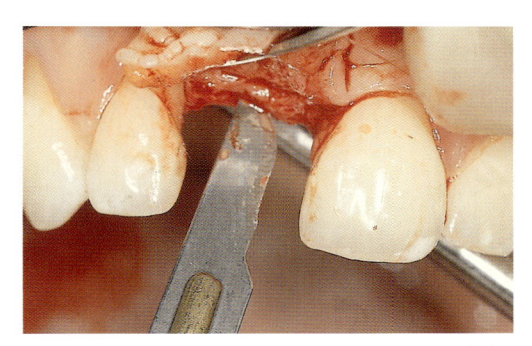

図11-8 Remote palatal incisionを用いて顎堤が露出される。そしてメスは骨拡幅が行われる面に沿って用いられる。

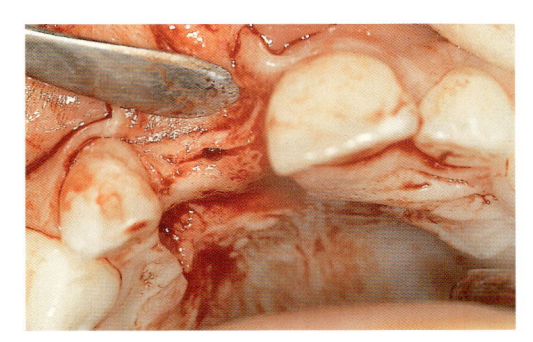

図11-9 メスとポジションマーカーを用いて印記された顎堤の咬合面観。隣接歯の幅（7 mm）と比較した顎堤の幅（顎堤頂レベルで2 mm）に注意。

図11-10 上顎左側顎堤の口腔内。埋入部位の選択をしている。十分な歯間空隙を与えるため、側切歯は中切歯から4 mmに位置し、犬歯は側切歯から7 mmに位置する。ポジションマーカーで皮質骨の間の骨切りの方向を確定すると同様に、インプラント埋入部位を印記する。

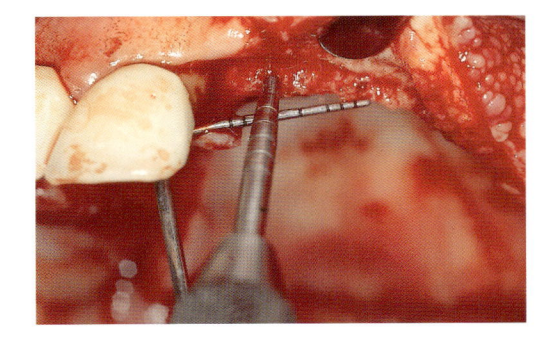

接するインプラントに対し平行に並べられる。そのポジションマーカーはおよそ10mmの深さで挿入されるが、これは利用できる骨量によって決まる。ポジションマーカーはもっとも抵抗の少ない部分を通りながら皮質骨の間を直行させ、穿孔しないことを確かめる。

単独インプラントの埋入位置は顎堤の中央を選択し、その部位の解剖学的な構造（切歯管のような）に注意を払う。その部位は目視で十分な精度が得られる。

複数のインプラントにとっては、直径3.5 mmのインプラントで各埋入部位の中央から最低7 mmの間隙が、適切なインプラント間の骨の高さを支えるために必要である。外科用テンプレートが歯の位置に一致したインプラント埋入部位の選択に役立つかもしれない。

骨拡大器（顎堤拡大器）

骨拡大器は皮質骨の分割に使われる（図11-11、12）。これらの器具を使用する意義は、鋭角を形成せず大きな領域で骨拡幅を容易に行うことである。これは破折の危険性を最小限にする（図11-13、14）。拡幅を行っている間、唇側と口蓋側の皮質骨は破折を防ぐために堅固に支持されている。口蓋骨を支持するため特別な注意を払わなければならない。破折に

189

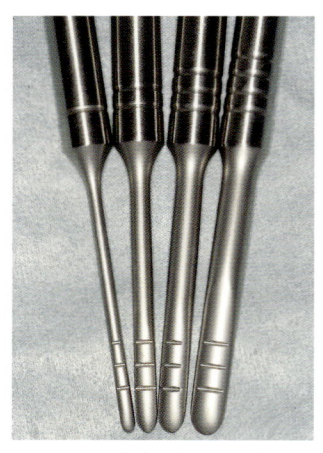

図11-11　正確に埋入深度を計るために、10mm、15mm、20mmの目盛りを持つ四つの骨拡大器。径が増加している四つの器具のD型の断面がわかる。

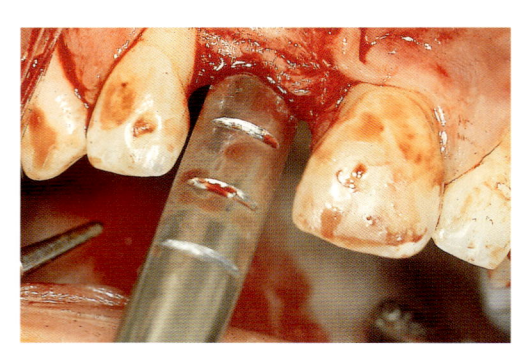

図11-12　皮質骨の分割に使われている骨拡大器の唇側面観。

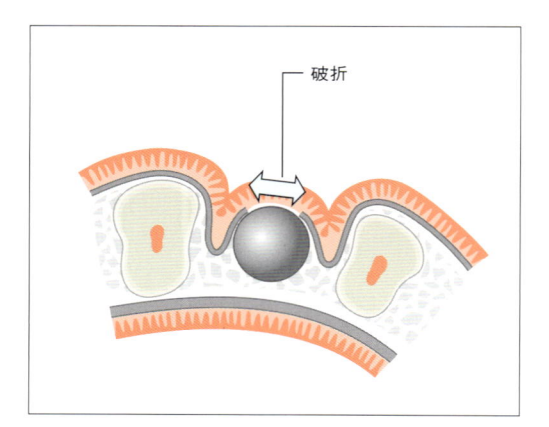

図11-13　図解はこの部が破折の機会を増加させるような狭い顎堤の触診に対する試みが層板骨の弾性限界を超えて引き起こされることを示す。

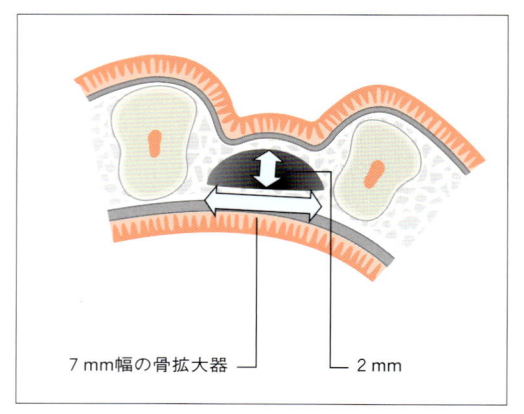

図11-14　破折の危険性を減らして皮質骨の分離を可能にするD型の骨拡大器の使用。骨拡大器は唇側面に平坦な面を向けて使われ、層板骨を移動する。

よる口蓋骨の喪失は高さの喪失を生み、修復はいっそう困難になる。

　骨拡大器は横断面がD型で、放物状の先端を持っている。それらは層板骨で再度豊隆が作れるように、唇側面に対し凸面を向けて使われる。3〜7.5mmの範囲で四つの骨拡大器がある。それらは5〜10mmの深さの骨に対して使われます。そして調節された(引き抜き)槌打をして外科用マレットにより挿入される。聴覚と手の反応で、それらが挿入さ

骨拡幅

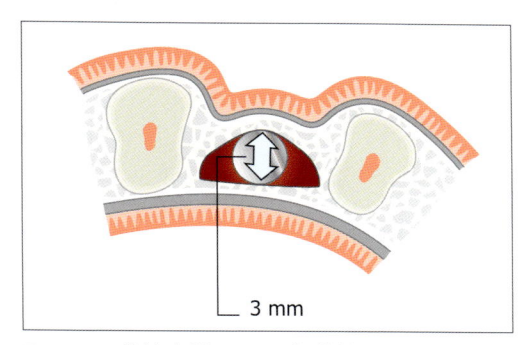

図11-15 骨拡大器による皮質骨の分割で、骨拡大器を順次使用することができる。それらは断面が丸くなっており、選択されたインプラントの直径と長さに適合する骨切りを進められる。

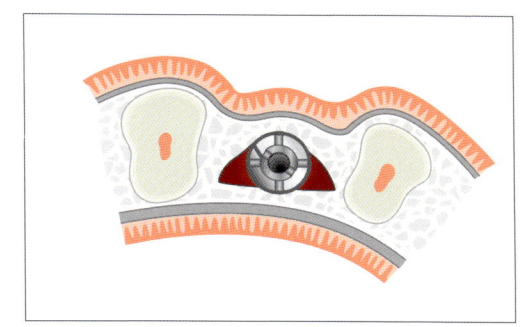

図11-16 インプラントは、分割して頬側に向かって移動した層板骨の間の骨切り部位に埋入される。

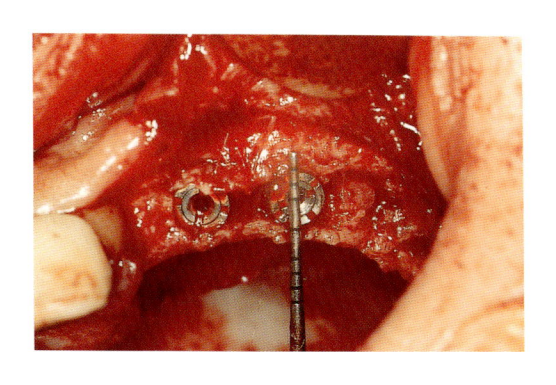

図11-17 拡幅された顎堤の咬合面観。皮質骨の分割と、皮質骨の中のインプラントの間に海綿骨が見られる。6 mmの顎堤が達成されている。

れた深さを調べる。もし必要なら、器材を交換する。骨拡大器は近遠心運動により骨切り部位から除去する。

単独歯にとって、インプラント間の距離で使われる骨拡大器のサイズが決まる。側切歯では、骨拡大器は通常、幅が 6 mmを超えることはない。

複数のインプラントにとって骨分割は顎堤の長さに沿って層板骨と口蓋皮質骨を分離するようにしばしば合体される（図11-17）。しかしながら骨頂の連続性は基底骨まで拡幅しない。骨分割がなされ、ボーンコンデンサーで初期固定とインプラントにより必要とされる個々の位置決めを行う（図11-18、19）。これは海綿骨がボーンコンデンサーによりインプラント間の空隙に位置づけられるためである。

パイロットボーンコンデンサー

この器具は診断で決定された深さまで挿入され、埋入方向は方向指示棒に従う。穿孔することなく皮質骨の間に直行させる。

抵抗に遭遇し、鋭い音、あるいは挿入への抵抗が確認されたとき、この器具の使用を終了する。パイロットボーンコンデンサーの使用を続ける前に、さらに骨拡大器により部位を押し広げる。

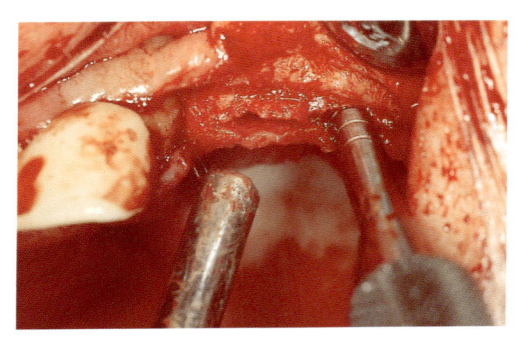

図11-18 初期固定の達成を確実にするため、各インプラントの埋入窩形成を行うのに使われたボーンコンデンサー。

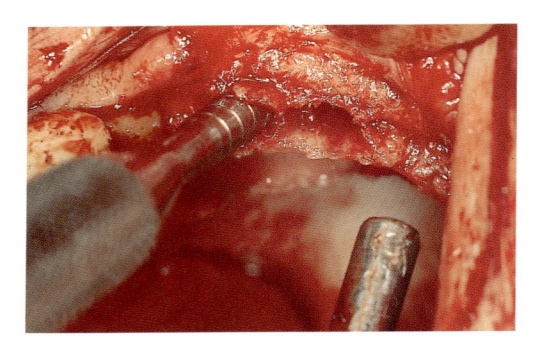

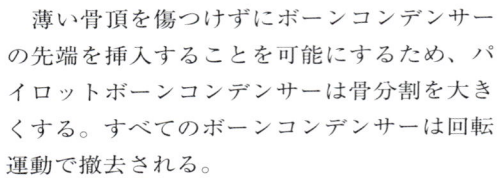

図11-19 お互いに隣接する部位の骨切りは顎堤の冠状面の中の皮質骨の分離において起こる。ボーンコンデンサーは上顎顎堤内に骨分割を起こす。それはインプラント位置に対して特異的である。

　薄い骨頂を傷つけずにボーンコンデンサーの先端を挿入することを可能にするため、パイロットボーンコンデンサーは骨分割を大きくする。すべてのボーンコンデンサーは回転運動で撤去される。

　骨密度が高い症例においては、骨切りには大きな力が必要となる。これらの症例においてガイドとなるドリル（Lindemannバー）は骨分割の深さを確定するのに使われる。そのドリルは方向指示棒あるいはパイロットボーンコンデンサーにより先に決定された方向をたどる。骨切りを行う部位の根尖領域において十分な幅がある場合のみ、この術式を実施する。パイロットボーンコンデンサーは、穿孔の危険があるため上顎洞あるいは鼻腔底の処置に使われるべきでない。選択されたインプラント長よりおよそ2mm長いところまでの骨切りを注意深く行う。これで補綴的要求に従い正確にインプラントを位置づけられ、そしてより深く埋入しなければならない場合の余地が残る。

ガイドとなるドリル（必要に応じて）

　ガイドとなるドリルはボーンコンデンサーとあわせて使用し、それから除去し、骨頂の損傷を防ぐために、ドリルが回転する前に骨分割部位にドリルを挿入する。ドリルは埋入窩の深さを確定するために使われ、そして診断時に確定された、既定の深さまで挿入される。ガイド用ドリルは内部注水である。

埋入窩形成用プローブ

　埋入窩形成用プローブは異なる器具が用いられるごとに挿入する。その機能には二つある。（a）骨分割した壁が破折あるいは裂開しないように守ること（b）骨分割の深さを確認することである（図11-20）。

ボーンコンデンサー

　さまざまなインプラントの直径に一致した丸い横断面を持つチタン合金製の一連の器具である。それらは前に述べたように、前もって決定された深さを超えて連続して使われる（図11-15）。ボーンコンデンサーを用いる顎堤の拡幅は、拡幅に対して抵抗があったと

骨拡幅

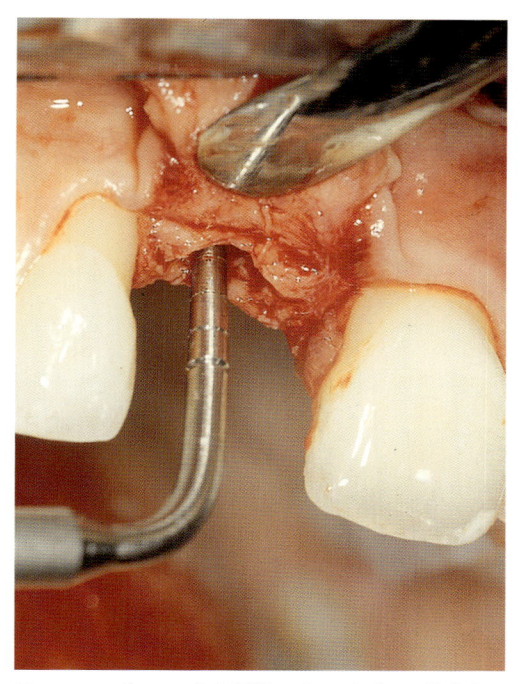

図11-20 プローブは損傷のないように形成されたソケットの一体化を確実にするため各器具の使用後に使われる。

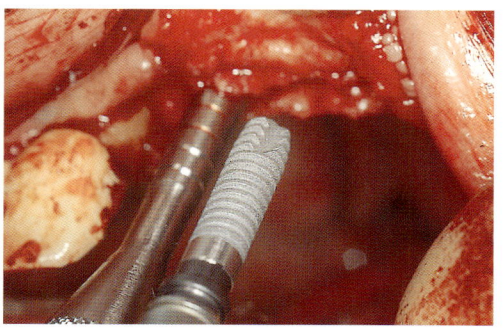

図11-21 分割された顎堤が崩壊するのを防ぐためボーンコンデンサーを除去して直接インプラントが埋入される。

き中止する。これは聴覚と手指感覚により確認する。先に述べられているように、別の器具を用いて骨切りを終了する。選択された直径と長さのインプラントがそれから埋入される（図11-16）。

インプラント埋入

インプラントを長いハンドルのインプラントドライバー（Ankylos）に装着し、もろい分割された辺縁骨への損傷を防ぐため埋入窩に注意深く埋入する。その後スクリュー部分が顎堤頂の下になるまでマレットで軽く槌打する（図11-21）。最終的に、インプラントが顎堤頂のレベルの下になるまでインプラントを回転する。その深さは方向指示棒を用いて確かめる必要がある。しかしながらアバットメントの角度に基づいた深さの判断には、目じるし様のものが使われると、この段階で正しいレベルでインプラントの位置を決定するのに役立つであろう。

方向指示棒

方向指示棒は正しい角度付アバットメントを選択するのに、そして正しいエマージェンスプロファイルのため的確にインプラントを位置づけるために使われる（図11-22、23）。インプラントはその深さを増したり、減らしたりするために回転させる必要があるかもし

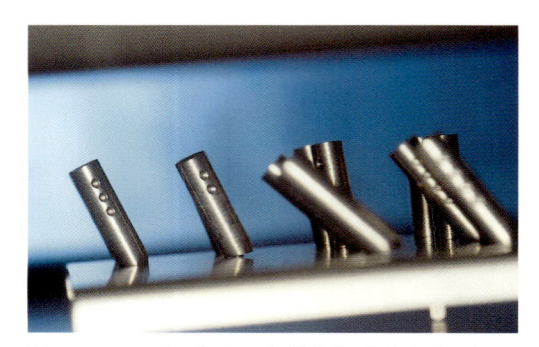

図11-22 アバットメント選択に使われたプロトタイプの方向指示棒であり、インプラントの長軸と補綴的要求により求められた修復物の長軸との間の角度を測定する。

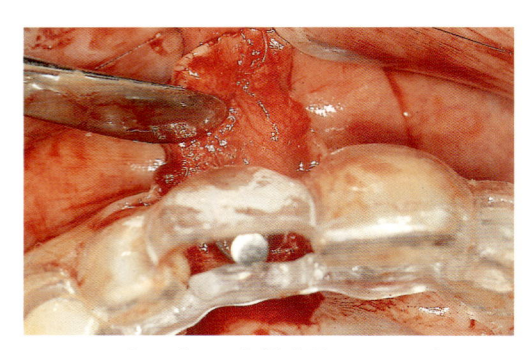

図11-23 インプラント埋入時、アバットメントの選択に使われている診断用テンプレートの咬合面観。

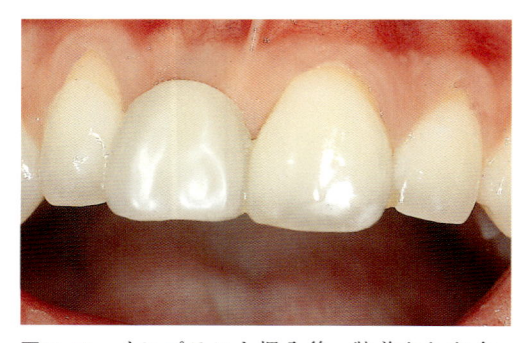

図11-24 インプラント埋入後、装着された金属とアクリルレジン製のロチェットブリッジ（Rochette bridge）。顎堤が好ましい豊隆を有し、ポンティックはこれに沿うように調整されなければならない。

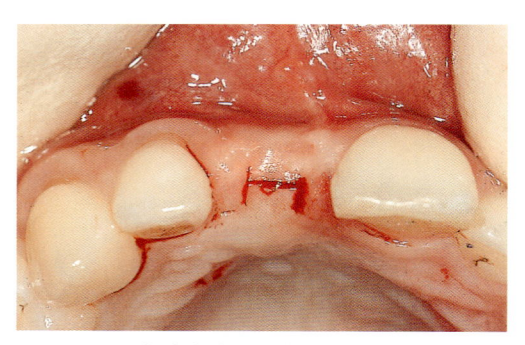

図11-25 二次手術時、治癒側の咬合面観。H型切開がインプラント露出のために用いられる。Hの横線はインプラントに対しより口蓋側に位置する。これは理想的なエマージェンスプロファイルを作るために軟組織の移動を可能にする。

れない。方向指示棒は隣在歯や他のアバットメントの同一線上にあるのが理想であり、診断用テンプレートにより決定された補綴的要素にあわせるべきである[67,126]。

一次埋入での印象

先に述べられているように、印象はこの段階で採得される。

創閉鎖

緻密なヒドロキシアパタイト（OsteoGraf D-300あるいはD-700, Cera Med Dental, Dentsply, USA）がフラップの下に用いられることがある。この材料は骨の表面に生着するようになる。そして軟組織の中の余剰分は歯肉縁の下に厚い線維層を形成する。材料を用いる目的は、アバットメントのネック周囲の歯肉退縮の発生を減少させることである。創は縫合糸

を用いて閉鎖され、顎堤の唇側面を指で圧迫し、フラップを正確に元の位置に戻す。

プロビジョナルレストレーション

プロビジョナルレストレーションは装着されたとき、拡幅した顎堤に圧迫された白い部分がないように装着前に修正する。プロビジョナルレストレーションの適合は行われた造成量を示す（図11-24）。そして最終修復物と歯肉の豊隆の状態をも示す。

治癒段階

狭い顎堤の拡幅が行われたとき、このテクニックを使って埋入されたインプラントは即時荷重に対して適切とみなされてはいない。これは偏位した層板骨への荷重付加の許容範囲が減少するかもしれない理由からである。しかしながら最小の唇側の再豊隆形成が行われた症例においては即時荷重が検討され、初期固定の達成、そして切開のような他の評価によって即時荷重が可能となるかもしれない。

インプラントにはオッセオインテグレーションを獲得するために6ヵ月の治癒期間を設ける。軟組織の豊隆における変化をチェックする指標としてプロビジョナルレストレーションが使われる。これは二次手術の計画立案の一助となる。

インプラントの二次手術

必要とされる切開のタイプは治癒段階に準じて行われる軟組織のアセスメントに基づいている（図11-25）。インプラントの二次手術に関して第9章に述べられているプロトコールは、エマージェンスプロファイルを作るのに用いられる。切開は唇側の歯肉の幅を増加する、あるいは歯冠乳頭を形成するため、組織を処置する目的で用いられる。

インプラント埋入時に選択された最終アバットメントがインプラントに装着される。アバットメントが出る領域に切開が行われるように、角度付アバットメントを使用するときは注意すべきである。これはトランジショナルレストレーションの形態と同様、軟組織の処置が行えるようになる。トランジショナルレストレーションは軟組織をさらに成熟させ、これを達成するため歯肉の下で延長するかもしれない。

修復段階

修復段階は第10章で概略が述べられているガイドラインに従って行われる。単独歯では埋入手術での印象から、多数歯修復では通常の印象から製作されたセメント固定式上部構造が装着される。

骨拡幅：臨床的な標本からの症例

症例1：唇側板の再豊隆形成のための骨拡幅（図11-26〜30）

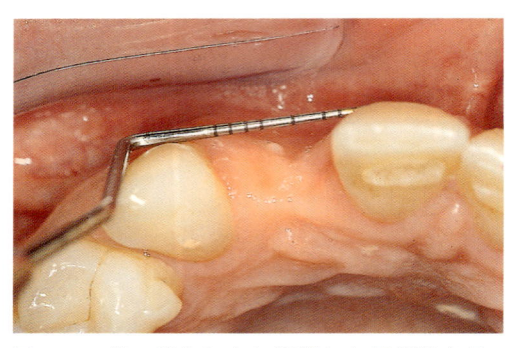

図11-26 歯の喪失により崩壊した層板骨を呈する顎堤の咬合面観。くぼんだ部分が見られ、審美的な結果は顎堤の再豊隆形成なしに得られないと思われた。

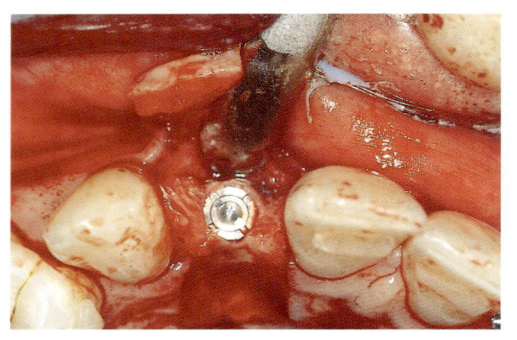

図11-27 顎堤拡幅後のインプラント埋入部位の咬合面観。Lindemannバー（パイロット）の後ボーンコンデンサーを応用して顎堤拡幅を完了した。再豊隆形成された層板骨が見られる。

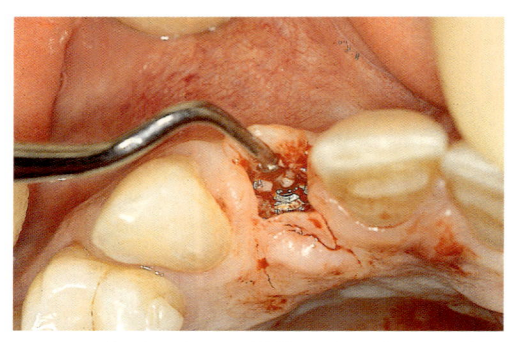

図11-28 埋入から6ヵ月後、インプラントを露出するために用いられたH型切開の咬合面観。H型切開によって軟組織を唇側に移動させ、さらなる層板骨の形態の改善を図る。

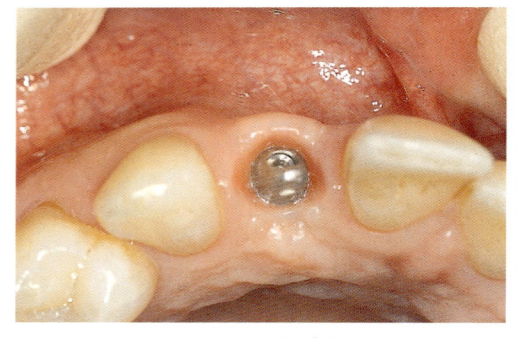

図11-29 インプラント二次手術時にアバットメントが装着されてから1ヵ月後、治癒した軟組織を通過して現れているアバットメントの咬合面観。

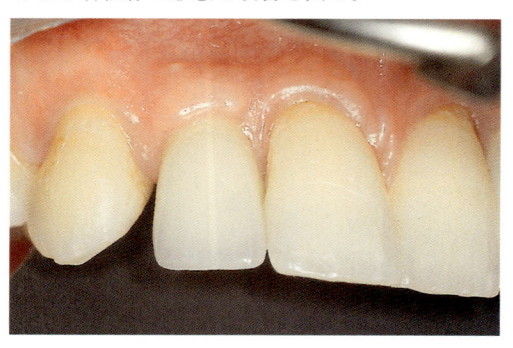

図11-30 満足のいくエマージェンスプロファイルはもちろんのこと、良好な歯冠形態と位置を示す最終修復物の唇側面観。

骨拡幅

症例2：単独歯インプラントのための骨拡幅（図11-31〜51）

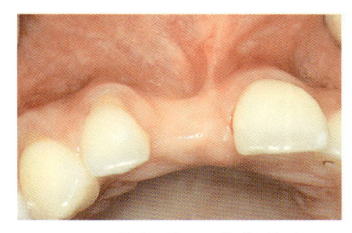

図11-31　中切歯の喪失から6ヵ月後の上顎顎堤の咬合面観。

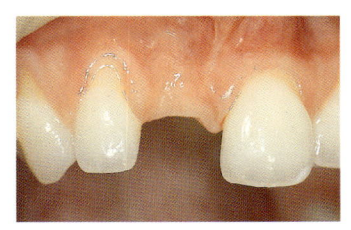

図11-32　適切な高さを示す治癒した顎堤の唇側面観。軟組織のレベルは隣接歯の歯冠乳頭のレベルと同じである。側切歯周囲の歯肉縁レベルに注意する。歯肉退縮患者を示す。

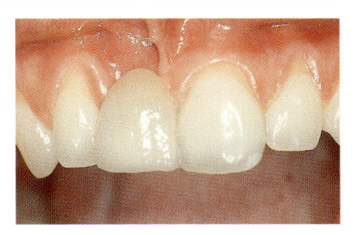

図11-33　治療を始めるに先立ち、審美的な結果をアセスメントする目的で、金属とアクリルレジン製のロチェットブリッジを使用。およそ2mmの顎堤幅の増大が必要と判断された。ロチェットはまた選択された歯の位置の機能的な確認のために使われた。

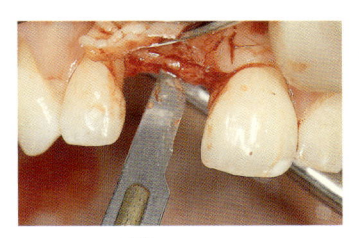

図11-34　顎堤はremote palatal incisionを用いて顎堤が露出される。そしてメスは骨拡幅が行われる面に沿って使われた。

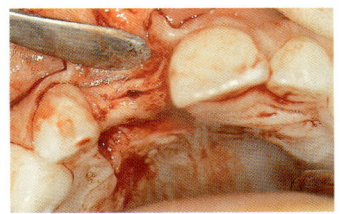

図11-35　メスとポジションマーカーを用いて印記された顎堤の咬合面観。隣在歯の幅（7mm）と比べた顎堤の幅（顎堤頂レベルで2mm）に注意。

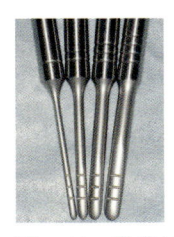

図11-36　正確に埋入深度を計るために、10mm、15mm、20mmの目盛りを持つ四つの骨拡大器。径が増加している四つの器具のD型の断面がわかる。

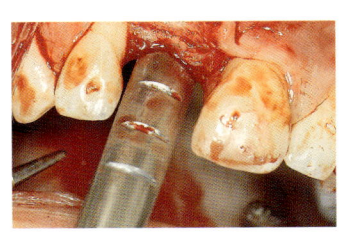

図11-37　皮質骨の分割に使われている骨拡大器の唇側面観。

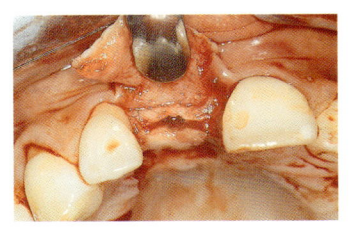

図11-38　骨拡大器により形成された分割面を有する顎堤の咬合面観。

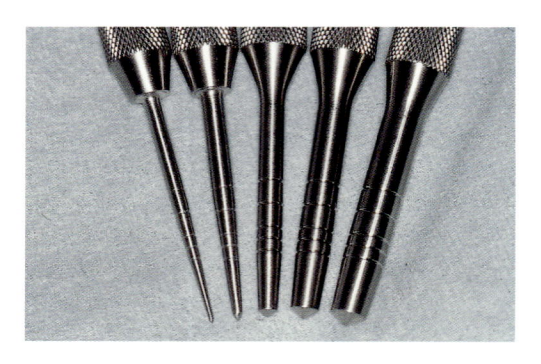

図11-39　五つの骨拡大器(Ankylos Implant System)。ポジションマーカーは左端であるが、部位に印記が可能な鋭利な先端を持っている。この器具の隣はパイロットボーンコンデンサーと3本のリメイニングコンデンサーであり、これらはAnkylosインプラントシステムのインプラントの直径、長さに一致する。これらは直径3.5mm、4.5mm、5.5mmである。

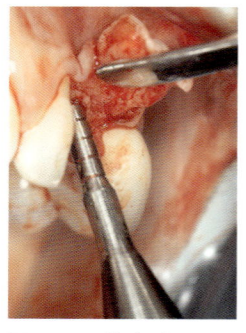

図11-40　使われているボーンコンデンサーは分割された皮質骨の間に形成された骨切りの角度を示す。

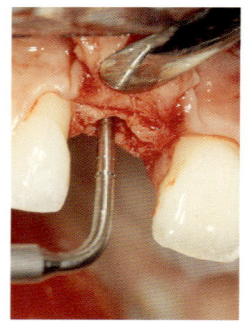

図11-41　プローブは各器具の使用後に埋入窩の穿孔のないこと、損傷のないように形成されたかの確認に用いる。

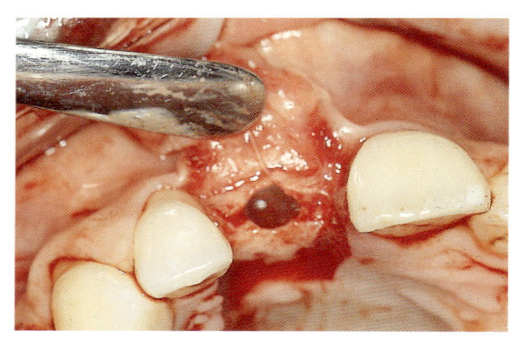

図11-42　インプラントの埋入に先立ち埋入窩形成の完了した顎堤の咬合面観。破壊された皮質骨の唇側偏位に注意。

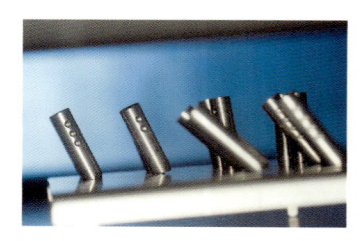

図11-43　アバットメント選択に使われたプロトタイプの方向指示棒であり、インプラントの長軸と補綴的要求により求められた修復物の長軸との角度を測定する。

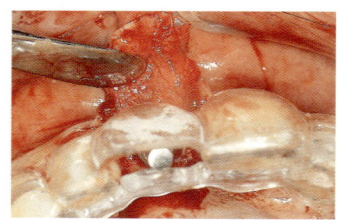

図11-44　インプラント埋入時、アバットメントの選択に使われている診断用テンプレートの咬合面観。

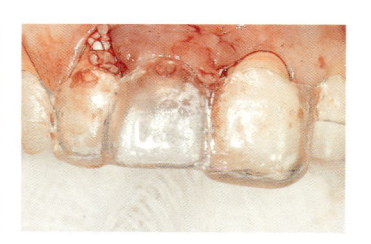

図11-45　豊隆をアセスメントするために使われる診断用テンプレート。埋入用ヒドロキシアパタイト粒子が将来的な退縮に対して軟組織を固定するために使われた(OsteoGraf 700 microns, Cera Med Dental, Dentsply, USA)。

骨拡幅

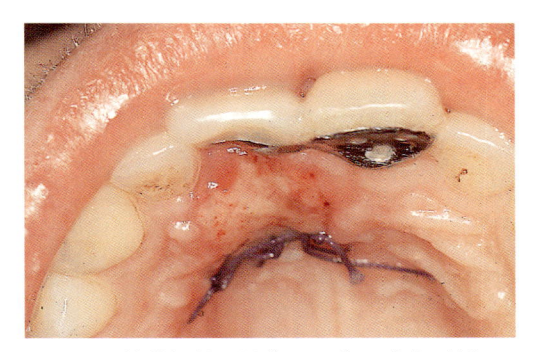

図11-46 外科処置1週後の口蓋の咬合面観。軟組織の治癒を示す。上皮喪失の狭い領域がある二次治癒部位に注意、これはremote palatal incisionで時おり生じる。

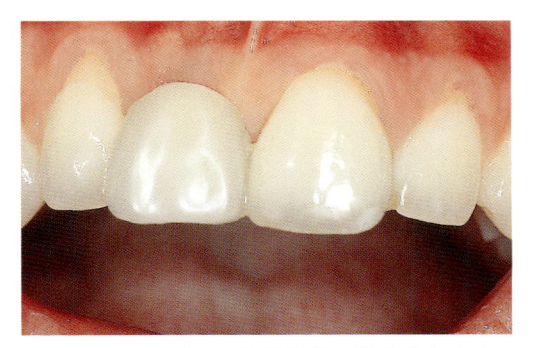

図11-47 インプラント埋入後、装着された金属とアクリルレジン製のロチェットブリッジ。顎堤が好ましい豊隆を有し、ポンティックはこれに沿うよう調整されなければならない。

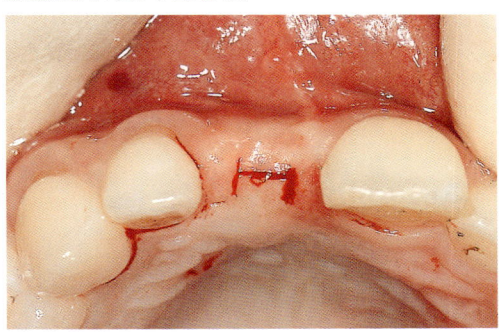

図11-48 二次手術時、治癒部の咬合面観。H型切開がインプラントの二次手術に使われる。Hの横線はインプラントに対しより口蓋側に位置する。これは理想的なエマージェンスプロファイルを作るために軟組織の移動を可能にする。

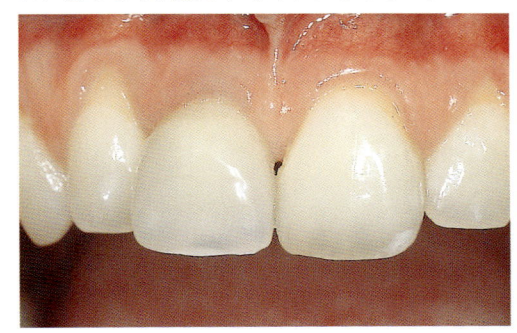

図11-49 一次手術時に採得された印象から作られたアクリルレジン製のトランジショナルレストレーションの唇側面観。あらかじめ選択されカスタマイズされたアバットメントの上に直接、インプラント二次手術時に装着される。

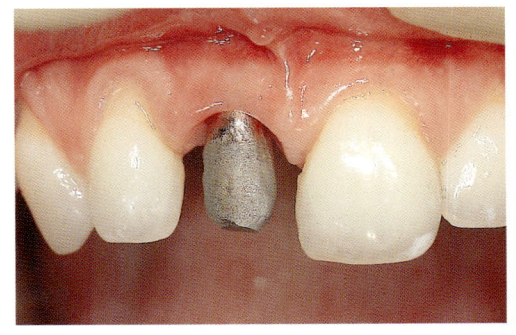

図11-50 印象時、メタルコーピングの唇側面観。軟組織の豊隆に注意するという情報は、達成された豊隆を支持するポーセレンを製作するよう歯科技工所に指示されるであろう。

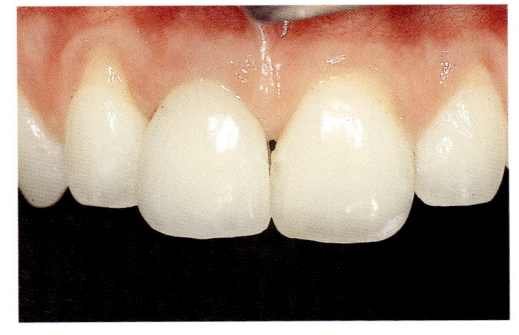

図11-51 最終的なメタルセラミックレストレーションの唇側面観。再形成された唇側の豊隆、よい歯の位置、形態そして調和したエマージェンスプロファイルを示す。

199

症例3：多数のインプラントのための骨拡幅（図11-52〜59）

図11-52　欠損した上顎顎堤の咬合面観。視覚的には十分な幅が見られる。

図11-53　斜めに横断したCT画像で粘膜下にある狭い上顎の顎堤を示す。およそ2mmの顎堤幅が測定された。顎堤の口蓋面の軟組織の厚みに注意。像の右側に見られる。

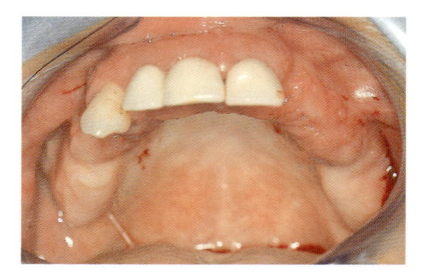

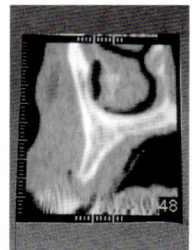

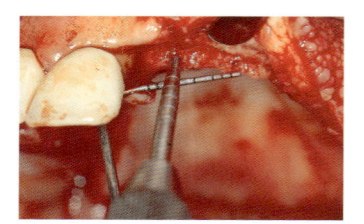

図11-54　上顎左側顎堤の口腔内。埋入部位の選択をしている。十分な歯冠空隙を与えるために、側切歯は中切歯から4mmに位置し、犬歯は側切歯から7mmに位置する。ポジションマーカーで皮質骨の間の骨切りの方向を確定すると同様に、インプラントの埋入部位を印記する。

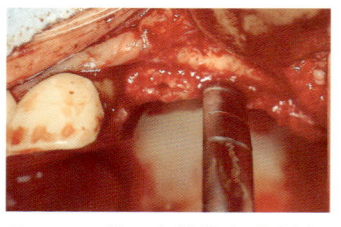

図11-55　薄い皮質骨を分割するのに使われた骨拡大器の臨床写真。

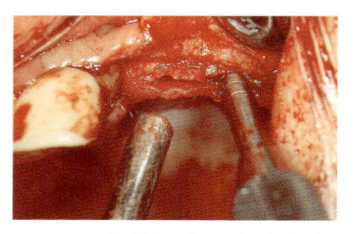

図11-56　初期固定の達成を確実にするため、各インプラントの骨切りを行うのに使われたボーンコンデンサー。

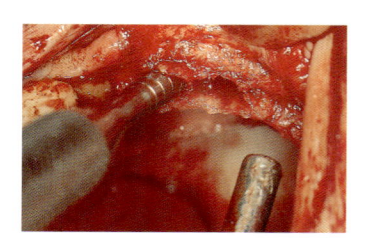

図11-57　お互いに隣接する部位の骨分割を進めていくには顎堤の皮質骨面で皮質骨の分離を結果として生じる。ボーンコンデンサーはしかしながら、上顎顎堤の中の骨分割を起こし、インプラント位置を特定する。

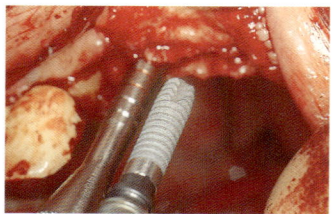

図11-58　分割された顎堤が崩壊するのを防ぐため、ボーンコンデンサーを除去して、インプラントが直接埋入される。

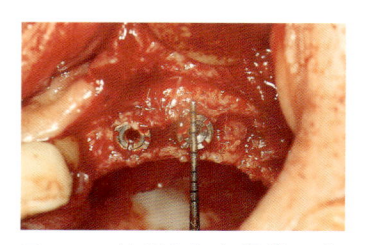

図11-59　拡幅された顎堤の咬合面観、皮質骨の分離と、皮質骨の中のインプラントの間に海綿骨の存在が見られる。6mmの顎堤幅が達成されている。

第12章
局所的なオンレーグラフト（骨移植）

訳／松浦正朗
福岡歯科大学咬合修復学講座口腔インプラント学分野・教授

はじめに

　自家骨ブロックによるオンレーグラフトは、整容的あるいは生物機械的理由から骨が不足している歯槽の再建のために必要となる。
　骨量の不足を修正するために、いくつかの手技が報告されており、この中には吸収性および非吸収性遮蔽膜を使用する骨再生誘導法の手技も含まれる[135-144]。さまざまな供給源から得られた顆粒状の材料をスペースリテーナーとして使用した数多くの報告があるが、最良の顆粒状材料は自家骨であると言われている[145]。
　遮蔽膜と自家骨を組み合わせて使用した場合には、良好な結果が得られている[146]。文献には、チタンメッシュと自家骨、あるいは自家骨と他の材料を組み合わせた使用報告もある[147-152]。これらの骨増量手術はインプラント埋入と同時に、あるいは2回に分けて実施されるが、1回法では2回法よりもインプラントと骨の接合が乏しくなる傾向があることが報告されている[153,154]。
　さらに最近では仮骨延長法について、高い成功率を示すことが報告されているが、合併症の発生も記述されている[155-159]。

　骨増量にはさまざまな手技を用いることができるが、骨量不足部を適切な形態に修正できる自家骨ブロックの使用は、骨が欠損した歯槽の再建に対する最良の方法と考えられている[160-163]。また、前述のように2回法は1回法よりも臨床的に優れた結果が得られると報告されている[164,165]。
　処置の背景にある原理は、歯槽突起に求められる外形を再構築できる形態の皮質骨、あるいは皮質骨海綿骨ブロックを使用すること、血行再開までの期間の改造を補うために過大に形態修正をすることである。骨ブロックは受容側骨面に最大限接触させ、動かないように強固に固定する。
　移植骨を張力がかからない軟組織で被覆することは、移植骨と受容側の骨との接触部に発達する血液供給の樹立に必須である。これは、骨移植外科および骨折の治癒の基本的原理に沿ったものである。
・固定
・血液供給
　唇側または口蓋側の広範な骨欠損の発生にはいくつかの原因がある。これらの欠損を従来からの疫学を基礎に分類し、以下、その概要を示し、それらに対するインプラント歯科

臨床の概要について記す。
- 先天性骨欠損
- 腫瘍
- 外傷
- 感染

先天性骨欠損

　口蓋裂のような硬組織と軟組織の癒合の欠如の結果として起こる先天性骨欠損は、この分野の経験がある臨床家によって治療されるのが最良である。インプラントはそれに続く治療として、患者に優れた機能を提供できる。

　歯の先天性欠損は、歯槽突起の発達不全を引き起こす。そのため、骨移植が必要であるが、インプラントを応用することにより、再建歯槽部は機能的刺激を受け、治療への反応は良好である。

腫瘍

　歯科インプラント治療は、腫瘍切除後の患者の機能回復に著しく貢献してきた。インプラントを骨移植、特に血管柄付骨移植と複合して使用することは、患者のQOLと治療結果全体を同時に著しく改善する。高い危険を伴う合併症を有する放射線治療、高圧酸素療法、およびその他の治療を含む複合的な治療は、設備が整った病院で実施されるべきである。

外傷

　外傷による骨欠損の大きさと複雑さはさまざまである。外傷による欠損は単なる歯の欠損、または歯槽骨の欠損であるが、結果として硬組織と軟組織の複合した欠損となる。適正な治療は欠損の形態と大きさにより変化する。

感染症

　感染は歯の欠損のもっとも一般的な原因で、う蝕から起こり、根尖周囲の感染症を引き起こし、歯周組織に波及する。その結果起こる骨喪失は自然には修復しないので、骨欠損の状態によっては骨の修復が必要である。

根尖周囲の骨喪失

　放置された根尖性感染症、または根管処置に失敗した歯が原因となる。骨欠損の広がりは、抜歯後に起こる自発的修復の程度に影響される。根管治療前、あるいは再治療開始時の正確な診断は、さらなる骨喪失を防ぐことが目的である。

歯周の骨喪失

　歯周病は骨喪失に特徴づけられ、特定の歯の周りに骨縁上の欠損として現れ、原因の除去か抜歯により修復される。進行した歯周病では、感染した歯の歯槽の高さの喪失（水平的骨吸収）が起こる。

　歯の喪失後の歯槽形態の回復には、自家骨によるオンレーグラフト、あるいは他の追加処置が必要で、処置はより正確に行われなければならず、歯槽の高さを再建することは非常に困難である。

　歯周病に対する粘り強い治療は（その治療に対する成功についての最近のデータはあったとしても）、もしそれがより大きな組織欠損を引き起こすのであれば、行うべきでない。臨床家が、再建がもっとも困難なこれらの組織の保存を優先する決断ができる、科学的根拠があるガイドラインが必要である。

　治療方針決定の過程では、さらなる骨喪失を起こす可能性がある処置の実施は考慮するべきである。典型的には、根尖病巣の根管処

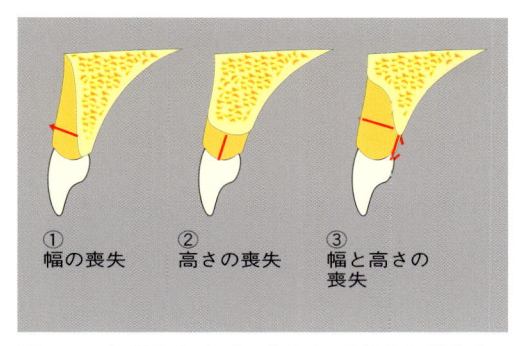

図12-1　欠損のタイプ、主として高さと幅をもとにした骨欠損の分類。

① 幅の喪失
② 高さの喪失
③ 幅と高さの喪失

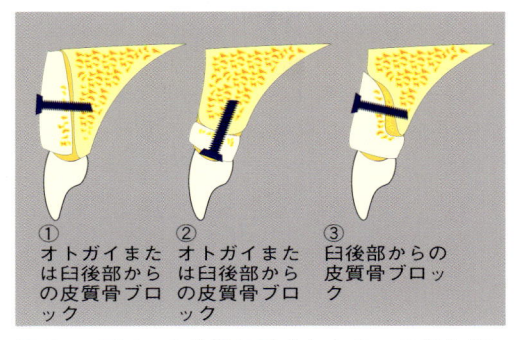

図12-2　図12-1の分類に示された3つの骨欠損タイプの修正に用いられる骨移植法。図のような基本的な方法でスクリュー固定し、移植骨片の微小な動きと腐骨化を防止する。

① オトガイまたは臼後部からの皮質骨ブロック
② オトガイまたは臼後部からの皮質骨ブロック
③ 臼後部からの皮質骨ブロック

置が行われ継続歯が装着された歯のその後の治療はよく検討する必要がある。進行した骨喪失を伴う歯周病に罹患した歯の粘り強い治療も、実施するか否かを再検討すべきである。

限局した骨欠損のアセスメント

残存歯槽堤のアセスメントは前に述べたように、適当な診断的検査を用いて実施する必要がある。骨量は歯の将来の位置に関連して計測されるべきである。限局した骨欠損は臨床的必要性に従って単純に分類すればよい（図12-1）。

・幅の喪失
・高さの喪失
・幅と高さの喪失

より大きな骨欠損については、再建するために必要な骨量を、臨床で一般的になっている何らかの萎縮顎骨の分類に従ってアセスメントする。これは章の最後の別の節にて論じる。骨再建のタイプと移植骨の位置は、創の閉鎖を確実にするために用いる弁のデザインに影響する。

幅の喪失

歯槽の幅の不足は2つの供給側、すなわち下顎枝、またはオトガイのどちらかの骨を用いて修正する（図12-2、①）。

通常、下顎枝からの移植骨では2本、オトガイからは4本のインプラントの埋入部を再建するのに十分な骨量を得ることができる。下顎枝からの骨移植では2～6mm、オトガイからの骨移植では2～4mmの骨幅の増大が可能である。しかし、これには個人差があるので、実際にはこれらの部位の解剖学的計測が必要である。

高さの喪失

オトガイからは4本、下顎枝からは2本のインプラントの埋入部を用意するのに十分な移植骨を採取できる。通常、4mm以上の高さの増加が達成できる（図12-2、②）。

幅と高さの喪失

高さと幅の増大のためにオトガイからの移植骨を使用することが可能であるが、その形態は不足した歯槽部の三次元的再建につねに

適しているとは限らない。下顎枝外斜線部では、歯槽部の骨量不足の再建に理想的な形態の移植骨が得られる（図12-2、③）。通常の、幅6mm、高さ4mmの増大が達成できる。下顎枝は2本のインプラントのための歯槽部再建に十分な移植骨を準備できる。下顎枝の局所的形態も注意深く測定する必要がある。

歯槽全体の幅が不十分な場合、骨移植により歯槽基部に向かって顎骨に広がりを持たせ、利用できる骨を十分に確保するには、歯槽の上から下まで全体の幅の正確な計測が必要である。この結果は移植骨の供給側の選択に影響する。

歯が存在する症例では、抜歯時、あるいは抜歯に先立って、骨移植の必要性についての確かな指標を得ておく。唇側皮質骨の半分以上の欠損は、骨移植の必要性を増大させ、特に審美性が重要視される症例で必要性が高い。口蓋側の骨喪失は、高さの欠損の顕著な指標であり、骨移植が必要となる。

隣接歯、あるいは歯と歯の間の骨レベルのアセスメントは重要で、骨は隣接歯の付着のレベルまで、あるいはその下までしか立ち上げることはできない。これは移植骨を歯と直接、接触させることはできないからである。

移植骨供給側のアセスメント

オトガイ

移植骨の供給側であるオトガイのアセスメントは、パノラマX線像、および側面セファログラムを用い、拡大率で補正して行う。骨切りの上縁から歯根の先端までに5mmの間隔を置くと、感覚神経支配に対する障害、あるいは切断の危険性を最小限に止められる。広範囲な移植が必要な場合には、犬歯根尖の位置を正確に確認しておく必要がある。移植骨採取の下方の骨切り線は、患者の顔貌形態を維持するために、オトガイ隆起の最下縁まで拡張してはならない。

下顎枝

下顎枝の評価には、外斜線の触診と合わせてパノラマX線像が用いられる。CT画像を使用しての計測では、下歯槽堤から外斜線間の距離の判定に注意が必要である。これは横断面画像の位置付けが外斜線あるいは下顎管と必ずしも垂直にならないからで、その結果、2つの構造物間の距離は不正確になる。下歯槽神経の頬舌的位置は、この観察から得られる有用な情報である。

考慮に入れるべき他の要因は、
・すべての測定は歯槽頂ではなく外斜線から行う（図12-3）。採取できる骨高径は、カバーできる受給側の表面の範囲に影響を与える。
・智歯が存在する場合は、採取できる移植骨の幅と長さが制限される。
・外斜線から下顎の舌側壁までの距離が採取できる移植骨の幅を決定する。

口腔外の供給側

1ヵ所以上の口腔内の骨採取部を利用しても十分な骨が得られない場合には、口腔外からの移植骨供給を考慮する。
・腸骨稜
・脛骨
・頭蓋骨
・肋骨

腸骨稜は十分な皮質骨と海綿骨を備えており、顎骨に用いるために形態を容易に操作でき、移植骨の供給側としてよく選択される。加えて、この部位からの骨の採取は障害とリスクが最小である。

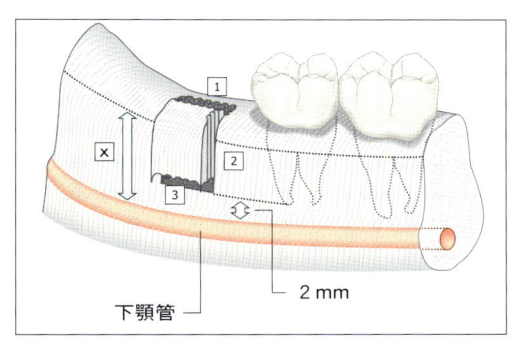

局所的なオンレーグラフト（骨移植）

図12-3　下顎枝からの移植骨採取法（外側）
臨床的に、およびX線像にて外斜線部を計測する。下歯槽管から2mmのクリアランスを取る。加えて、X線像の歪みを補正する。骨切りは危険な深さの領域まで延長しない（図12-7参照）。

表12-1　治療の順序

ステップ	治療の順序
1	抜歯（アセスメント）
2	軟組織の治癒（6～8週）
3	受容側：切開、剝離、計測
4	供給側：切開、剝離、印記
5	移植骨採取（大きめに採取）
6	移植骨片の適合（移植骨と受給側の整形）
7	移植骨片の固定（ネジまたはプレート）
8	受容側の閉創（軟組織の伸展）
9	供給側の閉創
10	骨治癒の評価（X線像、リモデリング；2～4ヵ月、遮蔽膜使用例；6ヵ月）
11	移植部および受容部の骨へのインプラント埋入（結合までの期間6ヵ月）軟組織手術のための評価
12	必要があれば軟組織修正手術（インプラント埋入後2～4ヵ月）
13	二次手術
14	必要があれば軟組織修正手術
15	軟組織の治癒（4週）
16	補綴治療

治療の順序

　診断のための処置が完了し、口腔内に疾患がなく、治療部が治癒していれば、すぐに治療を開始できる。

　骨移植が予想される症例では、抜歯後の軟組織の治癒と十分な血液供給の樹立に6～10週の期間が必要である。歯槽の被覆粘膜の圧痕や亀裂がないことで治癒の完了を判断する。この期間はX線検査をもとに骨移植の必要性を確認し、歯肉との関係からプロビジョナルレストレーションの形態を決定する。フローチャート12-1に骨移植の必要性のアセスメントに用いる主たる基準を概説した。

　骨移植の必要性が確かでない症例では、6ヵ月の治癒期間中に十分に骨が成熟すれば、適切な決断ができるようになる。それから通常の埋入ができるか、あるいは骨の拡大が必要かをアセスメントする。唇側の皮質骨がより厚ければ治癒の見込みは高く、歯間部が萎縮し突出した歯根を薄い前庭の皮質骨が覆っている場合には、治癒の見込みは乏しい。後者の例では患者の歯肉はしばしば扇型の歯頸部の輪郭となり、唇側の皮質骨が厚い患者では一般に平坦な歯肉の輪郭をもつ。治療の手順を表12-1に示す。

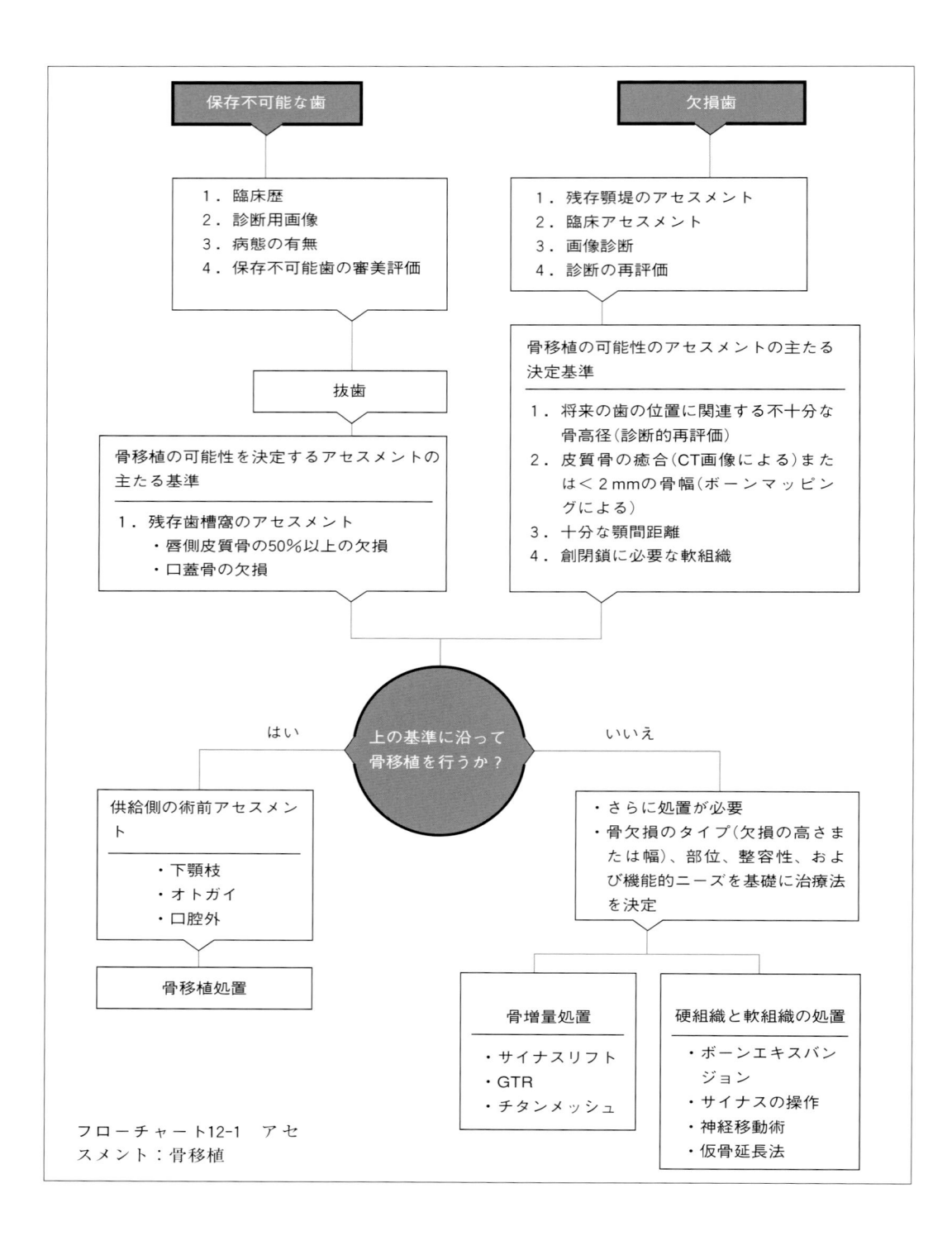

```
┌─────────────────────────┐           ┌─────────────────────────┐
│     保存不可能な歯       │           │        欠損歯           │
└───────────┬─────────────┘           └───────────┬─────────────┘
            │                                      │
            ▼                                      ▼
  1．臨床歴                              1．残存顎堤のアセスメント
  2．診断用画像                          2．臨床アセスメント
  3．病態の有無                          3．画像診断
  4．保存不可能歯の審美評価              4．診断の再評価
            │                                      │
            ▼                                      ▼
         抜歯                            骨移植の可能性のアセスメントの
            │                            主たる決定基準
            ▼
  骨移植の可能性を決定するアセスメントの   1．将来の歯の位置に関連する不十分な
  主たる基準                                 骨高径（診断的再評価）
                                         2．皮質骨の癒合（CT画像による）また
  1．残存歯槽窩のアセスメント                は＜2mmの骨幅（ボーンマッピン
     ・唇側皮質骨の50％以上の欠損            グによる）
     ・口蓋骨の欠損                       3．十分な顎間距離
                                         4．創閉鎖に必要な軟組織
```

上の基準に沿って骨移植を行うか？

はい

供給側の術前アセスメント
- 下顎枝
- オトガイ
- 口腔外

→ 骨移植処置

いいえ

- さらに処置が必要
- 骨欠損のタイプ（欠損の高さまたは幅）、部位、整容性、および機能的ニーズを基礎に治療法を決定

骨増量処置
- サイナスリフト
- GTR
- チタンメッシュ

硬組織と軟組織の処置
- ボーンエキスパンジョン
- サイナスの操作
- 神経移動術
- 仮骨延長法

フローチャート12-1　アセスメント：骨移植

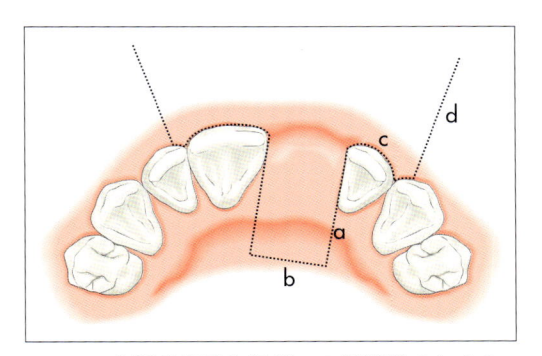

図12-4 上顎前歯骨欠損部への骨移植のためのremote palatal incisionのデザイン。切開は次の手順で行う。a)垂直切開(約10mm)。b)ブレークメスで水平的に傾斜させて切開。c)歯肉溝内切開。d)乳頭を含む垂直減張切開

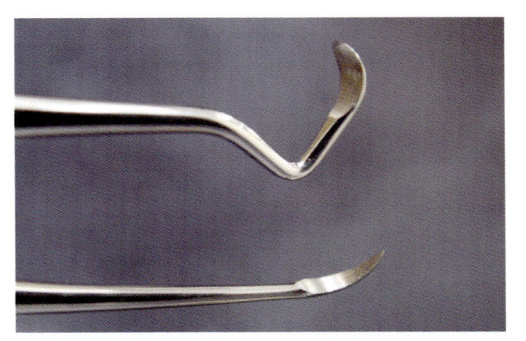

図12-5 頬側に基部を持つフラップ挙上用湾曲エレベーター(上の器具)。乳頭部用エレベーター(下の器具);整容性が重要な乳頭部を低損傷で挙上できる。これらは上顎洞底挙上術用器具キットの一部。

外科のプロトコール

術前アセスメントでは、必要となる骨の量と供給側をどこにするかを決定する。得られた情報をもとに、術前に移植部に対し張力なしでの創の閉鎖を保証できる切開線のデザインを決定する。これは口腔内のどの部位を治療するかに影響される。

受容側への到達

手術は、骨欠損部の大きさを測定し、必要な移植骨の正確な形態を決定するために、受給側から始める。受容側の準備ができたら供給側の手術を始め、移植骨を採取し、最短時間で受容側に移植する。

上顎

上顎でもっとも普通に見られる骨量不足は、歯槽堤の外側に起こる。口蓋側に離した切開を用いて骨欠損部と上顎唇側を露出させる(図12-4)。もし欠損が上顎の口蓋側であれば、口蓋側の切開線は応用できない。このような場合は、歯槽頂あるいは唇側の切開線を用いる。

遠隔口蓋切開を通して歯槽部に到達するには、歯槽頂から約10mm離す。口蓋側への切開線の垂直部分は、従来のメスのハンドルに15番の刃を付けて切開する。切開は隣在歯の歯頸部から遠心乳頭まで拡張する。垂直縦切開は非付着粘膜まで広げる。口蓋側の切開は歯槽頂と平行にBlake's knife(15番の刃)で行い、創の閉鎖を容易にするために、歯槽頂に向けて斜面を付ける。頬側に茎を持つ弁(頬側有茎弁)は、湾曲したエレベーター(Dentsply Friadent, Mannheim, Germany)を用いて歯槽頂部を露出させる。

鋭利な骨膜起子を用いて骨欠損部から骨膜を剝離し、治療対象部に穿孔を起さないように隣在歯の歯肉縁まで剝離する。乳頭は乳頭用エレベーター(図12-5)を用いて注意深く剝

離する。
　頬側弁の翻転を伸展し、適切な解剖学的構造が見えるまで剥離する。

上顎前方：前方への骨移植のための頬側有茎弁の翻転では、弁の基部は前鼻棘、および梨状孔縁まで拡大する。移植骨をさらに外側に置く場合には、粘膜弁は頬骨弓に向かってさらに剥離を拡張する。これは骨膜の減張切開を行わないで十分な組織を用意するためである。垂直減張切開を行う場合は、弁を眼窩下孔領域まで剥離して、孔から出る構造物を直視し、損傷しないように切開する。

上顎後方：上顎後方の口蓋切開は、口蓋の血管神経の枝を切断しないように実施する。部分層で切開し、歯槽頂の付近で骨膜に切開を入れる。後方上顎では垂直切開は必要でなく、口蓋の水平切開は歯槽頂を越えて結節部まで遠心に向けて延長する。頬側弁の骨膜への減張切開はステノン（耳下腺）管損傷の危険性があり、管を同定して避ける必要がある。

下顎
　歯槽部に限局した骨欠損に対しては、歯槽頂切開が通常の選択肢である。オトガイ孔領域に垂直減張切開が必要な場合は、神経損傷を避ける注意と、処置に対する訓練が必要である。

下顎前方：下顎前方での弁の形成では、唇側の骨膜の減張、および舌側の骨膜の剥離を行う。処置はこの領域の解剖学的構造物、すなわちオトガイ神経、舌下神経の枝、筋の付着、唾液腺の排泄管などを損傷することなく行わなければならない。

下顎後方：下顎後方での唇側および舌側骨膜への減張切開は、多くの構造物損傷の危険があり、切開には十分な注意が必要である。特に注意を要する解剖学的構造物は、舌神経、顔面動脈、およびオトガイ神経である。下顎後方部の骨欠損で遠心に歯が存在する場合には、治療は技術的に困難がつきまとう。歯がない場合には、弁の伸展が下顎枝に沿って可能なので、創の閉鎖は容易である。

骨欠損部の測定

　欠損部に関連する寸法をすべて測定し、欠損部の長さ、幅、高さの測定値から移植骨を採取する。そうすれば欠損部を修復するのに十分で適切なサイズのブロック骨を採取できる。移植骨採取器具（バーまたは鋸）の刃の厚さは差し引いて、少し大きく採取部にデザインを描く。大きくするのは、治癒期間中の移植骨の改造による吸収を念頭に置く。

供給側への到達

オトガイ
　オトガイへの到達では、唇側または歯頸部切開を用いる。
　唇側からの到達には、切開を犬歯間の口腔前庭に入れる。組織を歯槽部の下方に向かって切開し、部分層弁を形成する。骨膜切開は筋の停止部から行い、そこから全層弁として下顎下縁とオトガイ孔に向かって翻転する。歯頸部からの切開で到達する場合には、左右小臼歯間に切開を入れ、オトガイ孔の遠心に減張縦切開を入れる。骨膜下で剥離し、オトガイ孔を露出させ、剥離を下顎下縁にまで進める。

下顎枝
　外斜線を露出するための切開線は第二大臼

図12-6　オトガイからの骨採取法を示す。図に示す2つの水平骨切りを行う。この骨切りは通常、左右犬歯間および下顎下縁に平行に拡大する。大きい移植骨が必要で犬歯根尖の下までに骨切りを延長すると、長い犬歯の根尖を損傷する危険性が増大する。1) この骨切りは切歯根尖の下方5 mmで行う。骨切りのバーが歯の感覚神経と血液供給血管を損傷しないように、歯と平行になるよう傾斜させる。2) 骨面と直角に骨切りし、位置はPogonionの最大豊隆部よりも下にならないように設定する。垂直骨切りと水平骨切りを連結させる（図なし）。

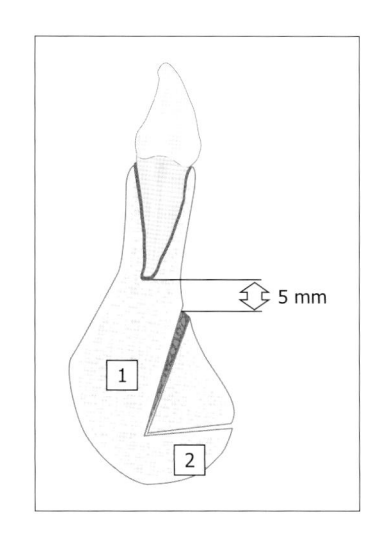

歯の約10mm遠心に設定する。これを、歯槽を越えて近心から第二大臼歯の頬側に向かって拡大する。創の閉鎖を確実にするための剝離は下顎舌側に過度に拡大しないようにする。過度の剝離は下顎舌側の構造物を損傷する危険性を高くする。骨膜を剝離して外斜線を露出し、剝離を拡大して臼後部および下顎枝外側面を露出させる。

移植骨採取

オトガイ

骨に印を付ける器具か、細いフィッシャーバーをストレートのハンドピースに取り付け、十分な注水下で、必要な移植骨の大きさと形態を印記する。大きな移植骨が必要な場合でも、上の水平骨切りは切歯および犬歯の根尖から最小でも5 mmの距離を置く（図12-6）。犬歯歯根が長い時は、採取できる移植骨の大きさは制限を受ける。歯への神経血管の供給障害を避けるために、下方への骨切りは唇舌的歯軸方向とほぼ平行に行う。垂直骨切りは皮質骨を通過させる。下方の水平骨切りは下顎下縁と平行に行い、オトガイの最大突出部の下まで拡大してはならない。この部位は皮質骨がもっとも厚く、厚さは側面セファロで知ることができる。骨切り後、移植骨をチゼルか起骨子でオトガイから切離する。

下顎枝

移植骨の大きさと正確な位置は、受容側の骨欠損部の大きさと位置の計測値を参考にして選択する。小さなフィッシャーバーあるいはラウンドバーを用いて移植骨の大きさと位置をマークする（図12-7）。外斜線の輪郭は近心に向かって丸みを帯び、筋突起に向かうに従い、鋭くなっていく。移植骨の三次元的形態は、必要とする形態に合わせる。小さいフィッシャーバーで移植骨の外形を臼後部骨表面上に描き、受容側に必要な幅の骨を準備する。処置中はバーが測定値を超えて深くまで

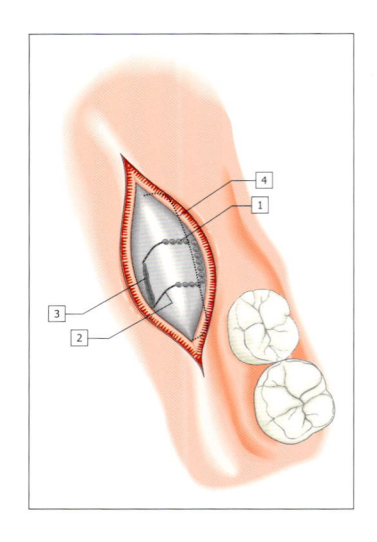

図12-7 臼歯頰側に位置する下顎枝部からの移植骨採取法（上から見た図）。軟組織の切開（赤線）は大臼歯から約5 mm離している点に注目。1）小さいフィッシャーバーで小穿孔を作り、それをフィッシャーバーで連続させ、深さの限界を越えないで皮質骨全層に拡大する。2）細いフィッシャーバーで皮質骨を骨切りする。下歯槽神経からは2 mmの距離を残す（限界の深さ）。3）やや大きいラウンドバーで溝を作り、2つの垂直骨切り線と連続させ、骨折に抵抗できる骨切り線を形成する。4）骨切りを近心と遠心に拡張すると（薄い黒線）、より大きな移植骨を採取できるが、移植骨の幅はやや狭く厚くなる。

到達しないように、下顎管上に十分なクリアランスを残すようにする。下顎骨外側面上の骨切りは、計測値に従って行うことにより、神経血管束を損傷しないで操作ができる。典型的には十分な注水下にて8番のラウンドバーを用い、最小の侵襲で、過剰な拡大をせず移植骨をうまく骨折させるように溝を形成する。溝は下顎管の上に位置させ、歪みを補正したX線像からの計測値に合わせ、皮質骨を越えないようにする。移植骨を摘出するのが困難な場合は、移植骨を挙上する前にさらに適当なバーで移植骨の骨切りの外形に沿って十分切れているか再確認する。この処置で移植骨を一塊として摘出できる。

移植骨の適合

移植骨の調整が必要かをアセスメントする。調整は受容側または移植骨に対して行う。上顎では移植骨を正確に適合するよう溝を作るなどの操作のため、チゼルのような手用器具を用いる。下顎では硬い皮質骨上に移植床を作るので、はめ込むのではなく移植骨を貼り付けて位置を決めるため、電動ドリルが必要である。移植骨は隣の歯から距離を空け、滑らかな丸い輪郭を作るために電動ドリルを用いる。移植骨との適切な移行を確実にするための何らかの基準が必要である。

・移植骨と宿主骨の最大限の接触は、仮骨形成による初期固定を早めるために重要と考えられる。

・移植骨と隣在歯は直接接触させない。そうしないと歯と軟組織の間の閉鎖が不完全になり、感染と創の裂開の原因となる。

・移植骨は骨改造による吸収を差し引き、その分だけ形態を大きくする（20〜25％）。それゆえインプラントの将来の位置を見定めることが必要である。治癒後には骨移植なしの、通常のインプラント埋入のための基準を満たさなければならない。

移植骨の固定

母床での移植骨の安定が得られたら、その

位置を強固に確保する必要がある。クランプの使用はこれを容易にする。骨不適合部の総量を最小にして正確に位置決めするためには、ネジをlag screwの原理で締結することを推薦する。移植骨にネジの径よりも少し大きな穴を形成すると、ネジは移植骨の硬い皮質骨に結合せずに通過するので、移植骨が側方に当たったり、割れたり、回転することを避けることができる。

ツイストドリルで移植骨を貫通し、母床骨に直接穿孔させ、ドリルで移植骨の皮質骨の孔を拡大する。使用するネジの長さを測定してから、ネジを挿入する。骨片の位置の変位が起こった場合には、プローブで位置を修正してネジを締結する。

通常は1本のネジで十分であるが、大きな移植骨では追加のネジが必要である。骨の高さの不足を修正するには、将来インプラントが正確な位置に埋入できるよう、大きな移植骨片を確実に固定し骨量を確保するため、可及的に長いネジを使用する必要がある。移植骨を直接固定するのに利用できる骨がない場合は、骨固定用のプレートを使用する。

移植骨のエッジに小さな空隙ができた場合には、海綿骨か皮質骨の小片を充填するのがもっとも良い。自家骨がない場合には、beta-tri-calcium-phosphateか、その他の合成材料を縁のところに充填する。

大きな空隙に骨片を充填する必要がある場合は、移植骨を封じ込めるためにバリアとして膜を使用するのがよい。しかし、膜は被覆する軟組織から移植骨への血流を障害するので、合併症のリスクを増大させ、治癒期間を遷延させる。骨接触部からの血液供給は、血流再開が唯一の供給源となるため、治療期間が延長する。

創の閉鎖
受容側

創の閉鎖は何ら張力なしに実施できなければならないため、顆粒状材料や膜を設置する前に、弁が張力なしに閉鎖可能か否かを確認する。これは軟組織をうまく操作して、材料を変位させることなく弁を閉鎖するためである。

もし創に張力が掛からない閉鎖が達成でき、さらに材料の追加が必要な場合には、材料を追加してから創を縫合する。創の閉鎖が達成できない場合は、移植材料を設置する前に骨膜への減張切開を行う。上顎の口蓋弁は3-0縫合糸に径22mmの強湾角針を用い、単純縫合により安全に閉鎖できる。隣接歯の歯間乳頭は3-0か4-0の糸を用いての単純縫合が良い。唇側の垂直減張切開の閉鎖には細い縫合糸(6-0)が必要である。

下顎(または上顎)歯槽頂切開の閉鎖は、創縁が外にめくれる水平マットレス縫合を使用し、単純縫合によりそれを補う。プロビジョナルレストレーションは、移植骨を被覆する組織を損傷しないようにするために、装着する前に調整する。

供給側

オトガイ：(a)歯頸部切開：このタイプの切開は各乳頭を適切な位置に正確に戻すために、3-0の縫合糸による連続縫合あるいは単純縫合を用いて閉鎖する。垂直マットレス縫合は乳頭を正確に戻す場合に用いる。(b)唇側切開：このタイプの切開には、2層縫合が勧められる。垂直マットレス縫合は、骨膜縁を合わせるために用いられる。追加の単純縫合は、創縁の閉鎖に用いられる。

下顎枝：臼後部の切開は自然に創縁が合う。連続縫合は効果的に創を閉鎖できる。

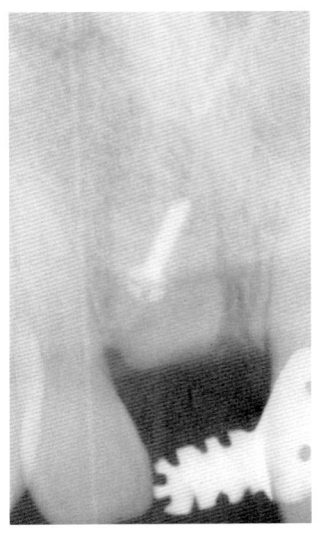

図12-8 オンレーグラフトでの骨増量手術直後に撮影した歯槽部のX線像。移植骨の外形がはっきり見える。

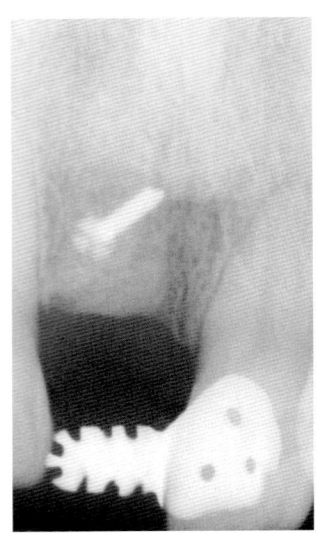

図12-9 骨移植3ヵ月後に撮影した歯槽部のX線像(図12-8と同じ症例)。骨のリモデリングと結合の兆候がはっきり見える。

骨治癒のアセスメント

骨の治癒は臨床的、およびX線像によりアセスメントする。最近は移植骨の代謝活性促進、あるいは血管をつけた血液供給を伴う移植などの近代的手法が開発され、将来は治癒過程に関するさらなる情報が提供されるであろう。

放射線学的アセスメント

根尖投影X線像は、術直後にフィルムホルダーと平行ロングコーンテクニックを用いて撮影することにより、以後の撮影において位置再現性が得られる。撮影はその後、2〜3ヵ月ごとに繰り返す。皮質骨および骨梁のパターンの変化は、移植骨の結合の指標である(図12-8、9)。

臨床的アセスメント

X線像は移植部の形態の臨床的アセスメントと併せて用いられる。元のX線像で何も変化が見られない場合には、1ヵ月ないし2ヵ月後に再度、X線像を撮影する。

固定性のプロビジョナルレストレーションが存在する時は、ポンティックと歯槽頂間の接触でリモデリングの過程を正確にアセスメントできるので、輪郭のリモデリングのアセスメントは容易である。固定性プロビジョナルレストレーションの形態と位置は最終の審美的結果の良好な指標である。この段階で、ポンティックの歯頸縁は移植骨を過大な形態

にしてあるため、最終上部構造よりも常に短い。これはインプラントの埋入深さに影響するであろう。

高い代謝活性

　高い代謝活性をもつ患者(たとえば若年者)は早い速度で治癒すると思われるので、前述した基準に沿って、インプラント埋入は2ヵ月後に行うのが適切である。

遮蔽膜

　遮蔽膜は治癒期間中移植骨を欠損部に封じ込める目的で使用されるので、移植骨への血流再開が遅延し、治癒期間は延長する。吸収性膜の吸収率はさまざまであるが、吸収により急速に血流が再開する。吸収性膜を使用した場合には(たとえばCollagen BioGuide, Geistlich, Wohlhusen, Switzerland)、通常、十分な骨の成熟は治療後4ヵ月で達成される。Gore-Tex膜(Gore Inc., AZ, USA)のような非吸収性膜を使用した場合には、初期治癒相の間は移植骨に変化は少なく、移植骨の成熟はさらに遅延し、通常、約6ヵ月が必要である。

インプラント埋入

　インプラント埋入のための歯槽への到達方法は、遅延荷重のためにデザインされた。それゆえ上顎では、遠隔口蓋切開および下顎では歯槽頂切開が適切である。

　移植部と歯槽部を露出し、十分な治癒を確認する。X線像で移植骨と歯槽部の辺縁が移行的になっていれば、移植骨の辺縁が改造している兆候である。移植骨表面からの出血は、血流の再開の兆候である。万一、十分な移植骨の成熟が起こっていなければ、創を閉鎖し、さらに治癒期間を置くことを勧める。

　創部を十分に露出し、ネジ、あるいはプレートの除去を行う。しかし、もし固定ネジが移植骨の唇側面にあれば、ネジへの到達は被覆粘膜の小切開で可能である。それから固定用ネジあるいはプレートを除去する。

　インプラント埋入部位は診断用テンプレートで選択し、適切な部位に内部注水式のバーを用いて埋入窩を形成する。しかし、形成した埋入窩が移植骨の縁に接近しないよう注意を払う必要がある。埋入窩の方向は移植骨を貫通し、母床骨まで到達するように選択する。引き続いての埋入窩の拡大は、順次、径の大きいバーに取り替えて行う。移植骨の突然の変位、破折を防ぐために、形成中は歯槽部を手で支持しながら実施する。

　埋入窩形成を完了させるために、一連の器具を使用する。これにはハンドリーマーとボーンタップスが含まれる。さらにこれら器具の正確なコントロールのために、手を添えて使用することを勧める。これによって骨が破折する危険性は減少する。

　インプラントは標準的なプロトコルに従って埋入する。インプラントの埋入深度は、以前述べたように、歯頸部の軟組織の輪郭とアバットメントの選択を勘案して厳密に決定する。結果として、インプラントは歯槽骨頂レベルよりも下の位置になる。この時点でインプラントの位置を記録するために印象を採得する。アバットメントは方向指示棒、咬合および診断用テンプレートを参考に総合的に選択し、インプラントの位置を確認する。弁は、最終修復物の外観を考えて軟組織のレベルを設定し復位する。

　歯槽頂で移植骨を被覆する軟組織の高さは隣在歯の乳頭のレベルにするべきである。以前に述べたように、ヒドロキシアパタイトは

さらなる軟組織の支持を獲得するためにこの段階で用いる。軟組織の性質、あるいはレベルに関して何らかの問題がある場合には、結合組織修正手術を計画する。

創の閉鎖

創閉鎖のための手技は、遅延荷重での従来のインプラント埋入の場合と類似している。プロビジョナルレストレーションを装着し、必要があれば修復物の外形を調整する。ポンティックの軟組織への接触は、粘膜が青くならない（貧血にならない）ことが、上部構造の立ち上がり形態の発達が始まるこの時期に受容できる状態である。

軟組織修正外科手術

もし適切なプロトコルに沿って創の治癒が予想通り進行すれば、軟組織修正手術は必要ない。それにもかかわらず、修正手術が必要な場合には、処置は軟組織修正手術のフローチャート（フローチャート16-1）に沿ってアセスメントする。必要な処置のタイプにより、その実施の時期を選択する。インプラント埋入と二次手術の間の期間は、移植骨、および軟組織の血流に関しては理想的な状態にある。

典型的には、移植処置の間に進展したアマルガムタトゥの除去はこの時期に行うとよい。この時期における結合組織移植は、移植組織の成熟と隣接組織との融合のための十分な時間を用意できる。

インプラントの開窓

6ヵ月の治癒期間が過ぎると、インプラントを開窓する手術に着手できる。標準的なプロトコルでは二次手術に引き続いて、アバットメントの連結、さらにはトランジショナルレストレーションが装着される。上顎では、移植手術によって、角化組織の口蓋側への移動が起こるので、多くの場合、大幅な角化組織の唇側移動が必要となる。二次手術時の多数のインプラント周囲の軟組織のマネージメントについては第14章で議論する。

歯肉形態の修正プロセスは、この時期に進行する。望ましい方法は、トランジショナルレストレーションを用いて、アクリルレジンで上部構造の唇側を盛り上げて歯頸部歯肉を根尖側に移動させるか、歯肉縁下の歯冠隣接面にアクリルレジンを追加して歯間乳頭を形成する。結合組織移植は、二次手術時に唇側あるいは歯間部の容積を大きくするために行う。

補綴治療期

軟組織は少なくとも4週間で成熟し、何らかの形態付与の必要がある場合は、歯肉組織が十分に成熟するまで、補綴修復が遅れる。通常の印象採得について前節で記述したように、軟組織のさらなる調整は、補綴治療時に実施する。

局所的な骨移植：臨床例

症例1：オトガイからの骨移植

上顎中切歯部の高さの不足を修正するために、オトガイから得た移植骨を使用した症例（図12-10～15）。

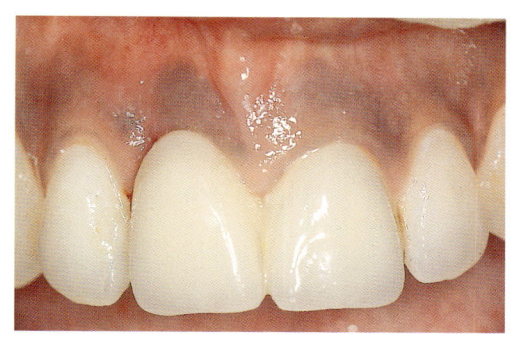

局所的なオンレーグラフト（骨移植）

図12-10　抜歯後6週目の骨移植前の口腔内写真。歯の欠損はハイブリッドレジン製ブリッジで修復され、軟組織は治癒している。

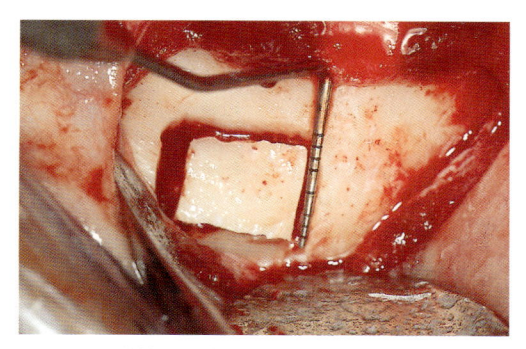

図12-11　移植骨の外形を骨切りしたオトガイ。

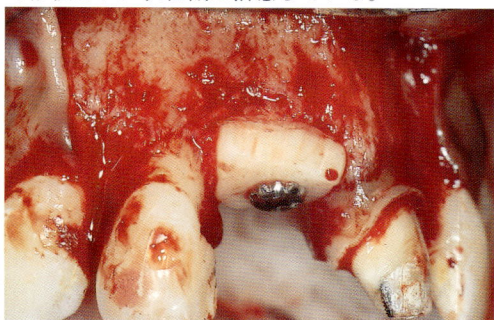

図12-12　骨を移植された欠損部の術中所見。歯槽の高さが増大している。固定用のネジは移植骨が結合した後でインプラントを埋入する位置に一致していることに注目。

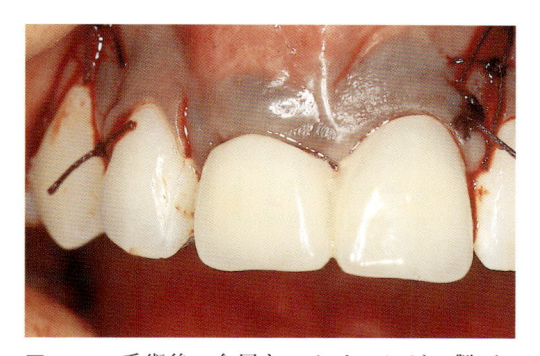

図12-13　手術後、金属とアクリルレジン製ブリッジに置き換えた。歯槽の高さが増大したのでポンティックを調整したのに注意。インプラント埋入までに2ヵ月間の移植骨の治癒期間が必要である。インプラントが結合するまで、さらに6ヵ月を置き、二次手術を行う。

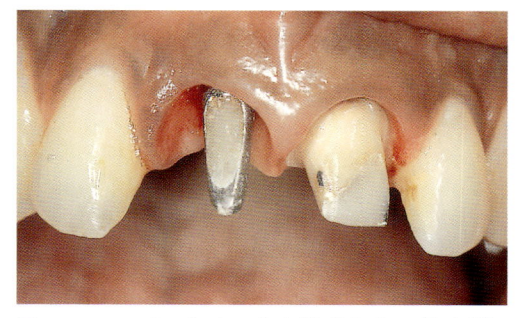

図12-14　アバットメントを装着した口腔内所見。トランジショナルレストレーションにより軟組織の形態が樹立されている。アバットメントは二次手術時に連結し、同時にトランジショナルクラウンを装着した。

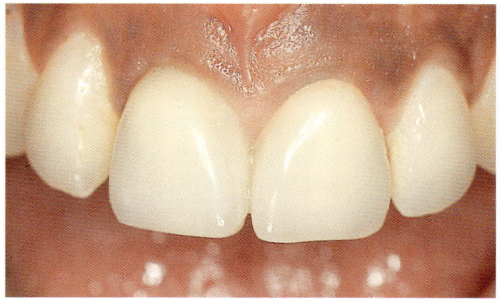

図12-15　修復終了後のインプラントと隣在歯。歯肉縁と乳頭のレベルは、よく調和した輪郭になっている。

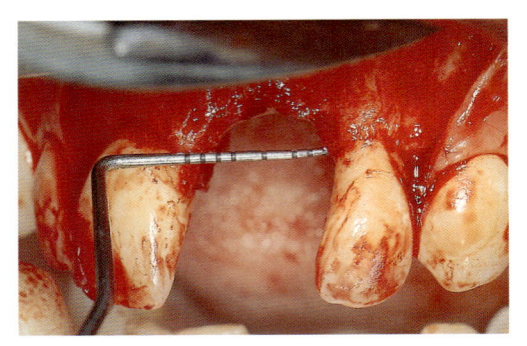

図12-16　写真は唇側から見た受容側で、隣在歯と骨との付着レベルと、歯槽部の高さの喪失の状態が示されている。正確に移植骨を採取するために欠損部を計測する。

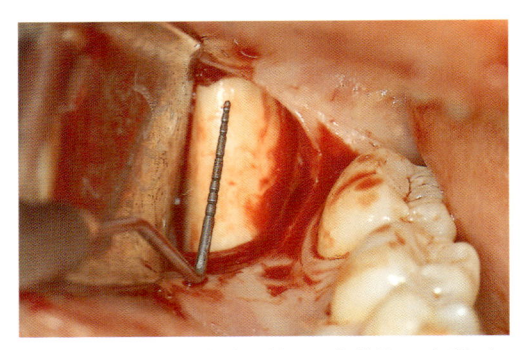

図12-17　図13-7の記述に沿って切開し、右側下顎臼後部骨面を露出させた。外斜線の形態は歯槽の再建のためには理想的である。ペリオドンタルプローブを用いて採取する移植骨の大きさを測定し、必要な形態を確保するために、正確に採取部位を選択する。

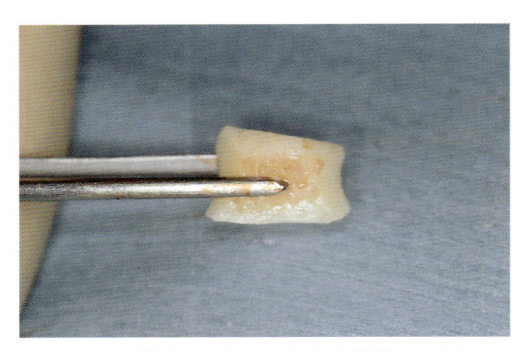

図12-18　移植骨下面は、残存歯槽堤に正確に適合するように整形した。

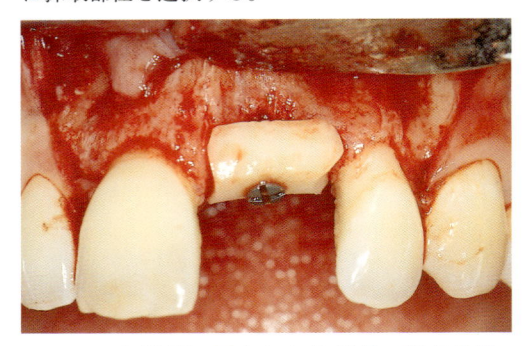

図12-19　欠損部に固定した移植骨。残存歯槽堤とよく適合している。移植骨と隣在歯が直接接触しないように、隣在歯と移植骨の間に空隙を残してあることに注意。

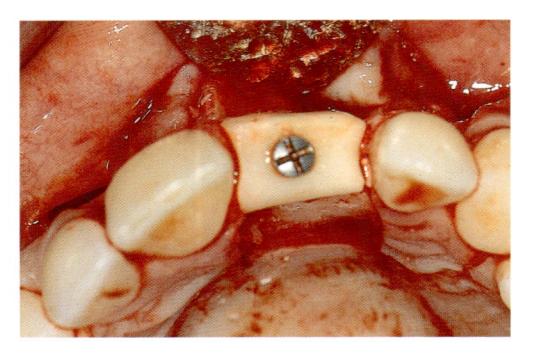

図12-20　口腔内の移植骨の咬合面観。隣在歯と移植骨は接近し、インプラントの埋入位置に一致して固定用ネジが締結されている。

症例2：
下顎枝からの骨移植

　上顎中切歯部の高さの不足を修正するために、下顎枝から得た移植骨を使用した症例（図12-16〜20）

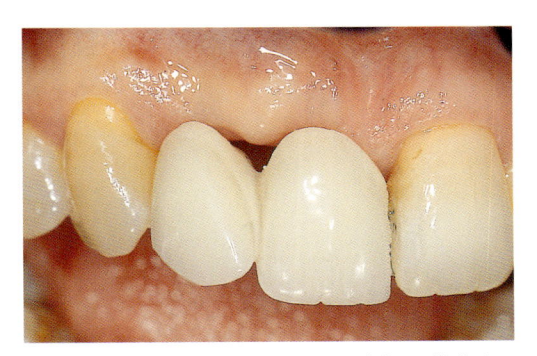

局所的なオンレーグラフト（骨移植）

図12-21　右側中切歯および側切歯部に装着された金属とアクリルレジン製ロチェットブリッジ（Rochette Bridge）。理想的な位置の歯と、それに伴う軟組織の不足を認める。

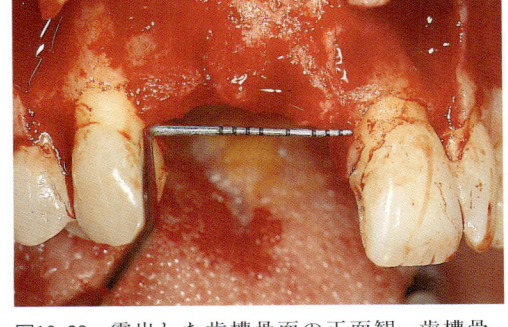

図12-22　露出した歯槽骨面の正面観。歯槽骨の高さと幅の不足を認める。骨欠損量は2つの歯の間の骨と隣在歯の接触するレベルで計測する。

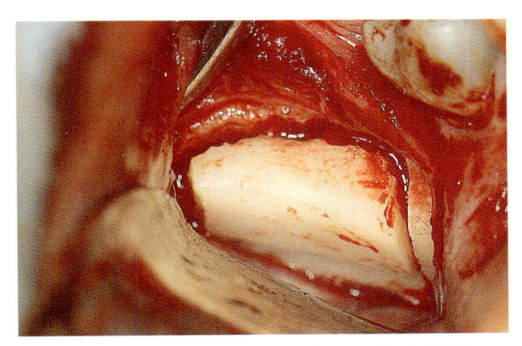

図12-23　右臼後部移植骨供給側の術中所見。移植骨の外形線を細いフィッシャーバーで形成した。大きなラウンドバーで溝を作った顎骨の外側面が見える。

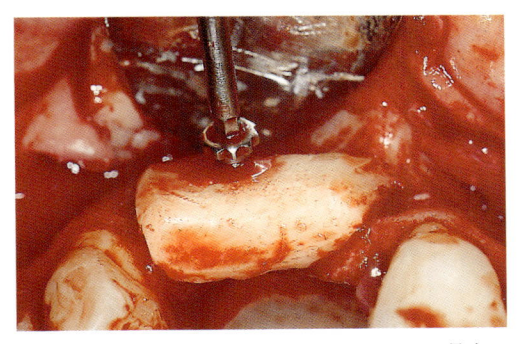

図12-24　移植骨を中切歯と側切歯の間の骨欠損部に1本のネジで固定した。下顎枝部からの移植骨は歯槽の再建に適した形態をしている。

症例3：
下顎枝からの骨移植

上顎中切歯および側切歯部にインプラントを埋入するために、高さと幅の不足を修正する必要があり、下顎枝からの移植骨を使用した症例（図12-21〜28）。

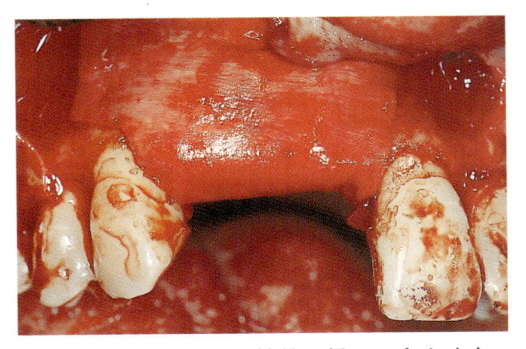

図12-25　本症例では移植骨の縁にできた小欠損を吸収性膜（BioGuide, Geistlich, Wolhusen, Switzerland, secured with Frios tacks, Friadent, Mannheim, Germany）で閉鎖した。インプラント埋入までに3ヵ月の治癒期間を置いた。

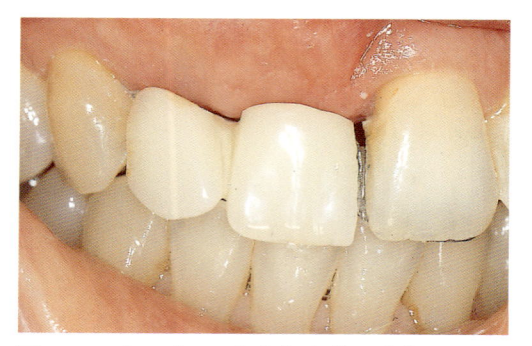

図12-26 インプラントを埋入後、確実な骨結合を獲得する期間として二次手術までに6ヵ月の間隔を置いた。骨高径が増大し、固定性トランジショナルレストレーションの歯冠長を減少させることができた。

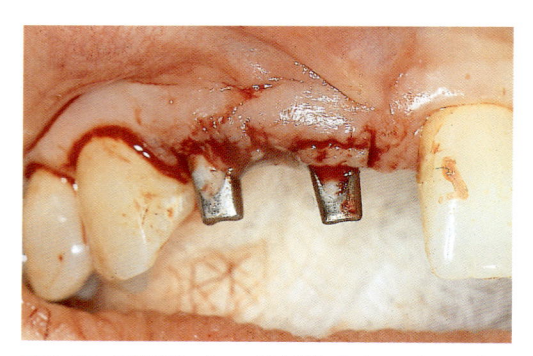

図12-27 H型（H-shaped）切開でインプラントを開窓させ、最小限の歯槽の剥離で先に選んであったアバットメントを連結した。

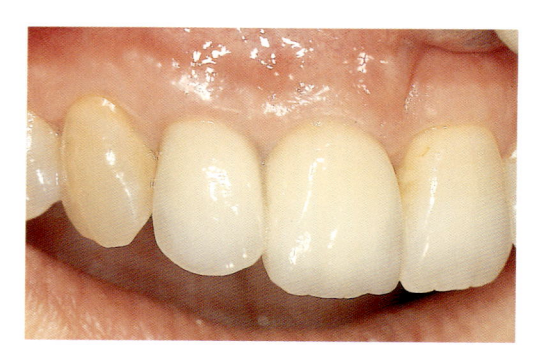

図12-28 テンポラリーセメントでアバットメントに固定した最終上部構造。軟組織の形態と輪郭に注目。

症例4：
オトガイからの骨移植

オトガイ部から得た骨で幅と高さの不足を修正した症例を示す。下顎枝から採取できる骨では不十分なため、オトガイからの移植骨採取が必要であった。この症例では補綴修復の結果を術前にアセスメントする必要があった（図12-29〜45）。

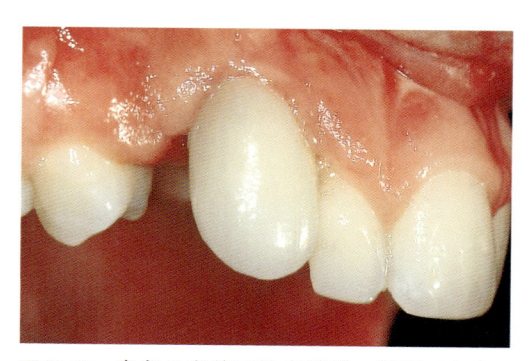

図12-29 患者の術前口腔内所見。保存できなくなった歯の歯冠の長さと位置が示されている。

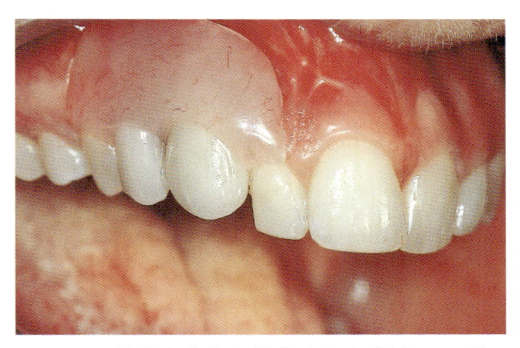

局所的なオンレーグラフト（骨移植）

図12-30　部分床義歯が装着された術前の口腔内。歯は近心に位置し、遠心に空隙が存在する。以前はこれを局部床義歯で修復し、アクリル床を延長し、犬歯歯肉側を隠していた。

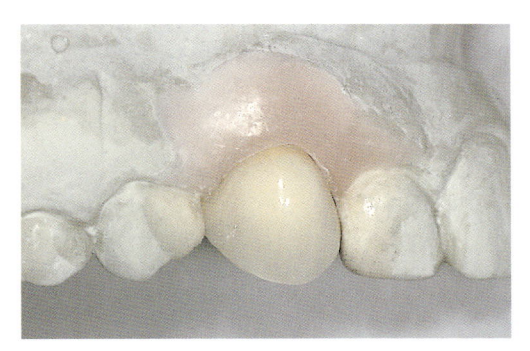

図12-31　診断用ワックスアップの所見。1本のインプラントを用い、両側の空隙は両隣接歯の幅を拡大して補っている。ピンクレジン部が予想される最終的な軟組織形態を示している。

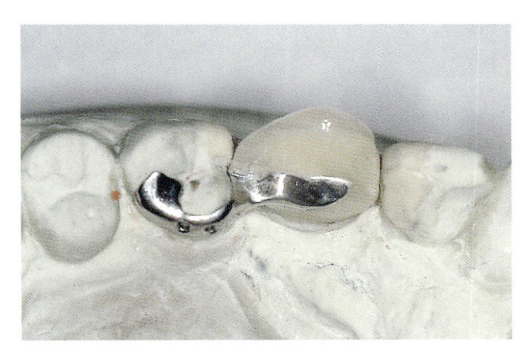

図12-32　プロビジョナルレストレーションとして使用するレジン・金属製ロチェットブリッジ（Rochette Bride）を製作。片側のウィングと小臼歯へのレストで、修復物の支持は十分と考えた。金属の位置に注意、手術で歯槽が盛り上がるので、ポンティック調整のための十分なスペースをとった。

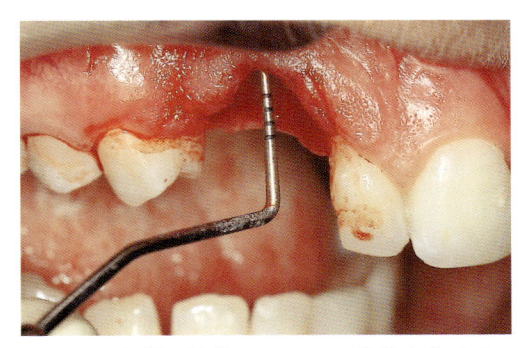

図12-33　欠損の性状についての情報を集めるために、ペリオドンタルプローブを用いて歯槽唇側の骨欠損を測定。

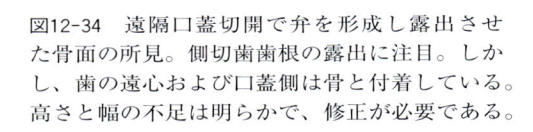

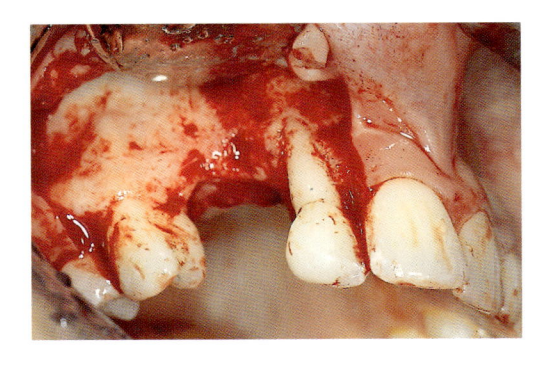

図12-34　遠隔口蓋切開で弁を形成し露出させた骨面の所見。側切歯歯根の露出に注目。しかし、歯の遠心および口蓋側は骨と付着している。高さと幅の不足は明らかで、修正が必要である。

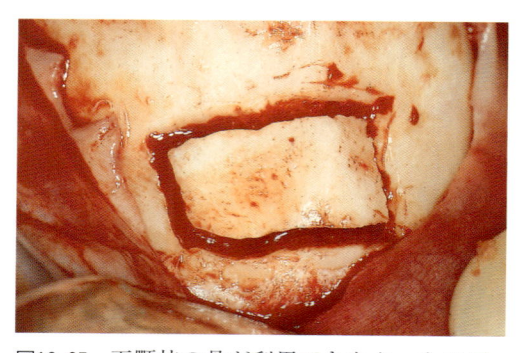

図12-35 下顎枝の骨が利用できなかったので、オトガイを供給側に選択した。必要な骨の三次元的形態はオトガイの自然の湾曲を利用すれば獲得できる。

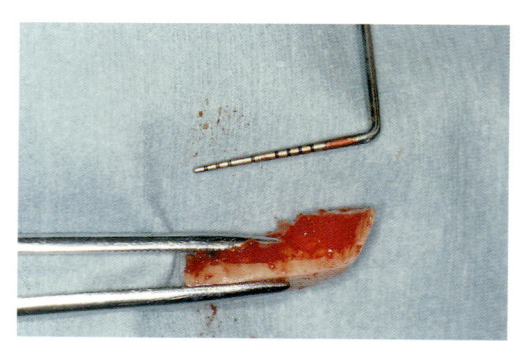

図12-36 採取した皮質骨海綿骨ブロックの写真で、形態と寸法を示す。

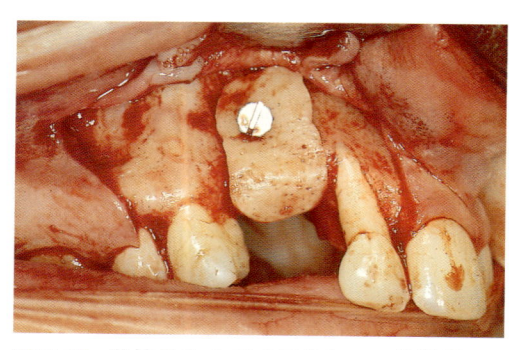

図12-37 移植骨をネジで固定して、歯槽骨の幅と高さの修復を確実にした。

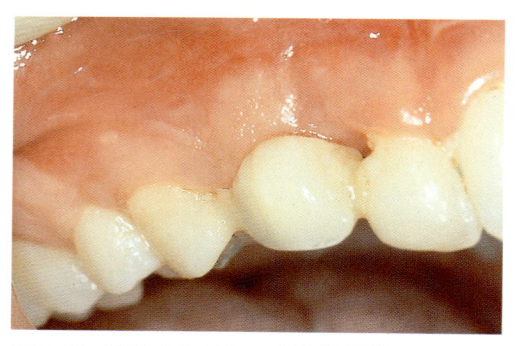

図12-38 術後のレジン・金属製暫間ロチェットブリッジ(Rochette Bride)装着時の口腔内所見。軟組織は治癒し、修復物により、許容できる形態が得られていることに注目。これは最終上部構造の審美的結果を確実にするために用いた。

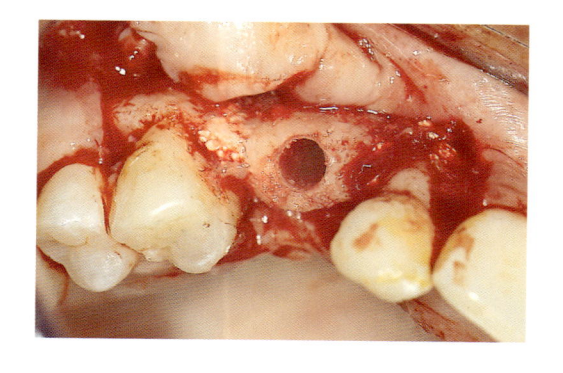

図12-39 骨移植後2ヵ月半で露出させた歯槽部と抜歯窩。骨表面からの出血は血管再生を示している。注意深い埋入窩の形成は移植骨の移動を予防する。また、インプラントスレッドによる移植骨への不適切な外力を防ぐために、タップを切ってからインプラントを埋入する。

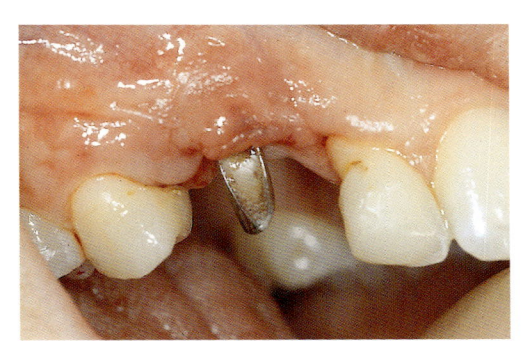

局所的なオンレーグラフト（骨移植）

図12-40　埋入6ヵ月後。インプラントを開窓し、事前に選択してあった角度付アバットメントを連結した。

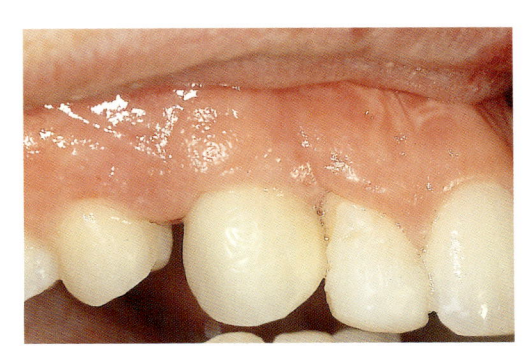

図12-41　トランジショナルレストレーションで軟組織形態と側切歯遠心の乳頭の形成を促進させる。

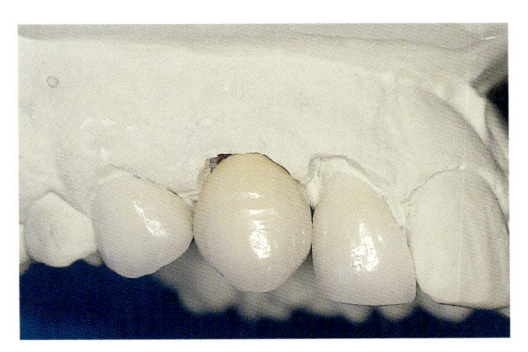

図12-42　最終上部構造を製作した技工用石膏模型、インプラントで置換した犬歯はメタルボンドセラミッククラウン、両隣在歯はポーセレンベニヤクラウン。

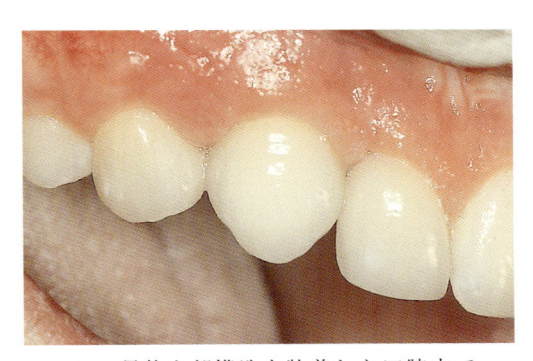

図12-43　最終上部構造を装着した口腔内で、軟組織の形態と再度バランスをとった歯は調和した外観を示している。

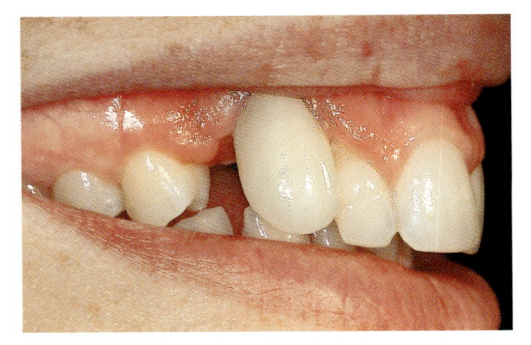

図12-44　術前の患者の笑ったときの口元。高いリップラインと受容できない術前の歯の状態が見える。

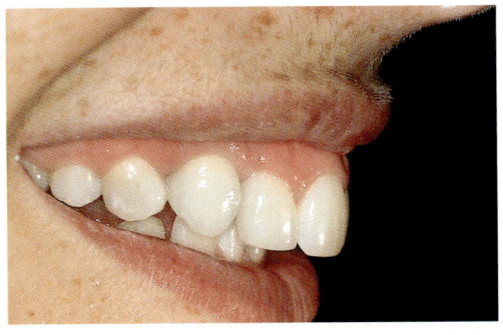

図12-45　術後の患者の笑った時の口元。再建された歯槽形態により受容できる審美的結果が示されている。

第13章
広範な骨移植

訳／松浦正朗
福岡歯科大学咬合修復学講座口腔インプラント学分野・教授

アセスメント

　広範な骨移植を行う際のアセスメントには、発生した硬・軟両組織の萎縮の広がりの指標として、患者の顔貌形態の観察が含まれる。さらに、口腔内では移植骨を被覆するための軟組織のアセスメントが必要である。

　理想的な歯の位置に対し、不足する骨量との関係のアセスメントが手術計画の基本となる。このアセスメントは、CT画像上に、歯の位置を同定できる放射線不透過マーカーを用いることにより達成される（図13-1、2）。

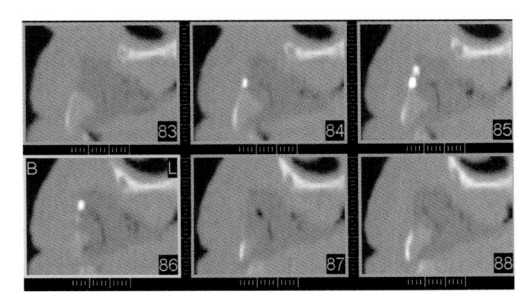

図13-1　上顎前方の犬歯および側切歯部（4級）のCT再構築画像。歯の位置を同定するための放射線不透過マーカー（85番の画像、左側頬側の2つのマーカーが側切歯）が見える。移植骨採取と移植骨の位置決めを計画するための、将来の歯の外形位置と残存顎堤との関係が確認できる。

分類

　萎縮の程度の分類は正確な処置を実施するために有用であり、この目的に利用できるいくつかの分類システムが存在する。著者らは萎縮した顎骨の臨床処置のためのガイドラインとして、CawoodとHowellの分類（第6章を参照）を用いている。

・4級：幅の喪失。5 mm以上の歯槽の高さの喪失を含む。
・5級：歯槽突起の全体または大部分の喪失。
・6級：歯槽突起の全体の喪失で、基底骨への吸収の伸展を伴う。

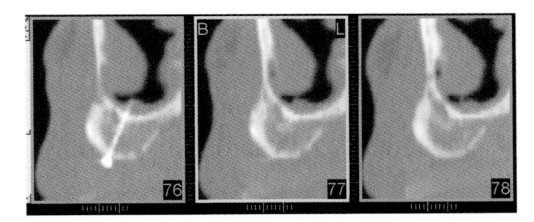

図13-2　インプラント埋入前の再建された上顎前方部（犬歯部）のCT再構築画像。固定に使用したネジが見える。将来の歯の位置を示す放射線不透過マーカーが画像の下のほうに見える。CT画像はインプラント埋入計画のための重要な情報を提供する。

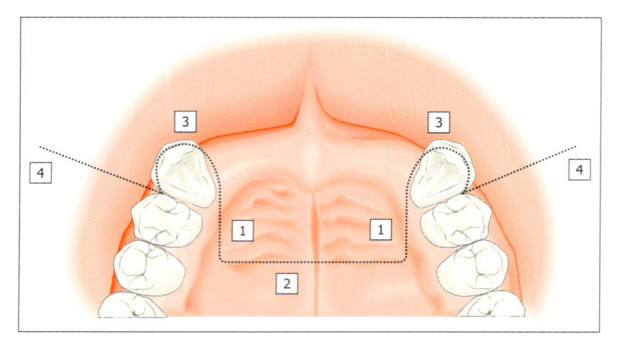

図13-3　図は頰側歯槽部の骨幅の拡大と、5mm未満の骨の高さの増大を必要とする広範な骨移植のための口蓋切開を示す（4級）。1）口蓋へ延長する部分で、長さは約10mm、歯槽とほぼ直角にする。2）傾斜した部分でBlake's knifeで切開し、両側の2つの切開と連続させる。3）歯肉溝内歯頸部切開。4）乳頭部を含む垂直減張切開。

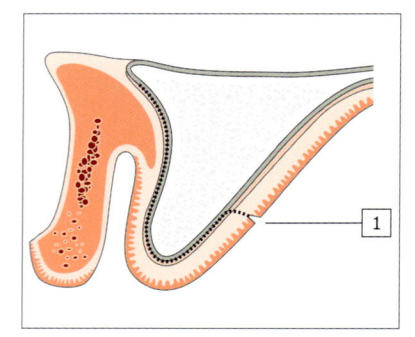

図13-4　歯槽突起唇側の幅の増大と、5mm以上の高さの増大のために用いるremote palatal incisionの上顎前方部横断面を示した図。骨膜の翻転の範囲も示している。骨膜の翻転は前鼻棘、梨状孔外側縁、および頰骨結節まで拡張し、軟組織で移植骨が被覆できるようにする。

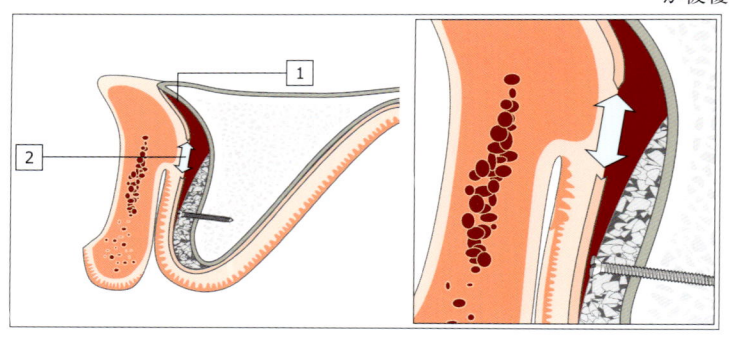

図13-5　図は移植骨を受動的に被覆する軟組織が作られたことを示している。1）骨膜の翻転によって組織が伸展された。2）骨膜の減張切開。口腔前庭の深さの減少は唇側組織の口蓋方向への進展の結果である。

幅の喪失（4級）

歯槽の幅は著しく不足しているが、高さの喪失は許容範囲内にあり、歯槽の幅の増大のみを目的とする骨移植が必要なもの。

幅と高さの喪失（4級）

幅と5mm以上の高さの増大が必要な狭い歯槽突起がこのカテゴリーに含まれる。幅と高さの両者の不足の判定は、歯槽での望ましい歯の位置を確保する場合、それに対して不足している骨量が基礎となる。審美への配慮は診断決定に対し重要な役割をもつ。

高さの大部分の喪失（5および6級）

高さの大部分の喪失は、顔面形態と機能の喪失にリンクする。全歯槽の再建には、顔面形態を修正し、歯の位置を重視した移植骨の位置決めを目指し、患者の機能回復を果たす治療計画が要求される。

治療計画

診断では、好ましい顔面形態を得るために、口裂周囲の軟組織が必要な位置に支持できるワックス製基礎床に歯を配列することが含ま

広範な骨移植

図13-6　図は高さの増量が必要な上顎（5級と6級）での横断面である。歯槽の唇側（もっとも多い）あるいは口蓋側に5mm以上の高さの増大が必要な症例での、オンレーグラフトのためのremote labial incision。1）分層の唇側切開。2）骨膜切開と歯槽骨を露出させるための全層弁の翻転。

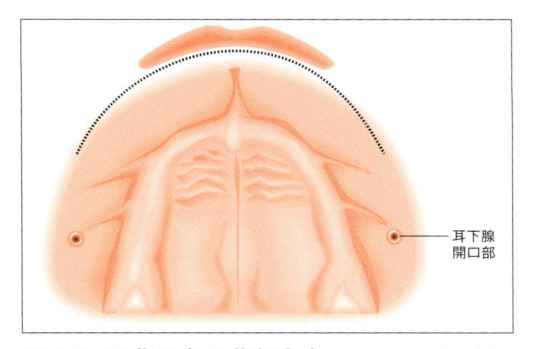

図13-7　口蓋に弁の基部をもつremote labial incision（咬合面観）の図。耳下腺管開口部を避けて処置を行う必要がある。

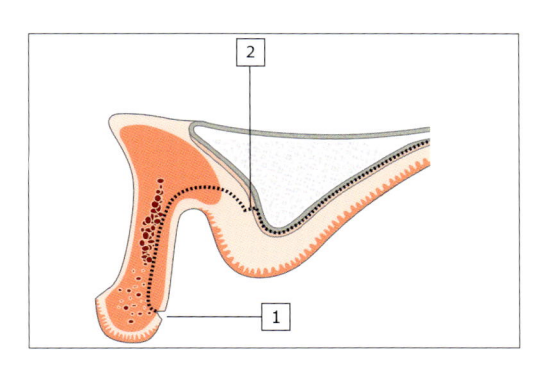

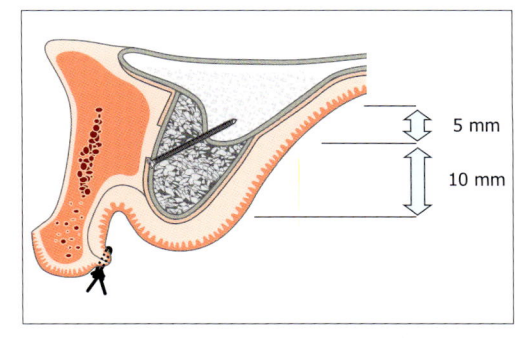

図13-8　大きな移植骨を軟組織で被覆している。創はマットレス縫合を用いて閉鎖したが、口腔前庭は深さがほとんどなくなっている。

れる。歯の大きさ、形態および位置は、患者の希望と予想に合わせ、最終的には患者の機能回復を果たさなければならない。この時期に習慣的な筋活動の指標としての発語を用いて、患者のいくつかの機能のアセスメントを行うと良い。上記の規定に沿うために人工歯にはCT画像にその位置を再現できる、放射線不透過バーニッシュを塗布する。

採取する骨量についての情報を得るために、決められた歯の位置と無歯顎模型上の歯槽の関係を石膏マトリックスで決定し、試適のワックスを除去する。この歯と挿入した石膏マトリックスと無歯顎顎堤の間の空間が、歯槽の再建に必要な骨の総量の指標となる。整形外科医、あるいは口腔外科医が用いる必要な移植骨の量と形態を決定するためのテンプレートの製作には、シリコーンが使用される。

手術

骨欠損の治療への外科的アプローチは、顎骨の萎縮の程度と部位により、その概略が決定される。

幅と高さの喪失

歯槽唇側面の幅の拡大（5mm以上）が必要で高さの喪失が最小限の症例では、頰側に基部がある口蓋弁を形成する（図13-3～5）。歯槽突起口蓋側の骨欠損では、唇側面に切開を入れ口蓋に向けて剝離する。

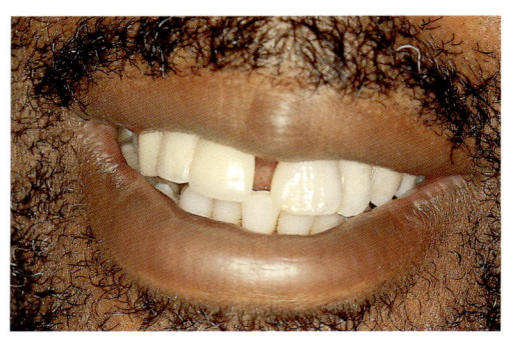

図13-9　術前の患者が笑った状態での口元。進行した歯周病により前歯が変位している。

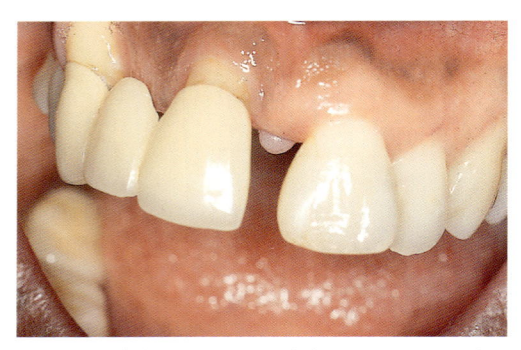

図13-10　前方から見た口腔内。正中離開と歯根の露出が見られる。

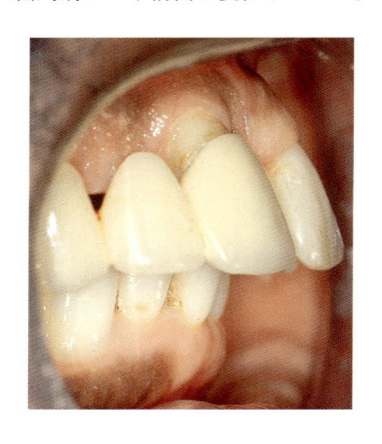

図13-11　保存不可能となった歯（上）の側面観。歯周の骨喪失による浮き上がりで起こったフレアーの程度を示している。

高さの大部分の喪失

唇側粘膜切開は赤唇境界部に接近させて行い、口蓋に基部を持つ弁を作る。これは歯槽の大幅な高さの増大（15mm以上）が求められるからである（図13-6～8）。

広範な骨移植：臨床症例

症例1：腸骨稜からの骨移植

進行した歯周病により破壊された歯槽突起再建のために、口腔外から採取した移植骨を用いて再建した症例を示す。この患者の治療では、咬合回復を目標として治療計画を作成した。適切な歯の形態を確立するために、金属とアクリルを用いた暫間ロチェットブリッジ（Rochette bridge）を用いた。補綴のプロトコルの章（第10章）で述べられている多くのステージを経て、集めた情報を最終上部構造に集約再現した。プロビジョナルレストレーションは、通常のX線像、およびCT画像による画像診断と共に、骨移植の必要性の診断と確認のために使用した。この症例は、プロ

広範な骨移植

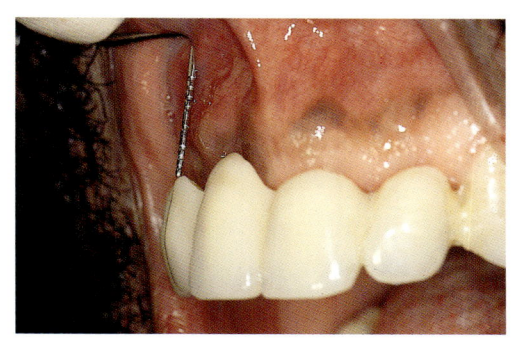

図13-12　金属・アクリル製の暫間ロチェットブリッジ（Rochette bridge）装着時の側方面観。歯の喪失に引き続き軟組織の治癒が完了し、軟組織と理想的な歯の位置との関係が示されている。

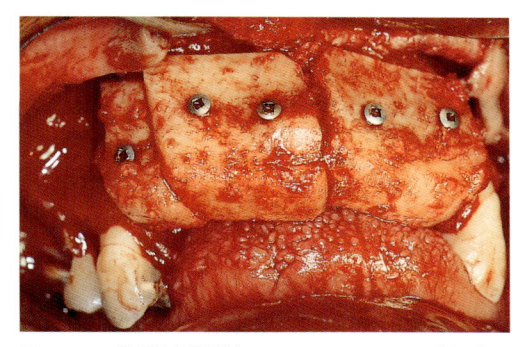

図13-13　整形外科医（Mr. Harbajan Plaha）により、腸骨稜から皮質骨海綿骨ブロックを採取した。皮質骨海綿骨ブロックを整形し、残存顎堤にネジで固定した。移植骨の位置と形態はプロビジョナルレストレーションと診断用テンプレートで確認してから決定した。

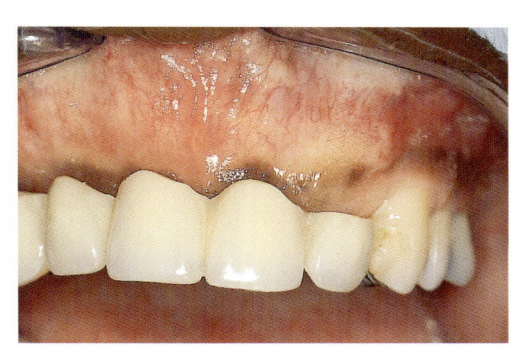

図13-14　インプラント埋入前の治癒が完了した骨移植後の口腔内所見。再建された歯槽部とプロビジョナルレストレーションとの関係を見ることができる。プロビジョナルレストレーションは歯槽形態の変化に対応して形態を修正してある。移植後、インプラント埋入までに2.5ヵ月の移植骨組織の成熟のための期間を置く。

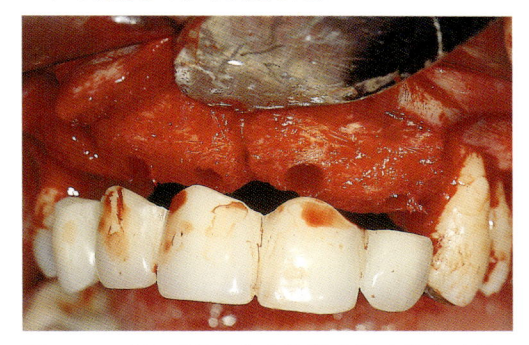

図13-15　インプラントの位置を決めるためにプロビジョナルレストレーションを装着した口腔内所見。移植骨の治癒状態が観察できる。

ビジョナルレストレーションの章で記述している（第8章、図8-36～40）。腸骨稜からの移植骨採取には全身麻酔が必要である。患者の全身的な健康状態のアセスメントは重要で、患者の健康を保証して実施しなければならない。すなわち、特に顎骨再建手術は選択的な処置であり、必須な手術ではないという事実を考慮する必要がある。患者の術前のアセスメントは麻酔医が行う。この患者の医学的評価はDr. Michael Boscoによって行われ、身体検査、生化学検査を含む血液検査、および心電図検査が実施された（図13-9～36）。

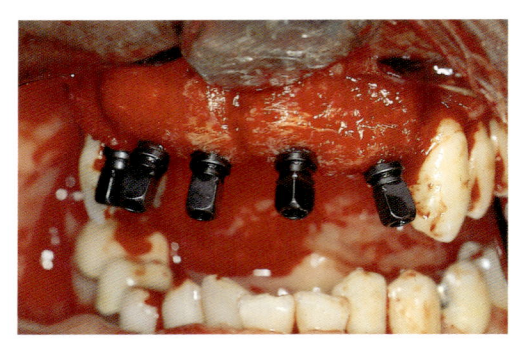

図13-16　インプラント埋入後の口腔内所見。インプラントのキャリアが見える。インプラントは移植骨と残存顎堤の両者を貫通するように埋入した。インプラントの位置は歯の位置と完全に一致している。

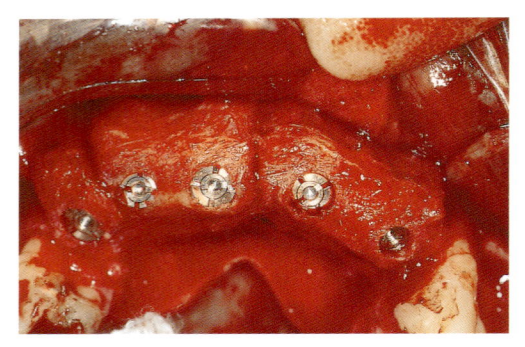

図13-17　キャリアを除去した口腔内のインプラントの状態。インプラントとカバースクリュー（既取り付け）が見える。

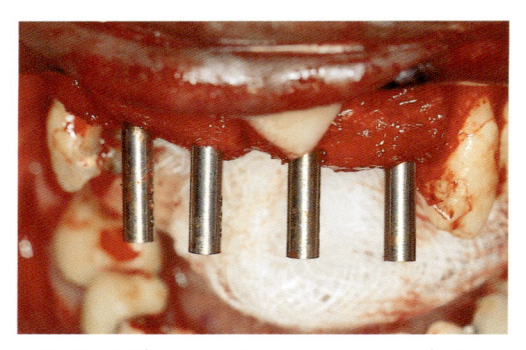

図13-18　写真はインテグレーションが完了したインプラントの露出に備えて、アバットメントが正しく並ぶように選択するためのプロトタイプの方向指示棒を示す。

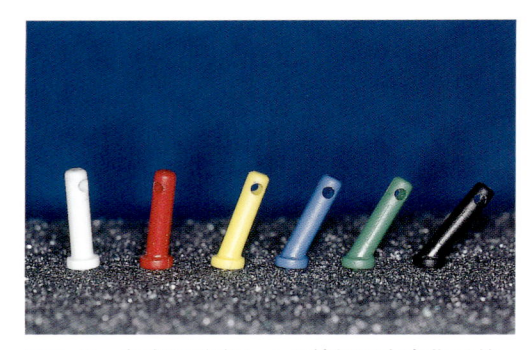

図13-19　角度に対応した6種類の方向指示棒があり、カラーコード化されているので、簡単に角度を同定できる。

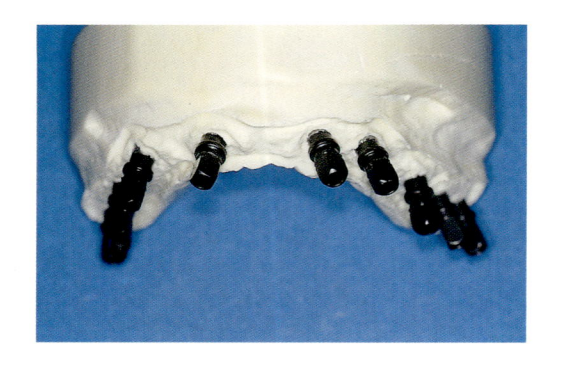

図13-20　写真は技工用石膏模型のインプラントアナログに連結されたインプラントキャリアで、上顎無歯顎に埋入されたインプラントの角度の範囲を示している。

広範な骨移植

図13-21 技工用石膏模型上のアバットメント選択のために使用された方向指示棒を示す。方向指示棒は角度付アバットメント選択のために用いられ、これらは補綴物の外枠の範囲内に存在し、補綴処置時のアバットメントの平行性と並び方を調整できる。方向指示棒はカバースクリューの中に適合する。7.5°（赤）から30°（緑）の角度のものが使われている。

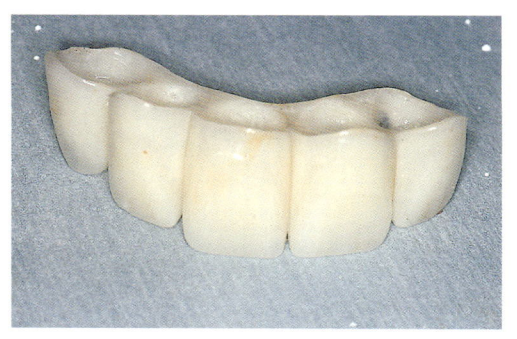

図13-22 中空のアクリル製トランジショナルレストレーション。金属・アクリル製暫間ロチェットブリッジから得られた情報を元に製作した。トランジショナルレストレーションはアバットメントに適合するよう製作し、アバットメントは診断用テンプレートと方向指示棒を用いて選択した。

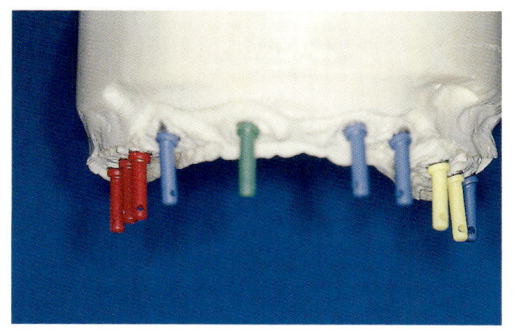

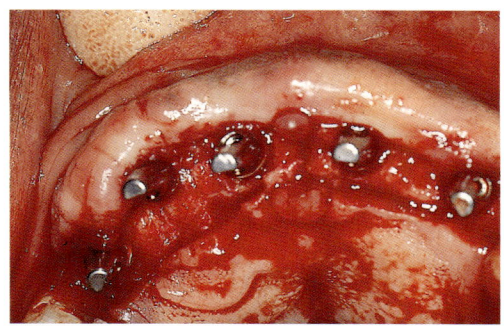

図13-23 上顎歯槽突起は、歯槽の口蓋側に位置する全層切開を通して露出させ、インプラント埋入手術時に選択してあったアバットメントを連結した。

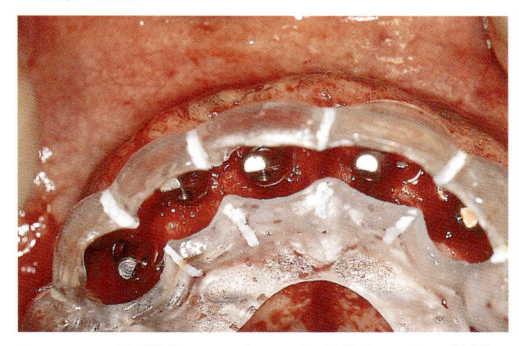

図13-24 診断用テンプレートは将来の歯の位置に対するアバットメントの位置を確定するために使用する。アバットメントの唇側と口蓋側には十分なクリアランスが必要で、本例では、アバットメントは完全に歯の位置に一致している。

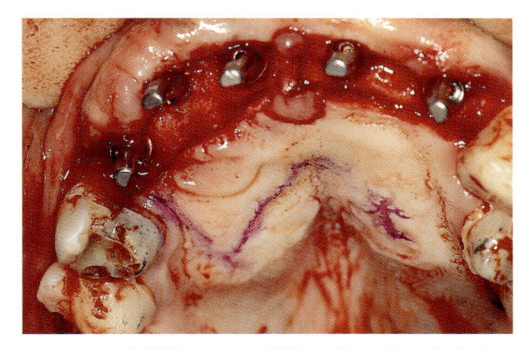

図13-25 手術野の咬合面観。紫の線の前方が部分層切開を拡大した範囲で、露出した骨を被覆するために粘膜弁をスライディングさせる。

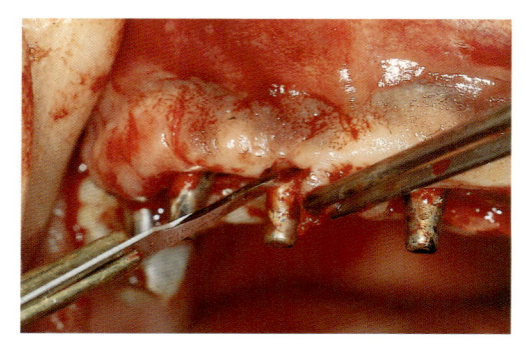

図13-26　歯間乳頭を再建するために、S字切開を行って有茎弁を作った。

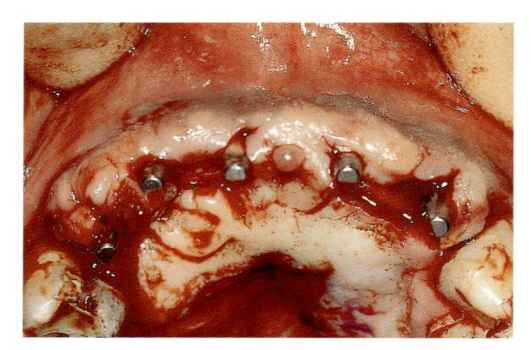

図13-27　有茎弁を所定の位置に置いて、口蓋分層粘膜弁を移動させて露出した骨を被覆して閉鎖した。

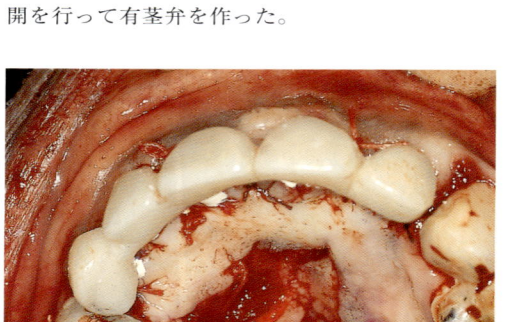

図13-28　トランジショナルレストレーションはリラインしてアバットメントへ密接に適合させ、軟組織形態が発達するよう形を整えた。トランジショナルレストレーションは仮着用セメントで固定した。口腔内写真では、粘膜弁が口蓋側から唇側へ移動しているのが見える。

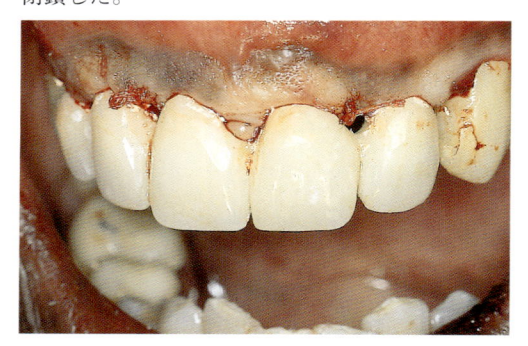

図13-29　トランジショナルレストレーションの粘膜からの立ち上がり形態の正面観。トランジショナルレストレーションは、軟組織が形成されていくのを助けている。

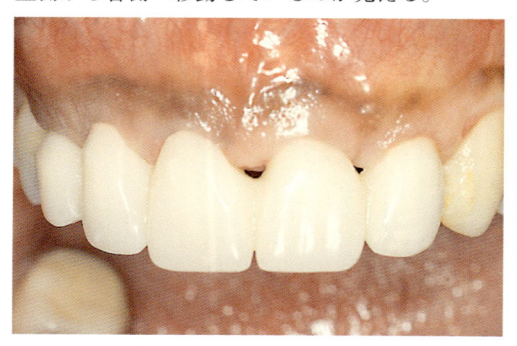

図13-30　写真はインプラント二次手術後1ヵ月での治癒した軟組織と、トランジショナルレストレーションの関係を示す。

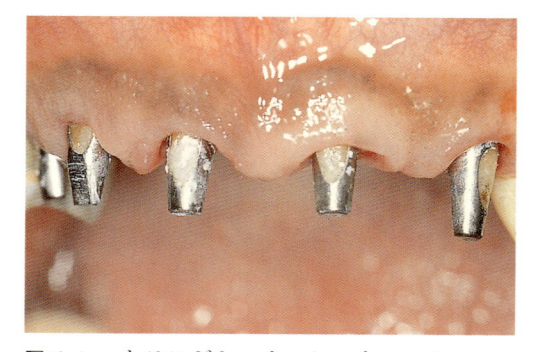

図13-31　トランジショナルレストレーションにより形作られたアバットメント周囲の軟組織の立ち上がりを示す正面からの口腔内所見。

広範な骨移植

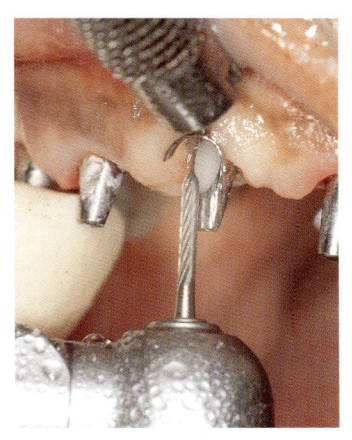

図13-32　歯科技工士が作業できるよう、アバットメントの辺縁を少し修正しているところ。軟組織保護のために歯肉鉤を用いた。修正は十分な注水下で、12-fluted tungsten-carbide burを用いて行った。

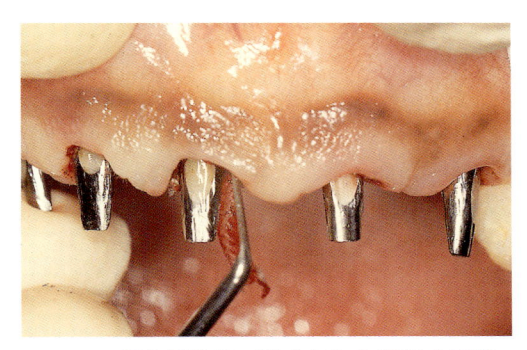

図13-33　印象採得時、形成された辺縁を正確に記録するため、歯肉圧排糸を用いて圧排する。

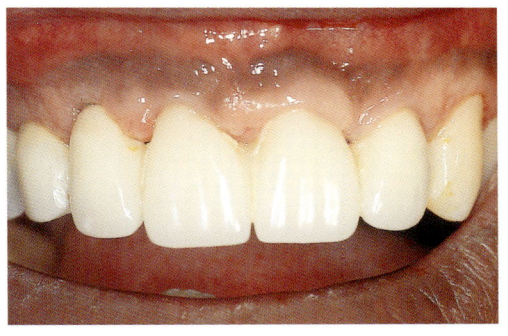

図13-34　トランジショナルレストレーション周囲の仮着用セメントをきれいに取り除きアバットメントに再適合させ、軟組織を形成するために即時重合レジンを用いてリラインする。

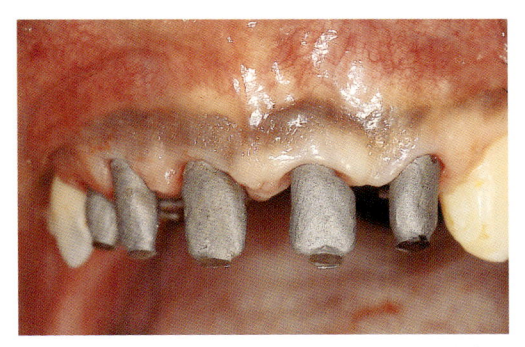

図13-35　金属コアの試摘とピックアップ印象の準備をした口腔内正面観。成長した軟組織形態をメタルコーピングへの陶材築盛のために記録する。

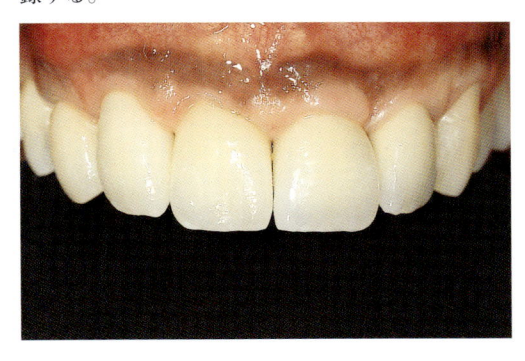

図13-36　再建された硬組織および軟組織から立ち上がった最終金属陶材冠の口腔内正面観。以前の暫間金属レジン製ブリッジ装着時にブリッジと歯槽部との間に見られた組織欠損(図13-12)は修復された。トランジショナルレストレーションは、審美的、および機能的に位置を確定された歯を理想的に支持するインプラントの位置決めのための情報を提供する(図8-36〜40と同じ症例)。

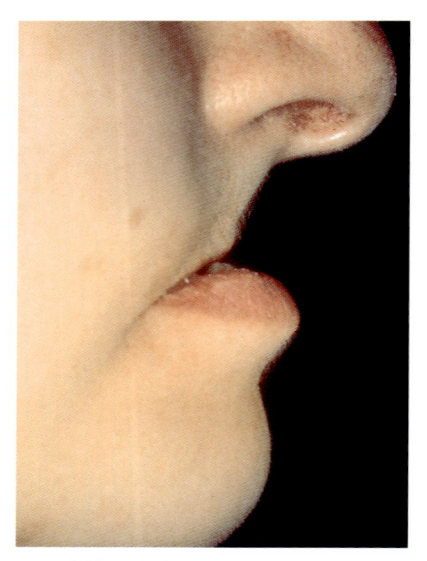

図13-37　歯槽の完全な破壊により上唇の支持を失った患者の術前の側貌。下唇は下顎前歯の残存により十分な支持が得られている。

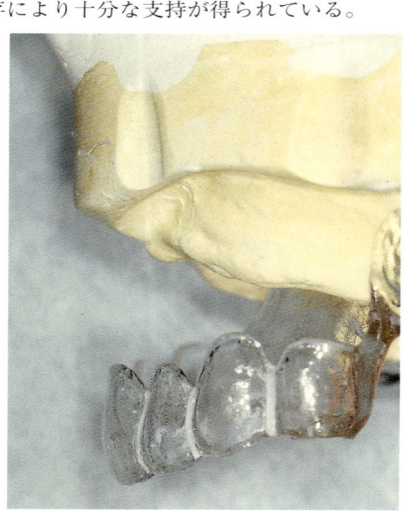

図13-38　上顎中切歯部のCTの斜位断面画像で、歯槽の完全喪失が見られる。画像は移植骨を固定するには、非常に限られた量の骨しかないことを示している。記録用ブロック（ほとんど見えていないが）と、画像の下のほうに見える下顎切歯が、骨欠損の総量の指標となる。

図13-39　診断用テンプレートを付けた技工用模型。診断予測の一部として望ましい最終結果を決定するために、歯のセットアップから製作した診断用テンプレートを技工用模型に取り付けた。移植骨の形態は、残存顎骨と歯の位置の関係を見て、手術前に決定した。シリコーン製のテンプレートは、この情報を手術部位に再現するために用いられた。

症例 2：腸骨稜からの骨移植

　この図示された症例は60歳の女性への治療で、彼女は上顎前歯、および下顎臼歯を失っていた。歯の喪失のパターンと絡み合った機能的悪習慣の結果として、上顎歯槽部の破壊が起こった。

　骨欠損は 4 級（Cawood and Howell）で、15 mmの歯槽の高さの増大のために腸骨稜からの皮質骨海綿骨ブロックによるオンレーグラフトが必要となった。上顎再建のための手術

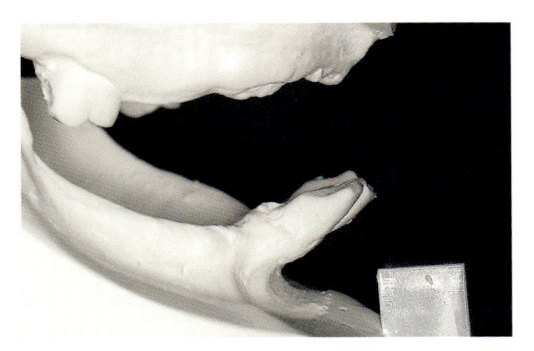

図13-40 咬合器に取り付けた研究用模型。この模型は上顎の歯槽と下顎の切歯の前後的関係についての情報をもたらす。

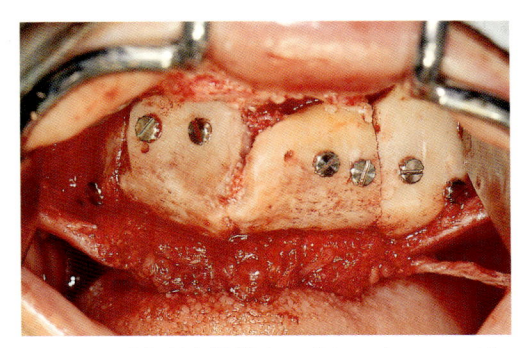

図13-41 手術創を閉鎖する前に、オンレーグラフトの移植骨片をスクリューでその場所に確実に固定する。粘膜弁は赤唇との境界部直下のremote labial incisionによって形成した。手術は英国ChesterのJ. Cawoodが顧問顎顔面外科医として参加して行われた。移植骨はH. Plahaが採取し、麻酔はM. Boscoeが行った。

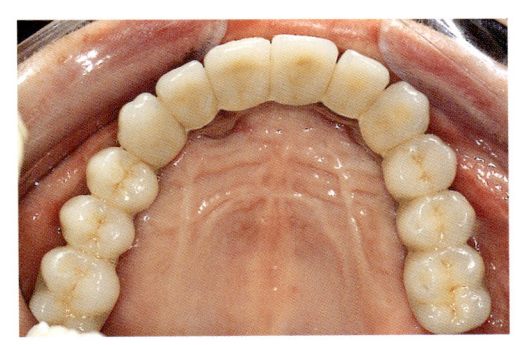

図13-42 金属とポーセレンで作られた、完成したフルアーチの固定性上部構造の咬合面観。

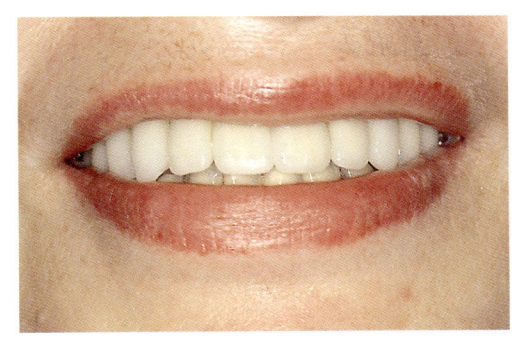

図13-43 患者の正面観。十分なリップサポートが得られている。患者にはインプラント支持の固定性上部構造が装着された。移植された骨への機能的刺激は骨を維持し、患者には機能を提供する。そして骨吸収の進行を防止する。

は、John Cawoodが顧問口腔顎顔面外科医として参加して実施した。上顎前方部の再建にオンレーグラフトが用いられ、両側上顎洞底挙上術には、腸骨稜後方からの十分な量の骨移植が実施された。

前腸骨稜からの移植骨の採取はHarbajan Plahaが行い、整形外科医が顧問をした。術前の評価と周術期の処置および全身麻酔はMichael Bascoが行った（図13-37～43）。

第14章

上顎骨後方

訳／高橋　哲
九州歯科大学形態機能再建学分野・教授

はじめに

上顎骨後方にはいくつかの特徴がある。それは、

- 骨質—上顎骨後方は通常もっとも骨密度が低く、粗な海綿骨と薄い皮質骨により成る。小臼歯の部位では、中等度の骨密度がある場合もある。
- 上顎洞の拡大—上顎洞の拡大が上顎骨の後方の利用できる骨量を制限するもっとも大きな要因である。
- 十分な幅—豊隆部（歯槽頂）の幅が大臼歯の部位では普通十分な幅が得られるが、小臼歯の部位ではいくらか狭い場合もある。
- 歯槽骨の高さの欠如—歯槽頂の高さの欠如は、歯周病や他の疾患の結果起こることがある。これについては処置をしない場合が多い（図14-1）。なぜならば審美的な部分に問題がないことが多いからである。そして実質的な歯槽骨の高さを増やすために、サイナスリフトにより骨を移植する。

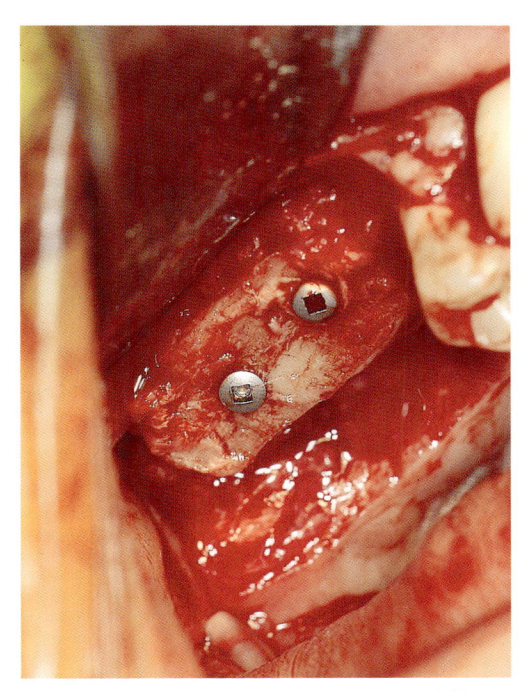

図14-1　歯槽骨が欠損している症例で、歯槽堤の高さを増加するため、オンレーグラフトとサイナスリフトを同時に応用した時の口腔内写真。

解剖

発生

胎生12週において上顎洞の成長は鼻の側壁の中鼻道から出ている小さな芽から始まる。出生時その大きさはおおよそ 1 cm^3 であり、中顔面の成長にともない成人まで成長し続ける。成長は永久歯の萌出と関連があり、そして上顎洞の含気形成が進むために、成人を過ぎても洞部は増大していく。

生理

上顎洞は呼吸器官としての働きをもっている。その被膜は疎な結合組織の層と、線毛円柱上皮細胞と、上皮下の粘液分泌の漿液細胞の層から成る。この被膜は血管供給が悪く、骨形成能をもたない一方、破骨細胞を含んでおり、これは含気形成に関係している。

解剖学的関連

上顎洞の臨床解剖の知識は、この部位において安全に周術期を管理するために重要である。外科処置は、この部位の適切な訓練なしに行ってはならない。上顎洞の重要な特徴を以下に示す[166,167]。上顎洞は中顔面の組織と非常に近い。

上顎洞の前壁は犬歯の歯根の遠心で、犬歯窩としばしば一致する。この部位は神経血管と近接し、眼窩下から現れる部位である。この部位を覆っている骨は非常に薄く、そのため、ここは従来からの上顎洞根治術Caldwell-Luc法のアクセス位置となっている。上顎洞後壁はしばしば翼状突起や翼状静脈叢と近接していて、非常に多くの神経血管が近接する位置である。上顎洞の外側への広がりは頬骨弓までであり、しばしば洞は頬骨の中にまで入り込んでいる。内側の骨は鼻腔側壁になっており、非常に薄い場合もある。上顎洞は鼻腔下まで及ぶことがあり、この部の頂点を形成している。上顎洞の上縁は眼窩底を形成している。上顎洞底は、歯根尖付近を含むようになっていることもある。上顎洞はさまざまの高さと部位に隔壁を持つ空洞である。これらの上顎洞底の表面の特徴は、上顎洞の挙上による骨造成手術を行う際、大きな影響を及ぼすことになる。

上顎洞は骨中鼻道複合体を経由して鼻腔と交通している。これは、上顎洞の内側壁の小孔により成り、中鼻甲介に位置し、半月状に開かれた所を経由して鼻腔へつながっている。したがって、上顎洞を挙上して骨造成を行う場合には、この高さのレベルまで挙上することになる。それゆえ、骨中鼻道複合体の開大部は、前頭洞、蝶形骨洞、篩骨洞との交通部分に近接する。

上顎洞自体は血管が少ないが、上顎の血液供給はきわめて良い。それは顎動脈のさまざまな枝から供給される—すなわち、眼窩下、歯槽、鼻傍、大口蓋動脈である。また、横顔面動脈(浅側頭動脈の枝)と顔面動脈からも交通がある。間接的な循環を供給する多数の吻合がある。含気形成により、これらの血管のうちいくつかは上顎洞骨壁上の溝に沿って走るようになる。

利用できる骨と上顎洞の評価

パノラマX線像(OPT)

上顎洞の診査のために撮影したパノラマX線像は、首を前傾させたときにもっとも良い結果が得られ、フランクフルト平面はおおよそ水平面と25°である。これにより、ほとんどの患者で、関心領域(上顎洞)が放射線不透過性の硬口蓋の影の部分と分けて読影できる

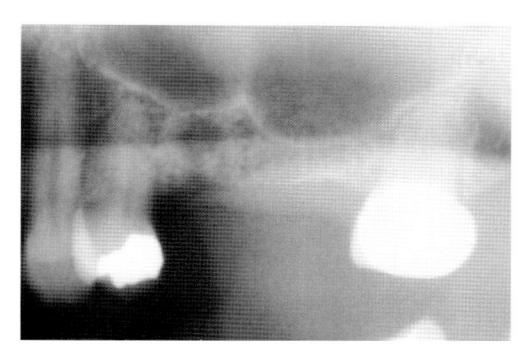

図14-2 上顎洞底と隔壁を示す術前パノラマX線像。X線像は、口蓋骨の影の影響を避けるため、フランクフルト平面から25°水平に傾けて撮影する。

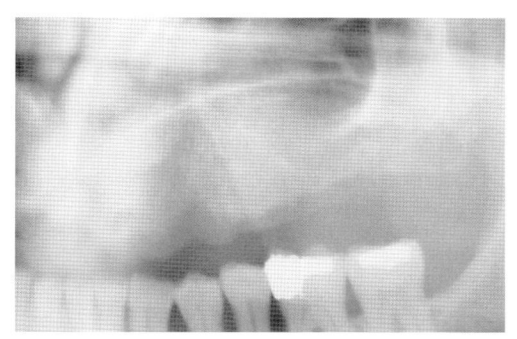

図14-3 左側の術前パノラマX線像（口蓋骨の影の影響を避けるため、フランクフルト平面から25°水平に傾けて撮影）。拡大した上顎洞や、上顎骨後方の歯槽骨の限られた骨量を示している。パノラマX線像は術前検査として有効であるが、限られた診断情報は、いくつかの解剖学的構造を重ね合わせることにより得られる。

（図14-2、3）。このタイプの検査は、良い像が得られ、治療計画や外科手術における切開部や上顎洞の骨を見るのによい。

CT画像

CT画像は軸面において、多数の平行・横断面を使い再構築することにより得られる。CT画像によりその部位の容積の測定に必要な情報も得ることができる（図14-4～6）。Interactiveなプログラムより骨密度の評価を得ることもできる。この診査により得られる情報は以下である。

・骨の高さ
・骨の幅
・歯槽堤の方向や位置
・皮質骨や海綿骨の性質
・Hounsfield値による骨の密度
・上顎洞粘膜の厚さ
・歯槽骨や上顎洞内の病変
・上顎洞底の表面の形態
・隔壁の大きさ、位置や方向
・歯根に近接する洞底の形態
・上顎洞側壁内にある血管
・大口蓋孔の近接
・上顎洞の鼻下や前方や頰骨方向への拡大
・上顎洞壁の厚さ

などである。

これらの診査で集まる多くの情報は、治療計画や手技を行う際に最大限利用されなければいけない。CT画像による情報は、外科手術の計画のみならず外科処置中のミスを減少させるのに欠かせない。それゆえにCT画像からの情報は、サイナスリフトにとってとくに重要である。

加えて、MRIや断層撮影などが使われることもある。冠状断CT画像は、上顎洞の診査に使用される。そして他の洞の診査も可能である。Waters法は、液が貯留しているか否

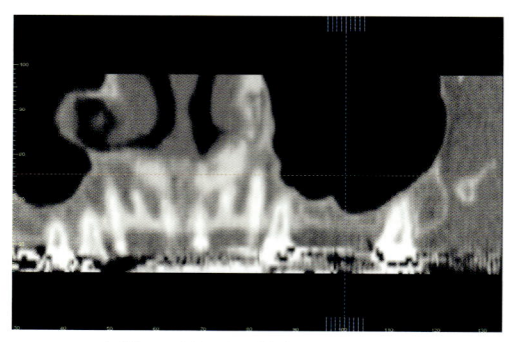

図14-4　上顎の平行断再構築画像。再構築のために選択した画像は上顎歯の歯根、鼻甲介と上顎洞を通り、隔壁を示している（図14-2と同一患者）。

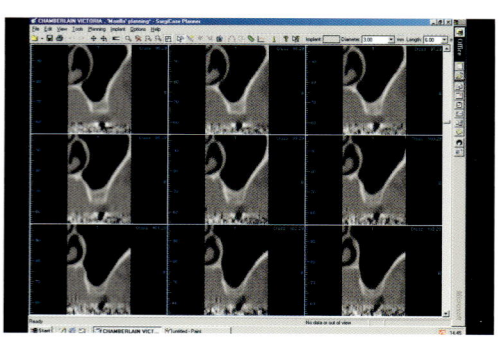

図14-5　左上顎洞の横断CT再構築画像。描かれた区間はパノラマの区間のライン（図14-4）を元にしている。上顎洞の側壁は画像の右側に見られる。壁の厚さは計測可能である。中央の壁は鼻の側壁に一致し、この範囲の輪郭は上顎洞粘膜の挙上の際、有効な目印になりうる。変化した歯槽骨の残量も見ることができる。

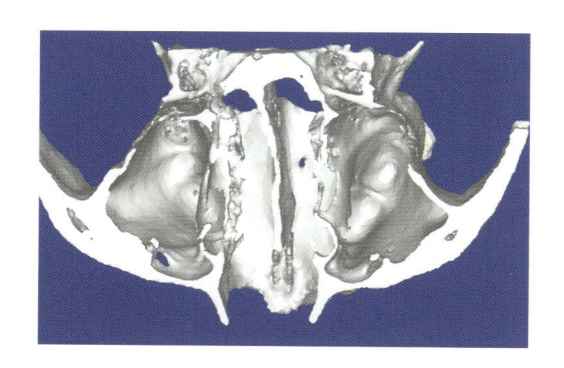

図14-6　上方から見たCT再構築画像。鼻と上顎の底部の内部構造を示す。鋤骨、翼状突起、頰骨突起も見られる。小さな隔壁が左の上顎洞に観察される。

かの診査に使用される。

病変のアセスメント

　急性上顎洞炎は、骨造成などを行う前に治療するべきである。急を要しない処置は急性炎症がある場合には行わない。適切な治療（抗生剤、洞炎鎮痛療法）は、症状を改善するために必要となる。そして上顎洞に対する骨造成は症状がなくなってからのみ行うべきである。

　CT画像は上顎と上顎洞の硬組織と軟組織を見きわめるのに非常に価値がある（図14-7、8）。MRIは軟組織の診査に使用されるが、軟組織用に調整したCT画像は、歯や歯周組織、呼吸器由来の病変を視覚化するのにきわめてすぐれている。現代の診断技術で使われる他の方法は以下に示すようなガイドラインに従って行われるべきである。上顎洞の病変に関しては耳鼻科専門の外科医への対診が推奨される。

上顎骨後方

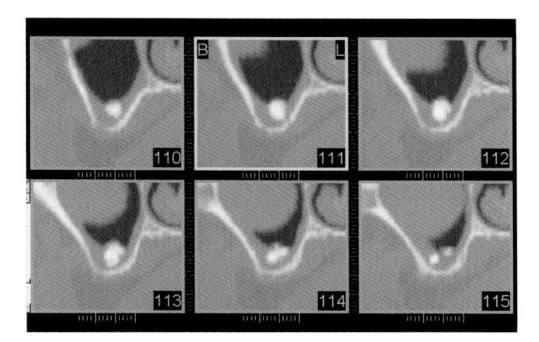

図14-7 上顎洞の横断CT再構築画像。不透過性の高い像が厚い上顎洞粘膜の中に見られる。加えて軟組織の密度の円形の物体が洞辺縁に見られる。これらは無関係でそれぞれ病理学的検査で歯牙腫、粘液囊胞であることが確認された。

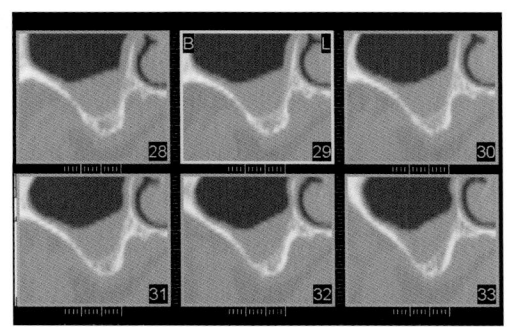

図14-8 左上顎洞の横断CT再構築画像。肥厚した上顎洞粘膜と限られた残量の歯槽骨を示す。上顎洞の側壁と皮質骨の厚い部分が見える。これは骨窓の設定の手助けになるだろう。頬側は各画像の左側である。そして口蓋と鼻の構造物が右側に見られる。パノラマX線像と比べてかなり多くの量の情報がこの映像より得られる。

上顎洞粘膜／病変の有無に関するアセスメント

薄い上顎洞粘膜

薄い洞粘膜は正常である。だが、CT画像での確認はできない。

厚い上顎洞粘膜

厚い上顎洞粘膜はCT画像で観察できるが、治療の対象にならないわけではない。粘膜の肥厚はさまざまな原因、例えばアレルギー、喫煙、その他の状態により引き起こされるが、それは炎症反応によるものである。

粘膜の限局的な肥厚は歯原性のものであることがあり、その場合には治療の前に処置をしなければならない。

ポリープ・粘液囊胞

ポリープや粘液囊胞ははっきりした所見を示す。CT画像に基づいた鑑別診断は困難で、治療はポリープや粘液囊胞の大きさに依存するであろう。大きい閉塞性の病変は、一般的に造成前か、造成中に除去したほうがよい。粘液囊胞は、移植手術の際に流出させることができる。しかし、ポリープは除去する必要があり、その場合骨造成は後から行う。

上顎洞全体の放射線不透過像

これは、原因の特定を必要とするが、それは耳鼻咽喉科への対診がもっとも有効である。冠状断CT画像は、副鼻腔炎の診断のために他の洞部を明視化することを可能にする。

洞の内視鏡検査は、病変の除去が同時に行え、治癒を早めるのに大いに効果がある。鼻腔切開術とCaldwell-Luc法との併用は、後のサイナスリフトを考慮に入れると、可能ならば避けたほうがよい。

病的組織と異物の除去

口腔内のアプローチでは、Caldwell-Luc法による口腔内の病変や異物の剥離除去術が用いられている。上顎洞の開窓部は、リエントリーを容易にするために正確に設定されなけ

ればならない。

荷重のアセスメント

インプラントにかかりうる荷重の評価には次のような因子を考慮する必要がある。

・咬耗状態
・機能外運動
・対合歯の歯列
・咀嚼筋の肥大
・食事習慣

これらの因子は、機能的にあるいは非機能的に高い荷重が予想されるような患者においてより長い、より直径の大きいインプラント体の埋入を計画すべきかを決定するうえでの指標となる。さらにインプラントの表面性状やデザインについての考慮も必要となる。このことは治療計画や治療時期のみならず、骨造成の必要性といったことにも明らかに影響する。これについては本章の後で考察する。

治療計画

フローチャート14-5に、臨床家のためにそれぞれの患者に応じた治療のガイドラインを示した。ここで重要なのは、合併症のリスクを最小限にし予知性のある結果を得るための、患者の徹底的な評価と治療の選択を実施することにある。

目標としては、荷重のリスクが低く、骨質が良い場合は最低11mm、荷重のリスクが高く骨質が悪い場合は最低15mmとする。

インフォームドコンセント

骨造成を行う場合は、使用する材料についても患者と話し合う必要がある。臨床家は、使用する材料の効果と安全性について患者に伝える必要がある。患者は材料の起源とその効果について知っていなければならない。治療を始める前に患者の同意を得るのは必須である。リスク、コスト、手術の侵襲について実用的で実際的なアプローチの仕方を示す。患者の健康という立場からも全体の治療計画を描く必要がある。例えば、上顎の前歯部に腸骨移植による骨造成が必要で全身麻酔を行う患者では、サイナスリフトも必要であれば同時に行うほうが明らかに効率がよい。他方、1本のインプラント埋入のためにサイナスリフトをする際には、腸骨採取とそれにともなう全身麻酔の必要はない。

臨床プロトコール

上顎臼歯部、とくにその形態と解剖学的特徴にあった対処法の臨床的なプロトコールについては下記に示す。そこでは上顎骨の構造学的な密度の低下と量的な不足についての対処法を示している。

利用できる骨の使用

利用できる骨を使うプロトコールは、機能的な修復に要する健全なガイドラインに基づく必要がある。

利用できる骨は、審美的、機能的な修復が可能なアバットメントを設置する部位と一致し、インプラントは、手術による合併症なく、この位置にある骨の中に埋入される必要がある。以下に三つの方法を示す。

上顎骨後方

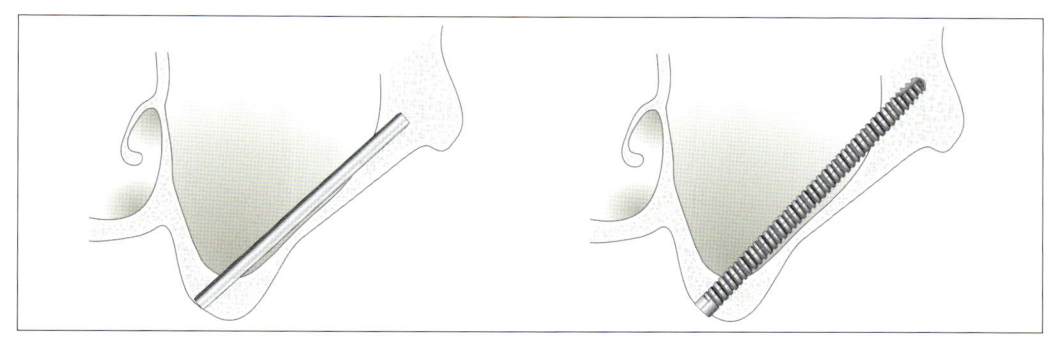

図14-9 ザイゴマインプラントの埋入を示す。歯槽骨から頰骨の辺縁を横断し、両端がアンカーとなるように設置する。この方法のためにとりわけ長いインプラントが製作されている。

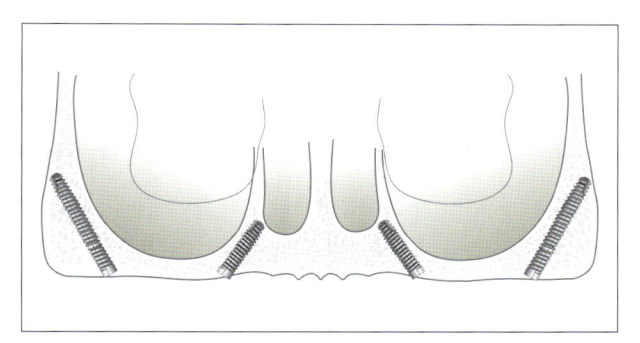

図14-10 傾斜埋入を示す。上顎洞を避けるために、近心、または遠心に設定されている。翼突板を越えて設定しないように注意する。

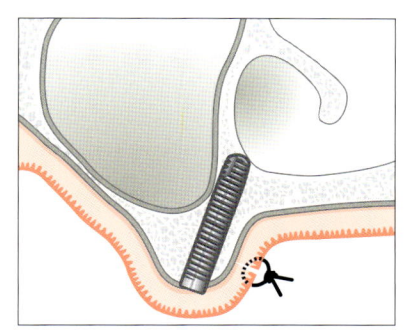

図14-11 口蓋骨を利用するためのインプラントの口蓋骨方向への傾斜埋入を示す。傾斜埋入されたインプラントが機能するには、角度付のアバットメントが必要である。

プテリゴイドインプラント

これは、翼状突起の骨を使い上顎骨後方部にインプラントを固定するためのものである[100]。臨床家は、上顎骨後方部に設置する際は位置が制限されることと、埋入におけるリスクを十分に知っておく必要がある。

ザイゴマインプラント

これは、第一大臼歯から上顎洞を構成する頰骨へ横切るように設置するよう近年設計されたものである[168,169]。臨床家はアバットメントの口蓋側への変位、正常解剖構造における上記の場所のリスクを考慮する必要がある（図14-9）。

インプラントの傾斜埋入

これは、インプラント埋入に必要な部位に上顎洞が入り込んでいる際に、上顎洞への穿

孔を回避するためのものである。インプラントの上顎洞への穿孔を避けるため近心または遠心に傾斜して埋入する（図14-10、11）[7,101]。ボーンコンデンサーを使えば、穿孔するリスクを下げることができる。

このテクニックに必要なのは、CT画像や他のX線像を使って理想的な歯の位置を反映した放射線不透過マーカーを使ってインプラントの埋入位置を選択することである。このインプラントの場合、角度を付与したアバットメントが必要となる。

骨質が不足した骨の対処法

後方において、上顎骨の骨はとくに海綿骨が粗である。骨質が悪い部分でのインプラント埋入のため、ドリリングによる埋入窩形成は非常に成功率が低い[170,171]。オステオトームを用いて骨密度を増大させる埋入窩形成法が推奨される[172]。

Manual Manipulation
ボーンスプレッダー

使用する器具は先端の尖った円形をしており、漸次直径を増加することができる（Dentsply Friadent社、マンハイム、ドイツより販売）。これらの器具は、まずパイロットバーによるドリリングで、方向と深さを設定した後に使用するのが好ましい。この器具は、埋入窩に挿入し、時計方向、反時計方向に器具の長軸に対して180°回転させて使う。ボーンスプレッダーは、埋入窩を深くするためのものではなく、深さを決めてから初めて挿入する。その後に使用する器具が、インプラントを埋入するための直径を増加させる[173]。

槌打
ボーンコンデンサー

この種の器具は、切断面が円形で、インプラントが埋入されるまでに徐々に骨を削除していく設計になっている（Dentsply Friadent社、マンハイム、ドイツより販売）。その器具の一つがサイトマーカーで、埋入窩の場所と方向を選択するために使用する。パイロット・ボーンコンデンサーは、最初のコンデンサーが挿入できるように埋入窩の範囲を広げるものである。続いて使用するコンデンサーはインプラントの長さと直径に合うように調整されている。これらによってインプラントが埋入できるように埋入窩を形成できる。

これらの器具は徒手で使用してもよい。手でその器具の長軸に沿って交互に動かすことによって行うか、あるいはその器具を挿入する際、マレットを用いることで操作をさらにコントロールできる。インプラントの直径とマッチするコンデンサーは、コンデンサーで鼻腔や鼻腔底を操作することによって埋入窩の深さを増大させる。

利用可能な骨の増加

上顎洞底の操作

この操作は骨削除することによって上顎洞底を挙上し、利用できる骨の高さを増大させることである[174]。高さを4mm増加させるには以下のようなテクニックによって行われる。11mmのインプラントを埋入するためには鼻腔底下7mmが最低ラインである。理想的な幅は直径4.5mmである。しかし、条件がそろえば、直径3.5mmのインプラントでも可能である。

図14-12　二つの図説は上顎洞底の操作（ソケットリフト）を示している。
A）Remote palatal incisionにより上顎歯槽堤を露出させたところを示す。骨削除は皮質骨層の1 mm手前まで、内部注水の骨削除バーを使用することによって形成される。骨質が悪い場合、皮質骨の開削は、骨削除バーと残りはボーンコンデンサーで形成される。
B）上顎洞粘膜と皮質骨と海綿骨とで構成される上顎洞底は、密に圧縮され、4 mm上方に挙上される。血餅、海綿骨細片や移植材がインプラントの溝の中に含まれ、操作で形成された開削部に埋入される。上顎洞粘膜の穿孔のリスクを減らし、顆粒が上顎洞内に漏れるのを避けるため、生体材料の塡入は行わない。

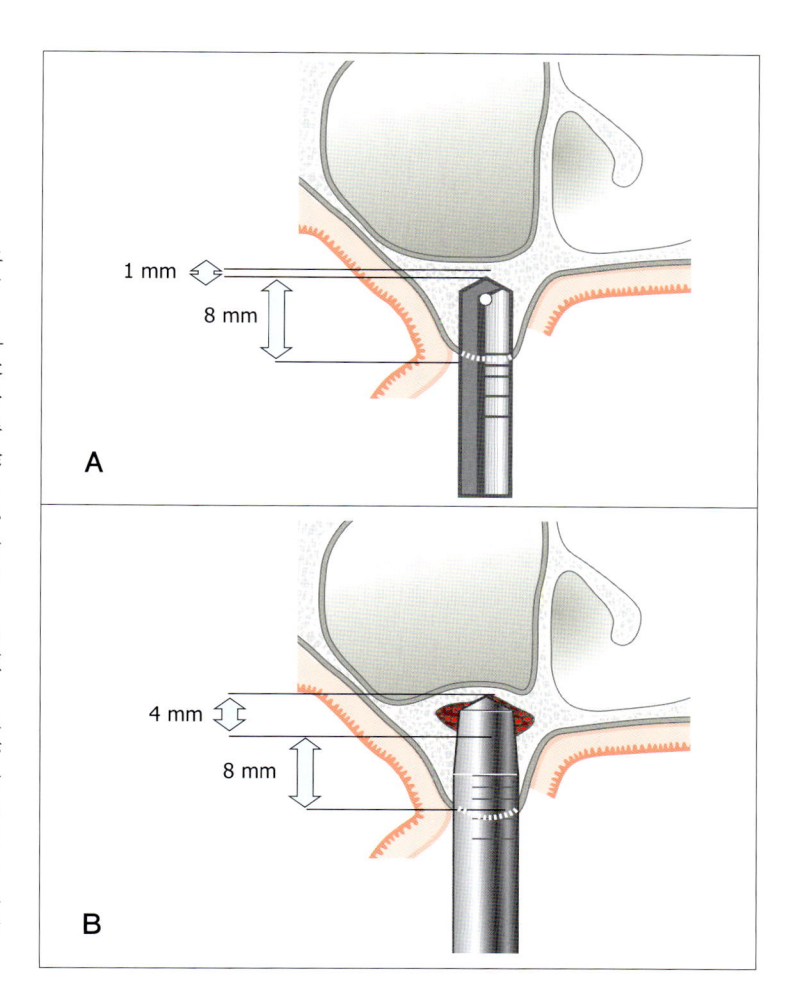

外科手技

切開：荷重が即時荷重か遅延荷重かで、remote incisionか歯槽頂切開を用いる。その基準は7章に解説されている。

骨削除：骨削除は洞底より1 mm短く設定される（図14-12）。通常のバーは骨密度が正常な場合に使用され、コンデンサーは粗な骨密度に使用される。

埋入窩を形成した後、正しい直径のコンデンサーを埋入窩底に挿入する（図14-13、14）。マレットはコンデンサーを挿入するのに使用し、洞底に残存した骨が骨折するまで力をコントロールするために使用される。コンデンサーが洞底の骨を骨折させるのを十分に観察する。音の反応を利用する。鈍い音を装置が骨折させた指標とする。

ボーンコンデンサーを除去後、患者の外鼻孔を塞ぎ、息をしてもらう。こうすることで、

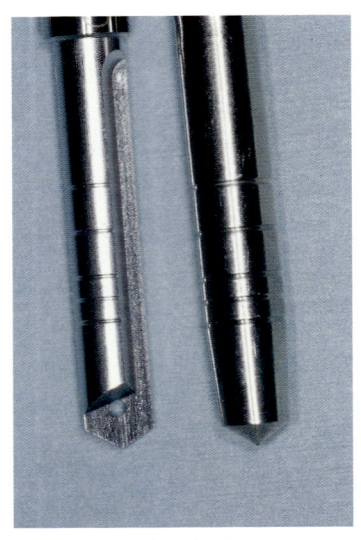

図14-13 骨削除バーと一致したボーンコンデンサーの写真。そのバーとコンデンサーの先端は120°である。それゆえにコンデンサーはバーで形成された骨面に一致する。これにより骨面に圧力を加えることができ、巧みに操作できる。

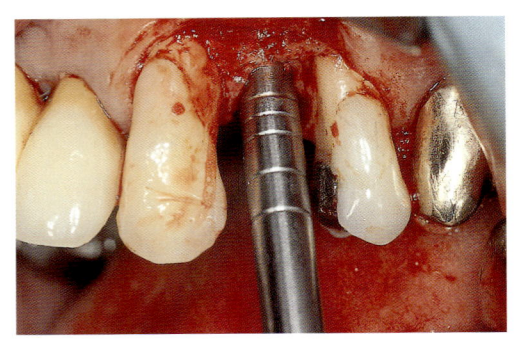

図14-14 ボーンコンデンサーがおよそ7mm、骨の底面まで挿入された写真。

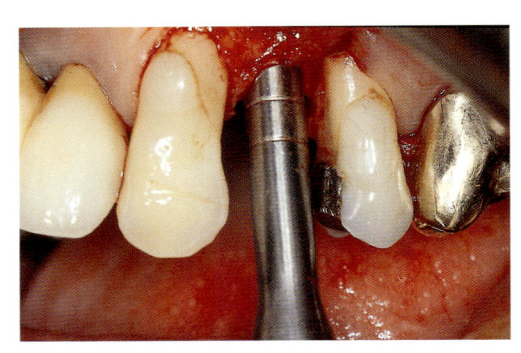

図14-15 ボーンコンデンサーが11mまで挿入されたところ。上顎洞底の操作はマレットを使って行い、4mmの深さまでの挙上が可能である。

埋入窩形成後、上顎洞粘膜への穿孔を見つけ出すことができる。器具を再度挿入し、理想的な高さまで上顎洞底挙上の操作を続ける（図14-15）。この段階で上顎洞底が傷つけられていないかを再度確認する。とくに直径の大きなインプラントの場合には、密度の高い骨ではボーンタップを用いることができる。

上顎洞への穿孔がないならば、この段階で必要な深さまでインプラントを埋入する（図14-16、17）。骨補填材は使用しない。なぜならインプラントを埋入する際、上顎洞粘膜穿孔のリスクがあるからであり、また穿孔がないことを確認するのも困難であるからである。

この穿孔が有る場合には、十分な長さのインプラントを埋入することができず、処置は中断となる。その場合3ヵ月経過後、通常のサイナスリフトが施行される。

サイナスリフト：側方からのアプローチ

上顎洞は、骨造成としては予知性のある部位である。この手技はTatumにより開発され、Boyne[127、175、176]によって初めて報告された。上顎洞の形は、基本的には四つの壁を持

上顎骨後方

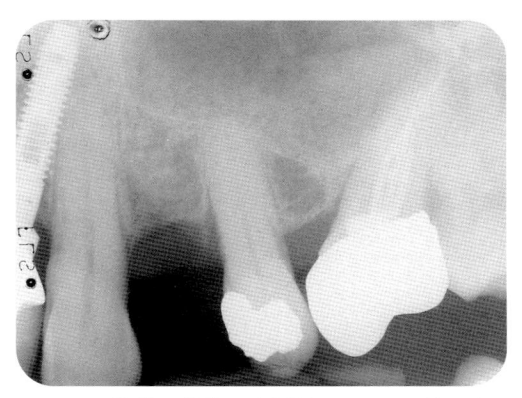

図14-16 術前X線像。上顎洞下7mmの骨が利用可能である。

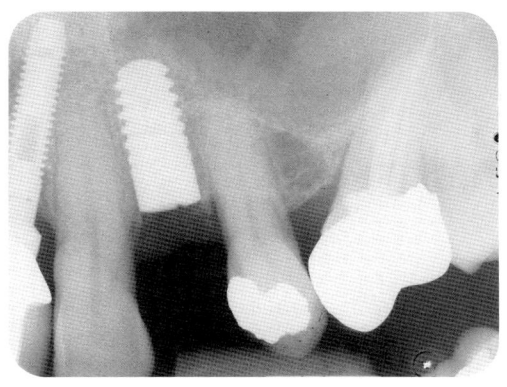

図14-17 術後X線像。上顎洞挙上の後11mmのインプラントが埋入されており、インプラントの先端の上方で上顎洞底が挙上されたのがわかる。

った骨の中に空洞がある特徴的な形をしており、一端上顎洞粘膜が上顎洞底を囲んでいる壁から剥離されると、骨を形成するには都合の良い形態をなしている。再生能力があり、スペースさえ維持されていれば、上顎洞に形成された腔の中での骨は壁面から再生する。さまざまな生体材料あるいは吸収材料が利用でき、そして骨が再生して、それらの材料が骨に置換するまでの間、スペースを確保する材料として利用できる。上顎洞底の周囲の骨が薄く（2mm以下）、再生能力が低いと考えられるケースでは、骨補填材としては自家骨が用いられる。

この処置は完璧な無菌状態と予防的な抗生剤投与という条件の下行われるべきである。なぜならば大きなバイオマスが、細菌の増殖に適した温度である骨腔の中に置かれているからである。移植材への血液供給はしばらく起こらないため、この間微生物が繁殖するリスクにさらされる。したがって、術中は感染を起こす危険を最大限減らすよう、感染に対するしっかりとした予防処置を行うべきである。

外科手技

切開：Remote incision、もしくはやや口蓋側に切開線を設定する。縦の減張切開を骨窓想定部よりも1歯部の幅だけ離して設定するのがもっとも安全である（図14-18）。

犬歯部の縦切開では眼窩下神経の枝の損傷に気をつける。とくに中顔面高が短い患者では切開は歯肉頬移行部を超えて入れないようにする。粘膜骨膜弁を十分に剥離すると、犬歯窩から頬骨突起を越え、上顎骨の側壁を上顎結節にわたってまで明示することができる。

上顎洞内へのアクセス：X線像の情報から得られたランドマークを元に骨窓をデザインする。骨窓は根尖を避けて設定する必要がある。

骨窓の下限は、とくに残存する骨が少ない場合には上顎洞底のおよそ5mm上におかれるべきである。かなり骨が存在している場合

第 3 部　第14章

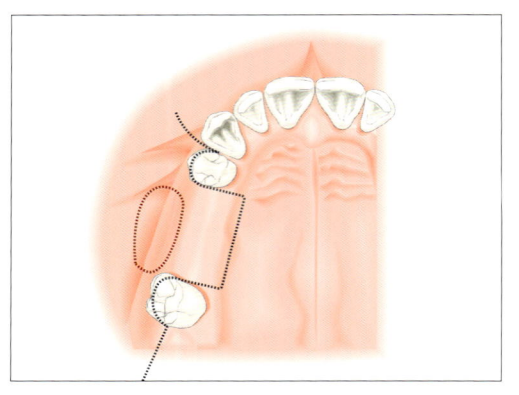

図14-18　Remote palatal incisionの設定。創哆開による合併症のリスクを最小限にするため、その後方の骨窓から少なくとも 1 歯分の幅をとり、前方に縦切開を設定。縦切開は、眼窩下神経の枝への損害を防ぐために歯肉頬移行部の粘膜を超えるところまでは広げない。

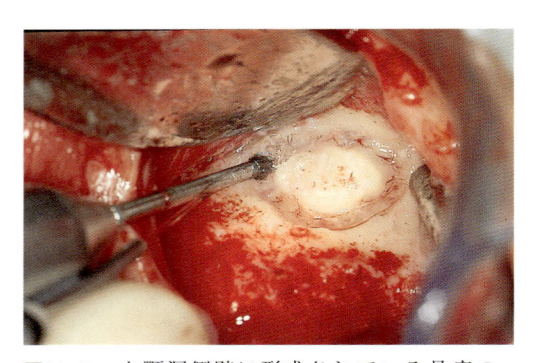

図14-19　上顎洞側壁に形成されている骨窓の術中写真。ストレートのハンドピースにつけた大きなラウンドバーを用い、ブラシを用いるようなライトタッチで骨を除去していく。残っている骨が半透明から灰色の外観を呈するまで、骨の削合を続ける。

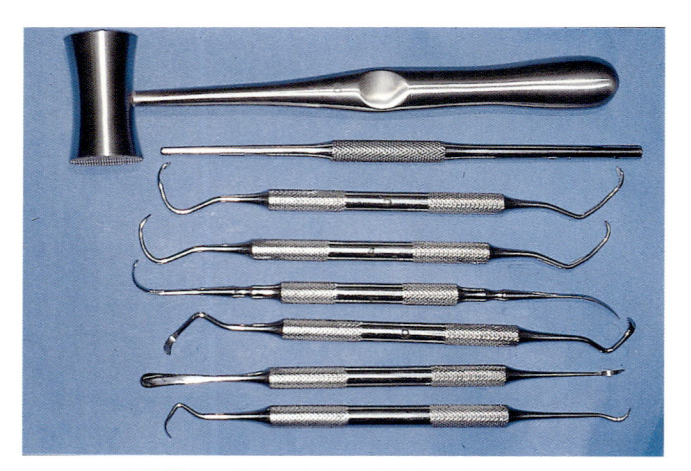

図14-20　上顎洞底の挙上のための器具キット。
上から下に向かって：
・骨窓を内側へ骨折させるため適切な力を確実に伝えるためのマレット（300g）。
・骨窓の内側への骨折の際、滑るのを防ぐ鋸状溝がある金属パンチ。
・上顎洞挙上の際の遠心、近心の拡大用の 2 器具（幅：大・小）。
・上顎洞の内側壁へのアクセスのための器具。
・あらゆる方向に挙上を広げるための多目的の器具。
・乳頭部分を挙上するためのチップがある骨膜起子。
・遠心口蓋側のフラップ剥離のための骨膜起子。

上顎骨後方

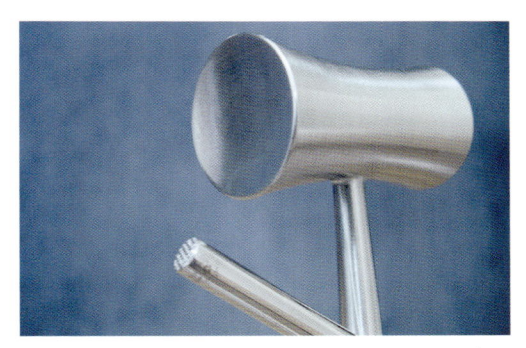

図14-21　骨窓を骨折させるためのマレットとパンチ。

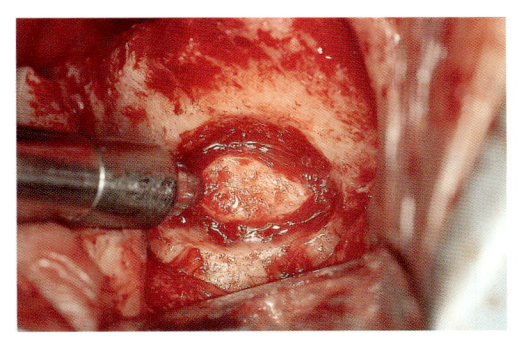

図14-22　マレットで溝があるパンチをタッピングして、骨窓を慎重に骨折させる。上顎洞の挙上の前に、可動になるまで周囲の骨から骨窓部分の骨を開窓する。

（7mm以上）、骨窓は上顎洞底と同じレベルで形成する。ただしこの部分の上顎骨の側壁はかなり厚いことを頭に入れておく必要がある。上顎洞へのアクセスを設定する際、上顎骨を横断する血管と、側壁から続く隔壁の存在を考慮に入れておく必要がある。

骨窓を頬骨突起の最大豊隆部を超えたところまで延ばすと、アクセスが限られているためその後の洞粘膜の挙上が困難となる。また皮質骨の厚さもさまざまであることを考慮に入れておかなければならない。骨窓の形成は20,000r.p.m以上で正確にコントロールされるストレートのハンドピースを用い、大きなラウンドバーで形成する。術中は滅菌水での洗浄を必ず行う。

骨窓の外形線はバーを用いてしっかり印記し、ブラシで触るような軽いタッチで骨の厚みを減少させ、骨の切り込みが半透明、薄い灰白色に見え始めるまでバーによる骨削除を続ける（図14-19）。

続いてのステップは、特別に設計された専用の器具により行ったほうがよい（図14-20）。これらの器具はキットになっていて、このデリケートな操作に必要な手技を行うのに用いる。この器具は合併症なしに上顎洞粘膜の挙上を完遂する可能性を増大させるよう特別に設計されているので、たいへん有効である。これらの器具はハンドルが丸く、その直径はこの非常にデリケートな上顎洞粘膜の剥離操作のコントロールに理想的なグリップになるように設計されている。ハンドルは内部が空洞であり、これは器具の軽量化だけでなく、触感に対する反応も受けることができる（Dentsply Friadent社、マンハイム、ドイツから販売）。

力をコントロールできる金属のパンチとマレット（図14-21、22）を使用して骨窓部を内側に骨折させる。骨窓辺縁における骨折は視覚的に、また鋭い音から鈍い音への変化を利用して聴覚的にも確認することができる（図14-23、24）。辺縁全体にわたって可動性が得られている必要がある。しかし、特定の部分で骨窓の骨が周囲の骨に付着している場合、骨を切り離すのに手用器具（エキスカベーター）を

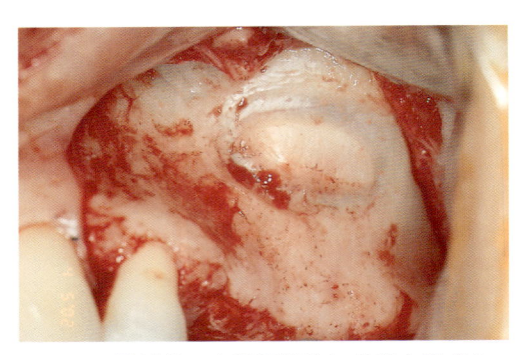

図14-23　骨折前の上顎洞側壁に骨窓を形成したところ。溝を形成した部分は灰色の外観を示し、骨の内側の血管から出血がある。

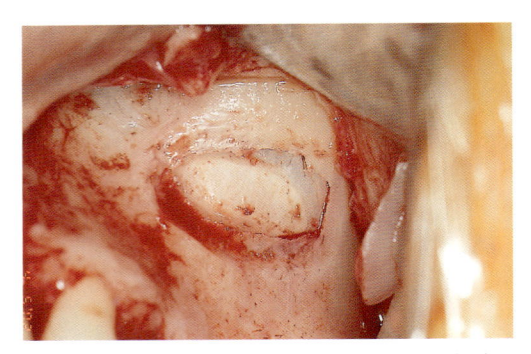

図14-24　骨折線が明確に目に見えている骨窓（図14-23と同じ症例）。

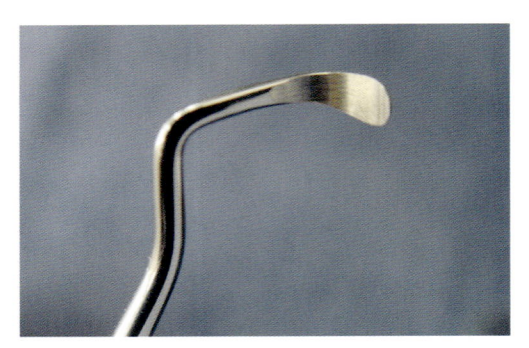

図14-25　ここに示した器具を使用することによって、容易に開窓部に隣接した壁へのアクセスを得る。

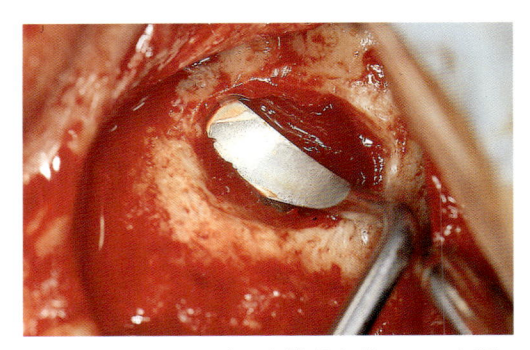

図14-26　図14-25に示した器具を使って、上顎洞の近心方向にアクセスしているところ。

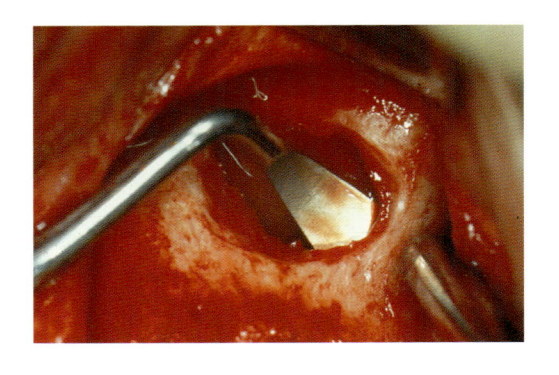

図14-27　上顎洞後方部にアクセスするための器具。鋭い先端をつねに骨面上に沿わせるように使用する。

上顎骨後方

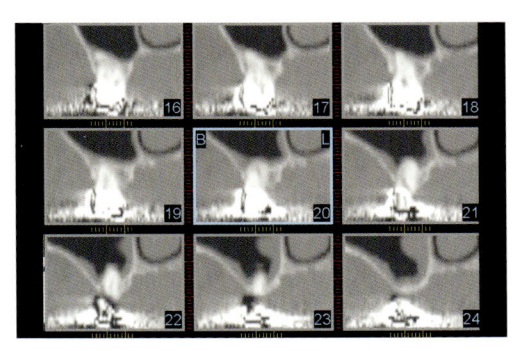

図14-28　横断CT再構築画像で、上顎洞への臼歯の歯根を示す。歯根を周囲の上顎洞粘膜の剥離を行ううえで重要な情報である。

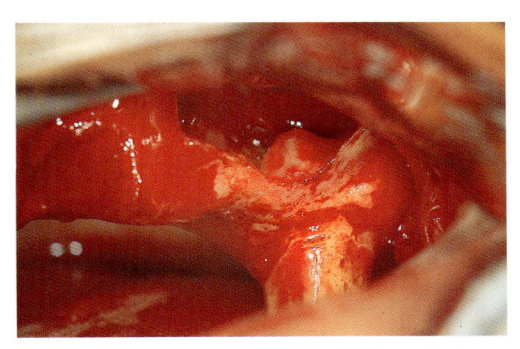

図14-29　上顎洞粘膜を翻転させた後、歯根が明示されている（図14-28と同一患者）。

使用して、その骨を慎重に持ち上げる。これは上顎洞粘膜の挙上前に行われるべきである。

　上顎洞粘膜の可動性を得るため、まず骨窓の縁から5mmくらいの範囲で上顎洞粘膜を挙上する（図14-25〜27）。洞粘膜の挙上は洞底の方向へ、また同時に前方へ、そして上顎結節付近まで後方へ剥離を進めていく。器具の鋭いエッジが基本的に裏打ちしている骨とつねに接触するように術者の指で、力を最大限コントロールするようにサポートする。器具を小さく浮かせることで、上顎洞は均等に挙上しうる。上顎洞粘膜は最初に洞底、続いて前方の内側壁から挙上される。器具のアクセスのしやすさによって選択するとともに、使用する器具の先端が容易に骨壁に確実に到達できるように選択をする。初めは、より確実にアクセスを可能にするために、骨窓を広げる必要がある場合もある。とくに注意するのは、上顎洞粘膜が不規則な表面形態をしている部分での粘膜の挙上である（図14-28、29）。他に注意すべき部分は、上顎洞が鼻の方向に入り込んでいる場合、前方内側の壁の剥離を行うとき、ならびに前歯部で洞が非常に狭くなっている場合である。鋭い隔壁の上の挙上は、特別注意を必要とする。そして、別々の骨窓を形成しなければならない可能性を否定できない（図14-30）。十分な隔壁へのアクセスは可能ならば歯冠側（上方）から得る。中隔が唇側で高位の付着を認める場合は別々の部位からの造成を考えるべきである。

　患者の呼吸に対応する上顎洞粘膜の動きは、上顎洞粘膜が破れていないことの確認の指標になりうる（図14-31、32）。この操作は全身麻酔下では行えない。

インプラント埋入とサイナスリフトの流れ

　インプラント埋入にもっとも適した部位は血液供給のある骨の部分である。それゆえ、インプラントの埋入の前に移植した骨に血液供給がなされ、骨が生着するまでの治癒期間があることが望ましい。さらに骨移植と同時にインプラントを埋入することは危険性のみならず手技の複雑さも増大させる。

　術式が複雑になることで、補綴に必要な厳密な位置へのインプラントの埋入が困難とな

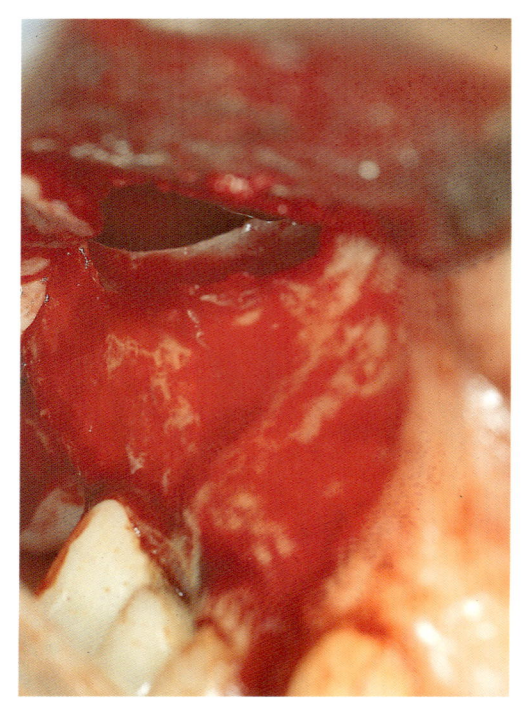

図14-30 上顎洞粘膜の挙上の後、上顎洞の隔壁が明示されている。上顎洞への穿孔が起きないように、最大限の注意を払う必要がある。

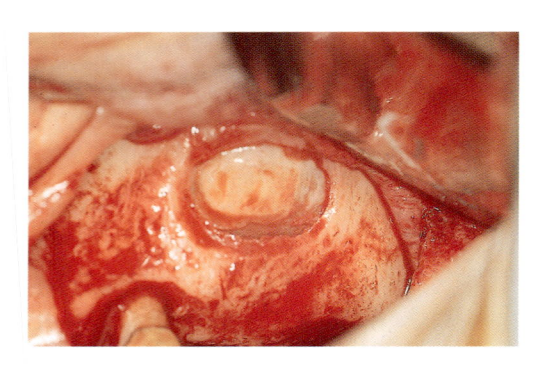

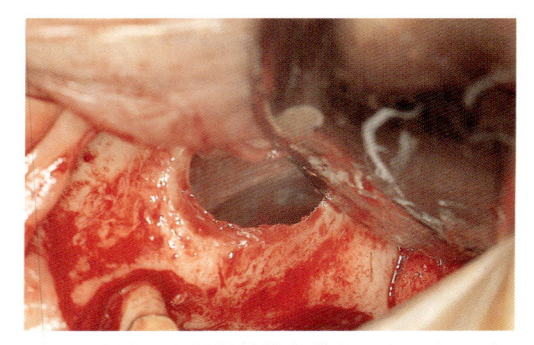

図14-31（上） 上顎洞粘膜を挙上したのち、呼吸動作を行わせ上顎洞の粘膜が自由に動くことで、粘膜の穿孔がないことを確かめることができる。画像は呼吸中の上顎洞粘膜の挙上を表している。

図14-32（下） 息を吸い込むとき、上顎洞粘膜と骨窓の骨はこの図に示すように内側移動する。

る。また、感染と上顎洞粘膜の穿孔の危険性が増す。つまり、インプラントが感染し、移植骨が壊死に至ると、口腔内に瘻孔を形成することがある。

サイナスリフト：2回法によるアプローチ
顆粒状骨移植：細片骨の充填は、シリンジを用いて行う。挙上した上顎洞粘膜を器具でプロテクトしシリンジで骨を入れていく（図14-33）。移植材は上顎洞粘膜の挙上によってできたスペース内に、圧力が加わらないように填入される。上顎洞粘膜は非常に破れやすいので注意が必要である。移植材はていねいに、洞底の方向に向かって、空隙を避けるように満たしていく。上顎洞内は、骨窓を開けた上限の部分まで密に充填される（図14-34、35）。骨窓の骨は新しい上顎洞底を形成しやすいようにやや上方に設定する。膜は使用せず縫合

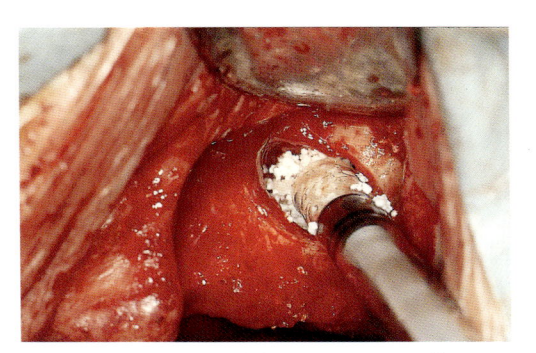

図14-33　顆粒状の移植材を注入器にて塡入する。

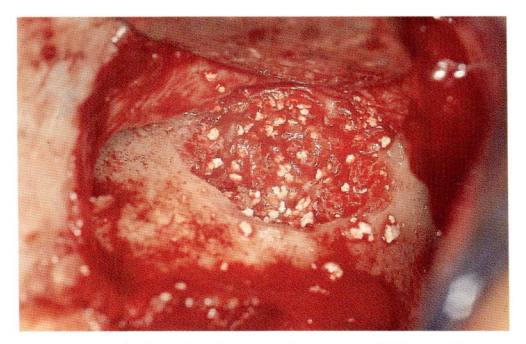

図14-34　空隙が埋まるように、上顎洞の壁の方向に移植材をゆっくりと洞内へ塡入する。粘膜への穿孔を避けるため上顎洞方向に圧をかけない。

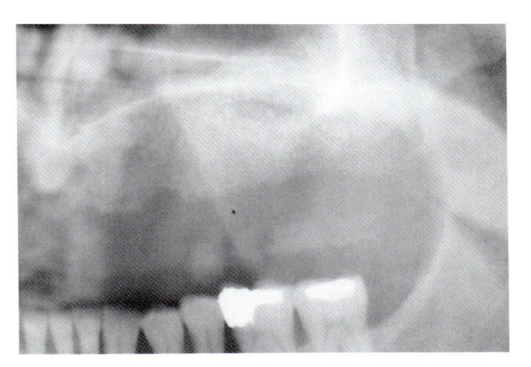

図14-35　術後、OPTは移植材が上顎洞内に残って、粘膜が破れていないことを示している。

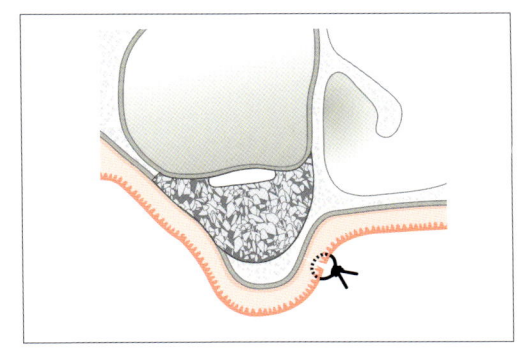

図14-36　この図は、顆粒状移植材を用いた2回法のサイナスリフトを示している。骨窓は図の左側に見える。上顎洞粘膜は上顎の洞底から挙上され、骨窓の骨は、上方に移動している。この方法では、移植材が塡入され、その後骨が成熟する期間を経て、インプラントを血液供給のある骨内に埋入することが可能になる。上顎洞底の骨が7mm以下の典型的な症例では、このテクニックで14〜17mmのインプラントが埋入できるぐらい、上顎洞を挙上できる。

を行う。フラップを復位し、移植部位から離れたところで切開部を封鎖するように縫合を行う（図14-36）。

現在さまざまな移植材が使用可能で、文献的にもその臨床成績、治癒期間などが報告されている。

・自家海綿骨：骨形成能、治癒期間も速く、以前より長い間用いられているなどの点で、自家海綿骨はもっとも好ましい材料である。感染のリスクが少なく合成材料と混合して

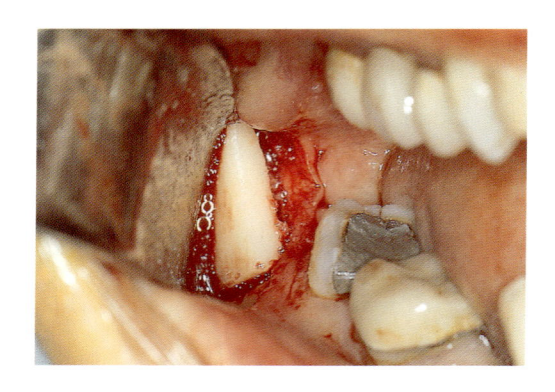

図14-37　右側の臼後部より採取した移植骨。

使用できる。しかし供給側への侵襲があり、またその採取のために全身麻酔が必要になる。

- Tissue‐engineered autogenous osteogenic cells（組織工学を応用した自家骨形成細胞）は三次元構造のポリマー（例、Bio Seed Oral Bone, BioTissue Technology, フライブルク、ドイツ）内に播く：少量の材料（例、形成層の細胞を含む骨膜）を口腔内から採取し、骨形成細胞の培養するセンターに送付する。これにより、ポリマー材料内で細胞が培養され、インプラント埋入の際に戻ってくる。
- 放射線照射他家海綿骨：この骨はスクリーニングされたドナーの脊椎骨から得られ、タンパク、DNA、RNAの性質を変えるため放射線が照射され、ミネラル構造だけを残し、骨伝導の足場となる。他の材料と混ぜることで自家骨にもっとも近くなる。しかし、生物学的由来については自家骨よりも不利となる。
- 同種凍結脱灰乾燥骨（DMFDB）：脱灰と凍結乾燥骨。これは、タンパク質を保持するコラーゲンを作り、骨誘導も可能であるとされる。しかし、骨誘導能は証明されていない。この材料も生物学的な由来については自家骨よりも不利である。
- 異種材料：異種の骨のマトリックス―例えば熱処理したウシ骨骨基質―これは、ミネラル成分が残っている。しかし、これも生物学的由来については不利である。
- 人工材料：合成生物材―例えばBioglasのようなもので、特定の顆粒サイズのもの。これらは骨造成作用があると言われている。これらは他の種の生物材料由来ではないという利点を有する。

たくさんの種類の材料が骨造成の材料として市場に出回っている。これらの材料についての利用できる文献の詳細を調べるとかなり異なっており、この問題を討論するのは本書の目的を超えている。臨床家はこれらの材料の性質と臨床のエビデンスについてよく検討したうえで、これらの生体材料を選択すべきである[177-180]。

ある種の組織の反応を誘導する材料の開発はきわめて有望であり（例えば、細胞分化などで）、臨床応用の文献が待たれる。細胞の増殖と血液供給を調節する因子は患者自身の血液から得ることもできる（例、多血小板血漿―

上顎骨後方

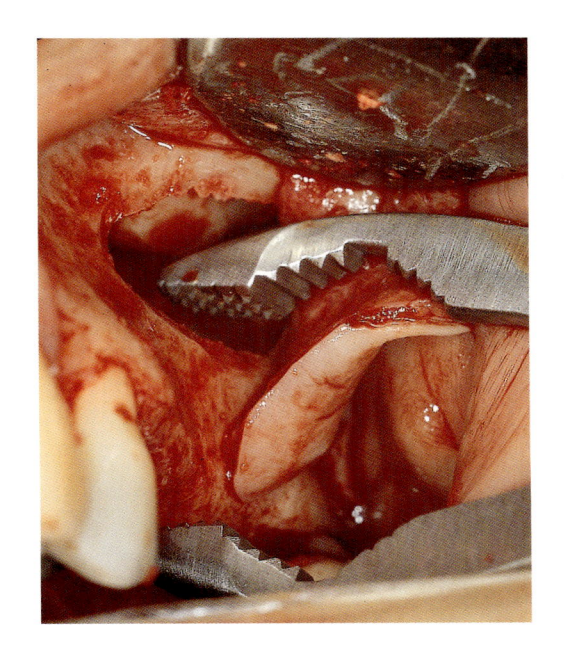

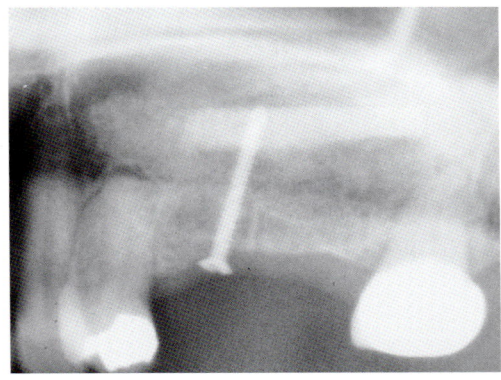

図14-38（左）　移植骨をスクリュー固定あるいはインプラントで固定する間、その場で安定させるために骨把持鉗子で固定する。

図14-39（上）　術後、パノラマX線像ではブロック状自家骨はスクリューで固定されている。

図14-40　図はブロック状自家骨を使った2回法のサイナスリフトを示している。ブロック骨は患者の供給側より採取し、上顎洞内に設置し、上顎洞粘膜側は海綿骨の部分に面している。さらに顆粒状移植材をブロック骨の上に載せ、インプラント埋入を容易にしている。移植骨の成熟後に埋入されるインプラントの長さはブロック骨のサイズによる。

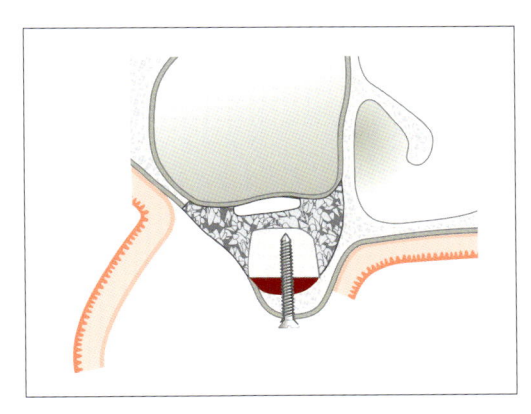

PRP）。

自家ブロック骨移植：自家ブロック骨移植は供給側として口腔内、または口腔外より得られる（図14-37）。移植骨はすでに述べたように受容側の必要に応じて上顎洞底表面に密に填入される。移植骨はスクリューで骨にしっかり固定する。この操作の間、上顎洞粘膜は剥離子のようなものでしっかりとプロテクトしておく。固定の間、移植骨は骨把持鉗子のようなもので安定させておく（図14-38、39）。空隙は骨細片で埋められる（図14-40）。

メンブレンは使用せずにフラップを戻し、

移植骨の部位から離れた部分で創をしっかりと縫合する。

　治癒期間は移植材によって異なる。口腔内から採取した移植骨はドリリングやインプラントの埋入にもちこたえられるだけの結合が得られるまで4ヵ月かかる。ドリリングは従来どおり行い、ボーンタップを用いて切る。ボーンコンデンサーは用いない。移植骨が生着しているかの評価は術前に行わなくてはならない。

　口腔外から採取した自家皮質骨-海綿骨移植骨が用いられることもある。これを皮質骨側に固定し、新しい上顎洞底とする。この場合の治癒期間は通常よりも短く、3ヵ月で治癒する。

記録の保存： 追跡調査を行うのを容易にするために登録すると同時に患者のカルテに使った材料のすべての記録は残しておかなくてはならない。ロット番号も記録しておく。またインプラントの埋入を容易にするために移植骨の量と移植した部位を記録しておかなければならない。

埋入窩の形成： 生体材料のタイプによって治癒期間は変化するので、それを待って埋入窩の形成を行う。補綴処置を考慮しremote incisionを設定する。ドリリングはまず新たな上顎洞底よりも2〜3mm短い部分まで通常のバー、または顆粒状移植材の場合にはボーンコンデンサーを使用する。ボーンコンデンサーは必要であればさらに深くするために使える。上顎洞に填入された移植材が迷入するのを抑えるためにも、器具が上顎洞内を穿孔しないように注意しなくてはならない。移植材にもよるが、インプラントに荷重をかける前に十分なオッセオインテグレーションを得るには6ヵ月以上の治療期間が必要である。

サイナスリフト：1回法によるアプローチ

以下に1回法の利点を挙げる。

・治療期間の短縮─骨造成と同時にインプラントを埋入することで、骨が成熟するのに必要な治療期間を短縮できる。
・外科手術の回数の減少─もし骨移植と同時に埋入すれば、インプラントを埋入するための外科手術を省ける。

　1回法が適用できるのは、初期固定を得るに十分な骨量がある場合のみであり、そのためには7mm以上必要とされる。血流のない移植骨へ埋入されたインプラントは身体に対する生物学的な負担が要求され、また骨とインプラントの接触も減る。

自家ブロック骨移植

　上顎洞の挙上の仕方は、以前に述べたとおりである。自家骨を採取し、上顎洞内に移植する。埋入窩の形成時ならびにインプラント埋入時には移植骨は保持されていることが重要であり、そのために特別な骨把持用クランプが用いられる。インプラント埋入部位は補綴する歯の位置によって決められる。インプラントを埋入窩に埋入し、残存骨と移植骨がしっかりと固定されるようにする。（図14-41）。したがって、移植骨はインプラントによって堅固に保持される。そのようにしてインプラントは移植骨をしっかりと位置させ、そのことが移植骨の安定にもつながる。この目的のためには、インプラントはセルフタッピングで進むような構造になっているものが適している。そうすることで、移植骨の安定性が増す（例、Ankylos, Dentsply Friadent, マンハイ

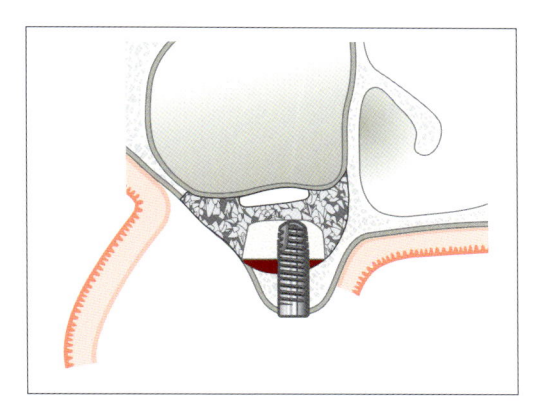

図14-41　図は、ブロック状自家骨を使った1回法のサイナスリフトである。7〜8mmの残存骨が14mmのインプラントの埋入を可能にしている。上顎洞粘膜の挙上するレベルとブロック骨の大きさが埋入するインプラントの長さを規定する。顆粒状移植材を移植材の上に用いることもできる。

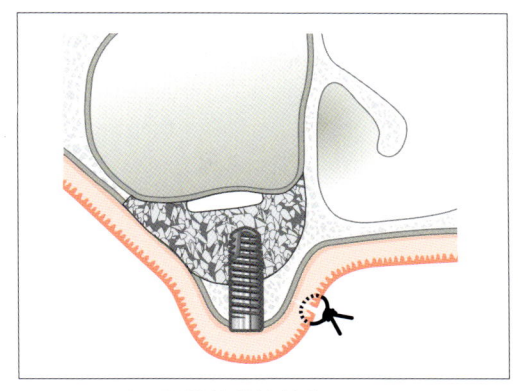

図14-42　図は顆粒状移植材を用いたサイナスリフトの手順を示している。インプラントと同時に骨移植を行っている。7〜8mmの残存骨で14mmの長さのインプラントの同時埋入を可能にしている。残存骨が初期固定を与えている。

ム、ドイツ）。

顆粒状移植材

　上顎洞粘膜の挙上を完了する際、インプラントのためのドリリングは、バーが上顎洞底を穿孔するまで行う。上顎洞粘膜はドリリングを行う際にはプロテクトしておく必要がある。インプラントは予定の深さまで埋入し、それが移植材を填入するまで、上顎洞粘膜を支えることになる。次に顆粒状の移植材を、サイナスリフトによって作られたスペースに入れる。この際、とくにインプラントの口蓋側で、移植材によって死腔を作らないことが重要である（図14-42）。移植材は洞底の方に向かって慎重に密に充填していき、上顎洞粘膜を穿孔させないようにする。

合併症

術中

　合併症は術中に起こりやすいので一定のガイドラインに沿って行う必要がある。

出血

　術中の出血はしばしば上顎洞内の骨壁内の血管の破綻によって起こるが、可能なら圧迫により自然に止血するのを待つ。電気メスによる止血は出血が続く場合に行われるが、この際上顎洞粘膜の穿孔を起こさないように注意が必要である。

上顎洞粘膜の裂開

　穿孔が起きた場合の対処法はその穿孔の大きさに大きく左右される。

穿孔：直径3mmぐらいの穿孔部位は縫合する必要がない。上顎洞粘膜を十分に挙上する

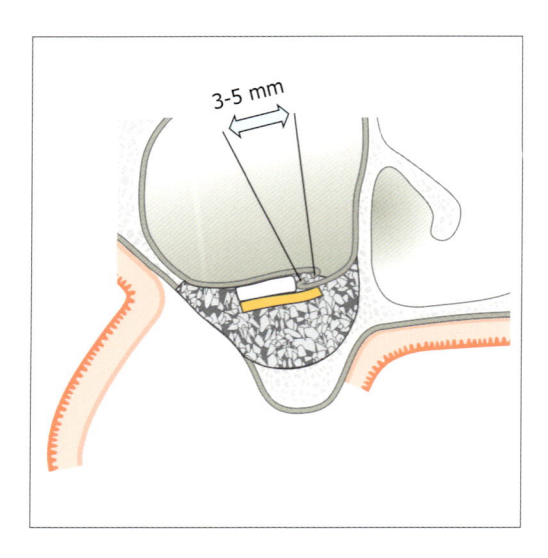

図14-43 図は3〜5mmの小さい穿孔部位の対処方法を示している。穿孔部位の粘膜を注意深く持ち上げ、粘膜が織り込まれ、欠損部が自然に塞がる。コラーゲン膜（BioGide, Geistlich, Wohlhusen, スイス、またはCollaTape, Centerpulse Dental, Carlsbad, カリフォルニア州、米国）で補強することで、顆粒状移植材が上顎洞内へ漏出するのを防ぐ役割をする。

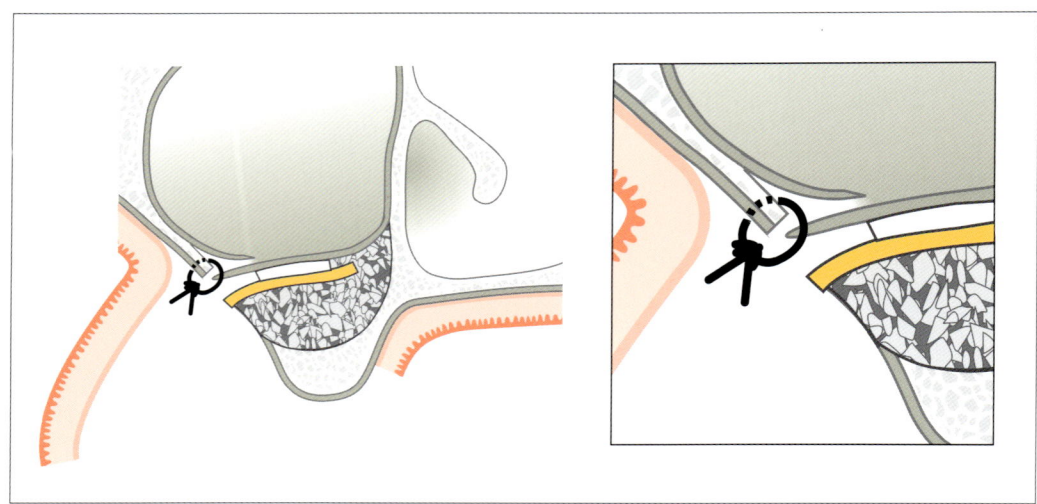

図14-44 左；5〜10mmの小さい裂開の場合の対処法。裂開した部分の上顎洞粘膜を裂開が広がらないように持ち上げる。骨窓の辺縁に小さい骨の穿孔を作り、上顎洞粘膜を慎重に吸収性材料で縫合する。補足的にコラーゲン膜（BioGide, Geistlich, Wohlhusen, スイス、またはCollaTape, Centerpulse Dental, Carlsbad, カリフォルニア州、米国）で移植材が上顎洞内に漏出するのを防ぐ役割をする。

ことで粘膜が織り込まれ、穿孔部が自然閉鎖することが可能である。コラーゲン膜を用いることで、顆粒状移植材の上顎洞への漏出を防ぐことができる（図14-43）。

小裂開：裂開がおよそ5〜10mmのものは骨窓の縁の壁に縫合する。縫合は上顎洞粘膜を挙上した後に小さい吸収性の糸を用いて行う。裂開部分にはコラーゲン膜を使うこともある（図14-44）。

大裂開：10mm以上の大きな裂開は修復が難しく、手技は中止するのが賢明である。縫合する前に、また穿孔を起こしそうな部分、例えば隔壁などは除去し、鋭匙などでスムーズにしておく。リエントリーは3ヵ月待って上顎洞粘膜が再生したぐらいの時期に行う。アクセスは同じ骨窓から行うが、穿孔を起こさないよう、上顎洞粘膜の剥離には十分注意する。

汚染

　局所病変が汚染源となるような汚染のリスクについて十分考慮に入れておかなければならない。化膿性の滲出液の存在—例えば根尖性病変からのもの—このような場合には移植材が汚染されるリスクが高く、手術はやめるべきである。非化膿性の浸出液—例えば粘液嚢胞からの透明な液—は処置を行うことができる。しかし少しでも化膿病変の存在が疑われる場合には処置は中止とし、病変を除去した後に再度行うようにする。

術後早期の合併症

　術後の合併症の対処法は、その偶発事故の原因による。また術後の骨の硬化状態にも影響される。

出血

　術部出血は上顎洞壁の血管から起こることが多く、圧迫止血がもっとも有効である。これは先天的なものでも、投与されている薬物の影響のいずれでも出血傾向のある患者に対しても、同様のことが言える。

口腔：患者管理や偶発に関連する不安は出血をコントロールするのに基本的な事がらである。口腔内出血は圧迫止血が効果的である。血管収縮剤を含む局所麻酔は圧迫止血の補助としても効果的である。

鼻：鼻出血はときとして起こりうる。この場合上顎の血圧を減じる目的で患者の姿勢を直立させると同時に冷罨法を用いるのがもっとも良い対処法である。ここでも患者の管理が出血コントロールでの中核となる。

　出血が続く場合には、口腔でも鼻腔でも、トラネキサム酸のようなフィブリン分解拮抗剤を経口ないし静脈内投与で使うこともある。

感染

　無菌操作を行うことや、口腔内の感染源を除去することで感染のリスクを少なくできる。感染が起こると不快症状が増し、腫脹や発赤により滲出液の形成を起こすため、即座に的確に処置すべきである。抗生剤投与を継続し、SWAB TESTを行い培養により感染源にもっとも有効な抗生剤を同定する。それにより抗生剤の変更が必要になることもあり、もし感染が14日以内でコントロールできなければ、移植材を除去する必要がある。

術後中期の合併症

　術後2週〜2ヵ月のあいだに起こる合併症を術後中等度の時期の合併症とみなす。

感染

　腫脹、疼痛、滲出液を特徴とする感染は好気性、嫌気性菌ともに抗生剤の処方が効果的である。検体を採取し、培養同定を行うことで感染源を明確にすべきである。処方していた抗生剤に耐性があることがわかれば抗生剤の変更を行うべきである。感染源が特定されず、感染に対する解決がみられない場合には、移植材を7〜21日で除去すべきである。

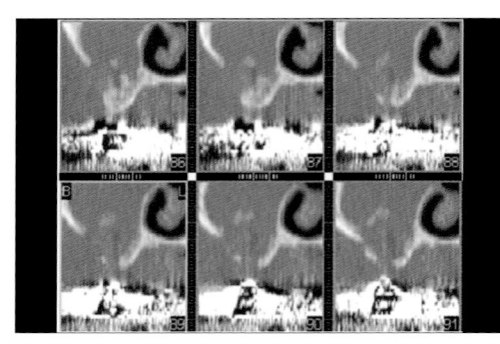

図14-45　上顎の横断CT再構築画像は上顎洞の感染所見を示している。移植材の中に失敗したインプラントが存在したため口腔上顎洞瘻を形成した。

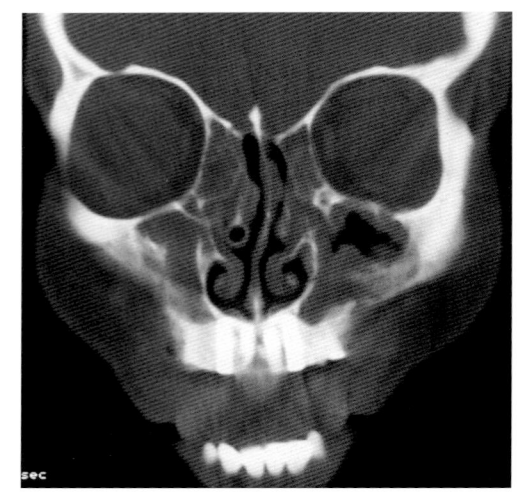

図14-46　前頭断のCT画像は感染した上顎と篩骨を示している。治療は再感染を防ぐためにすべての副鼻腔を対象に行われる。以前の鼻腔切開術の跡が見える。

術後後期の合併症

術後6ヵ月以上経過した後に起こる合併症は術後の治療の問題、あるいは術後に新たに発生したものであることが多い。

骨形成の欠如

骨削中、移植材の骨形成の欠如はインプラント埋入時にはっきりしている。またドリリング時に出血が少量であるとか、インプラント埋入窩の質感によってもわかる。幸いなことに、生体材料を使用するためのガイドラインを遵守すればこのような骨形成の欠如はまれである。

インプラントの失敗

インプラント埋入の失敗はインプラントが骨と結合しない場合や、骨形成が起きない結果として生じる。インプラントの失敗は移植後およそ12ヵ月を経て、あるいはそれ以降に露出することではっきりする。骨形成が他のインプラントで得られているのであれば、失敗したインプラントは交換が可能である。ただしインプラントの交換は除去と同時に行ってはいけない。口腔上顎洞瘻の形成を避けるため、インプラント埋入窩は搔爬しないように注意する。軟組織と硬組織の治癒を十分に評価した後にインプラントを再埋入する。移植した部分へ埋入したインプラントがすべて失敗した場合、移植材が骨に置換しなかったと診断される。

口腔上顎洞瘻

口腔上顎洞瘻はインプラントの誤りや感染により起こる（図14-45）。瘻孔は上顎洞内に感染がない場合にのみ閉鎖すべきであり、さまざまな対処法がある。一般的には頰側のフラップを延ばすアプローチが行われているが、この方法は口腔前庭を狭くしたり、角化歯肉

を喪失させたりすることがある。他にも瘻孔の大きさによってさまざまな方法が用いられるが、詳細は第17章に述べる。

上顎洞（副鼻腔）炎

　サイナスリフトにともなう上顎洞炎はそれほど多くはない。しかし複雑な手術や不適切な手術によって起こりうる。移植材の感染は上顎洞の感染、さらには上顎洞を超え他の副鼻腔へと拡散する。また上顎洞の穿孔にともなう顆粒状移植材の上顎洞迷入によって起こることもある。また材料が自然孔などの閉鎖を引き起こし、感染と合併症を引き起こす危険性もある。

　上顎洞の感染は上顎洞挙上にともなう手術とまったく関係せず、他の洞からの感染の波及であることもある。上顎洞の感染が存在するときは、他のすべての副鼻腔の検査を行わなければならない（図14-46）。

考察

　サイナスリフトは骨窓を形成し、上顎洞粘膜を挙上し、そのスペースに移植を行うことによって骨形成を高い成功率で得ることができるため、上顎臼歯部の骨の高さを挙上する予知性の高い方法である。手術の予知性は合併症を防ぐことによるが、ときにはひどく有害な影響を患者に与えてしまうこともある。上顎洞の解剖を熟知し、とくに表面の不規則性と上顎洞粘膜の性質、それに病原の関連性についての緻密な治療計画を立てなければならない。

　生体材料を挿入する前に、上顎洞粘膜の病変、あるいは上顎の骨内の病変、そのいずれの病因となるものをも排除しておくことが必須である。偶発的な穿孔や脆弱な上顎洞粘膜の裂開を防ぐには、本法の原則にのっとり、清潔で完全な手術手技が必要である。

　病原を排除するためにも適切な無菌状態は必須である。選択される生体材料は、少なくとも生体親和性があり、一定の速度で吸収し、安定した骨形成を誘導するものである必要がある。移植材が生体に取り込まれる時間は、材料の種類によってそれぞれである。それぞれのステージでの治療の時間・期間を考えながら、生体材料の性質とインプラントの安定性などの要素も考慮しなければならない。

第15章
下顎骨後方

訳／高橋　哲
九州歯科大学形態機能再建学分野・教授

はじめに

　下顎骨の後方は下歯槽神経の通るオトガイ孔の後方の延長と考えることができる。この神経は、下顎枝の舌側から下顎孔を通り下顎骨に入り、下顎体を貫き下顎骨の頬側面のオトガイ孔を通って、さまざまなパターンで外に出る[181-183]。

　骨内での神経血管束の位置は下顎管の走行中に、その上下的、頬側・舌側的な位置を変える[184]。神経損傷を避けるためには、どのような部位においても神経の正確な位置の把握が重要である。X線像では骨梁の特異な骨密度により、画像技術によってその違いを検出することが可能になっている。それぞれの画像技術にともなう倍率計算から、個々の画像のばらつきを考慮し、それらの部位の正確な位置関係を知ることができる。

　骨量については、利用可能な骨の高さと幅を評価する必要がある。皮質骨の厚さと骨梁の密度などの骨の性質はタイムスケジュールを決定するうえで価値ある追加情報となる。詳細は以下に概説する。

　評価にあたっては、さまざまな項目を考慮に入れる必要がある。これらの項目は、機能的ないし機能外荷重や、インプラントの表面性状、デザインと表面性状、および力のモーメントに関連している。

　理想的には最低11mmの長さのインプラントが使われるべきである。しかしながら、とくにインプラントが連結されている場合、径が大きい場合、骨の質が良い場合、咬合力が適切な場合などの条件が良いときは8mmの長さのインプラントの使用が可能である。

　臨床家は、直径の小さいインプラントを使用した場合、短期ないし中期間（およそ5～8年）での生存率が低いということを覚えておくべきである[185-187]。

アセスメント

放射線学的アセスメント
パノラマX線像（OPG）
　パノラマX線像は照射管とフィルムに関して患者と撮影機器との位置により倍率がかなり異なる。倍率は、撮影時に装着したテンプレートに挿入された放射線造影物によって計算することが可能である。しかしながら、物体（例、5mmのボール）が比較的小さいため、測定を誤ると実体よりもかなり大きく計算し

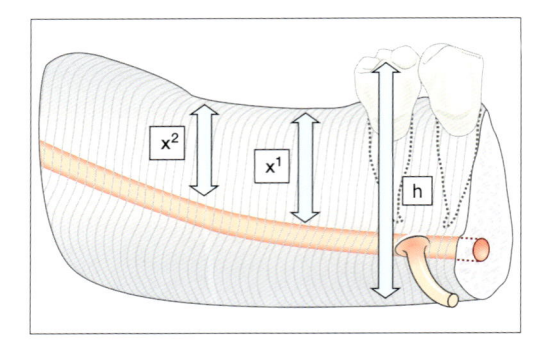

図15-1　X線像上、臨床的に測定した下顎骨の高さとその倍率により臨床的に有用な骨の高さをX線上で測定できる。また、X^1とX^2によって表現されるように、インプラント埋入部位の近遠心位の位置決定は利用可能な骨の高さによって決められる。インプラントに使用可能な骨の長さは以下の公式で計算できる。

$$X_{real} = \frac{h_{real} \times X_{radiograph}}{h_{radiograph}}$$

下顎管から十分なクリアランスのある作業長を得るために2mmがこの図から引かれる。

てしまう。それでも隣接している歯を目印にすることで、その両側の下顎骨の高さをかなり正確に測定することは可能である。測定は臨床上でもX線上でも歯と同じ平面上で行う必要がある。ノギスは、下顎骨の高さを記録するのに患者の口腔内とX線像の上で使用される。比率は簡単な方法で計算することが可能である（図15-1）。

利用可能な骨の高さは部位によってかなり異なるので、近遠心的な位置関係には注意が必要である。したがって、また、水平方向の倍率も考慮に入れなければならない。

下顎管は周辺組織と神経の間で密度差が非常に小さい場合にはその描出が困難であることも多い。神経の描出化は他のイメージを用いても改善されないこともある。皮質骨と海綿骨の間の密度に有意差がある場合、類似した効果が得られるかもしれない。

CT画像

　CT画像での水平断像、横断像、平行断像は的確な診断情報を提供する。これらの方法、顎堤の正確な距離の測定、形態の把握、および、皮質骨の厚さの測定が可能である。

　InteractiveなCT画像から、骨密度をHounsfield値で測定することが可能である。さらに、描出が難しい下顎管も、横断像にその位置を変換して、それを平行断にフォーマットしてたどることも可能である。また、これにより下顎管と他のX線透過像とを区別する一助ともなる。

　また、X線透過性の差を利用した診断テンプレートの導入により、インプラントの大きさがinteractiveなプログラムで計算されるのと同様、必要なアバットメントの角度までも測定することができる。

デンタルX線像

　デンタルX線像は残根や病巣の有無など、特定部位についてさらに詳細な情報を与える。ロングコーン平行法を用いると歪みを最小限に抑えることができ、利用可能な骨の高さを確認することが可能となる。骨切削（ドリリング）では、術中にガイドピンを利用すれば、骨切削が正確に行われているかの確認が可能となる。

歯科技工所：スタディモデル

　咬合器装着されたスタディモデルを用いて歯の位置や利用できるスペースを決定する。スタディモデルを使うと対顎の挺出の予想がより正確にできる。外科段階の補助のため、

図15-2　歯槽堤へのアクセスは（1）歯槽頂または（2）頰側遠心切開で行う。歯槽頂切開（付着組織を二分する）は即時荷重が想定される場合、または切開部に筋付着により付着粘膜が少ない場合などで使用される。遠心切開は後に負荷をかける場合、または十分な非可動性付着組織が存在する場合である。（3）縦切開はオトガイ孔を露出させる必要のある場合に適用される。オトガイ神経を傷つけないように注意が必要である。

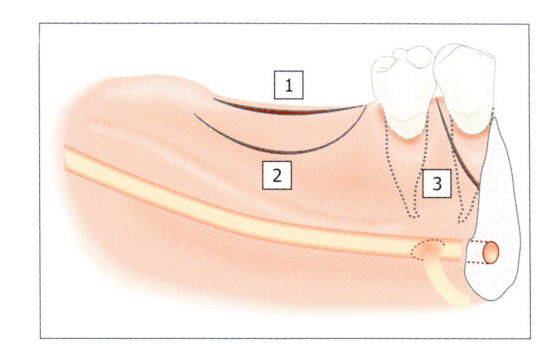

または診断のイメージに情報を再現するためテンプレートの製作も行われる。

臨床アセスメント

軟組織のアセスメントはインプラント周囲組織の状態や創閉鎖が可能かどうかについての情報をもたらす。術野へのアクセスは開口したときの術野のスペース、舌の動き、口腔周囲組織の緊張の度合を基に評価される。患者が術前に形成外科の手術を受けているかどうかの確認が必要である。

外科手技：骨量が十分な場合

下顎後方の術野の確保はもっとも難しく、そして下顎骨の舌側の傾斜や舌の存在により決まる。即時荷重または粘膜貫通アプローチが考えられるときは歯槽頂切開が第一選択である。2回法を選択し、切開部が筋付着のない部分でしかも十分な付着粘膜があるときは口腔前庭切開も可能である（図15-2）。

オトガイ孔を明らかにすべく骨膜を剝離することで、神経束の位置を詳細に把握することが可能となる。

通常の骨密度の骨

増速ハンドピースで小さなラウンドバーを使用すると埋入位置の決定をもっとも効果的に行うことができる。パイロットバーを使って深さをあらかじめ明確に決め、骨切削の方向や骨密度を決定する。骨の深さは下歯槽管の2mm上方までにとどめ、ドリリングはすべて正確な目盛りをもったドリルを使いはじめに決めた深さまで進める。

骨切削は利用できる骨幅まで拡大される。したがって唇側、舌側の皮質骨まで利用することが多い。それゆえインプラント埋入前に、ボーンタップを含めたインプラントの埋入に必要な器具の使用順序を把握し、順序どおり使用していく必要がある。このことは、臨床家にとっては、最初の骨切削で骨質の悪い粗な骨かどうか判断することにも関連しているので重要である。段階的な骨切削は、皮質骨の側方拡大を表すわけではない。

インプラント埋入窩の形成が難しい場合は、上顎の対合歯の口蓋方向からアクセスすることが多い（図15-3）。ドリルの角度を一定に保持するために、特定の高さで口が開いているとき、対合する上顎の歯との関係でハンドピースの位置を保つ。この角度はその後の器具でも利用できる。

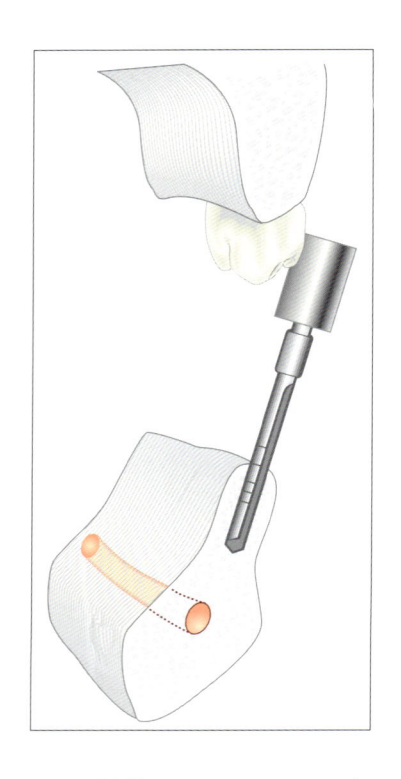

図15-3 図はアクセスと顎堤の傾斜の問題を克服するために行う上顎臼歯の口蓋側からのドリリングとその傾きを示す。

即時荷重

条件がよければ、最終アバットメントが取り付けられ、アクリル製のテンポラリークラウンが装着される。

経粘膜アプローチ

粘膜アプローチでは、sulcus formerの使用により二次手術の必要性を回避できる。これは患者が可撤式の補綴物を着用しないときに適した方法である。

低い骨密度の骨

骨密度の低い部位で一連の器具を用いて骨を凝縮させることは有用である。ボーンスプレッダーを使い骨の幅を広げることも可能である。インプラントはセルフタッピングのものが適している。そして経粘膜アプローチや早期荷重のほうが、即時荷重よりも望ましい。

不十分な骨：治療のオプション

利用できる骨量のアセスメントには前述の診断ツールが使用できる。骨欠損のタイプに基づいた治療のプロトコールを選択する。これについては本章の最後のフローチャート15-1にまとめた。

骨移植：不十分な骨幅

骨の高さが十分である（10mm以上）場合、骨幅の不足はオンレーグラフトで対処しうる。移植骨はオトガイ部、下顎枝または口腔外から採取する（図15-4～6）。ごくわずかながら骨の高さもこの方法を利用して得られる（図15-7、8）。移植骨をカバーするには、十分な軟組織だけでなく、十分な顎間スペースが必要となる。付着組織を剥離するため、歯槽頂

下顎骨後方

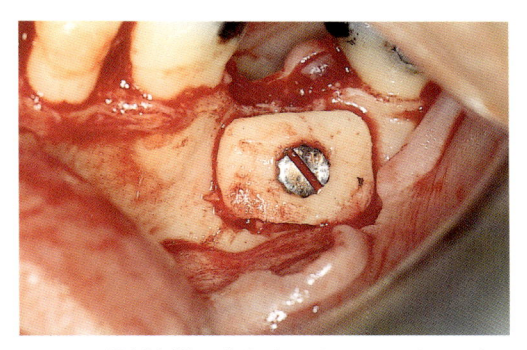

図15-4　骨幅を増やすためのオンレーグラフトの頬側面観。移植骨部位とオトガイ孔の近接の状態と、移植骨を受け入れるための移植母床の調整に注目。

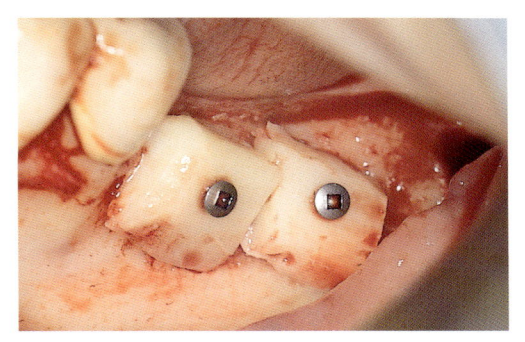

図15-5　下顎枝からの骨移植が骨幅の増加に使用されている。移植骨は顎堤に合う形にトリミングされていることに注目。

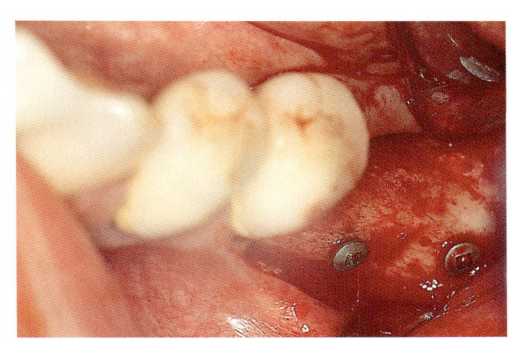

図15-6　インプラント埋入前の治癒した移植骨の臨床像。骨幅の増加と生着した移植骨に注目。移植骨表面からの出血にも注目。

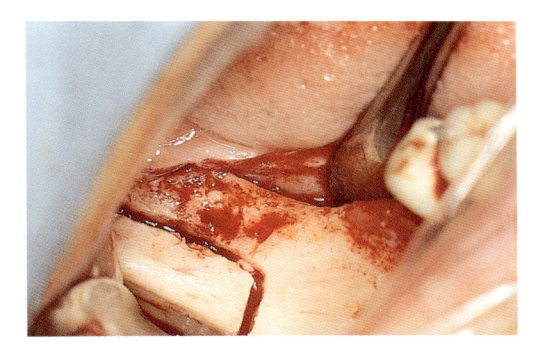

図15-7　骨の高さと幅を得るための下顎枝からの移植骨採取。下顎枝はとくに顎堤形態の再建によく適用する。

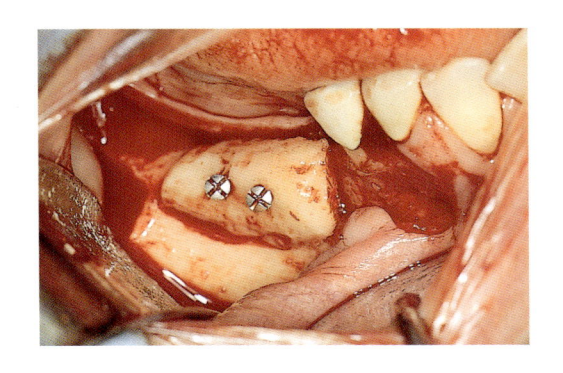

図15-8　受容側より前方に移植骨を固定し、顎堤の高さと幅の増加を図る。

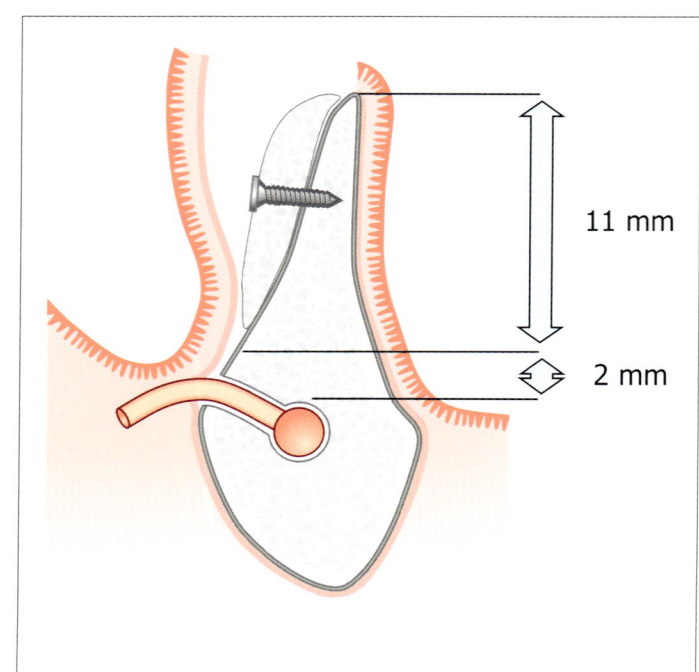

図15-9　オトガイ孔明示下での下顎骨後方のオンレーグラフトの図。オトガイ神経の存在で、移植骨の軟組織による被覆がさらに難しくなる。神経損傷の危険のため骨膜剥離・切開はオトガイ孔の部分は避けられるべきである。

11 mm

2 mm

切開が用いられる。骨膜を舌側方向に剥離する際、顎舌骨筋稜を超えてはならない。臨床家は骨膜のすぐ横に舌神経があるということを頭に入れておく必要がある。唇側ではオトガイ孔が露出する。オトガイ孔前に縦切開を設定することで、軟組織の可動性と造成が必要な部位へのアクセスがある程度得られる。

このような部位は、歯槽骨吸収の結果、唇側で多く見られる。移植骨を閉じるために必要な軟組織には制限がある。オトガイ神経やオトガイ孔、顔面動脈は唇側のフラップを移動する組織の量を制限する（図15-9）。舌側は粘膜の菲薄さ、舌神経、動・静脈の損傷、唾液腺とその導管も軟組織の移動の制限となる。顎堤の骨造成の量（とくに高さ）は造成を必要とする顎堤の遠心に位置する歯の存在によって厳しく制限されている。

遊離端の臼後部の軟組織の最遠心での剥離は、軟組織による移植骨の被覆を容易にする。

適合させる部位の骨に制限がある場合、移植骨を硬い皮質骨と下顎の形態に適合させるには、相当な技術を必要とする。移植骨片をうまく適合させるよう受容側を形成することで、移植骨の固定は非常に容易になる。

移植骨片は少しの動揺も起きないようにスクリューを使って、受容側に堅固に固定される。移植骨と受容側の間のごく微小なスペースも骨の砕片材料で覆われるべきである。組織再生誘導法は必要に応じて使用される。移植部位の創の閉鎖はテンションをかけない水平マットレス縫合を行うことで完全に密閉されなければならない。インプラントは前章に述べたように、移植骨が過剰にリモデリングする前に、適切な治癒期間内に埋入されなければならない。

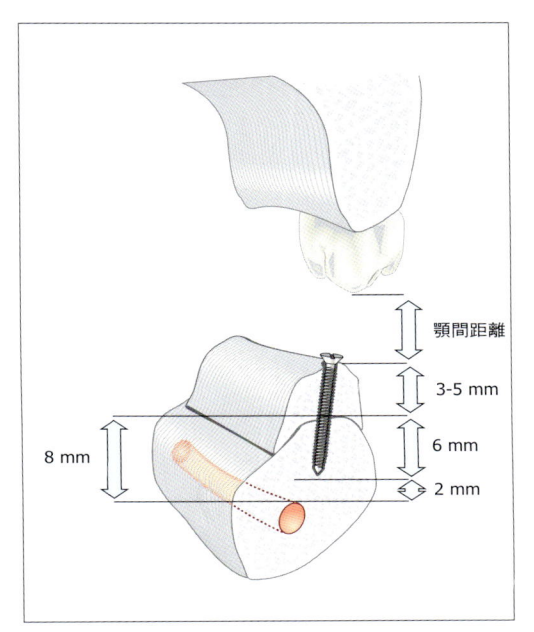

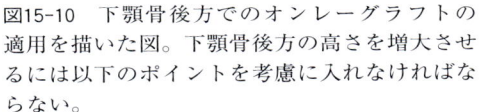

下顎骨後方

図15-10　下顎骨後方でのオンレーグラフトの適用を描いた図。下顎骨後方の高さを増大させるには以下のポイントを考慮に入れなければならない。
・軟組織がこの領域にアクセスし、閉鎖できる。
・下顎管より2mmのクリアランスがある。
・顎堤間に補綴可能な距離がある。
・移植骨のリモデリング。
・最終的に埋入するインプラントの長さ。

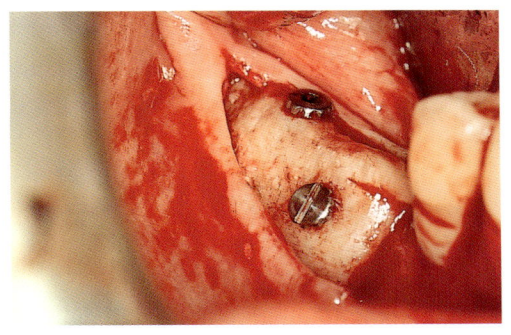

図15-11　顎堤の増大のために腸骨より採取した骨を応用した臨床像。

骨移植：不十分な骨の高さ

　骨移植を使用して骨の高さを増やすことについては、移植を覆う軟組織の限界からその造成量に限界がある。有効な骨の高さの増加は顎間スペースが十分で遊離端の臼後部が存在する場合に限られる（図15-10）。3〜5mm以上の骨の高さの獲得には口腔外からの移植骨の採取を必要とすることもある（図15-11）。とくに10mmにも及ぶ骨の高さの増加は腸骨稜からの移植によって得られる。

　高さの増加した組織は臨床家によって注意深く判断される。考慮すべきことは、移植、そして治癒経過にともなうリモデリングの後に埋入される予定のインプラント体の長さが得られているかである。インプラントの埋入には下顎管の上方に一定の骨量を要する。加えて下顎管からも2mmの距離を確保すべきである。下顎管移動をしない場合、下顎管より最低5mmの骨が移植前に必要である。

　次に下顎後方でのオンレーグラフトを使った臨床例を示す。これらの例から移植骨のリ

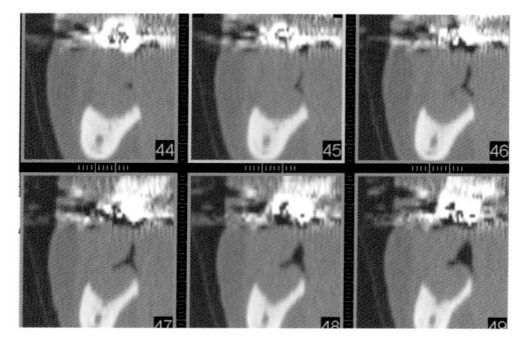

図15-12 下顎骨後方の横断CT画像から、利用可能な顎堤の高さは下顎管より3mmであり、インプラントの埋入には不適である。こうなった原因としては、歯周炎の波及および歯周治療の長期化が挙げられる。歯槽骨の高さを増大するための顎間スペースは十分である。

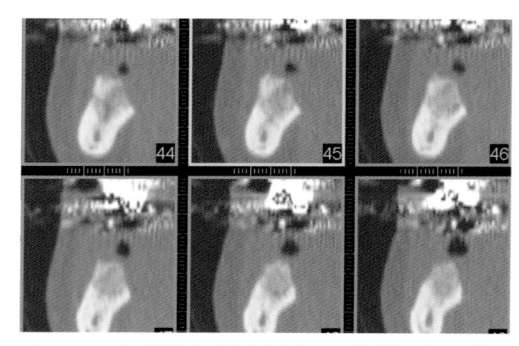

図15-13 自家腸骨移植を用いた顎堤再建の術後の画像。13mmの顎堤の増大がみられ、11mmのインプラントを埋入するのには適切である。

モデリング（20～40％）だけでなく利用できる顎間スペースも考慮する必要があることがわかる。

口腔内からの骨移植で高さの増大を得る場合、術前に最低8mmの骨が必要である。したがって、5mmの骨の増大では下顎管上の最低2mmクリアランスを考慮に入れて11mmの利用可能な骨が得られることになる。

口腔外からの骨移植の場合、手術前に下顎管の上に5mmの利用可能な骨の高さがあるならば、8mmの骨の増大では11mmのインプラントが使用可能となる（図15-12、13）。

インプラント埋入と同時の神経移動術

下歯槽神経があることはインプラントを埋入するために下顎全体の高さを利用する際の妨げになる（図15-14）。これらのケースにおいて、下顎管（10mmかそれ以下）上に限られた骨量しか存在しない場合、神経血管束を移動させることでインプラントに十分な骨が得られる。これにより、バイコルチカルな固定の得られる骨質の良い部位に14mmかそれ以上のサイズのインプラントを埋入することが可能となる（図15-15）。この方法で埋入されたインプラントはきわめて高い安定性を持ち、咬合負荷に抵抗することができる[188-195]。

神経移動にはそのための操作が必要であり、操作から生じる損傷により神経の感覚の異常が生じる。これは通常、一定期間の後に回復する[196]。移動にともなう神経の圧迫や牽引はどちらも一時的な感覚異常の原因となるが、牽引のほうがその影響は大きい[197]。永久的な知覚異常は物理的な外傷が原因となり、神経束に器質的なダメージをもたらす結果起こる[198, 199]。本術式の利点と欠点については十分に評価したうえで患者のインフォームドコンセントを得る必要がある。患者はさまざまな要因から種々の反応を示すが、近年の画像診断により、術中に遭遇するアクセスの難易度についてはかなり術前の評価が可能である。

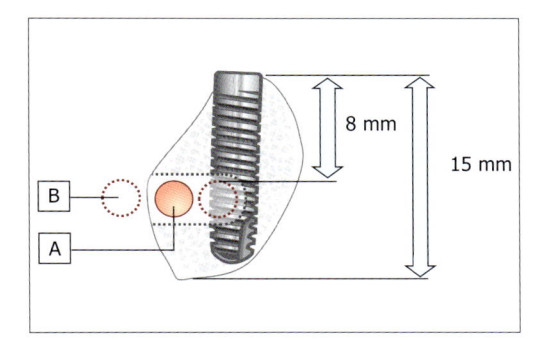

図15-14　下歯槽神経移動とインプラント埋入手術についての図（横断面観）である。下顎臼歯部において下歯槽神経の移動により、インプラント埋入の際、下顎骨後方の高さのすべてを利用できる。これにより、14mm以上のインプラントの使用も可能になる。a）神経血管束は再び正常な解剖像を呈することになる。b）幅の狭い下顎骨では、神経血管側を下顎骨外に位置させる必要が生じる場合もある。これらの症例においては、解剖学的構造の変化を記録し、医療スタッフや患者にその旨伝えておかなければならない。

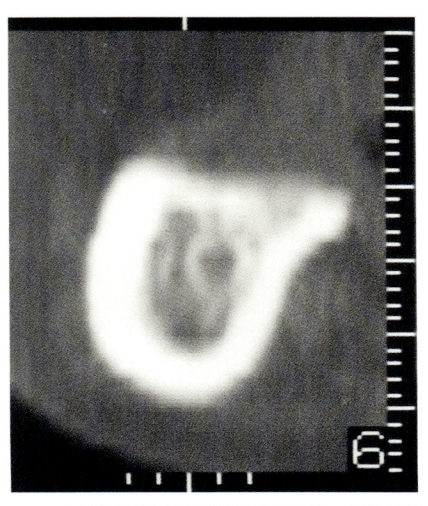

図15-15　下顎骨後方の横断CT画像。下顎管が良く見える。下顎管の上の骨欠損と下顎骨内での頬舌的位置に注目。神経移動術はおよそ15mmの長さのインプラントの埋入を可能にする。

表15-1　解剖学的変異と神経移動術への影響

Feature	オトガイ孔	皮質骨	周囲の骨梁	頬舌的位置	垂直的位置	難易度
適している	浅い	薄い	粗	頬側	浅い	容易
	＊	＊	＊	＊	＊	＊
	＊＊	＊＊	＊＊	＊＊	＊＊	＊＊
	＊＊＊	＊＊＊	＊＊＊	＊＊＊	＊＊＊	＊＊＊
適していない	深い	厚い	密	舌側	低位	困難

アセスメント

　パノラマX線像は初期のアセスメントに適しており、臨床的な所見と照らし合わせて観察しなければならない。CT画像は多くの有用な情報を与える。神経の走行とその下顎骨の中での三次元的な関係、皮質骨、骨の密度は、外科手術の困難さを見極めるうえで価値のある情報を提供する。オトガイ孔の幅と皮質骨板を抜け出る正確な経路の把握は、より深い部分へのアクセスを容易に行ううえで重要な情報である。神経のダメージや手術手技の難易度に影響する神経走行のさまざまなバリエーションを観察することができる（表15-1）。

　もっとも好都合な形態は、孔が幅広く、そして下顎管にも接していることで、舌側での

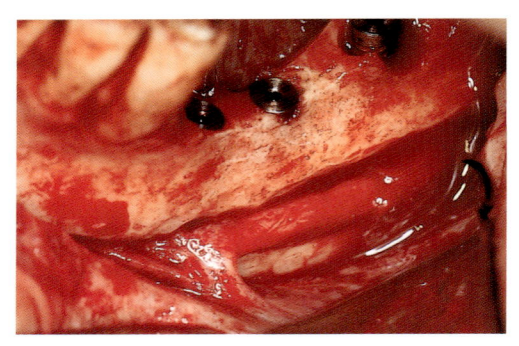

図15-16　解剖学的構造を変え、下歯槽神経の移動に成功した術中写真。インプラントは埋入されている。切歯神経の2本の側枝が認められる。

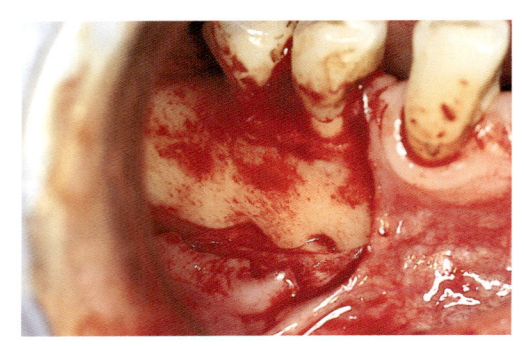

図15-17　2本のオトガイ孔が隣接している患者の術中写真。

走行部分が短く(およそ2mm)頬側の薄い皮質骨下を走行している場合である。管の幅は理想的には直径で約3〜4mmで、疎な海綿骨で囲まれている。理想的には管は下顎骨縁の近くを走行していないほうがよい。

もっとも扱うのが難しいのは、7mm以上の厚い皮質骨下を横断して細い神経管を通っているものである。概して神経血管束は下顎縁に近接し、広い下顎骨では舌側に位置している。神経管壁は海綿骨と同じくらい密である。その他の孔や神経管束は1枝以上の枝を分けるが、それも下歯槽神経を構成している(図15-16、17)。

外科手技

ここに述べる手術手技は、神経の損傷を最小にすることを主眼にしている。また、オトガイ神経が犠牲になっていないかぎり切歯枝の切断を避け、インプラント埋入後下歯槽神経を下顎骨体に戻すことにより、下歯槽神経の正常の解剖学的走行を変えないことは有利であると考えられている(図15-18)。この操作は幅広い下顎骨では容易にできるが、下顎骨が狭い場合は、下歯槽神経が掘り出した溝の表面に近接してしまう(図15-19)。2通りのこのテクニックは、臨床で遭遇するさまざまな状況に十分対応しうるように考慮されている。

切開

歯槽頂切開により付着粘膜を二分し、歯槽頂にアクセスする。オトガイ孔前方に縦切開を設定し、骨膜を伸展させてオトガイ孔を露出させる。遠心は臼後部まで、頬側は筋突起付近まで切開を延ばす。骨膜をオトガイ孔付近まで下方に十分剝離し、神経血管束をフリーにする(図15-20)。インプラントの位置の選択については、神経をどこまで移動するかを決める必要があるため、神経移動の前に行っておく。インプラントの位置は補綴学的な考慮を基に定めることは言うまでもない。

下歯槽神経へのアクセス

神経へのアクセスはオトガイ孔から開始する。先端をきれいに丸めたプローブを用いてオトガイ孔の骨壁を探り、CT画像で得られた、孔の位置や深さを確かめる。

孔が狭かったり、下顎管へのアクセスが難

下顎骨後方

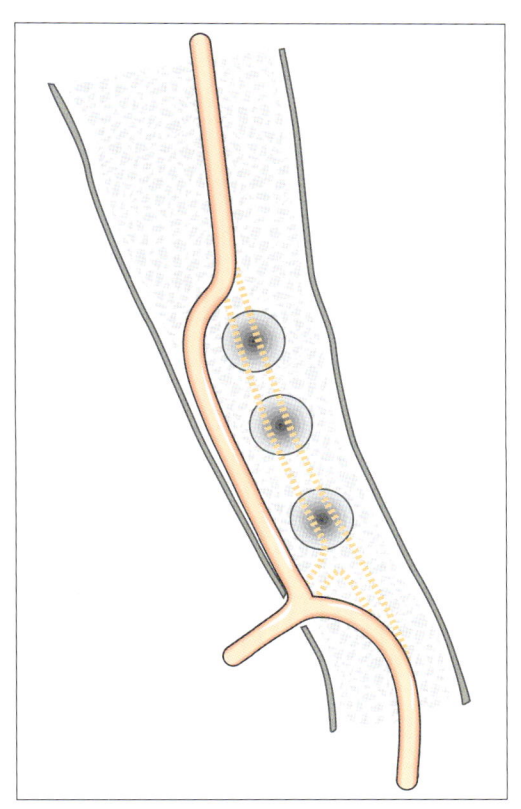

図15-18 神経束を移動後の、インプラント埋入時の水平断像。このような症例において、インプラントは同時に埋入され、前歯の部分では切歯枝は温存される。もし、下顎骨の幅があるなら、移動した神経束は、下顎管の中でインプラントに即して設定することができる。神経束の遠心および近心（切歯枝を露出させることで）への可動化により神経の伸展は避けられる。

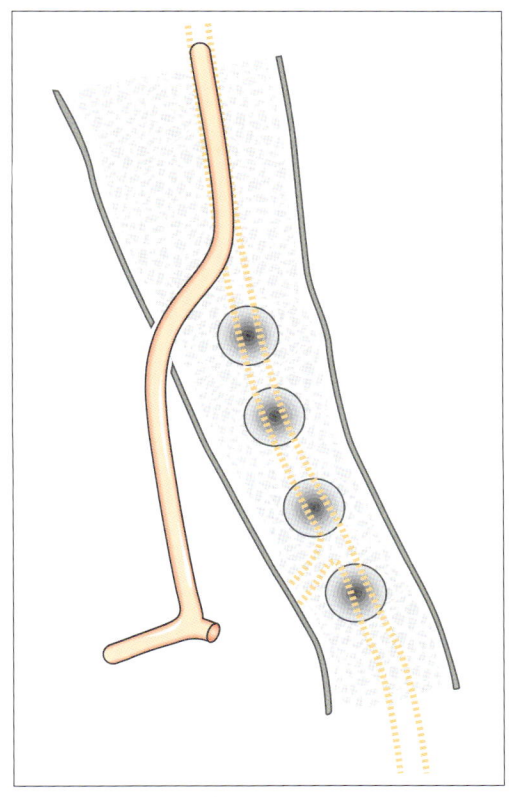

図15-19 神経移動後にインプラントが埋入された下顎骨の水平断像。このような症例では、切歯枝は切断され、神経が下顎骨の側壁に出ている場所で新たにオトガイ孔が設置される。これは、同時、または次の機会に自家骨の移植が行われる無歯顎患者でよくあることである。

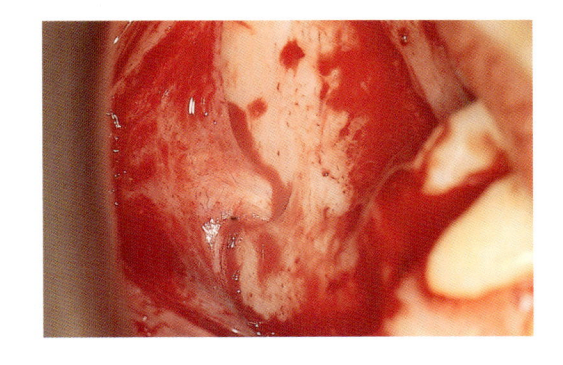

図15-20 下歯槽神経をオトガイ孔から剖出した図。骨膜に沿って2本の神経束が認められる。

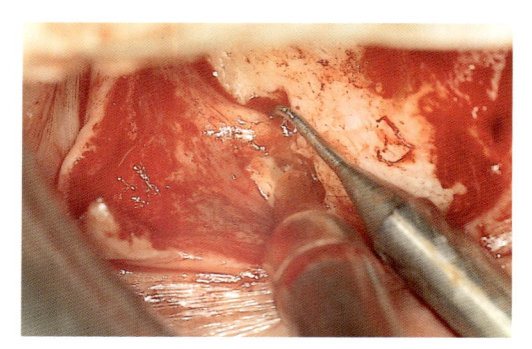

図15-21 下顎管内を探査するため、プローブを孔内に挿入しているところ。この場合、安全にプローブを操作するために切歯部の神経孔を覆う骨は削除される。

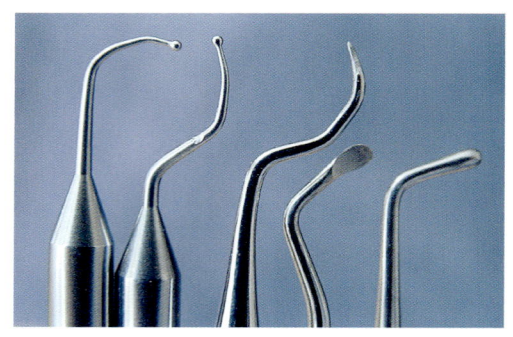

図15-22 細くカーブした器具類、すなわちプローブとエキスカベーター。神経を移動させるための器具である。

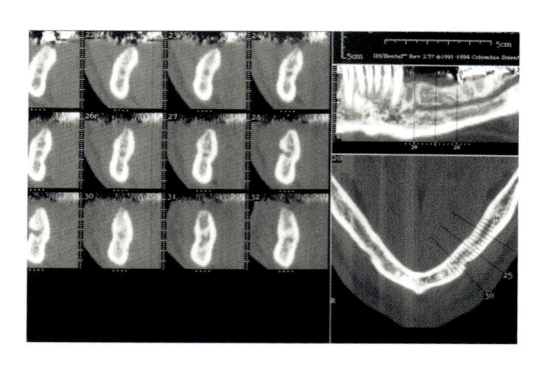

図15-23 下顎骨のCT再構築画像。左が横断像、右上が平行断像、右下が水平断像である。幅の狭い下顎骨は下顎管が上方に位置し、インプラントを埋入するスペースはわずかである。神経血管束の位置がそれぞれの部位で変化していることが、これらの再構築画像からわかる。このようなケースでは、神経管は頬側の皮質板に隣接しているため開窓によるアクセスは適当ではない。下顎管へのアクセスはプローブによって神経管を覆う骨を削除し、それをガイドに神経管壁を探るのが適当である。オトガイ孔の形態も観察され、下歯槽管へのアクセスを検討することが可能である。

しい場合、神経の枝の分枝である切歯枝を露出するために切歯管を探るのがよい。切歯管上の骨はプローブをインジケーターとして用いて除去する（図15-21、22）。これは神経束の可動性を増し、アクセスを良好にする目的で行う。切歯枝を露出させる程度は、その必要性の有無や、歯根の存在によって異なる。プローブを遠心から下顎管へ挿入し、管の周囲を覆う骨をプローブが見えるまで除去する。骨除去のための器具は、適当な大きさのタングステンカーバイドバーを付けてスピードコントロールをしつつコントラかストレートハンドピースで、滅菌生理食塩水で注水しながら行う。増速ハンドピースは、ブラシを使うような感覚でライトタッチにて行い、低速で用いたときの操作ミスによる損傷を最小にする。この操作中、ハンドピースをきちんと支えておくことは、神経にに近いこの部分の骨を正確に取り除くうえで必要不可欠である。回転器具を用いるすべての手順で、神経を傷つけないためにできるかぎりの注意を払わねばならない。

プローブが見えたら、取り除くべき骨の薄い層を手で持ち上げることができるので、さ

下顎骨後方

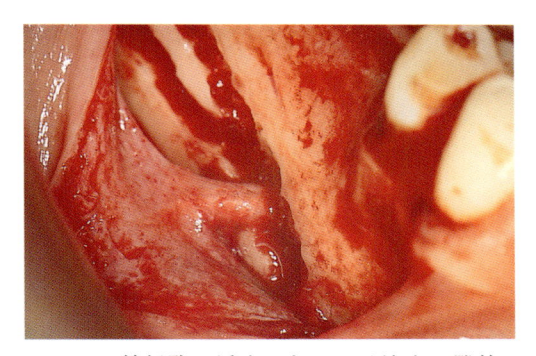

図15-24 神経孔の近心、あるいは遠心に隣接する骨をプローブが見えるまで慎重に削除する。下顎管へ到達するための骨削除に先立ち、遠心方向へ開窓を行っているのが見える。この術式を安全に行うためには、頬側の皮質板と下顎管との間にはいくらかクリアランスが必要である。

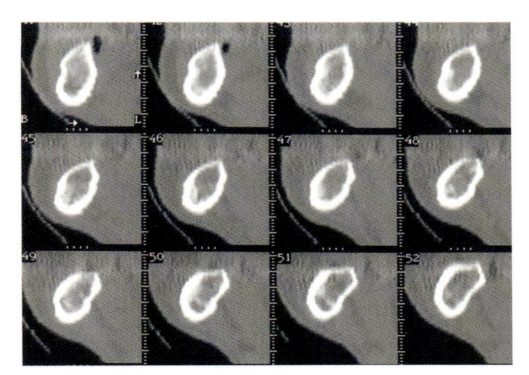

図15-25 下顎骨後方の横断CT画像（各画像の左が頬側）。下歯槽神経は舌側の下の部分ではほとんど見えない。正確な位置は、他の再構築画像からの横断像からのみ得ることができた。わずか8mmの骨が下顎管上にある。下歯槽神経移動によって、15mmの骨を利用できる。この種の下顎骨形態は、下歯槽神経へのアクセスのために開窓するのにもっとも適している。

らにプローブを管の中へ進めてこの作業を繰り返す。これで、とくに神経が頬側の皮質骨に隣接している場合には下歯槽神経全体を露出できる（図15-23）。下歯槽神経は、もっとも近いインプラント埋入予定部位からおよそ1cmの所まで露出させる。

場合によっては、神経とオトガイ孔との位置関係をはっきりさせたうえで頬側の骨を開窓してもよい。頬側の骨の開窓により下歯槽神経へのアクセスもかなり改善される（図15-24）。開窓は神経束が舌側に偏位していたり、下顎骨下縁近くにあるときに用いるととくに便利である（図15-25）。

密な海綿骨が存在する所では、神経を遠心へたどり、先ほど述べたように骨を取り除き、頬側に開窓するようにする。海綿骨が疎な場合、妨げとなる骨はほとんどないので神経を探し出すのは容易である。

神経血管束の可動化

下顎管の表面に作られる細い溝を骨膜剥離子の平坦な先端を用いることで拡大する。下顎管の縁に対する剥離子先端の位置に注意し、神経血管束が挟まれるのを避ける。溝の縁の

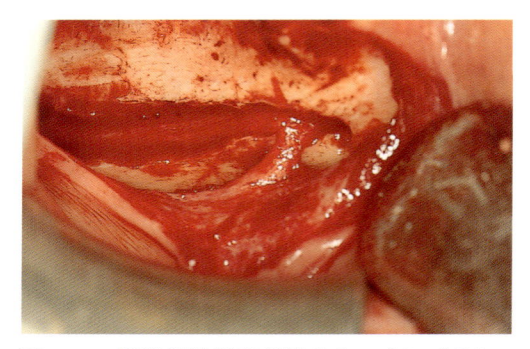

図15-26 下歯槽神経束が見える。インプラント埋入に先立って下歯槽神経血管束が移動されている。下歯槽神経血管鞘の破綻などは認められず、良好な経過を得られると予想できる。臨床記録のために術中写真が必須である。

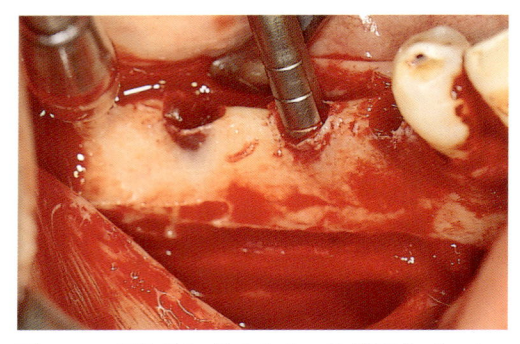

図15-27 ドリリングのため、神経束をバーから慎重に遠ざける操作。器具の操作およびインプラント埋入における一連の処置は慎重に行う必要がある。

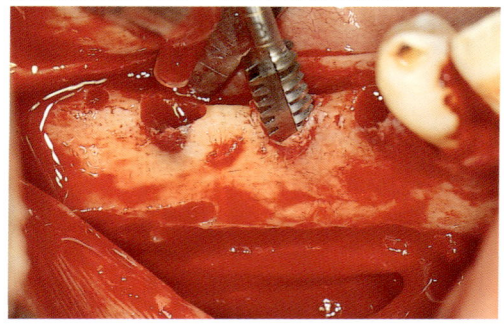

図15-28 ボーンタップの使用。皮質骨においてインプラント埋入を容易にするためには、タップを切る必要がある。神経血管束は安全に圧排されている。

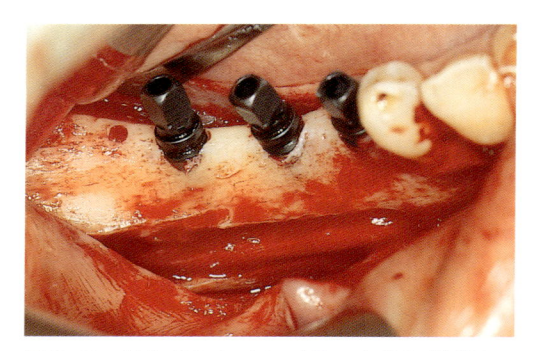

図15-29 埋入されたインプラント体に隣接して下歯槽神経束が観察される。

骨でのてこ作用を利用して、管の周囲にある壊れやすい骨を、図15-26のようにまず上方から、そして下方へと注意深く除いていく。次いで神経血管束は、エキスカベーターを用い、下顎管壁との接触において鋭縁を維持していることを確かめながらエキスカベーターで注意深く神経管を移動していく（図15-26）。一度動かすと、エキスカベーターを用いることによって、神経血管束全体が露出した管の全域に沿って、頬側に移動できる。

インプラントの埋入

移動させた神経はインプラント埋入窩を形成する際には鉤で保護しておく。埋入窩の形成はドリルによって行われるが（図15-27）、大半のケースでは骨へのタップを切る操作を含めすべてのステップで下顎の下方の皮質プレート内に正確に位置づけして埋入する必要がある（図15-28）。良好なインプラント長さを得るという観点から、より幅広いインプラントは重要ではない。このことはまた、イン

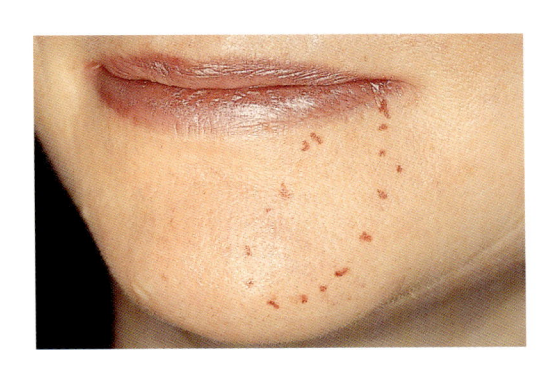

図15-30 術後の知覚障害の有無の確認に感覚テストを行っているところ。便宜的に過敏な領域は赤で、鈍麻領域は緑で囲まれている。過敏な領域は順調に回復している。

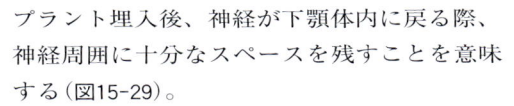

プラント埋入後、神経が下顎体内に戻る際、神経周囲に十分なスペースを残すことを意味する（図15-29）。

インプラントを埋入し、アバットメントのために必要な角度を測定した後、神経は下顎体内へ戻される。インプラント体と血管神経束のスペースの維持のためにはβ-TCPのような顆粒状の吸収性の骨補填材を用いてもよい。必要があれば、皮質骨の確実な治癒のため、創閉鎖の前に溝内に骨補填材を適用してもよい。

創閉鎖

密な封鎖を得るために、慎重な創閉鎖を行う必要がある。単純結節縫合に水平マットレス縫合を併用することで、良好な閉鎖が期待できる。インプラントは前述のとおり、二次手術とそれに続く補綴修復まで、一般的に6ヵ月の治癒期間が必要である。

モニタリング

知覚の回復の評価では、すべての神経機能をカバーする、一連の神経線維の感覚テストによるモニタリングが必要である。

・鋭さに対するテスト―痛みの反応を導くために鋭いプローブを使用する。過敏な反応と鈍い反応を記録し、異なったカラーペンを使って描く。過敏は、回復のサインとしてとらえられ、一方、鈍麻は回復が遅いことを示唆する。
・触覚に対するテスト―綿の束が、口唇やオトガイに軽く触れることで、触覚に対する回復をモニタリングできる。
・熱さに対するテスト―55℃の湯に浸した綿花で熱に対する感覚をモニタリングできる。
・冷たさに対するテスト―綿花上に吹き付けた塩化エチルは、冷覚をモニタリングできる。
・二点識別テスト―二つの異なった部位を感じる場合の、その最小の距離を測定する。おのおのの患者で、反対側の影響のない側で、識別距離の測定を行う。上唇は神経の分布が均一な配分となっており、理想的である。二つの点が描かれた場合、二点間距離を記録し、その識別距離を比較することで、患側のテストのために用いられる。

これらのテストは回復の程度をモニタリングするために術後2週間、1ヵ月、3ヵ月、6ヵ月後に施行される（図15-30）。

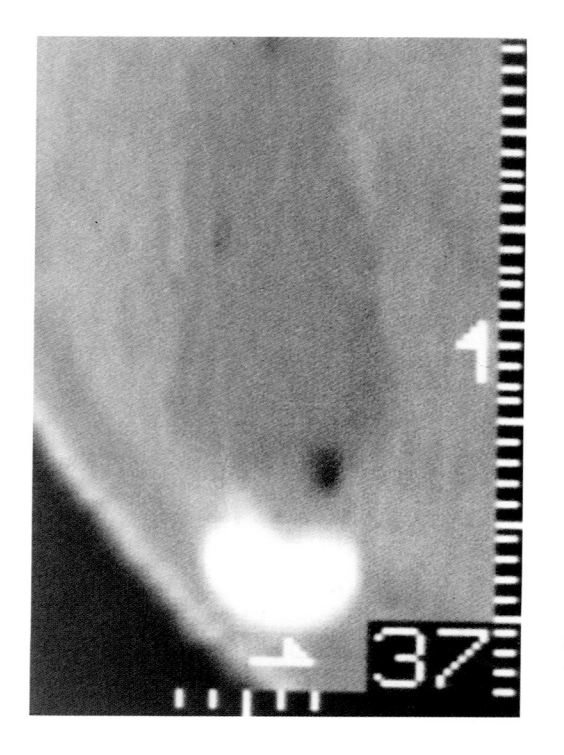

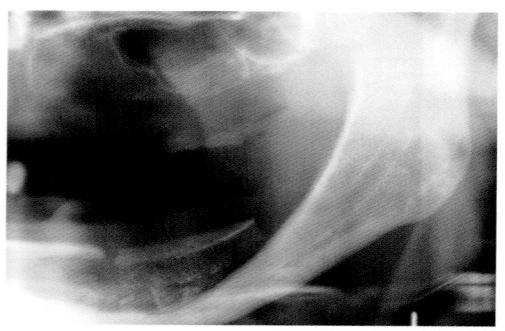

図15-31(左) 臼歯部の骨がほとんど吸収した下顎骨の横断CT画像。下歯槽神経は、下顎骨表層の下歯槽神経管の中に観察される。顎堤上に、X線透過領域として認められるのはワックスでできたブロックで、これにより骨の喪失量が推定できる。

図15-32(上) 骨移植後の左側下顎骨のパノラマX線像。神経は、移植骨の遠心に設置された新しい孔を通って出てきている。下歯槽神経束が観察される。2個の移植骨が固定されていることに注目。

オンレーグラフトと神経移動術の併用

　オンレーグラフトと神経移動の併用が必要となるのは下顎骨の著しい吸収が生じている場合や、下顎骨が骨折を起こす危険性がある場合である(図15-31)。

　神経移動は移植と同時に行うか、その後に行われる(図15-32)。しかし骨移植を同時に行うほうが推奨される。というのは、そうすることで、二段階のときのように軟組織内にある神経を移動させる必要がなくなるからである。二段階で行われた場合、それほど重要でない場合には下歯槽神経の切歯枝を切断することもある。また下歯槽神経の解剖学的な走行は変化するので、これは患者記録に残す必要がある。このような場合インプラントは骨移植と同時には埋入されず、いったんリモデリングが行われ移植骨の血管が再生した後に埋入される(図15-33〜36)。

切開

　切開は付着組織の頂部を二分するように入れられる(図15-37)。この神経は場所によって骨外に露出しているので、損傷がないように神経を避けて切開線を設定することを頭に描いておく必要がある。切開は正中から臼後部まで伸ばされる。骨膜弁を翻転することで十分な骨露出が得られる。とくに骨移植部位の被覆が必要なので、十分な創露出が必要なのである。

下顎骨後方

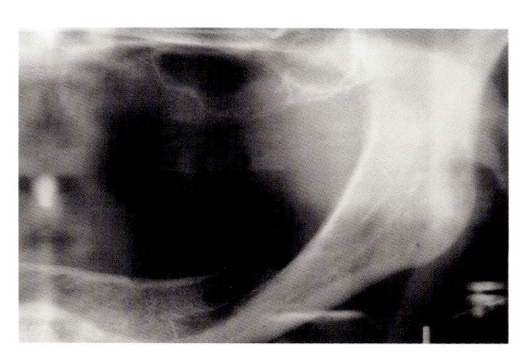

図15-33　術後5ヵ月のX線像。2個の移植骨はお互いに癒合し、既存骨に生着している。

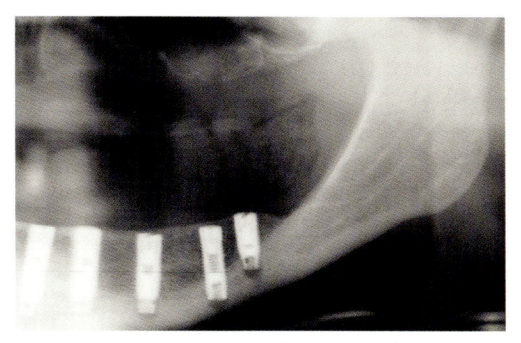

図15-34　インプラント埋入後のX線像。

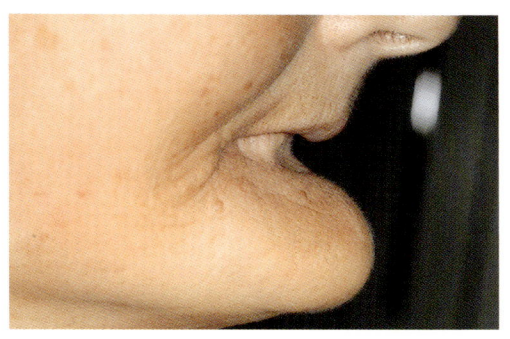

図15-35（上）　術前の患者の側貌。鼻と口唇を結ぶ線の傾斜がきつくなっており、上顎骨の高さが減少していることを示している。オトガイ部の突出は、過蓋咬合であることを示している。

図15-36（右）　同じ患者の術後の側貌。顔貌が改善されている。最終補綴物が装着されている。

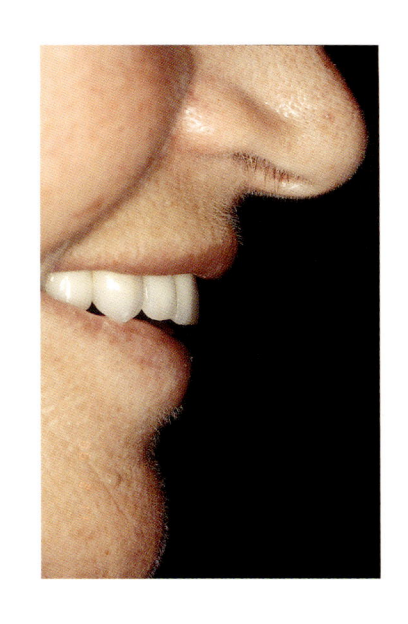

図15-37　神経移動術と骨移植の術前の写真。下顎骨が高度に吸収されているのがわかる。顎堤の角化組織に限局して小さい隆起が見られ、歯槽頂であることを示している。オトガイ孔の位置と歯槽頂の切開線に沿ってマークが入っている。

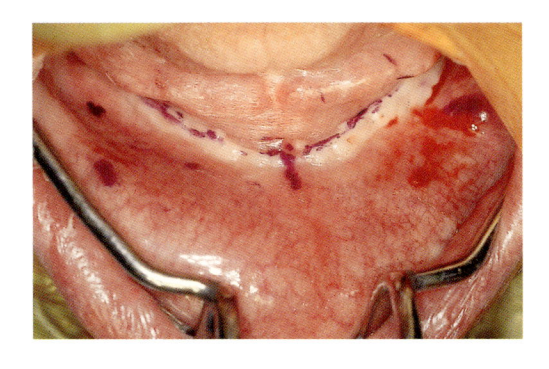

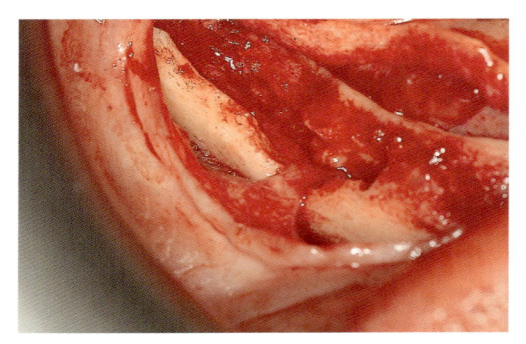

図15-38 右側の術中写真。オトガイ孔と下歯槽神経束が明示されている。下顎骨上部から、下歯槽神経へアクセスしているところに注目。

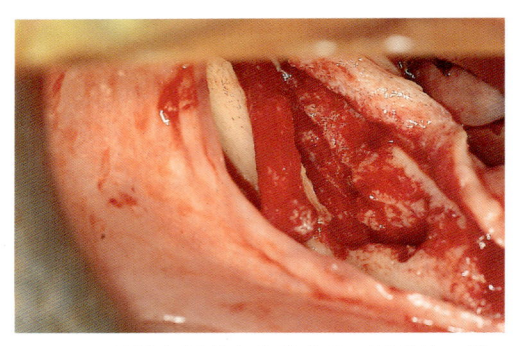

図15-39 神経血管束を移動する。切歯枝の神経は切断されている。

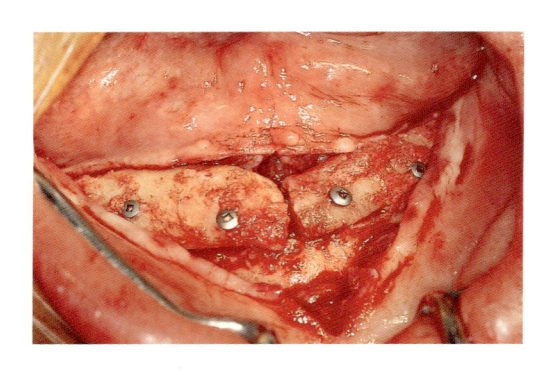

図15-40 腸骨自家移植骨によるオンレーグラフト。固定され、縫合する前の写真。インプラントは、約3ヵ月の治癒期間を経過した後埋入される（H. Plaha氏により骨採取）。

下歯槽神経へのアクセス

下歯槽神経へのアクセスは下顎骨の表層に位置するオトガイ孔より得られる（図15-38）。切歯枝は5mm前方付近まで明示し、切断する（図15-39）。下歯槽神経は下顎骨の歯槽頂からのアプローチで露出させ、移動して第二大臼歯部に孔を形成し、そこから骨外に出るようにする。

骨移植

移植骨は腸骨稜から同時に切除しワイヤーやスクリューを使用して固定される（図15-40）。状況によっては、骨移植は確実な状況下で処置の最終段階に行わなければならない。

インプラント埋入

インプラントは移植骨の再生と血管再生が完了してから埋入されるべきである。インプラントの埋入は理想的には移植骨と残りの下顎骨とを固定できるような位置に設定する。二次手術と補綴修復までには3ないし6ヵ月の待期を要する。

下顎骨後方

```
┌─────────────────────────────┐
│ OPT、CT画像に基づく評価基準 │
│  ・骨の高さ                 │
│  ・骨幅                     │
│  ・下歯槽神経束の位置       │
│  ・骨質                     │
│  ─────────────────────────  │
│  顎間距離                   │
│  創部を十分に被覆する軟組織 │
└─────────────────────────────┘
              │
         ▼ 不十分な骨 ▼
```

・骨幅の喪失 ・骨頂から下顎管の距離 ・11mmより大きい残留骨の高さ	・骨の高さの喪失 ・9 mm以下の残留骨の高さ	・重篤な骨喪失 ・脆弱な下顎骨
以下に基づく決定 ・咬合荷重 ・骨質 ・インプラント本数	**以下に基づく治療決定** ・創部を十分に被覆する軟組織 ・顎間距離 ・十分な供給側 ・咬合荷重 ・骨質 ・インプラント本数	**以下に基づく決定** ・創部を十分に被覆する軟組織 ・顎間距離 ・十分な供給側 ・下顎骨のトータルの高さが7 mm以下
オンレーグラフト（幅） ・インプラント長さ≧11mm	**オンレーグラフト（高さ）** ・インプラント長さ≧11mm　　　**神経移動術** ・インプラント長さ≧5 mm	**神経移動術とオンレーグラフトの併用** ・インプラント長さ≧15mm

フローチャート15-1　下顎骨後方の評価

第16章
軟組織修正外科手術

訳／申　基喆
明海大学歯学部口腔生物再生医工学講座歯周病学分野・教授

はじめに

　本書において概説したプロトコールの目的は、治療結果を明確にすること、およびそれらを予知性の高い手法に基づいたものとすることである。生体反応は患者によって異なることから、修正手術が必要となるような予期せぬ結果が生じることもある。外科的な軟組織修正外科手術は、問題が生じた場合に、機能的および審美的に治療結果を改善するために行うものである。

　本章では、軟組織の修正に利用できる外科術式をいくつか紹介し、それらが必要となる適応症例を提示する。

　歯科医師は、軟組織修正外科手術のテクニックが本書において提示した症例だけではなく、さまざまな症例に応用できるように、その外科処置の原理を理解しておく必要がある。フローチャート16-1は、読者が最適な外科術式を選択する際のガイドとなる。しかしながら、便宜上、それぞれの術式は、適応症を列記して概説する。

　歯周治療学の成書には、天然歯周囲の軟組織欠損の形態を修正するための術式が豊富に記載されている。これらをすべて解説することが本書の目的ではない。しかしながら、読者は、それらの基本的な原理については理解しておいたほうがよいだろう。歯周治療学および補綴前外科処置に関する成書に記載されている術式のいくつかは、インプラント治療学と関連性があるため、本章においても解説する。

口腔前庭形成術

　広範な可動性で非角化性のインプラント周囲粘膜は、患者にとって多くの問題の原因となりうる。これら質の劣った組織は、隣接領域と調和しないという審美の本質そのものを表しているかもしれない。幅の広い可動性組織は、非常に清掃が困難であるという機能的な問題の原因ともなり、これは言い換えると炎症の誘因ということになる。痛みや腫脹を伴う炎症は、口腔衛生状態の不良により生じることは明白であり、持続的にその状態をさらに悪化させるであろう。

　可動性で非角化性のインプラント周囲粘膜は、進行した顎堤吸収を認める場合にしばしば見られ、その局所では、角化組織は存在せず、筋の付着が歯槽頂部の高さに認められる。

インプラントを口腔内に開窓させた後、このような領域では、患者が通常の衛生状態を維持することが不可能であるため、医療行為の介入が必要となる。

このような状態は、吸収した顎堤に骨移植術を行った後にも見られることがある。つまり、大きな移植骨上を被覆して粘膜で閉鎖するために、組織を伸展させた場合にしばしばみられる。

外科術式の原則

口腔前庭形成術は、口腔前庭を再形成し、筋の付着部位を根尖方向に移動させることにより、非可動性のインプラント周囲軟組織を形成する。筋の再付着は、遊離歯肉移植による付着した角化粘膜の形成により増強される。これにより、インプラントのアバットメントや上部構造周囲の軟組織の安定性が向上する。

この外科術式では、インプラントのアバットメント周囲における骨膜の切開は行わず、部分層切開を必要とする。骨膜が骨に付着した状態で筋付着の分離が確実にできたか、注意を払う必要がある。ここでは鋏もしくはメスが用いられる。筋組織はフラップとともに剥離され、根尖側に移動した状態で骨膜に縫合される。臨床家は、筋の再付着がさらに根尖側寄りとなった場合には、顔貌に影響を及ぼすことがあることを覚えておかなければならない。

露出した骨膜は後に上皮化するが、骨膜を保護するために歯周包帯を用いてもよい。あるいは、骨に付着している骨膜上に遊離歯肉移植片を縫合することもできる。こうすることにより、血管再生に必要な移植片の安定を確実にすることができる。遊離歯肉移植を行うことにより、より厚みのある付着粘膜が得られ、これは角化しているため、その頑健性により審美と清掃性が高められる（図16-1、2、症例1）。

小帯切除術

インプラント周囲の歯肉退縮や辺縁部の炎症などの原因となりうる局所的な筋の付着は、歯周病学の文献で述べられているものと同様の方法で対処することができる。

筋付着の切断と根尖側方向への再付着は、潜在的もしくは現存する問題を解消するための効果的な方法である。

遊離歯肉移植術

遊離歯肉移植に用いる組織は口蓋から採取され、露出した骨膜を被覆するのに用いられる。移植片には血流がないため、血液供給は下層の骨膜から得られる。そのため、移植片は再血管化が行われるように完全に固定され、かつ、どのような動きからも隔絶されなければなれない。移植片の表面性状や色調は供給側によって決定され、受容側と異なるかもしれないことを覚えておかなければならない。これは1～2歯に限局した小さな移植片を用いた場合に影響を及ぼす。

外科術式
受容側の準備

受容側の準備については、口腔前庭形成術の項ですでに概説した。必要とされる移植片の大きさは直接計測したり、または移植される領域の上で適した大きさに切ったテンプレートを用いて決定することもできる。この方法は移植片の外形を供給側上にマークできるため、適切な大きさの移植片の採取が可能となる。

供給側の準備

　角化組織は口蓋においてもっともよく見られる。切開を行う前に必要量をマークしておく。こうすることにより、正確な大きさの移植片を得ることができる。メスを用いて上皮組織のおおよそ1～2mmの厚みを移植片として切離する。こうすることにより、受容側と供給側の双方を再生し、知覚神経分布を回復することができる。供給側は上皮化するまで放置するか、もしくは歯周包帯やレジンシーネで保護する。

移植片の固定

　移植片は、動かないように縫合固定しておかなければならない。3-0のVicryl縫合糸を移植片の位置を固定するための縫合に用い、6-0縫合糸は、移植片を骨膜に縫合固定するのにもっとも適している。アクリル製のテンプレートを歯周包帯で固定することによって、移植片をさらに安定させることができる。

上皮下結合組織移植術

　結合組織移植片には、血流と上皮がなく、血液供給を上皮のない片面もしくは両面から得るように意図されている。これらは口蓋から採取され、用途が広い。結合組織移植術は、瘻孔の閉鎖や軟組織量の増大など非常に多くの適応を有している。
　結合組織移植術の2通りの用例を以下に示す。
・瘻孔の閉鎖…結合組織移植術は、瘻孔や術前、術中、および術後に生じた軟組織の穿孔部の閉鎖に非常に役立つ。結合組織移植術は、たとえば骨移植術などの際に、穿孔したフラップの下に置くことにより、穿孔を閉鎖する目的で用いられる。小さな口腔上顎洞瘻もまた修復可能である。これらの術式の背景にある原理は、移植片の両面を経由して周囲組織から血管新生された結合組織移植片により、瘻孔や欠損の直下にバリアを形成することである。術野の大きさは、移植片への血液供給の増加や再血管化の成功に影響を与える。咬合荷重の開始時期を遅らせる必要がある抜歯即時インプラント埋入などのような、より大きな欠損では、周囲組織の下に大きな結合組織を移植する場合に限り、移植片が生存可能である。これはまた従来からの、あるいは歯内療法でのアマルガム沈着を除去する目的でも用いられる。
・軟組織量の増大…結合組織移植術は、創傷治癒不全により軟組織に裂開が生じた部位に用いられる。インプラント頸部周囲の歯肉退縮、もしくは歯間乳頭の喪失などは、最小限度に修正することができるが、その予知性は限定される。結合組織移植術は、ポケットを形成し、その中に移植片を固定することによって、組織量を増大することができる。この種の移植術ではまた、角化組織を形成することが可能で、これは色調や質感が周囲の上皮と調和した、上皮化した結合組織となるという利点を有している。

外科術式

受容側の準備

　受容側の準備は、まずはじめに、結合組織移植片を挿入するポケットを上皮と骨膜との間に形成する。正確な大きさと形態の移植片を採取できるように、必要とする移植片の大きさを計測し、それを口蓋部に転写する。歯肉増大を必要とするケースでは、唇側面にポケットを形成する。瘻孔や欠損の調整を必要とするケースでは、移植片が瘻孔を塞ぎ、瘻孔の辺縁を超えるような範囲の嚢状腔を準備

する。いずれの場合においても、結合組織移植片を正しい位置に引き込むために1糸ないしそれ以上の縫合が用いられる。そして、移植片をその位置で固定するために追加縫合を行う。

供給側の準備
　上皮下の結合組織へのアクセスを得るために、歯槽頂と平行な1本の切開、もしくはL字切開が用いられる。切開の手順については図16-41に示す。

複合移植術

　複合移植術は、本質的に上皮下結合組織とともに採取された、一部に角化上皮を含んだ結合組織移植術である。結合組織の再血管化は、上皮を含まない結合組織領域を経由して達成されるため、移植片への血管分布の確立は、結合組織の表面積の大きさによって決定される。

適応症
角化組織の獲得
　角化組織をインプラント頸部に作り出すことが可能である。移植片は口蓋から採取され、軟組織増大を必要とするインプラントの唇側面に形成した嚢状腔内に縫合操作によって挿入される。さらに角化組織の部分はより細かな縫合により正確な位置に固定される。移植片は結合組織と周囲の血管が分布した組織間の界面から血液供給を得る。

有茎弁移植術

　ここで記載された有茎弁は、上皮下の血管分布が豊富なフラップであり、口蓋部から得られ、それが2つの異なった方法によって必要とされる領域に移動される。得られる組織によって用いる術式の選択を行う。しかしながら、有茎弁への血液供給はフラップデザインを考えるうえで重要となってくる。

適応症
　有茎弁移植術は瘻孔(たとえば、口腔上顎洞瘻)の閉鎖や、付着角化組織の再生のみならず軟組織量の増大にも用いられる。

上皮の穿孔部閉鎖法としての適用
口腔上顎洞瘻：有茎弁移植術は、頰側伸展弁を用いた場合に生じやすい付着組織の喪失が起こらない、優れた、そして予知性のある口腔上顎洞瘻の閉鎖法である。欠損周囲に形成した上皮下のポケットへ挿入したフラップの生命力は、解剖学的に無理のない予知性のある欠損部の閉鎖を可能にする。そしてその後に行われる、あらゆる骨欠損の修復が容易になる。

即時インプラント埋入後の抜歯窩：抜歯と同時のインプラント埋入は、即時荷重や歯肉界面の治癒に効果的であるかもしれない。しかしながら、インプラントの適切な安定性が得られないような症例では、遅延型の荷重とする必要がある。有茎弁は、結果として生じた窩の軟組織による被覆を、付着組織を喪失させることなく、非常に効果的に行える。さらに、唇側の軟組織量を効果的に増大できる。
　この術式は、抜歯即時インプラント埋入が望まれるが、軟組織外形の改善が同時に必要な症例にも適応される。有茎弁は軟組織外形態を改善し、インプラント埋入後6週間で荷重の開始が可能となる。

骨移植部の閉鎖：口蓋側の骨欠損がある場合、あるいは裂開が存在したり、骨稜への器具を到達させるために歯槽頂切開を用いたようなケースでは、創部の閉鎖が困難となる場合が多い。このようなケースでは有茎弁移植術が用いられる。

インプラント上部の閉鎖：インプラント上部の閉鎖は、インプラント開窓後に付加的に硬組織もしくは軟組織の増大術を行わなければならないケースなどで、必要となる場合がある。これは補綴処置完了後に必要となることがある。インプラント上部の閉鎖は、唇側の角化粘膜の口蓋側移動なしに、予測通りに達成できる。

軟組織増大法としての適用

歯間乳頭の再建：歯間乳頭は、適切な骨のサポートがあれば有茎弁移植術により再建できる。フラップの血管分布は、維持可能な乳頭高さの増加をもたらす。

唇側軟組織量の増大：インプラント開窓の前にこの術式を用いることにより、インプラント唇側の軟組織量を増大させることができる。しかしながら、この術式がインプラント開窓後に行われた場合には、アバットメントを除去してインプラントを被覆する必要がある。その場合には、移植片が治癒し、再度インプラントを開窓させるその後の段階までの間、プロビジョナルレストレーションを使用する必要がある。軟組織陥凹の再発を避けるために、異なったアバットメントの使用が必要となることがある。

外科術式

フラップデザインは2つの基本原理に従うべきである。
- 十分な血液供給の維持
- 目的を達成することができるだけの十分な可動性をもつ組織

上皮下の結合組織への到達性（アクセス）は、部分層フラップを用いて口蓋上皮を剥離することで得られる。切開のデザインは、受容部の位置や用いるフラップのタイプで決定される。フラップに必要な結合組織の形は、しばしば骨膜を含んで切開される。このフラップを完全な血液供給を維持した状態で剥離し、受容部に移動させる。結合組織フラップは上皮下に挿入し、いかなる部分の上皮の上にもかぶせてはならない。そうすることによって、受容部への結合組織の付着が確実となる。

3-0のVicryl縫合糸を用いて有茎弁の端を、形成した上皮下のポケットに引き込む。さらに細い縫合糸（6-0 Vicryl）により、より緊密に辺縁部を縫合する。次に、部分層の上皮からなるフラップを元の位置に戻し、供給部とフラップの一部を覆うように縫合する。

側方有茎弁移植術

側方有茎弁移植術は、前述した目的のいずれかのために第二小臼歯や大臼歯部でもっとも一般的に用いられる。このタイプのフラップは、大口蓋孔からの豊富な血液供給を受けるように設計されているため、きわめて信頼性が高い。通常、上顎前歯部ではフラップが受容部の上を側方に移動できるだけの十分な組織が存在する。

切開は被覆しようとする窩や瘻孔の範囲内に行う。部分層切開を残存歯に近接して歯槽頂に沿って前方に延長する。延長は、口蓋皺襞下部の組織の厚みと前歯部によって制限される。

したがって、手術計画の立案に際しては、

術前に組織の厚みを計測しておく必要がある。その場合、局所麻酔針の使用は非外傷的で効果的な方法である。この切開の前方延長において直交する部分層切開により、上皮下の結合組織へのアクセスを得ることができる。そして、必要に応じて切開を遠心に広げる。骨に達する結合組織の穿孔を起こさないように確認しながら、部分層フラップを慎重に持ち上げる。

有茎弁の外形切開は、近遠心的に走行する2本の平行な切開を用いる。次に、フラップの長さの前方限界の位置で垂直切開を行う。十分なフラップの可動性を得るために、欠損へ向かって遠心方向に平行な切開を延長する必要がある。

フラップを必要に応じて持ち上げ、唇側の欠損を被覆するために側方に回転させる。フラップは上皮と交差してはならず、欠損部唇側面の上皮下組織中に形成したポケットに挿入しなければならない。ポケットに移植片を引き込み、そして固定するために3-0 Vicryl縫合糸を用いる。さらに、6-0 Vicryl縫合糸により移植片を正確な位置に固定し、部分層の上皮弁を復位させる。

反転有茎弁移植術

反転有茎弁移植術は、切歯や犬歯部においてもっとも一般的に用いられる。これは、側方移動に利用可能な限られた組織が、これらの領域にしばしば存在するからである。正中線の反対側に組織を移動することが可能な場合もあるが、正中部の領域は薄い組織であることや、血液や感覚神経の供給の面などから、一般に可能ではない。

部分層の上皮弁形成のための切開は、被覆しようとする窩やポケットの辺縁部内に行う。切開線の遠心部への延長は、口蓋からの血液供給を最大限に得るために、歯槽頂のそばに平行に入れる。切開が正中部にきわめて接近していなければ、アクセスは第二大臼歯の遠心面と同じくらい遠心部に広げられるかもしれない。より広い移植片が必要であるなら、大口蓋孔からの神経血管の供給を遮断させないようにするため、遠心への拡大は第一大臼歯の遠心面を越えるべきでない。有茎部は、近遠心的に走行する2本の平行な切開線によって形成される。平行な切開と直交した遠心切開は、大口蓋孔から血液供給を妨げるであろう。

したがって、有茎弁移植の成功は側枝からの血液供給によって決定されるし、また、有茎弁の前方が、広い領域で下層の骨と付着していることが必要である。通常、下層の骨に付着した状態の有茎弁1ユニットのために、2ユニットの有茎部が必要となる。

2ユニットの反転弁のうち、1つは付着している部分を覆い、そして残りの1ユニットだけが必要な目的に利用することが可能であるということを覚えておかなければならない。

症例1：口腔前庭形成術と遊離歯肉移植術

この症例は、骨移植術後に口腔前庭の再形成を目的に口腔前庭形成術と遊離歯肉移植術を行った。

患者は60歳の女性で、広範な硬組織および軟組織の欠損が認められた。これらは腸骨稜から採取した骨移植術により調整された。口蓋部への遠隔切開が用いられた。移植材料の軟組織による被覆により、口腔前庭が喪失した（図16-1～16）。

軟組織修正外科手術

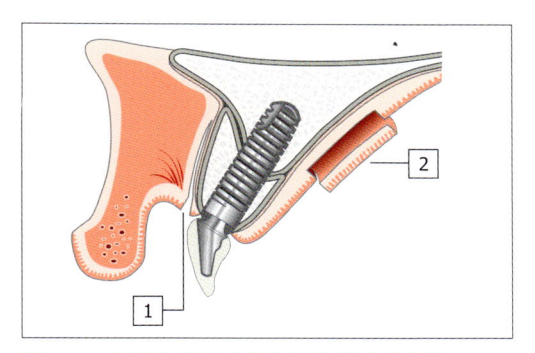

図16-1　口腔前庭形成術と遊離歯肉移植術のための受容側と供給側の切開を示す図。1）筋の付着を根尖側へ移動させるための、唇側の部分層切開。骨移植材への血液供給を維持させるため、骨膜は剝離しない。2）2mmの厚みの口蓋部角化組織移植片を採取するための切開。辺縁組織への神経支配や血液供給を行っている上皮下の粘膜を分断させないように、表層部のみを採取する。これにより、比較的広い範囲からの移植片の採取が可能となる。

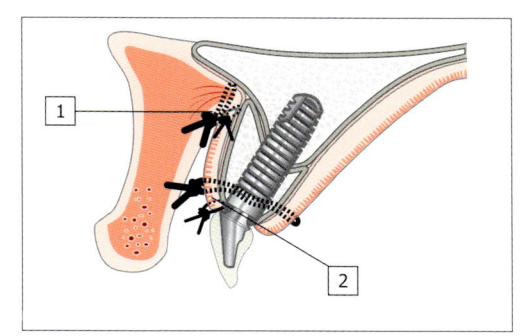

図16-2　術式が完了した状態を示す図。1）口腔前庭形成術では、筋の付着部位を根尖側に移動させ、吸収性縫合糸により縫合して完了する（3-0Vicryl rapid, Ethicon, Somerville, NJ, USA）。2）遊離歯肉移植片は3-0Vicryl縫合糸により所定の位置に固定される。移植片の辺縁部は、安定性と正確な位置を保つために、6-0Vicryl縫合糸により固定される。

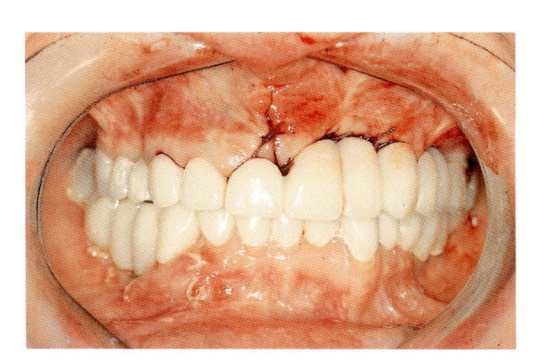

図16-3　治療開始時の患者唇側面観から金属とアクリル製のプロビジョナルブリッジが認められる。患者左側の顎堤欠損部の範囲では、歯冠長が長くなったように見える。

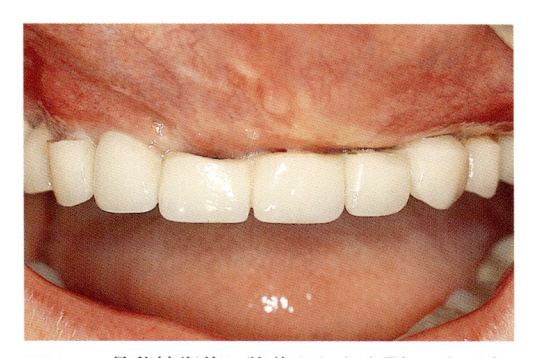

図16-4　骨移植術後に装着された上顎のプロビジョナルレストレーションの唇側面観。顎堤は改造の過程を補うためにオーバーカントゥアとなっている。プロビジョナルレストレーションの歯冠長の減少および口腔前庭の狭小が認められる。角化付着組織は認められない。

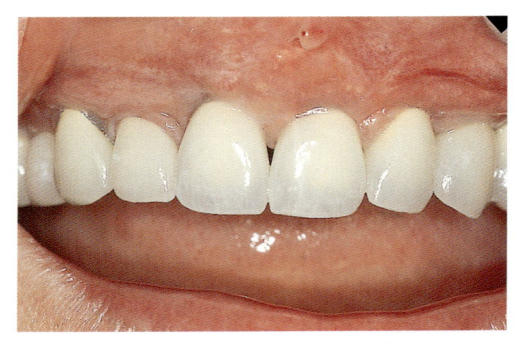

図16-5 上顎のメタルセラミッククラウンによる最終補綴後の唇側面観は、良好な歯冠形態を示している。

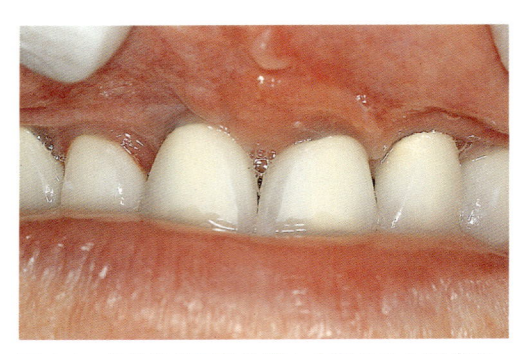

図16-6 非角化性可動粘膜から現れる上顎歯の拡大像。

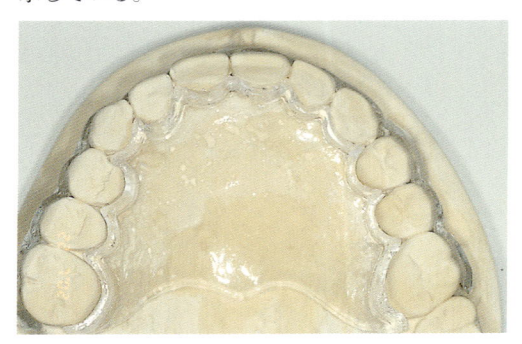

図16-7 技工用模型は、角化軟組織移植片採取後の口蓋部の保護のために真空成形された透明レジン製のスプリントを示す。

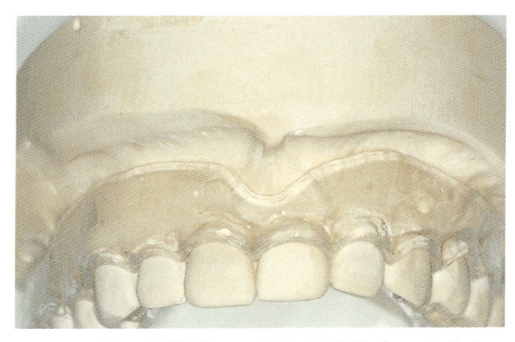

図16-8 技工用模型は、軟組織移植片の安定を得るため唇側で使用するように設計され、真空成形されたスプリントを示す。

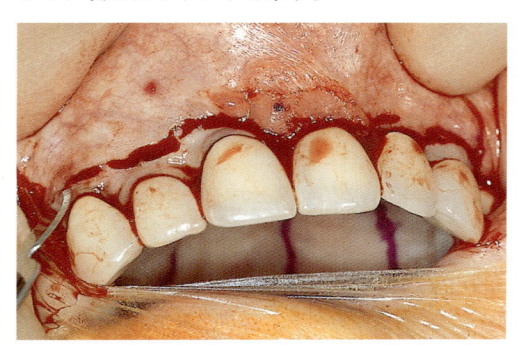

図16-9 最終補綴物の歯頸縁周囲への切開から始められる。部分層切開は図17-1に示す。

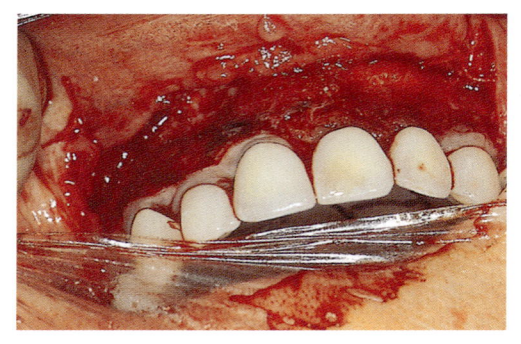

図16-10 部分層フラップの翻転により骨膜が露出した状態の唇側面観。移植骨を被覆している骨膜は、予定している遊離歯肉移植術のための血液を供給する。筋の付着部は、根尖側に移動させるために翻転されている。必要となる移植片の大きさを計測する。

軟組織修正外科手術

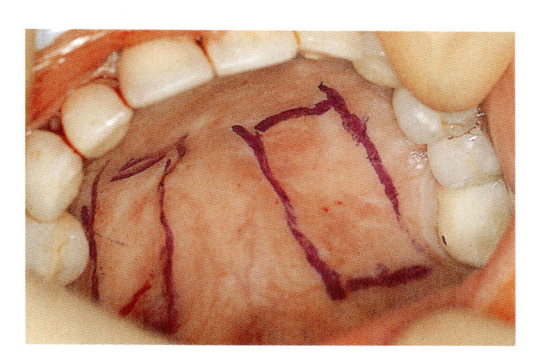

図16-11 口蓋側面観は、唇側における計測結果を元にした、採取する移植片の外形を示す。

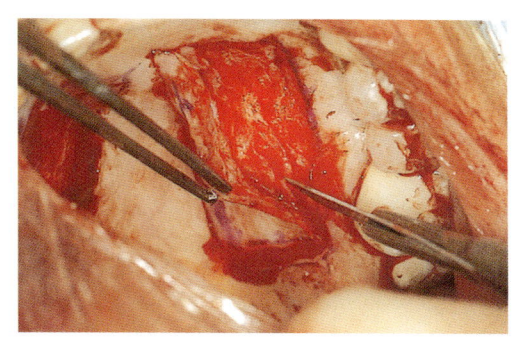

図16-12 図16-1で図示したように、粘膜下組織を温存した状態で、上皮付きの移植片を採取する。

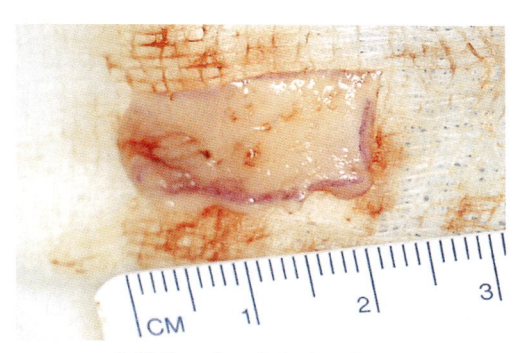

図16-13 移植片は生理食塩水で湿らせたガーゼ上に保存する。移植片の大きさを確認する。

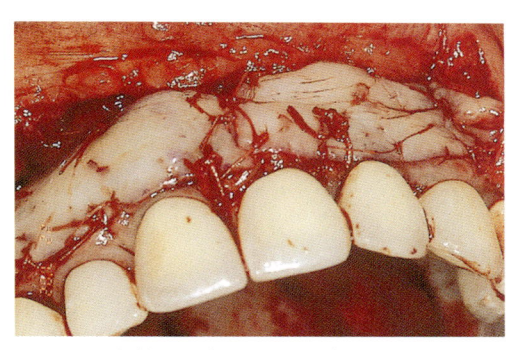

図16-14 術後の状態。遊離歯肉移植片が所定の位置に縫合されている。

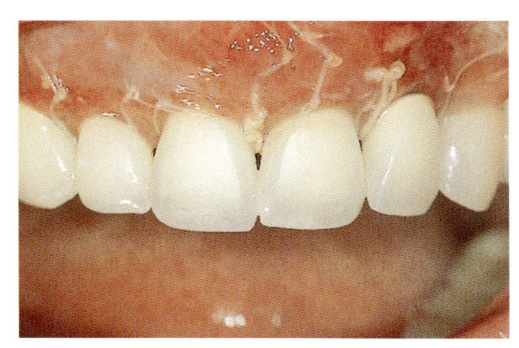

図16-15 2週間の治癒期間後の唇側のスプリントを外した後の移植片の唇側面観。

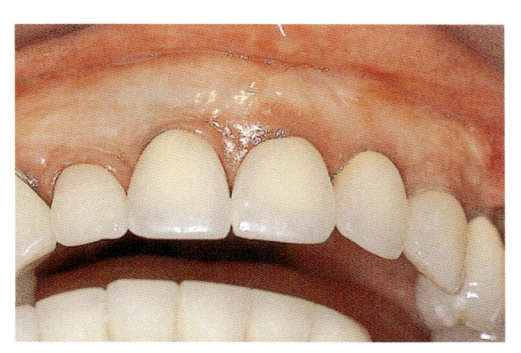

図16-16 唇側軟組織の術後の状態から、口腔前庭の再形成と角化軟組織の存在が明らかである。

図16-17 一連の4枚の図は、上顎臼歯部の瘻孔を修復するための側方もしくは回転有茎弁移植術を4段階で示している。

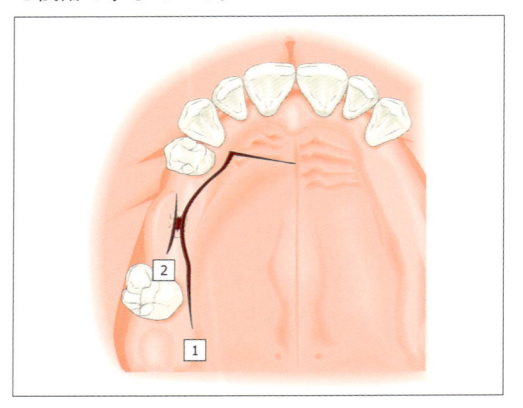

図16-17-a ステージ1）口蓋部への部分層切開を行い上皮弁を翻転し、下層の上皮下粘膜と骨膜層を露出する。ステージ2）瘻孔の唇側面に部分層切開を行い、上皮下のフラップを挿入し、固定するための囊状腔を形成する。

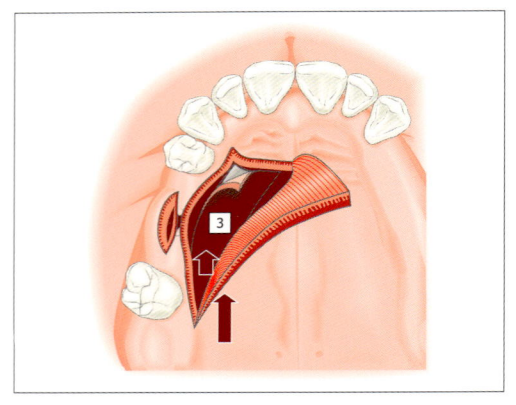

図16-17-b 上皮下の結合組織弁を形成するために、骨膜に至るまでの全層切開を行う。図中の矢印で示すように、有茎部への血液供給に対して考慮しなければならない。

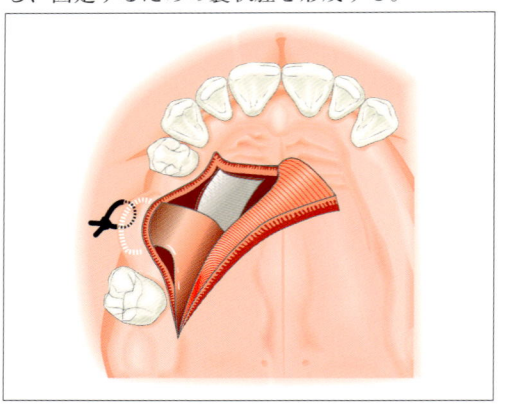

図16-17-c 有茎弁は、縫合によって瘻孔の唇側に形成したポケットに移動し、挿入する。その結果、血液供給が豊富で生存可能な有茎弁により瘻孔が閉鎖される。

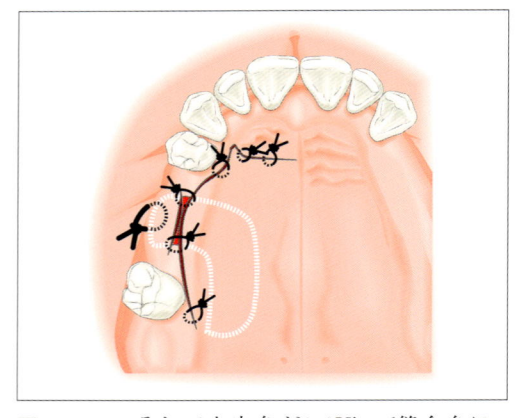

図16-17-d そして上皮弁が6-0Vicryl縫合糸によって縫合される。瘻孔上の上皮性の閉鎖は2層性となる。

症例2：側方有茎弁移植術

この症例は、埋入後10年でコントロール不可能なインプラント周囲炎が原因で喪失したHAコーティングインプラントによって生じた口腔上顎洞瘻を閉鎖するため、回転有茎弁を使用したものである（図16-17〜27）。

軟組織修正外科手術

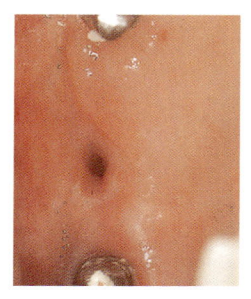

図16-18 第一大臼歯部に認められた口腔上顎洞瘻の咬合面観。

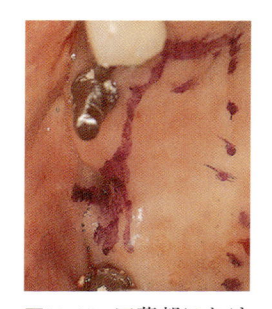

図16-19 口蓋部における部分層弁の外形を示す咬合面観。瘻孔の辺縁組織を含んだデザインとなっている。唇側上皮下のポケットもまた瘻孔の辺縁部を基点とする（図16-17）。

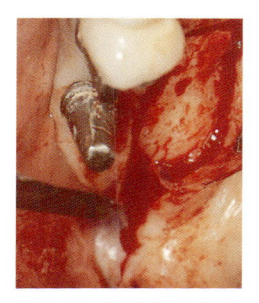

図16-20 部分層の上皮弁を翻転し、下層の結合組織を露出させる（図16-17）。

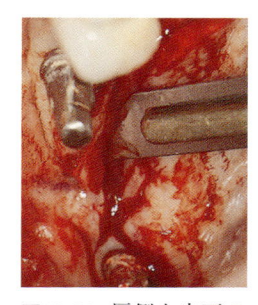

図16-21 唇側上皮下のポケット形成時の咬合面観。瘻孔の辺縁部から形成を開始する（図16-17）。

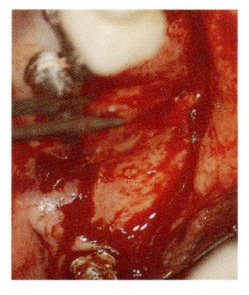

図16-22 図16-17に図解したように、有茎弁に可動性を与える。

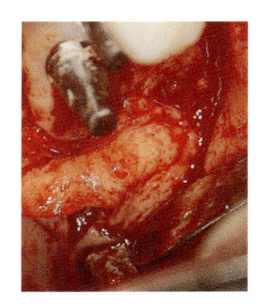

図16-23 瘻孔を被覆するため、有茎弁に十分な可動性を持たせ回転させて、唇側のポケット内に挿入している。

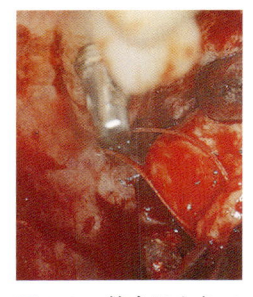

図16-24 縫合によりフラップを上皮下のポケット内に引き込んだ状態（図16-17）。

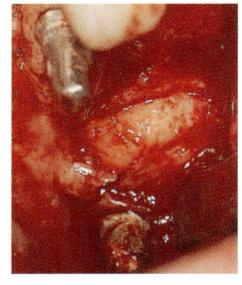

図16-25 引き込み縫合（drawing suture）で固定して、フラップを縫合。血管分布により生存可能なフラップによる瘻孔の完全な被覆が認められる。

図16-26 | 図16-27

図16-26 部分層の上皮弁を縫合し、2層性の閉鎖環境を得ている。

図16-27 咬合面観は、術後1ヵ月の治癒状態を示す。

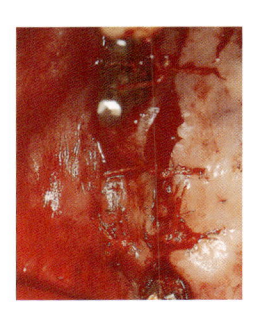

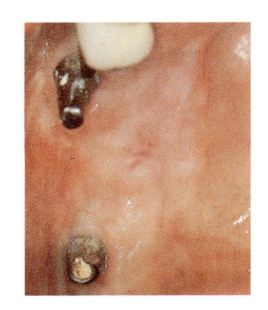

図16-28 一連の8枚の図は、前歯部の抜歯窩即時埋入インプラント、もしくは閉鎖を必要とする他の欠損を被覆閉鎖するための反転有茎弁移植術を示している。

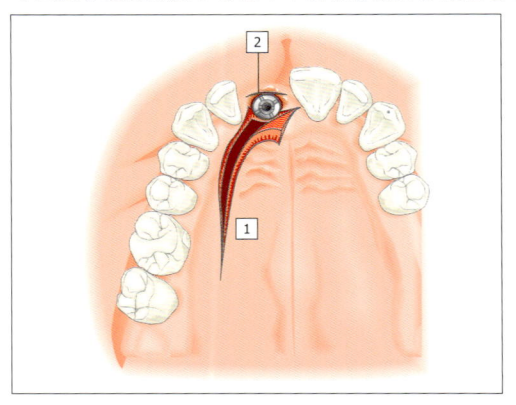

図16-28-a1) 切開線外形を示す咬合面観。ステージ1：粘膜や骨膜の付着を残した、部分層の上皮弁を翻転するための口蓋部の部分層切開。ステージ2：上皮下のポケット形成のための唇側の部分層切開。

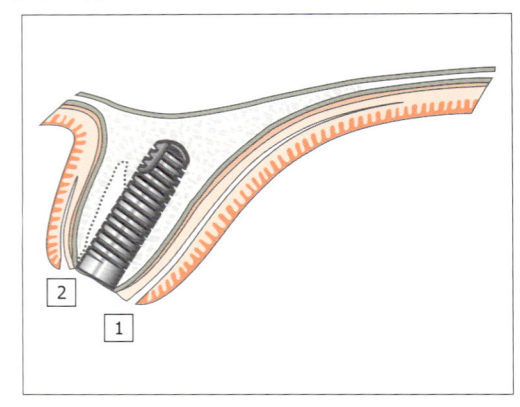

図16-28-a2) 断面図。ステージ1：部分層切開。ステージ2：上皮下の受容部を形成するための部分層切開。

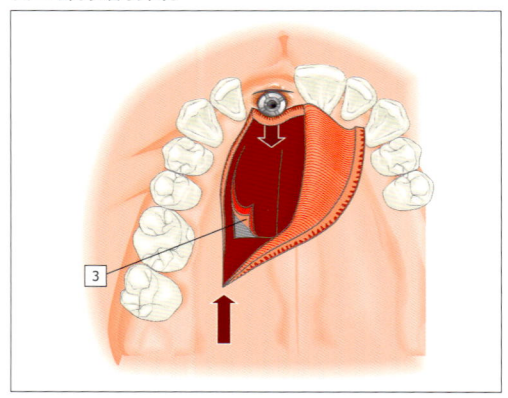

図16-28-b1) 部分層の上皮弁を翻転し、粘膜組織を露出させた状態の咬合面観を示す。全層切開により、前方に有茎部を持つフラップを形成。矢印は間接的な有茎弁への血液供給路を示す。

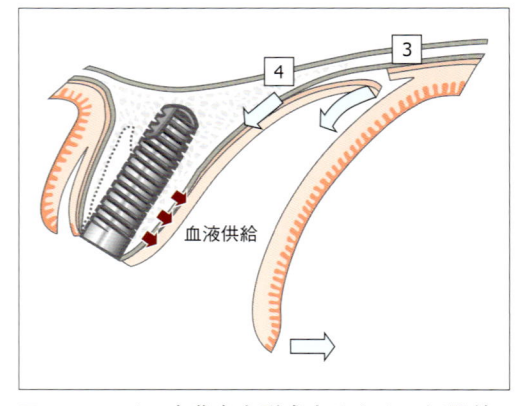

図16-28-b2) 有茎弁を形成するための切開線を示す断面図。血液供給路を矢印で示す。（3）は全層切開、（4）はフラップの翻転を示す。

症例3：反転有茎弁移植術

　この症例は、歯肉辺縁部の不整を調整するために反転有茎弁移植術を行ったものである。

　患者は35歳の男性で、最近埋入されたインプラントにはレジン製のトランジショナルクラウンが装着されていた。隣接歯の歯肉縁とは約3mmの不整が認められた。軟組織の外

軟組織修正外科手術

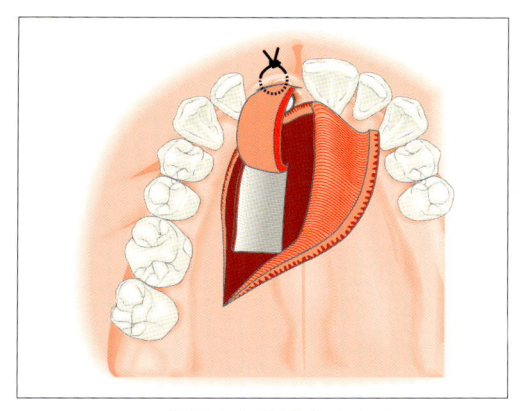

図16-28-c1） 抜歯窩を被覆するためにフラップを反転させ、窩の唇側面に形成した上皮下のポケットに挿入する方法を示す咬合面観。3-0 Vicryl縫合糸を用いてフラップを上皮下のポケットに引き込み、所定の位置にフラップを保つ。

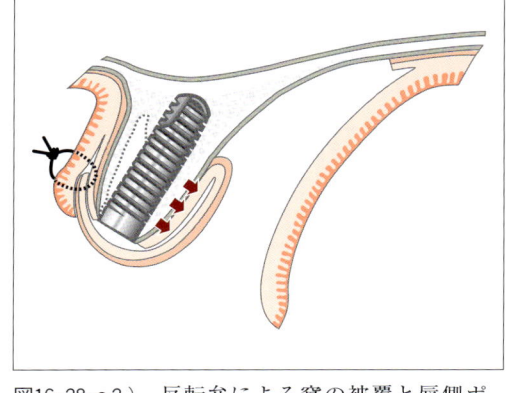

図16-28-c2） 反転弁による窩の被覆と唇側ポケット内への挿入を示す断面図。付着部分と反転部分の相対的な比率が確認できる。フラップへの血液供給は、矢印で示すように、付着部分から得られる。

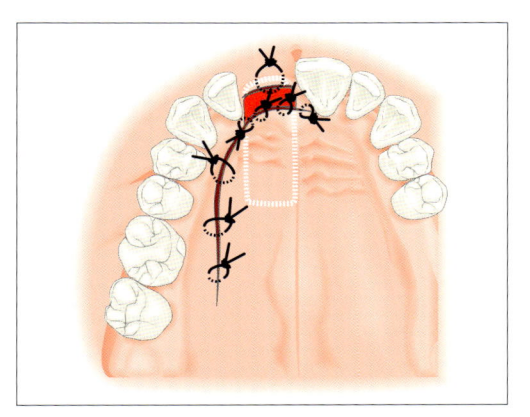

図16-28-d1） 反転弁による処置が終了した状態を示す咬合面観。部分層の上皮弁は、6-0Vicryl縫合糸で閉鎖される。血管分布により生存可能なフラップが窩を被覆している。

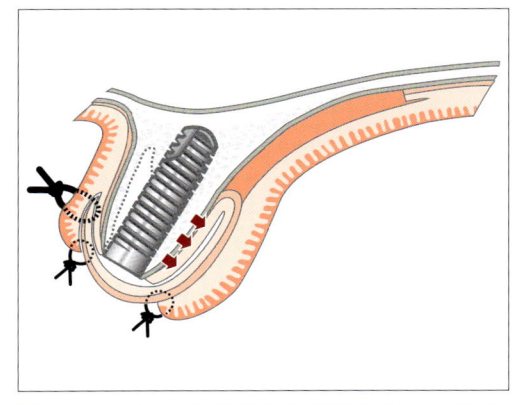

図16-28-d2） 縫合後の反転有茎弁を示す断面図。

科手術により不整の調整を試みることにした。また、骨移植もしくは歯槽部の移動術のどちらかの代替手段も考慮された。治療計画はアバットメントの除去を行い、それによって現れた粘膜の穿孔部を反転有茎弁移植術により閉鎖することとした。唇側軟組織量の増大も同時に計画された。軟組織の治癒が完了してからインプラントの開窓と新しいアバットメントの連結を行い、その後に最終的な歯冠修復を行うことが計画された（図16-28～40）。

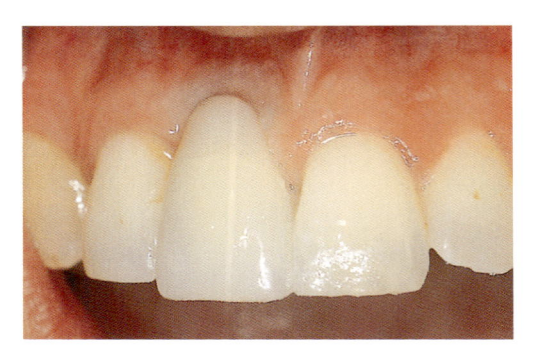

図16-29　アクリル製のトランジショナルクラウンが装着された唇側面観。歯肉辺縁の不整とアバットメント上の薄い組織が認められる。

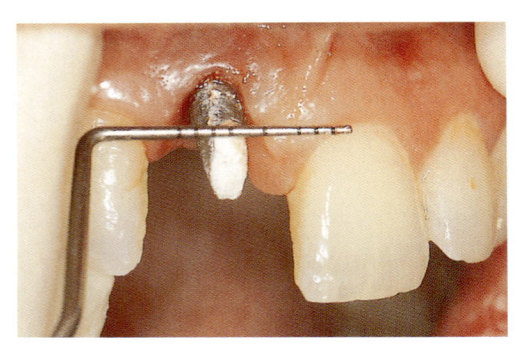

図16-30　トランジショナルクラウンを除去すると、不適当な角度のアバットメントが認められる。また、セメント固定型の補綴物として適切な維持を得るためには、アバットメントが短すぎると考えられる。

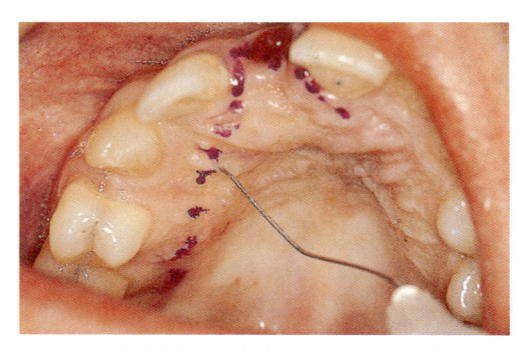

図16-31　部分層の上皮弁を翻転し、上皮下結合組織を露出させるための切開線を示す咬合面観。局所麻酔薬により軟組織を膨張させ、部分層フラップの翻転を容易にする（図17-28）。

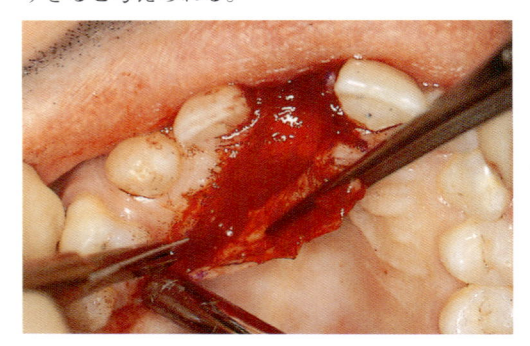

図16-32　部分層フラップを翻転させ、上皮下の粘膜を露出させる。

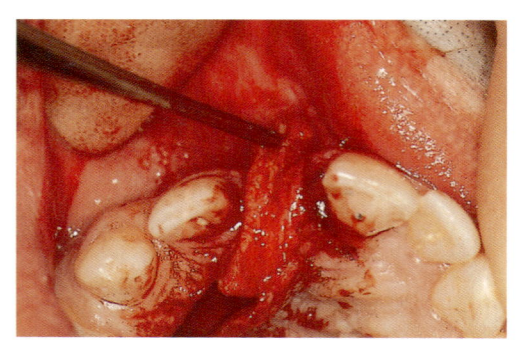

図16-33　可動性を持たせた反転有茎弁は、裂開部を確実に被覆し、そして唇側の上皮下ポケットに適合するかどうか試適しておく。

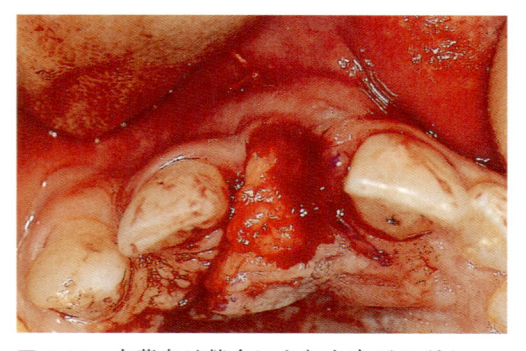

図16-34　有茎弁は縫合により上皮下のポケットに引き込まれ、固定される。

軟組織修正外科手術

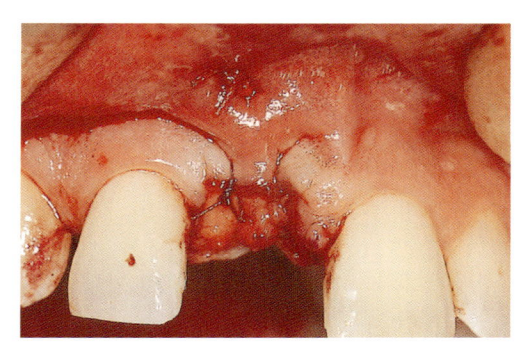

図16-35 縫合された有茎弁の唇側面観。唇側の裂開部には十分な軟組織量が認められる。

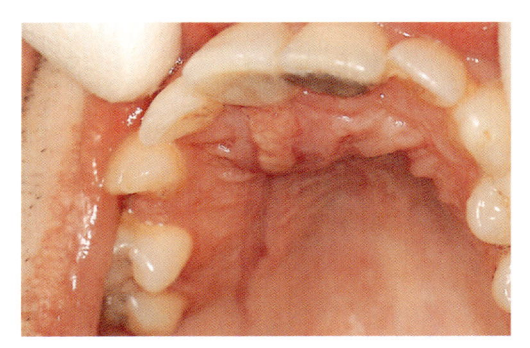

図16-36 術後2週間の口蓋部の状態。治癒状態は良好である。

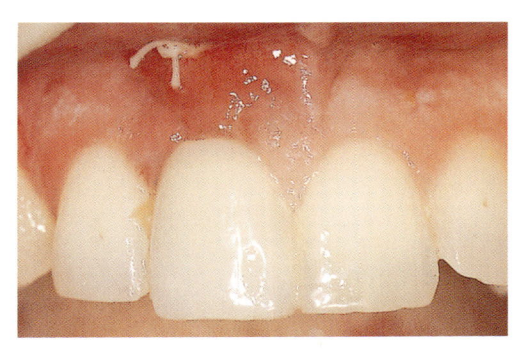

図16-37 術後2週間の唇側面観から、十分な軟組織の高さと厚みが得られていることがわかる。

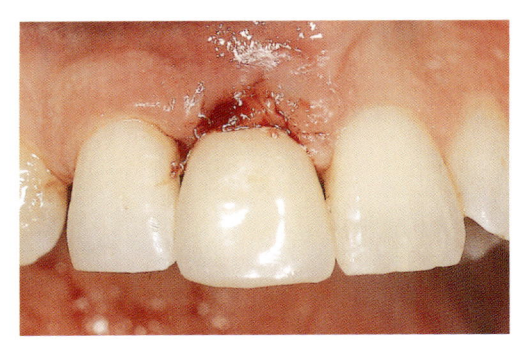

図16-38 インプラントの開窓とアバットメント連結の前に、軟組織は6週間にわたって治癒し、成熟させる。写真は新たに製作したアバットメントに装着したトランジショナルレストレーションを示す。歯肉辺縁の高さに注目。

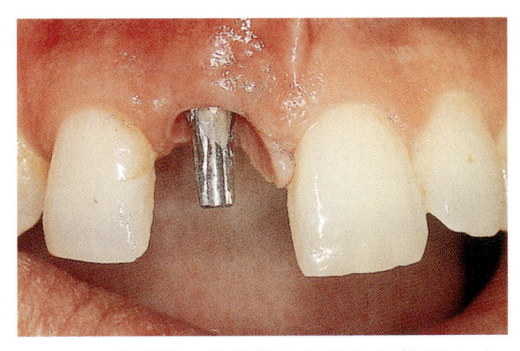

図16-39 治癒後の軟組織から現れた新製アバットメントの唇側面観。

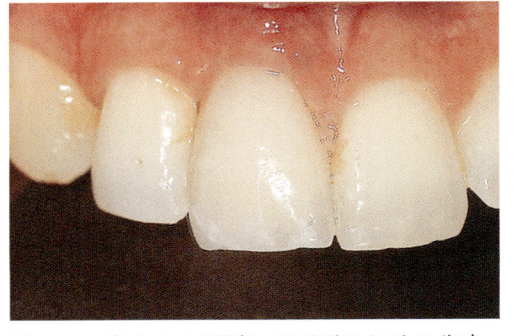

図16-40 高さおよび厚みの両面における歯肉外形が元の状態に改善した状態での最終補綴物。

図16-41　図解１：一連の６枚の図は、露出したあらゆるコンポーネントを被覆するための歯頸縁の厚みの増加、または高さを修正するための結合組織移植術もしくは上皮結合組織の複合移植術を示している。

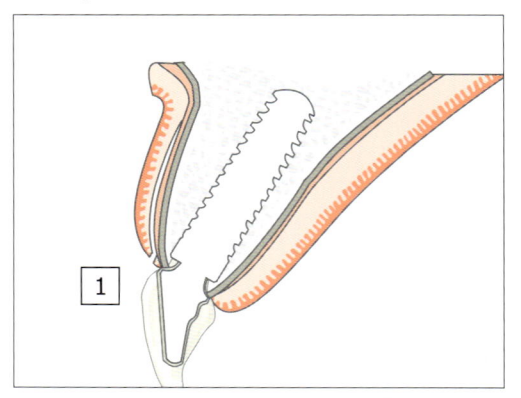

図16-41-a）　ステージ１：移植片を受け入れるポケットを形成するための部分層切開。切開は上皮層と骨膜との間で行われる。

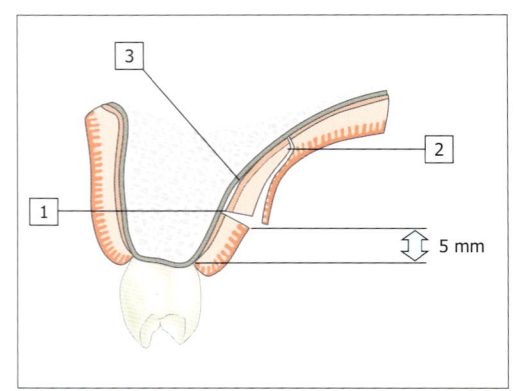

図16-41-b１）　ステージ１：小臼歯と第一大臼歯部の歯頸線と平行で約５mm離れた位置への骨膜に達する切開。ステージ２：切開１）よりも根尖側に選択した高さへの部分層切開と、それに続く骨膜の切断。この領域の神経、血管系を切断しないように注意する必要がある。移植片の長さを決定するため、近心と遠心面で切開１と２に直交する２つの平行な切開を行う（図には示していない）。ステージ３：移植片を骨面から剝離する。

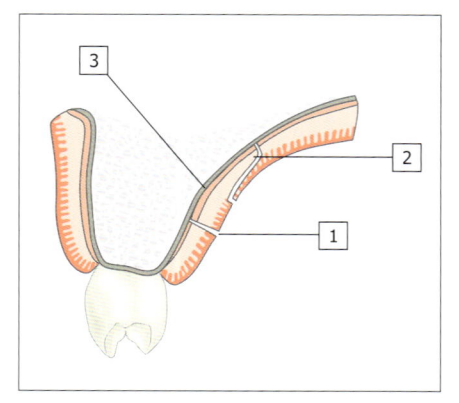

図16-41-b２）　移植片の一部に上皮が含まれていること以外は、図b１で図解したものと同様の切開が用いられる。したがって切開（２）は、切開（１）から望んだ距離だけ離れた位置に行う。

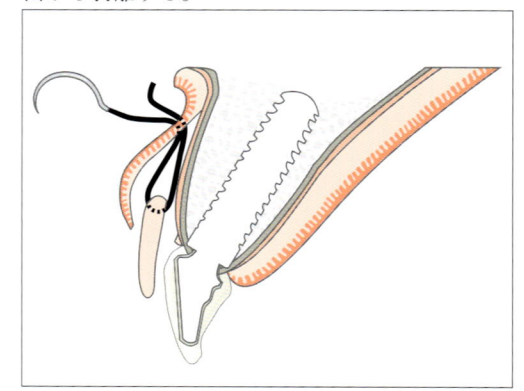

図16-41-c）　両タイプの移植片ともに、縫合時に移植片を上皮下組織内に形成したポケットに引き込む必要がある。これにより、初期固定を得ることができる。同様のテクニックは有茎弁移植術でも用いられる。22mm縫合針の3-0Vicryl縫合糸がこの方法に適している。

軟組織修正外科手術

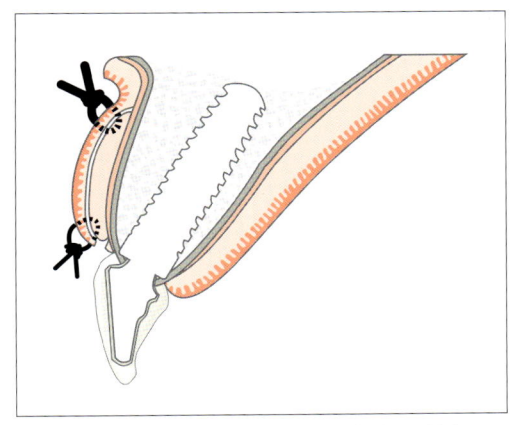

図16-41-d1） 上皮下結合組織移植片が所定の位置に縫合されている。より細い縫合糸（6-0Vicryl）により、必要な高さを追加するために位置づけた移植片の辺縁部が固定される。

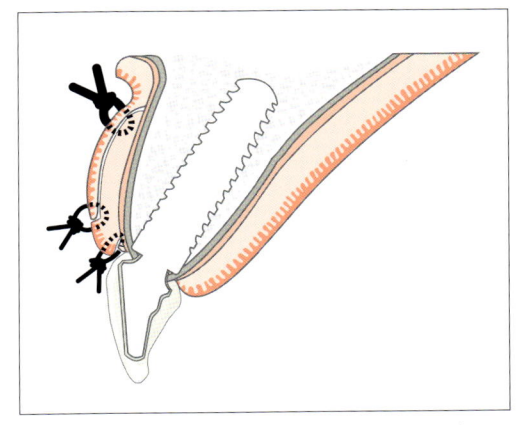

図16-41-d2） 所定の位置に縫合された上皮－結合組織の複合移植片。上皮部分は辺縁部に縫合され、角化組織量を増大させている。上皮下結合組織部分は、広い表面積によって血液供給路を確保すると同時に、厚みも増加させている。

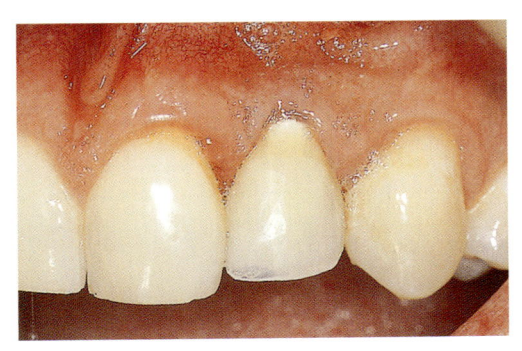

図16-42 プロビジョナルレストレーションの辺縁が露出した側切歯の唇側面観。デリケートな歯肉組織がわかる。

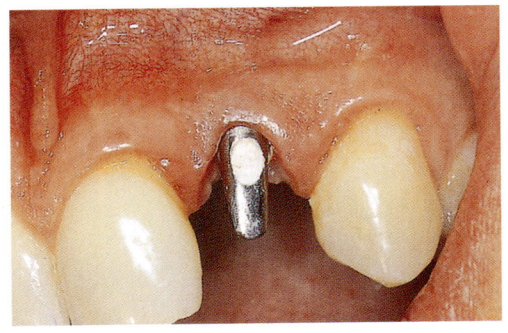

図16-43 トランジショナルクラウンを除去し、薄い唇側組織が明らかになったアバットメントの唇側面観。

症例4：上皮下結合組織移植術

症例は、上皮下結合組織移植術による辺縁歯肉組織の高さと厚みの増加を行ったものである。上顎の顎堤拡張術を用いたインプラントの埋入が行われた24歳の男性。インプラントの開窓とアバットメントの連結を行ったところ、歯頸縁は薄い角化組織となっていた。歯肉縁の高さは隣接歯よりも高い位置であった。最終補綴を行う前に、アバットメントの露出原因となりうる辺縁部粘膜の退縮を予防するために、結合組織移植術を行うことが決定された（図16-41〜57）。

297

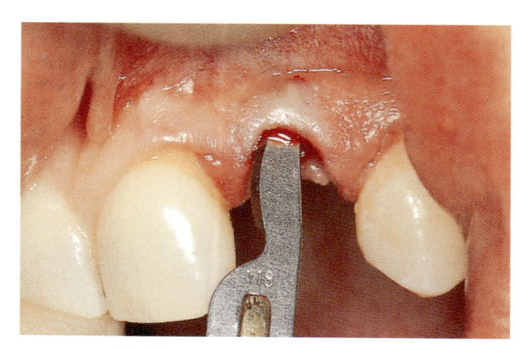

図16-44　結合組織を移植するポケットを形成するために、15Cのメスを用いて部分層切開を行う（図16-41 a1）。

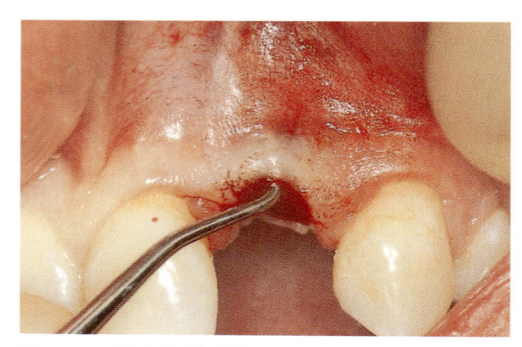

図16-45　結合組織移植のための空間を作る目的で、小さなエキスカベーターを用いて、上皮を骨膜からさらに剝離する。

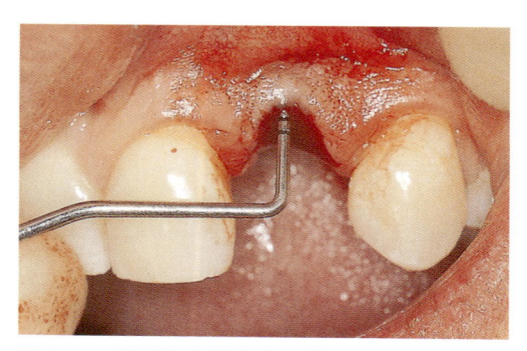

図16-46　移植片を採取する前に、形成されたポケットの容積を計測し、それを口蓋部に転写する。

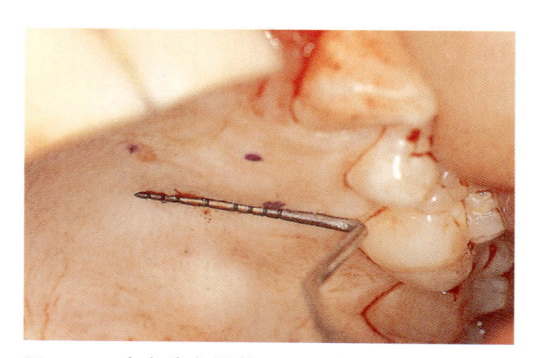

図16-47　小臼歯と隣接した口蓋部に印をつけた供給側。

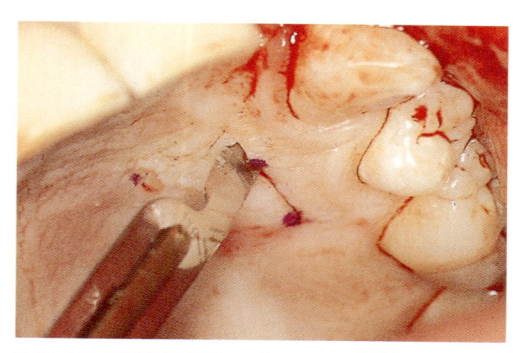

図16-48　移植片採取のための一次（全層）切開（図16-41 b1）。

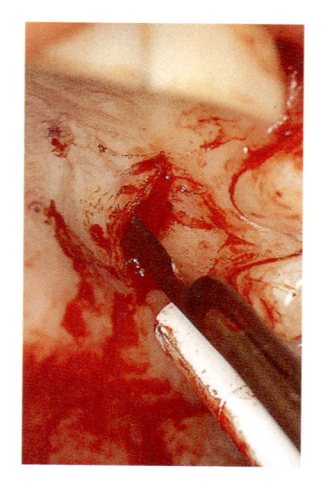

図16-49　斜めの部分層切開（2）の後に行われる残りの全層切開（3）（図16-41）。

軟組織修正外科手術

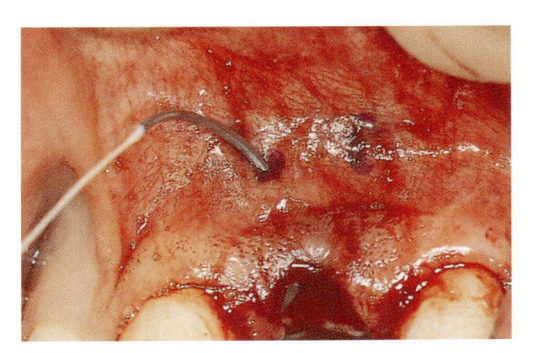

図16-50 引き込み縫合に用いる3-0Vicrylの縫合針を、上皮下ポケットの唇側から刺入する。

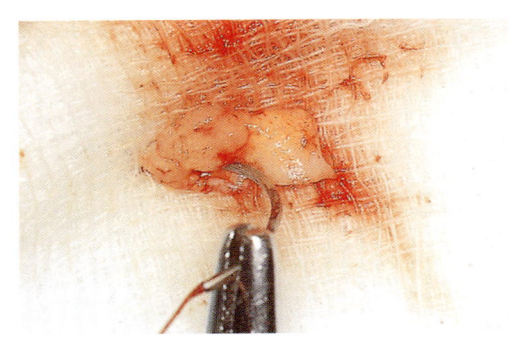

図16-51 採取した結合組織移植片を生理食塩水で湿らせたガーゼ上に置き、縫合針を用いて吊り上げる。

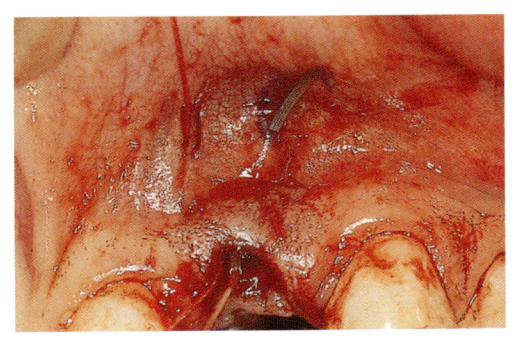

図16-52 縫合針を再び上皮下ポケットに挿入し、顎堤の唇側に出す。

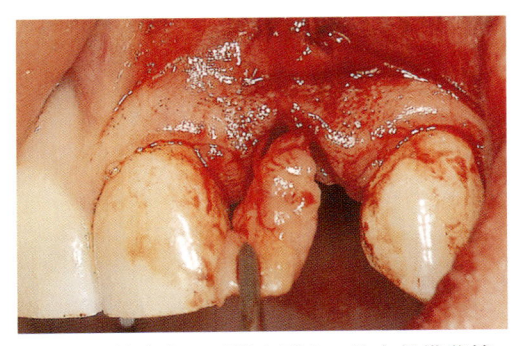

図16-53 縫合糸の両端を引き、結合組織移植片をポケットに引き込む。そして移植片を所定の位置で固定する。

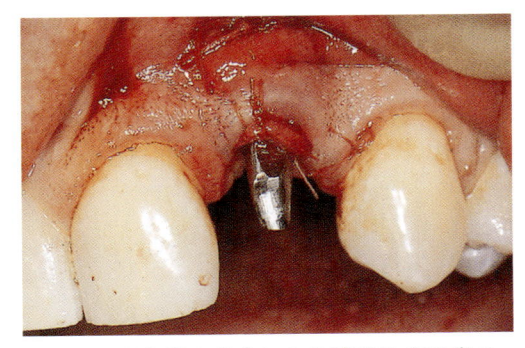

図16-54 引き込み縫合により移植片が所定の位置に固定された状態の唇側面観。6-0Vicrylを用いた追加縫合により、移植片が歯肉辺縁を考慮した正確な位置に固定されている。

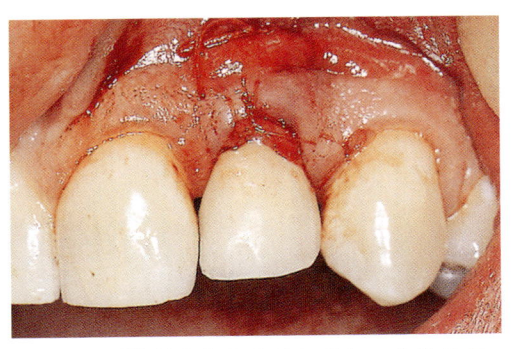

図16-55 再装着されたトランジショナルクラウン。軟組織の厚みの増加に注目。

299

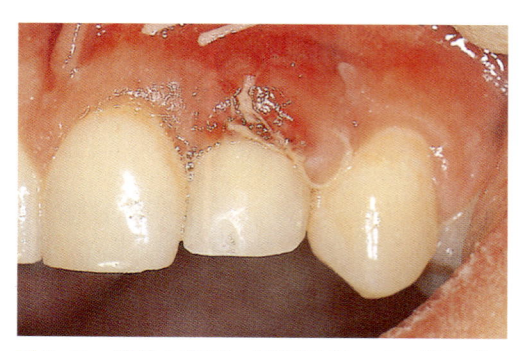

図16-56　術後2週間の唇側面観では、軟組織の肥大が認められる。

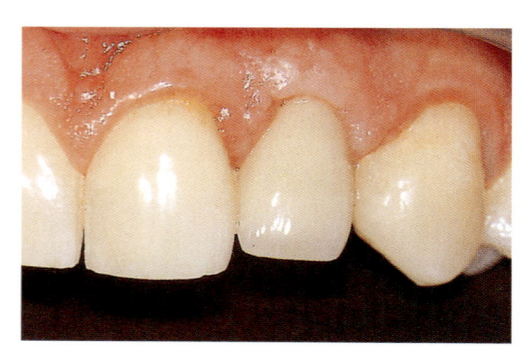

図16-57　術後6ヵ月の、最終補綴物を元の位置に戻した状態。軟組織は安定しており、隣在歯と調和した高さの厚い歯肉辺縁が得られた。

おわりに

　歯科インプラントは、急速に変化を遂げている分野であり、おびただしい量の情報に満ちているが、これらは、必ずしも信頼性のある臨床前および臨床的検証に基づいているわけではない。したがって、研究結果を公表する学術機関が必要である。臨床応用の前に、実験結果の臨床的妥当性を認証する必要がある。出資者(スポンサー)の研究に対する関心は、おもに製品を支援することである。しかしながら、これは学術的な利益となる失敗や合併症に関連した公表を推進しているわけではない。すべての関連データを選別する際に存在する困難にもかかわらず、有効なテクニックを定義する必要性は増し、より急務となっている。文献で記述されたテクニックは、急速に拡散してゆく。本書で用いられているテクニックは、関連文献によって支持され、過去25年間洗練された臨床的観察に基づいており、有効なままで存続することが望まれる。

　結局、われわれ外科医が何をするかというと、創傷を作りだし、治癒は生体の治癒能力次第であるということである。短期および長期的な治癒過程の観察によって、テクニックが認められたり、否定されたりする。十分に情報を持った評価者(つまりわれわれの患者)が厳重に監視している個人開業医は、効果がない、あるいは予知性が低いテクニックが容認されるほど甘い環境ではない。同様に、予知性が高く、患者の期待に応えられるようなテクニックを用いた場合には、開業医ほど報われる環境はない。

参考文献

1. Adell R, Lekholm U, Roskler BJ, et al. A 15-year study of osseointegrated implants in thetreatment of the edentulous jaw. Int J Oral Surg 1981;10:387-416.
2. Albrektsson T, Dahl E, Enbom L, et al. Osseointegrated oral implants. A Swedish multicenter study of 8139 consecutively inserted Nobelpharma implants. J Periodontol 1988; 59: 287-296.
3. Buser D, Mericske-Stern R, Bernard JP, et al. Long-term evaluation of non-submerged ITI implants. Part 1: eight-year life table analysis of a prospective multi-center study with 2,359 implants. Clin Oral Implants Res 1997;8: 161-172.
4. Gomez-Roman G, Schulte W, d'Hoedt B, et al. The Frialit-2 implant system: five-year clinical experience in single-tooth and immediately postextraction applications. Int J Oral Maxillofac Implants 1997; 12:299-309.
5. Gomez-Roman G, Kruppenbacher M, Weber H, et al. Immediate postextraction implant placement with root-analog stepped implants: surgical procedure and statistical outcome after six years. Int J Oral Maxillofac Implants 2001; 16:503-513.
6. Sethi A, Kaus T, Sochor P. The use of angulated abutments in implant dentistry: five-year clinical results of an ongoing prospective study. Int J Oral Maxillofac Implants 2000;15: 801-810.
7. Sethi A, Kaus T, Sochor P, et al. Evolution of the concept of angulated abutments in implant dentistry: 14-year clinical data. Implant Dent 2002;11:4-51.
8. Smith DE, Zarb GA. Criteria for success of osseointegrated endosseous implants. J Prosthet Dent 1989;62:567-572.
9. Kaus T, Engel E, Cornelius CP, et al. Implantat-prothetische Versorgung von Patienten nach Tumoroperation. ZMK 1997;13:23-24.
10. Hayter JP, Cawood JI. Oral rehabilitation with endosteal implants and free flaps. Int J Oral Maxillofac Surg 1996;25:3-12.
11. Riediger D. Restoration of masticatory function by microsurgically revascularized iliac crest bone grafts using enosseous implants. Plast Reconstr Surg 1988;81:861-877.
12. Weber H, Schmelzle R. Prothetische. Rehabilitation von osteoplastisch rekonstruierten Defektpatienten mit Hilfe von implantatgetragenem Zahnersatz. Z Zahnärztl Implantol 1986;II: 61-64.
13. Weber H, Schmelzle R, Schwenzer N. Optimierung von Rehabilitationsergebnissen bei kiefer- und gesichtschirurgisch versorgten Patienten durch implantologisch-prothetische Massnahmen. Z Zahnärztl Implantol 1988;IV: 182-187.
14. Scott BJ, Leung KC, McMillan AS, et al. A transcultural perspective on the emotional effect of tooth loss in complete denture wearers. Int J Prosthodont 2001; 14:461-465.
15. Davis DM, Fiske J, Scott B, et al. The emotional effects of tooth loss in a group of partially dentate people: a quantitative study. Eur J Prosthodont Restor Dent 2001;9:53-57.
16. Davis DM, Fiske J, Scott B, et al. The emotional effects of tooth loss: a preliminary quantitative study. Br Dent J 2000;188:503-506.
17. Carr AB, Laney WR. Maximum occlusal force levels in patients with osseointegrated oral implant prostheses and patients with complete dentures. Int J Oral Maxillofac Implants 1987; 2:101-108.
18. Engel E, Weber H. Treatment of edentulous patients with temporomandibular disorders with implant-supported overdentures. Int J Oral Maxillofac Implants 1995;10:759-764.
19. Lundqvist S, Haraldson T, Lindblad P. Speech in connection with maxillary fixed prostheses on osseointegrated implants: a three-year follow-up study. Clin Oral Implants Res 1992;3: 176-180.
20. Lundqvist S, Haraldson T. Oral function in patients wearing fixed prosthesis on osseointegrated implants in the maxilla: three-year follow-up study. Scand J Dent Res 1992;100: 279-283.
21. Blomberg S. Psychological Response. In: Brånemark PI, Zarb GA, Albrektsson T (eds). Tissue-Integrated Prostheses: Osseointegration in Clinical Dentistry. Chicago: Quintessence Publishing Co., 1985:165-174.
22. Misch CE. Medical Evaluation. In: Misch CE (ed). Contemporary Implant Dentistry. St. Louis: Mosby, 1993:51-102.
23. Chanavaz M. Patient-screening and medical evaluation for implant and preprosthetic surgery. J Oral Implantol 1998;24:222-229.
24. Sugerman PB, Barber MT. Patient selection for endosseous dental implants: oral and systemic considerations. Int J Oral Maxillofac Implants 2002;17: 191-201.

25. Cawood JI, Howell RA. Reconstructive preprosthetic surgery. I. Anatomical considerations. Int J Oral Maxillofac Surg 1991;20: 75–82.
26. Pingitore G, Chrobak V, Petrie J. The social and psychologic factors of bruxism. J Prosthet Dent 1991;65: 443–446.
27. Gibbs CH, Mahan PE, Mauderli A, et al. Limits of human bite strength. J Prosthet Dent 1986; 56:226–229.
28. Smith BG, Robb ND. The prevalence of toothwear in 1,007 dental patients. J Oral Rehabil 1996; 3:232–239.
29. Smith BG, Knight JK. A comparison of patterns of tooth wear with aetiological factors. Br Dent J 1984;157: 16–19.
30. Smith BG, Knight JK. An index for measuring the wear of teeth. Br Dent J 1984;156: 435–438.
31. Harris D, Buser D, Dula K, et al. E.A.O. Guidelines for the use of diagnostic imaging in implant dentistry. A consensus workshop organised by the European Association for Osseointegration in Trinity College Dublin. Clin Oral Implant Res 2002;13:566–570.
32. Dula K, Mini R, van der Stelt PF, et al. The radiographic assessment of implant patients: decision-making criteria. Int J Oral Maxillofac Implants 2001;16:80–89.
33. Todd AD, Gher ME, Quintero G, et al. Interpretation of linear and computed tomograms in the assessment of implant recipient sites. J Periodontol 1993;64: 1243–1249.
34. Norton MR, Gamble C. Bone classification: an objective scale of bone density using the computerised tomography scan. Clin Oral Implants Res 2001; 12:79–84.
35. Bauer J, Schaich M, Kaus T, et al. Erzeugung anatomischer Modelle durch Verarbeitung tomographischer Bilddaten mit einem CAD-System. Minimal Invasive Medizin 1995;4: 171–175.
36. Kaus T, Bauer J, Schaich M, et al. CT data-based construction of a surgical template for dental implant surgery. J Dent Res 1999;78-IADR Abstracts:375.
37. Sethi A. Precise site location for implants using CT scans: a technical note. Int J Oral Maxillofac Implants 1993;8:433–438.
38. Gray CF, Redpath TW, Smith FW. Magnetic resonance imaging: a useful tool for evaluation of bone prior to implant surgery. Br Dent J 1998; 184:603–607.
39. Gray CF, Redpath TW, Smith FW. Pre-surgical dental implant assessment by magnetic resonance imaging. J Oral Implantol 1996;22: 147–153.
40. Wilson DJ. Ridge-mapping for determination of alveolar ridge width. Int J Oral Maxillofac Implants 1989; 4:41–43.
41. Lekholm U, Zarb GA. Patient selection and preparation. In: Brånemark PI, Zarb GA, Albrektsson T (eds). Tissue-Integrated Prostheses: Osseointegration in Clinical Dentistry. Chicago: Quintessence Publishing Co., 1985: 199–209.
42. Misch CE. Divisions of available bone in implant dentistry. Int J Oral Implantol 1990;7: 9–17.
43. Atwood DA. Reduction of residual ridges in the partially edentulous patient. Dent Clin North Am 1973; 17:747–754.
44. Atwood DA. Reduction of residual ridges: a major oral disease entity. J Prosthet Dent 1971; 26:266–279.
45. Cawood JI, Howell RA. A classification of the edentulous jaws. Int J Oral Maxillofac Surg 1988; 17:232–236.
46. Misch CE. Density of bone: effect on treatment plans, surgical approach, healing, and progressive bone-loading. Int J Oral Implantol 1990; 6:23–31.
47. Misch CE. Density of bone: effect on treatment planning, surgical approach, and healing. In: Misch CE (ed). Contemporary Implant Dentistry. St. Louis: Mosby, 1993:469–485.
48. Trisi P, Rao W. Bone classification: clinical-histomorphometric comparison. Clin Oral Implants Res 1999; 10:1–7.
49. Nentwig, G. H. Bone density. Personal communication. Frankfurt: Germany, 2002.
50. Tallgren A. The continuing reduction of the residual alveolar ridges in complete denture wearers: a mixed-longitudinal study covering 25 years. J Prosthet Dent 1972;27:120–132.
51. Enlow DH, Bianco HJ, Eklund S. The remodeling of the edentulous mandible. J Prosthet Dent 1976;36: 685–693.
52. Stella JP, Tharanon W. A precise radiographic method to determine the location of the inferior alveolar canal in the posterior edentulous mandible: implications for dental implants. Part 2: Clinical application. Int J Oral Maxillofac Implants 1990;5:23–29.
53. Schulte W, Heimke G. Das Tübinger Sofort-Implantat [The Tübingen immediate implant]. Quintessenz 1976;27:17–23.
54. Schulte W, d'Hoedt B, Axmann D, et al. 15 Jahre Tübinger Implantat und seine Weiterentwicklung zum Frialit-2 System. [15-year Tübingen implant and its development into the Frialit-2 system]. Z Zahnärztl Implantol 1992; VIII:77–96.
55. Ledermann PD. Stegprothetische Versorgung des zahnlosen Unterkiefers mit Hilfe plasmabeschichteter Titanschraubimplantaten. Dtsch Zahnärztl Z 1979;34:907–911.
56. Szmukler-Moncler S, Piattelli A, Favero GA, et al. Considerations preliminary to the application of early and immediate loading protocols in dental implantology. Clin Oral Implants Res 2000;11:12–25.
57. Szmukler-Moncler S, Salama H, Reingewirtz Y, et al. Timing of loading and effect of micromotion on bone-dental implant interface: review of experimental literature. J Biomed Mater Res 1998; 43:192–203.
58. Piattelli A, Ruggeri A, Franchi M, et al. An histologic and histomorphometric study of bone reactions

to unloaded and loaded non-submerged single implants in monkeys: a pilot study. J Oral Implantol 1993;19:314-320.
59. Piattelli A, Corigliano M, Scarano A, et al. Immediate loading of titanium plasma-sprayed implants: an histologic analysis in monkeys. J Periodontol 1998; 69:321-327.
60. Romanos GE, Toh CG, Siar CH, et al. Histologic and histomorphometric evaluation of peri-implant bone subjected to immediate loading: an experimental study with Macaca fascicularis. Int J Oral Maxillofac Implants 2002; 17:44-51.
61. Novaes Junior AB, Novaes AB. Immediate implants placed into infected sites: a clinical report. Int J Oral Maxillofac Implants 1995; 10:609-613.
62. Novaes Junior AB, Vidigal Junior GM, Novaes AB, et al. Immediate implants placed into infected sites: a histomorphometric study in dogs. Int J Oral Maxillofac Implants 1998; 13:422-427.
63. Wiltfang J, Schultze-Mosgau S, Schlegel KA. Einfluss von Implantatbett und Implantatlager auf die Osseointegration. Zahnärztl Mitt 2001; 44-49.
64. Page RC, Offenbacher S, Schroeder HE, et al. Advances in the pathogenesis of periodontitis: summary of developments, clinical implications and future directions. Periodontol 2000; 14: 216-248.
65. Hart TC, Kornman KS. Genetic factors in the pathogenesis of periodontitis. Periodontol 2000; 14: 202-215.
66. Salvi GE, Lawrence HP, Offenbacher S, et al. Influence of risk factors on the pathogenesis of periodontitis. Periodontol 2000;14: 173-201
67. Schwartz Z, Goultschin J, Dean DD, et al. Mechanisms of alveolar bone destruction in periodontitis. Periodontol 2000;14:158-172.
68. Kornman KS, Page RC, Tonetti MS. The host response to the microbial challenge in periodontitis: assembling the players. Periodontol 2000; 14:33-53.
69. Darveau RP, Tanner A, Page RC. The microbial challenge in periodontitis. Periodontol 2000; 14:12-32.
70. Gross M, Abramovich I, Weiss EI. Microleakage at the abutment-implant interface of osseointegrated implants: a comparative study. Int J Oral Maxillofac Implants 1999; 14:94-100.
71. Quirynen M, van Steenberghe D. Bacterial colonization of the internal part of two-stage implants. An *in vivo* study. Clin Oral Implants Res 1993;4:158-161.
72. Quirynen M, Bollen CM, Eyssen H, et al. Microbial penetration along the implant components of the Brånemark system. An *in vivo* study. Clin Oral Implants Res 1994;5: 239-244.
73. Ericsson I, Persson LG, Berglundh T, et al. Different types of inflammatory reactions in peri-implant soft tissues. J Clin Periodontol 1995;22: 255-261.
74. Hermann JS, Schoolfield JD, Nummikoski PV, et al. Crestal bone changes around titanium implants: a methodologic study comparing linear radiographic with histometric measurements. Int J Oral Maxillofac Implants 2001; 16:475-485.
75. Piattelli A, Scarano A, Paolantonio M, et al. Fluids and microbial penetration in the internal part of cement-retained versus screw-retained implant-abutment connections. J Periodontol 2001;72: 1146-1150.
76. Rimondini L, Marin C, Brunella F, et al. Internal contamination of a two-component implant system after occlusal loading and provisionally luted reconstruction with or without a washer device. J Periodontol 2001;72: 1652-1657.
77. Mairgünther R, Nentwig GH. Das Dichtigkeitsverhalten des Verbindungssystems beim zweiphasigen NM-Implantat. [The tightness behavior of the connection system of the two-phase Ankylos implant].Z Zahnärztl Implantol 1992;VIII:50-53.
78. Hermann JS, Schoolfield JD, Schenk RK, et al. Influence of the size of the microgap on crestal bone changes around titanium implants. A histometric evaluation of unloaded non-submerged implants in the canine mandible. J Periodontol 2001;72: 1372-1383.
79. Akimoto K, Becker W, Persson R, et al. Evaluation of titanium implants placed into simulated extraction sockets: a study in dogs. Int J Oral Maxillofac Implants 1999;14: 351-360.
80. Wilson TG, Jr., Schenk R, Buser D, et al. Implants placed in immediate extraction sites: a report of histologic and histometric analyses of human biopsies. Int J Oral Maxillofac Implants 1998; 13:333-341.
81. Tarnow DP, Magner AW, Fletcher P. The effect of the distance from the contact point to the crest of bone on the presence or absence of the interproximal dental papilla. J Periodontol 1992;63: 995-996.
82. Tarnow DP, Cho SC, Wallace SS. The effect of inter-implant distance on the height of inter-implant bone crest. J Periodontol 2000;71:546-549.
83. Meredith N. Assessment of implant stability as a prognostic determinant. Int J Prosthodont 1998;11: 491-501.
84. Sykaras N, Iacopino AM, Marker VA, et al. Implant materials, designs, and surface topographies: their effect on osseointegration. A literature review. Int J Oral Maxillofac Implants 2000;15: 675-690.
85. Ellingsen JE. Surface configurations of dental implants. Periodontol 2000;17:36-46.
86. Schenk RK, Buser D. Osseointegration: a reality. Periodontol 2000;17:22-35.
87. Chaushu G, Chaushu S, Tzohar A, et al. Immediate loading of single-tooth implants: immediate versus non-immediate implantation. A clinical report. Int J Oral Maxillofac Implants 2001;16:267-272.
88. Sethi A, Sochor P. Predicting esthetics in implant dentistry using multiplanar angulation: a technical note. Int J Oral Maxillofac Implants 1995; 10:485-490.
89. Rochette AL. Attachment of a splint to enamel of lower anterior teeth. J Prosthet Dent 1973; 30:

418-423.
90. Ozcan M, Niedermeier W. Clinical study on the reasons for and location of failures of metal-ceramic restorations and survival of repairs. Int J Prosthodont 2002;15: 299-302.
91. Chang JC, Koh SH, Powers JM, et al. Tensile bond strengths of composites to a gold-palladium alloy after thermal cycling. J Prosthet Dent 2002; 87:271-276.
92. Haselton DR, Diaz-Arnold AM, Dunne JT, Jr. Shear bond strengths of two intraoral porcelain repair systems to porcelain or metal substrates. J Prosthet Dent 2001; 86:526-531.
93. Dahl BL, Krogstad O. The effect of a partial bite raising splint on the occlusal face height. An x-ray cephalometric study in human adults. Acta Odontol Scand 1982;40:17-24.
94. Lundskog J. Heat and bone tissue. An experimental investigation of the thermal properties of bone and threshold levels for thermal injury. Scand J Plast Reconstr Surg 1972;9:1-80.
95. Kirschner H, Meyer W. Entwicklung einer Innenkühlung für chirurgische Bohrer. Dtsch Zahnarztl Z 1975; 30: 436-438.
96. Kirschner H. Thermometric investigation of internally cooled burs and cutters in animal experiments and in intraoral and implantation surgery. In: van Steenberghe D (ed). Tissue Integration in Oral and Maxillofacial Reconstruction. Amsterdam: Excerpta Medica, 1986: 101-117.
97. Lavelle C, Wedgwood D. Effect of internal irrigation on frictional heat generated from bone drilling. J Oral Surg 1980;38:499-503.
98. Balshi TJ, Ekfeldt A, Stenberg T, et al. Three-year evaluation of Brånemark implants connected to angulated abutments. Int J Oral Maxillofac Implants 1997;12: 52-58.
99. Kallus T, Henry P, Jemt T, et al. Clinical evaluation of angulated abutments for the Brånemark system: a pilot study. Int J Oral Maxillofac Implants 1990; 5:39-45.
100. Krekmanov L. Placement of posterior mandibular and maxillary implants in patients with severe bone deficiency: a clinical report of procedure. Int J Oral Maxillofac Implants 2000; 15:722-730.
101. Krekmanov L, Kahn M, Rangert B, et al. Tilting of posterior mandibular and maxillary implants for improved prosthesis support. Int J Oral Maxillofac Implants 2000;15:405-414.
102. Rosenlicht JL. Advanced surgical techniques in implant dentistry: contemporary applications of early techniques. J Dent Symp 1993;1:16-9:16-19.
103. Knode H. Rehabilitation with implant-supported suprastructures at the time of the abutment surgery: a case report. Pract Periodontics Aesthet Dent 1995; 7:67-73.
104. Kaus T, Sethi A. Voraussagbare Ästhetik mit dentalen Implantaten — Abformung während der Implantatinsertion. ZWR 2001;110:22-26.
105. Sethi A, Sochor P. First-stage surgery impressions. Independent Dentistry 1998;78-85.
106. Sethi A. Refining the art — impressions at first- stage surgery. Second International Symposium — Changing Faces, London: UK, 1998.
107. Samaranayake LP, Hunjan M, Jennings KJ. Carriage of oral flora on irreversible hydrocolloid and elastomeric impression materials. J Prosthet Dent 1991;65: 244-249.
108. Firtell DN, Moore DJ, Pelleu GB, Jr. Sterilization of impression materials for use in the surgical operating room. J Prosthet Dent 1972;27: 419-422.
109. Abrahamsson I, Berglundh T, Lindhe J. The mucosal barrier following abutment dis/reconnection. An experimental study in dogs. J Clin Periodontol 1997;24: 568-572.
110. Binon P. Evaluation of machining accuracy and consistency of selected implants, standard abutments, and laboratory analogs. Int J Prosthodont 1995; 8:162-178.
111. Kaus T, Benzing U. Machining accuracy of selected implant abutments. J Dent Res 1996; 75: (IADR-abstr.184).
112. Ma T, Nicholls JI, Rubenstein JE. Tolerance measurements of various implant components. Int J Oral Maxillofac Implants 1997;12:371-375.
113. Palacci P. A management des tissus peri-implantaires interet de la regeneration des papilles. Realites Cliniques 1992;3:381-387.
114. De La Cruz JE, Funkenbusch PD, Ercoli C, et al. Verification jig for implant-supported prostheses: A comparison of standard impressions with verification jigs made of different materials. J Prosthet Dent 2002;88:329-336.
115. Spector MR, Donovan TE, Nicholls JI. An evaluation of impression techniques for osseointegrated implants. J Prosthet Dent 1990;63:444-447.
116. Carr AB. Comparison of impression techniques for a five-implant mandibular model. Int J Oral Maxillofac Implants 1991;6:448-455.
117. Humphries RM, Yaman P, Bloem TJ. The accuracy of implant master casts constructed from transfer impressions. Int J Oral Maxillofac Implants 1990; 5:331-336.
118. Assif D, Fenton A, Zarb G, et al. Comparative accuracy of implant impression procedures. Int J Periodontics Restorative Dent 1992;12:112-121.
119. Carrotte PV, Johnson A, Winstanley RB. The influence of the impression tray on the accuracy of impressions for crown and bridge work — an investigation and review. Br Dent J 1998; 185: 580-585.
120. Thongthammachat S, Moore BK, Barco MT, et al. Dimensional accuracy of dental casts: influence of tray material, impression material, and time. J Prosthodont 2002;11:98-108.

121. Valderhaug J, Floystrand F. Dimensional stability of elastomeric impression materials in custom-made and stock trays. J Prosthet Dent 1984;52: 514–517.
122. Kucey BK, Fraser DC. The Procera abutment-the fifth generation abutment for dental implants. J Can Dent Assoc 2000;66:445–449.
123. Lewis SG, Llamas D, Avera S. The UCLA abutment: a four-year review. J Prosthet Dent 1992;67: 509–515.
124. Marchack CB. A custom titanium abutment for the anterior single-tooth implant. J Prosthet Dent 1996;76: 288–291.
125. Sethi A, Sochor P, Hills G. Implants and maxillary ridge expansion. Independent Dentistry 1998; 80–90.
126. Sethi A, Kaus T. Maxillary ridge expansion with simultaneous implant placement: five-year results of an ongoing clinical study. Int J Oral Maxill-ofac Implants 2000;15:491–499.
127. Tatum HJ. Maxillary and sinus implant reconstructions. Dent Clin North Am 1986;30:207–229.
128. Engelke WG, Diederichs CG, Jacobs HG, et al. Alveolar reconstruction with splitting osteotomy and microfixation of implants. Int J Oral Maxillofac Implants 1997;12:310–318.
129. Frisch E, Pehrsson K, Jacobs HG. Implantation mit gleichzeitigem segmentalen Bone-Splitting. Z Zahnärztl Implantol 1994;10:7–11.
130. Handtmann S, Gomez-Roman G, Wuest AK, et al. Alveolarextensionsplastik bei gleichzeitiger Implantation. Z Zahnärztl Implantol 1995;11: 158–164.
131. Handtmann S, Gomez-Roman G, Axmann-Krcmar D, et al. Vergleich von Implantationen mit und ohne simultane Kieferkammspreizung bei Frialit-2 und Tübinger Implantaten. Z Zahnärztl Implantol 1998;14:21–29.
132. Duncan JM, Westwood RM. Ridge widening for the thin maxilla: a clinical report. Int J Oral Maxillofac Implants 1997;12:224–227.
133. Simion M, Baldoni M, Zaffe D. Jawbone enlargement using immediate implant placement associated with a split-crest technique and guided tissue regeneration. Int J Periodontics Restorative Dent 1992;12: 462–473.
134. Chanavaz M. Anatomy and histophysiology of the periosteum: quantification of the periosteal blood supply to the adjacent bone with 85Sr and gamma spectrometry. J Oral Implantol 1995;21:214–219.
135. Bahat O, Fontanesi RV, Preston J. Reconstruction of the hard and soft tissues for optimal placement of osseointegrated implants. Int J Periodontics Restorative Dent 1993;13:255–275.
136. Buser D, Bragger U, Lang NP, et al. Regeneration and enlargement of jaw bone using guided tissue regeneration. Clin Oral Implants Res 1990; 1:22–32.
137. Buser D, Dula K, Belser U, et al. Localized ridge augmentation using guided bone regeneration. 1. Surgical procedure in the maxilla. Int J Periodontics Restorative Dent 1993;13:29–45.
138. Buser D, Dula K, Belser UC, et al. Localized ridge augmentation using guided bone regeneration. II. Surgical procedure in the mandible. Int J Periodontics Restorative Dent 1995;15:10–29.
139. Nevins M, Mellonig JT. Enhancement of the damaged edentulous ridge to receive dental implants: a combination of allograft and the GORE-TEX membrane. Int J Periodontics Restorative Dent 1992;12:96–111.
140. Shanaman RH. The use of guided tissue regeneration to facilitate ideal prosthetic placement of implants. Int J Periodontics Restorative Dent 1992;12:256–265.
141. Shanaman RH. A retrospective study of 237 sites treated consecutively with guided tissue regeneration. Int J Periodontics Restorative Dent 1994; 14:292–301.
142. Simion M, Trisi P, Piattelli A. Vertical ridge augmentation using a membrane technique associated with osseointegrated implants. Int J Periodontics Restorative Dent 1994;14: 496–511.
143. Simion M, Jovanovic SA, Trisi P, et al. Vertical ridge augmentation around dental implants using a membrane technique and autogenous bone or allografts in humans. Int J Periodontics Restorative Dent 1998; 18:8–23.
144. Fugazzotto PA. Report of 302 consecutive ridge augmentation procedures: technical considerations and clinical results. Int J Oral Maxillofac Implants 1998; 13:358–368.
145. Mattout P, Mattout C. Conditions for success in guided bone regeneration: retrospective study on 376 implant sites. J Periodontol 2000; 71: 1904–1909.
146. Buser D, Dula K, Hirt HP, et al. Lateral ridge augmentation using autografts and barrier membranes: a clinical study with 40 partially edentulous patients. J Oral Maxillofac Surg 1996; 54:420–432.
147. von Arx T, Hardt N, Wallkamm B. The TIME technique: a new method for localized alveolar ridge augmentation prior to placement of dental implants. Int J Oral Maxillofac Implants 1996; 11:387–394.
148. von Arx T, Kurt B. Implant placement and simultaneous ridge augmentation using autogenous bone and a micro titanium mesh: a prospective clinical study with 20 implants. Clin Oral Implants Res 1999; 10: 24–33.
149. von Arx T, Kurt B. Implant placement and simultaneous peri-implant bone grafting using a micro-titanium mesh for graft stabilization. Int J Periodontics Restorative Dent 1998;18:117–127.
150. von Arx T, Wallkamm B, Hardt N. Localized ridge augmentation using a micro-titanium mesh: a report on 27 implants followed from one to three years after functional loading. Clin Oral Implants Res 1998; 9:123–130.
151. Stringer DE, Boyne PJ. Modification of the maxillary step osteotomy and stabilization with titanium mesh. J Oral Maxillofac Surg 1986;44: 487–488.
152. Gongloff RK, Cole M, Whitlow W, et al. Titanium mesh

and particulate cancellous bone and marrow grafts to augment the maxillary alveolar ridge. Int J Oral Maxillofac Surg 1986;15:263-268.
153. Buser D, Ruskin J, Higginbottom F, et al. Osseointegration of titanium implants in bone regenerated in membrane-protected defects: a histologic study in the canine mandible. Int J Oral Maxillofac Implants 1995;10:666-681.
154. Becker W, Schenk R, Higuchi K, et al. Variations in bone regeneration adjacent to implants augmented with barrier membranes alone or with demineralized freeze-dried bone or autologous grafts: a study in dogs. Int J Oral Maxillofac Implants 1995;10: 143-154.
155. Rachmiel A, Srouji S, Peled M. Alveolar ridge augmentation by distraction osteogenesis. Int J Oral Maxillofac Surg 2001;30:510-517.
156. Jensen OT, Cockrell R, Kuhike L, et al. Anterior maxillary alveolar distraction osteogenesis: a prospective five-year clinical study. Int J Oral Maxillofac Implants 2002;17:52-68.
157. Aparicio C, Jensen OT. Alveolar ridge-widening by distraction osteogenesis: a case report. Pract Proced Aesthet Dent 2001;13:663-668.
158. Zechner W, Bernhart T, Zauza K, et al. Multidimensional osteodistraction for correction of implant malposition in edentulous segments. Clin Oral Implants Res 2001;12: 531-538.
159. Chiapasco M, Romeo E, Vogel G. Vertical distraction osteogenesis of edentulous ridges for improvement of oral implant positioning: a clinical report of preliminary results. Int J Oral Maxillofac Implants 2001;16:43-51.
160. Misch CM, Misch CE. The repair of localized severe ridge defects for implant placement using mandibular bone grafts. Implant Dent 1995; 4:261-267.
161. Misch CM. Ridge augmentation using mandibular ramus bone grafts for the placement of dental implants: presentation of a technique. Pract Periodontics Aesthet Dent 1996;8: 127-135.
162. Misch CM. Comparison of intraoral donor sites for onlay grafting prior to implant placement. Int J Oral Maxillofac Implants 1997;12: 767-776.
163. Sethi A, Kaus T. Ridge augmentation using mandibular block bone grafts: preliminary results of an ongoing prospective study. Int J Oral Maxillofac Implants 2001;16:378-388.
164. Lekholm U, Wannfors K, Isaksson S, et al. Oral implants in combination with bone grafts. A three-year retrospective multicenter study using the Brånemark implant system. Int J Oral Maxillofac Surg 1999; 28: 181-187.
165. Lundgren S, Rasmusson L, Sjostrom M, et al. Simultaneous or delayed placement of titanium implants in free autogenous iliac bone grafts. Histological analysis of the bone graft-titanium interface in 10 consecutive patients. Int J Oral Maxillofac Surg 1999;28: 31-37.
166. Chanavaz M. Maxillary sinus: anatomy, physiology, surgery, and bone grafting related to implantology — 11 years of surgical experience (1979-1990). J Oral Implantol 1990;16: 199-209.
167. Chanavaz M. Sinus grafting related to implantology. Statistical analysis of 15 years of surgical experience (1979-1994). J Oral Implantol 1996;22:119-130.
168. Stevenson AR, Austin BW. Zygomatic fixtures — the Sydney experience. Ann Royal Australasian College Dental Surg 2000;15: 337-339.
169. Bedrossian E, Stumpel L J, III. Immediate stabilization at stage II of zygomatic implants: rationale and technique. Journal of Prosthetic Dentistry 2001;86:10-14.
170. Jaffin RA, Berman CL. The excessive loss of Brånemark fixtures in type IV bone: a five-year analysis. J Periodontol 1991;62:2-4.
171. Bahat O. Osseointegrated implants in the maxillary tuberosity: report on 45 consecutive patients. Int J Oral Maxillofac Implants 1992; 7:459-467.
172. Summers RB. A new concept in maxillary implant surgery: the osteotome technique. Compendium 1994; 15:154-158.
173. Renner PJ, Romanos GE, Nentwig GH. Die Knochenspreizung bei der Implantation im reduzierten Alveolarfortsatz des Oberkiefers. [Bone-spreading during the implantation in the reduced maxillary ridge]. Dtsch Zahnärztl Z 1996;51:118-120.
174. Summers RB. Sinus floor elevation with osteotomes. J Esthet Dent 1998;10:164-171.
175. Boyne PJ, James RA. Grafting of the maxillary sinus floor with autogenous marrow and bone. J Oral Surg 1980;38:613-616.
176. Tatum OHJ, Lebowitz MS, Tatum CA, et al. Sinus augmentation. Rationale, development, long-term results. N Y State Dent J 1993;59:43-48.
177. Hurzeler MB, Kirsch A, Ackermann KL, et al. Reconstruction of the severely resorbed maxilla with dental implants in the augmented maxillary sinus: a five-year clinical investigation. Int J Oral Maxillofac Implants 1996;11:466-475.
178. Tong DC, Rioux K, Drangsholt M, et al. A review of survival rates for implants placed in grafted maxillary sinuses using meta-analysis. Int J Oral Maxillofac Implants 1998;13:175-182.
179. Tadjoedin ES, De Lange GL, Holzmann PJ, et al. Histological observations on biopsies harvested following sinus floor elevation using a bioactive glass material of narrow size range. Clin Oral Implants Res 2000;11:334-344.
180. Marx RE, Carlson ER, Eichstaedt RM, et al. Platelet-rich plasma: Growth factor enhancement for bone grafts. Oral Surg Oral Med Oral Pathol Oral Radiol Endod 1998;85: 638-646.
181. Kieser J, Kuzmanovic D, Payne A, et al. Patterns of emergence of the human mental nerve. Arch Oral Biol

参考文献

182. Rosenquist B. Is there an anterior loop of the inferior alveolar nerve? Int J Periodontics Restorative Dent 1996;16:40–45.
183. Mardinger O, Chaushu G, Arensburg B, et al. Anterior loop of the mental canal: an anatomical-radiologic study. Implant Dent 2000;9:120–125.
184. Carter RB, Keen EN. The intramandibular course of the inferior alveolar nerve. J Anat 1971; 108:433–440.
185. Wheeler SL. Eight-year clinical retrospective study of titanium plasma- sprayed and hydroxyapatite-coated cylinder implants. Int J Oral Maxillofac Implants 1996;11: 340-350.
186. Chuang SK, Wei L J, Douglass CW, et al. Risk factors for dental implant failure: a strategy for the analysis of clustered failure-time observations. J Dent Res 2002; 81:572–577.
187. Friberg B, Jemt T, Lekholm U. Early failures in 4,641 consecutively placed Brånemark dental implants: a study from stage 1 surgery to the connection of completed prostheses. Int J Oral Maxillofac Implants 1991;6:142–146.
188. Garg AK, Morales MJ. Lateralization of the inferior alveolar nerve with simultaneous implant placement: surgical techniques. Pract Periodontics Aesthet Dent 1998;10: 1197–1204.
189. Rosenquist B. Fixture placement posterior to the mental foramen with transpositioning of the inferior alveolar nerve. Int J Oral Maxillofac Implants 1992; 7:45–50.
190. Hirsch JM, Brånemark PI. Fixture stability and nerve function after transposition and lateralization of the inferior alveolar nerve and fixture installation. Br J Oral Maxillofac Surg 1995; 33:276–281.
191. Bartling R, Freeman K, Kraut RA. The incidence of altered sensation of the mental nerve after mandibular implant placement. J Oral Maxillofac Surg 1999;57:1408–1412.
192. Sethi A. Step-by-step instructions for nerve repositioning and implant placement. Dent Implantol Update 1994;5:22–24.
193. Sethi A. Repositioning the contents of the inferior alveolar canal to accommodate the root-form implants. Dent Implantol Update 1994; 5:21–22.
194. Sethi A. Inferior alveolar nerve repositioning in implant dentistry: clinical report. Implant Dent 1993;2:195–197.
195. Sethi A. Improving the implant site: repositioning the mandibular neurovascular bundle. Dent Implantol Update 1991;2:93–96.
196. Sethi A. Inferior alveolar nerve repositioning in implant dentistry: a preliminary report. Int J Periodontics Restorative Dent 1995;15:474–481.
197. Lundborg G. Nerve Injury and Repair. London: Churchill Livingstone, 1988.
198. Svane TJ, Wolford LM, Milam SB, et al. Fascicular characteristics of the human inferior alveolar nerve. J Oral Maxillofac Surg 1986; 44: 431–434.
199. Mozsary PG, Syers CS. Microsurgical correction of the injured inferior alveolar nerve. J Oral Maxillofac Surg 1985;43:353–358.
200. Simons AM, Baima RF. Free gingival grafting and vestibuloplasty with endosseous implant placement: clinical report. Implant Dent 1994; 3:235–238.
201. Thies RM, Sager RD. Lipswitch vestibuloplasty in conjunction with implant placement. Compendium 1991;12:456, 458, 460.
202. ten Bruggenkate CM, Krekeler G, van der Kwast WA, et al. Palatal mucosa grafts for oral implant devices. Oral Surg Oral Med Oral Pathol 1991; 72:154–158.
203. Campbell Z, Simons AM, Giordano JR. Soft tissue grafting and vestibuloplasty technique in association with endosseous implants. J Mich Dent Assoc 1993;75: 26–29.
204. Silverstein LH, Kurtzman D, Garnick JJ, et al. Connective tissue grafting for improved implant esthetics: clinical technique. Implant Dent 1994;3:231–234.
205. Edel A. Clinical evaluation of free connective tissue grafts used to increase the width of keratinised gingiva. J Clin Periodontol 1974;1: 185–196.
206. Langer B, Calagna LJ. The subepithelial connective tissue graft. A new approach to the enhancement of anterior cosmetics. Int J Periodontics Restorative Dent 1982;2: 22–33.
207. Nelson SW. The subpedicle connective tissue graft. A bilaminar reconstructive procedure for the coverage of denuded root surfaces. J Periodontol 1987; 58:95–102.
208. Harris RJ. The connective tissue and partial thickness double pedicle graft: a predictable method of obtaining root coverage. J Periodontol 1992;63:477–486.

用語集

この用語集は、本書の中で用いられている用語の解説であり、辞書ではない。

アバットメント位置のトランスファー（Abutmnent position transfer）
アバットメントの位置を再現する技術で、これにより歯科技工所で正確な位置に復位されたアバットメントが鋳造される。口腔内でのアバットメントの修正、または歯科技工所において復位されたアバットメントの修正は行ってはならない。

移植（Graft）
受容部位から離れた位置にある供給部位からの硬組織または軟組織の移動。受容部位で血液の供給を再建する必要がある。（この定義が本術をフラップと区別している。ここでは移植片の供給部位、自家移植、異種移植などについては触れられていない）。

インデックスアバットメント（Indexed abutment）
インプラントに接合できる回転位置の数を制限するアバットメント。回転防止にはヘキサゴン（六角）、オクタゴン（八角）などが使用される。

回転防止（Anti-rotation）
インプラントに対するアバットメントの回転防止機構。凹凸（ヘキサゴン、オクタゴンなど）や高精度のモーステーパーによって付与される。

拡散抑制（Containment）
欠損部位の近くに粒子状の材料を補填し、メンブレン、メッシュの使用により材料の拡散を防ぐ方法。

形態修正（Morphological manipulation）
機能を損なわずに解剖学的構造の形態を変えるための硬組織、軟組織の修正。

口腔前庭形成術（Vestibuloplasty）
口腔前庭の形態の修復。筋の付着部を根尖側にもってくることで口腔前庭を得る。

骨拡幅、ボーンスプリーディング（Bone expansion）
骨幅が狭い部分の2つの皮質骨部分を、離断することで拡大すること。これによってできたスペースにインプラントや生体材料を埋入する。

骨修正（Bone manipulation）
骨の高さ、幅、密度を変える（増加させる）ために局所的に骨を移植させる技術。

サイナスリフト（上顎洞底挙上術）と骨造成（Sinus lift-subantral augmentation）
骨窓を通して上顎洞底、上顎洞壁を挙上すること（通常上顎洞の側方壁）。この手法で生体内材料を補填することで、インプラント埋入に必要な骨の高さを得ることができる。

サルカスフォーマー（Sulcus former）
インプラント開窓後またはインプラント埋入時、インプラントに取り付けられる移行歯肉用の部品。これにより、最終アバットメントの接着がしやすくなる。

上顎洞底の修正（Sinus floor manipulation）
オステオトーム（ボーンコンデンサー）を用いて骨を槌打し、穿孔を起こさずに骨折させて上顎洞底を挙上し、インプラント埋入に必要な高さを得ること。

小帯切除術（Frenectomy）
小帯付着部の切除。

上皮下結合組織移植（Sub-epithelial connective tissue graft）
上皮下の軟組織から得られた軟組織を移植すること。口蓋からのものが多い。

用語集

診断用テンプレート(Diagnostic template)
診断用プレビューから製作される、中に修復物のスペースがある補綴用キャスト。これにより術者は、上顎洞底挙上術の必要性の評価や、インプラントの位置、アバットメントの選択のための口腔内における理想的な歯の位置関係を確認することができる。

診断用プレビュー(Diagnostic preview)
ワックス、プラスチック、その他の診断材料を使って審美的、機能的に最適な位置で歯の診断用配列を行う。これにより顎堤、骨移植、インプラントの位置に対する理想的な歯の位置がわかる。

直接印象採得(Direct(conventional)impressions)
アバットメントの印象。ここから、鋳造により正確な寸法の口腔模型を複製することができる。インプラントのアバットメントの印象からの鋳造には、ダイストーンまたは修復物の直接製作の場合エポキシ樹脂が使用される。

トランジショナルレストレーション(Transitional restoration)
アバットメントの装着から最終補綴物装着までの間使用される暫間修復物。この修復物はインプラントに取り付けられており、軟組織のカントゥアの形態をつくり、最終修復物の良否の確認をする。

ノンインデックスアバットメント(Non-indexed abutment)
無数の回転場所でインプラントに結合しているアバットメント。摩擦適合によって回転を防止している。

プロビジョナルレストレーション(Provisional restoration)
欠損歯に置き換わる暫間的な修復物で、治療開始からトランジショナルレストレーション、最終修復物の完成までの間使用される。これはまた、修復物の審美的、機能的面の評価にも用いられる。

メタル-アクリルハイブリッドブリッジ(Metal-acrylic hybrid bridge)
暫間修復の一つ。従来のセメント固定のアバットメントクラウン／パーシャルクラウンに加え、レジン固定のRochette wingによって保持される。

メタル-アクリルスプリング遊離端ブリッジ(Metal-acrylic spring cantilever bridge)
暫間修復の一つ。これは、ポンティックの部位から離れており中間に歯が残存している部位の支台歯によって保持されている。支台歯間のコネクターは、通常口蓋、もしくは舌側の粘膜を通る。

メタル-アクリルスプリング遊離端ロチェットブリッジ(Metal-acrylic spring cantilever Rochette bridge)
暫間修復の一つ。これは、ポンティックの部位から離れており、中間に歯が残存している部位の支台歯によって保持されている。支台歯間のコネクターは、通常口蓋、もしくは舌側の粘膜を通る。アバットメントのリテイナーは支台歯の口蓋側、咬合面側、頬側面に見られる穴あきメタルウィングである。

メタル-アクリルロチェットブリッジ(Metal-acrylic Rochette bridge)
暫間修復の一つ。穴の開いたメタルウィングがリテイナーとなっており、付着、再付着をしやすくするためにレジンボンディングにより機械的保持を付与する。アクリルポンティックを使用することで、操作性がよくなり(削減、添加)調節が容易になる。

有茎弁(Pedicle flap)
血液の供給を保つためにフラップの底部がつながったままのもの。これは、遠隔部位の形態修正に使用されることもある。

遊離歯肉移植術(Free gingival graft)
ドナー側(多くは口蓋)から受容側へ移植された角化上皮組織。この組織は、骨膜を露出し血管再生源を供給するために剝離された。

ラテラルスクリュー(Lateral screw)
補綴物またはアバットメントやアバットメントのコーピングの上部構造のくぼみに挿入される小さいスクリュー。これにより、補綴物または上部構造の脱落を防ぐことができる。

リッジマッピング(Ridge mapping)
軟組織を貫通する目盛り付き装置で、軟組織の下の顎堤の幅を計測する。データ計測には、測径器または目盛り付きプローブを使用し、結果を記録する。

索引

あ
厚い上顎洞粘膜　239
熱さに対するテスト　275
アバットメント位置のトランスファー　156
アバットメントの接続　86
アバットメントの選択　72、107、164

い
移植骨採取　209
移植骨の固定　210
移植骨の適合　210
位置確認用ジグ　148
一時手術時の印象採得　70、108、117、141、143、146、165
位置の選択　65、104
１回法によるアプローチ　254
印象採得　122、123
インフォームドコンセント　24
インプラント位置のトランスファー　160、174
インプラント設計　85
インプラント上部の閉鎖　285
インプラントの開窓　214
インプラントの傾斜埋入　241
インプラントの失敗　258
インプラント埋入　106、213
インプラント埋入窩形成部の調整　66、104

う
薄い上顎洞粘膜　239

え
H字(H-Shaped)切開　121、122、131、134、199
S字(S-Shaped)切開　136
X線断層像　35
エマージェンスプロファイル　106
MRI(磁気共鳴画像)　38

お
オープントレー法　109、163
汚染　257

オトガイ　204、208、209
オンレーグラフト　201、225

か
下顎骨後方　51、261
下顎枝　204、208、209、216、217
下顎枝からの骨移植　216、217
下顎前歯部　48
顎間関係　154
顎堤のオリエンテーション　44
顎堤の形態　186
顎堤の高さ　185
顎堤マッピング　39
下歯槽神経へのアクセス　270、278
画像診断　33
仮着用セメント　149
合併症　255、257、258
可撤式義歯　95
過熱　50
顆粒状移植材　255
顆粒状骨移植　250
患者アセスメント　25
患者選択　23

き
供給側への到達　208
局所的な骨移植　214

く
グレージング前の修復物の試適　154
クローズドトレー法　164

け
CawoodとHowellの分類　44、47、48、51、223
血管柄のない遊離歯肉移植　71

こ
口腔外の供給側　204
口腔上顎洞瘻　258
口腔前庭形成術　281、286

索引

咬合荷重　85
硬組織と軟組織の修正操作　179
硬組織と軟組織の造成　179
硬組織の不足　181
口内法X線像　62、91
広範な骨移植　223
骨移植　278
骨移植部の閉鎖　285
骨拡幅　183、189、196、197
骨欠損　203
骨質　43、44、46、48、51、85
骨治癒のアセスメント　212
骨の対処法　242
骨の高さ　186
骨幅　186
骨密度　36
骨量　44、46、48、51

さ
サージカルガイド　36
ザイゴマインプラント　241
最小限の開窓　131
サルカスフォーマー　112、113、127
残存顎堤の傾斜　52

し
C字（C-Shaped）切開　138
CT画像　35、63、92、237、262、269
CT画像利用のドリルガイド　92
自家ブロック骨移植　253、254
歯間乳頭　285
歯槽骨と基底骨の傾斜　48
試適　149
歯肉圧排糸　166
歯肉貫通治癒　102、127
遮蔽膜　213
修復段階　143
修復物の適合　149
従来のブリッジ　94
出血　255、257
受容側への到達　207
上顎骨後方　46、235
上顎前歯部　44
上顎洞（副鼻腔）炎　259
上顎洞全体の放射線不透過像　239
上顎洞底の挙上のための器具キット　246

上顎洞底の操作　242
上顎洞粘膜の裂開　255
小帯切除術　282
上皮下結合組織移植術　283、297
初期安定性　59、85
触覚に対するテスト　275
神経移動術　268
神経血管束　273
唇側切開　225
唇側軟組織量の増大　285
診断用テンプレート　92、107、119、154、229、232
診断用プレビュー　40、92、154、167、168

す
スキャロップ状の歯肉縁　46
スプリングカンチレバー金属　98
鋭さに対するテスト　275

せ
生体力学　180
切開　102、103、270
全身の健康状態　25

そ
創の閉鎖　111、112、141、211、214、275
即時インプラント埋入後の抜歯窩　284
即時荷重　72、100、102、124、264
即時埋入　59
側方からのアプローチ　244
側方固定スクリュー　145、170
側方頭部X線規格像　35
側方有茎弁移植術　285、290
ソケットが完全であること　60

た
Dahlの原則　96
高さの喪失　203、224

ち
遅延荷重　114、129
遅延埋入　87、114、124
腸骨稜からの骨移植　226
直接印象採得　150

つ
通法による印象採得　165、170

313

索引

冷たさに対するテスト　275

と
トライアルアバットメント　107
トランジショナルレストレーション　73、112、121、141、154、231

な
軟組織修正外科手術　214、281
軟組織豊隆形態　151
軟組織量の増大　283

に
2回法によるアプローチ　250
二次手術　129
二点識別テスト　275

は
ハイブリッドブリッジ　99
バクテリアの漏れ　86
パノラマX線像　33、62、91、236、261
幅の喪失　203、224
ハンスフィールド単位　36、47、52
反転有茎弁移植術　286、292

ひ
低い骨密度　264
微生物漏出　70
ヒドロキシアパタイト　118
病的組織と異物の除去　239

ふ
複合移植術　284
複数ユニット　153
不十分な骨幅　264
不十分な骨の高さ　267
プテリゴイドインプラント　241
フルマウスの再構成　154

フレームワークの試適　153、165
プロビジョナルレストレーション　93、154

へ
米国麻酔学会　25
平坦な歯肉縁　45

ほ
方向指示棒　104、105、107、119、120、193、228、229
放射線学的アセスメント　109
放射線不透過マーカー　37
ボーンコンデンサー　66、105、125、191、192、198、242
ボーンスプレッダー　242
ポジションマーカー　188
補綴の手順　143
ポリープ・粘液囊胞　239

も
モーステーパーコネクション　70、86、107

ゆ
遊離歯肉移植術　282、286
有茎弁移動術　71、284

り
立体造形法　36
リトラクター　151
Remote palatal incision　188

れ
レジン結合型固定ブリッジ　95

ろ
瘻孔の閉鎖　283
ロチェットリテーナー　95

Ashok Sethi
BDS、DGDP（英国）、MGDSRCS（イングランド）、DUI（リール）、FFGDP（英国）

Sethi博士は、英国において、また国際的にも外科的および補綴的インプラント歯学の第一人者であり、ハーリー街の個人診療所で25年間診療を続けている。博士はインプラント歯学に専念しており、著名な歯科医師からの紹介を日々受けている。信頼できる生物学的原理、研究データおよび臨床経験を系統的に適用し、予後予測可能性、ならびに審美的・機能的結果に関して際立った成功率を収めている。Association of Dental Implantology（英国）の設立メンバーであり、元会長でもある博士は、Royal Collage of Surgeons of England、リール大学、および民間の運営するプログラムにおいて20年間、コース立案や卒後教育に従事している。博士は、Faculty of General Dental Practitionersの役員を務める。博士はRoyal Collage of Surgeons of Englandのインプラントディプロマの生みの親であり、その創設において主導的役割を果たした。このディプロマによって、歯科医師は初めて、各自の教育・研修活動を多忙な診療業務と結びつけることが可能になった。Sethi博士は現在、このユニークな専門家育成法を推進し、またこの新領域全体の水準向上を図るため、国際機関との一層の協力を進めている。

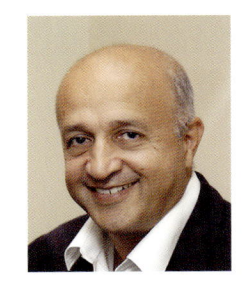

Thomas Kaus
医学歯科学博士（FRC）、助教授（トロント大学）

Kaus博士はチュービンゲン大学の学生教育プログラムの責任者であった。補綴歯科学およびインプラント学部門において、博士は、インプラント歯科学の外科的および修復的側面を実践して患者の治療にあたった。また、研究や教育も担当した。博士はその後、シュトゥットガルトの著名な個人の診療所である生涯教育・歯科研修・治療センター（ZFZ-Zahnmedizinisches FortbildungsZentrum）で、インプラント関連治療の外科および補綴治療を実践した。博士は州当局の代表として、インプラント学の卒後認証コースを計画し、実施した。Kaus博士は現在、Royal Collage of Surgeons of Englandのインプラント歯科学課程の通信教育部門を担当している。過去8年にわたり、Kaus博士とSethi博士は多くの出版、研究、およびRoyal Collage of Surgeons of England研修計画において、またディプロマプログラムの立案・実施において協力している。

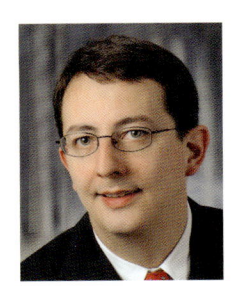

インプラント歯学の実際　診断、外科、補綴、技工の審美と機能のハーモニー

2006年11月10日　第1版第1刷発行

著　　　者	Ashok Sethi／Thomas Kaus
監 訳 者	瀬戸　晥一／佐藤　淳一
発 行 人	佐々木　一高
発 行 所	クインテッセンス出版株式会社 東京都文京区本郷3丁目2番6号　〒113-0033 クイントハウスビル　電話(03)5842-2270(代表) 　　　　　　　　　　　(03)5842-2272(営業部) 　　　　　　　　　　　(03)5842-2276(編集部) web page address　http://www.quint-j.co.jp/
印刷・製本	大日本印刷株式会社

Ⓒ2006　クインテッセンス出版株式会社
Printed in Japan

禁無断転載・複写
落丁本・乱丁本はお取り替えします
ISBN4-87417-931-2 C3047

定価は表紙に表示してあります